北京市社会科学界联合会 北京市哲学社会科学规划办公室
社会组织资助项目

治人医心

刘　明◎主编

北京工业大学出版社

图书在版编目（CIP）数据

治人医心 / 刘明主编. —北京：北京工业大学出版社，2021.3

ISBN 978-7-5639-7733-8

Ⅰ.①治… Ⅱ.①刘… Ⅲ.①医学哲学—研究 Ⅳ.①R-02

中国版本图书馆CIP数据核字（2020）第 226438 号

治人医心
ZHIREN YIXIN

主　　编：刘　明

责任编辑：陈　娜

封面设计：金　河

出版发行：北京工业大学出版社

　　　　　（北京市朝阳区平乐园100号　邮编：100124）

　　　　　010-67391722（传真）　bgdcbs@sina.com

经销单位：全国各地新华书店

承印单位：北京洲际印刷有限责任公司

开　　本：889 毫米 × 1194 毫米　1/16

印　　张：30

字　　数：620千字

版　　次：2021 年 3 月第 1 版

印　　次：2021 年 3 月第 1 次印刷

标准书号：ISBN 978-7-5639-7733-8

定　　价：480.00元

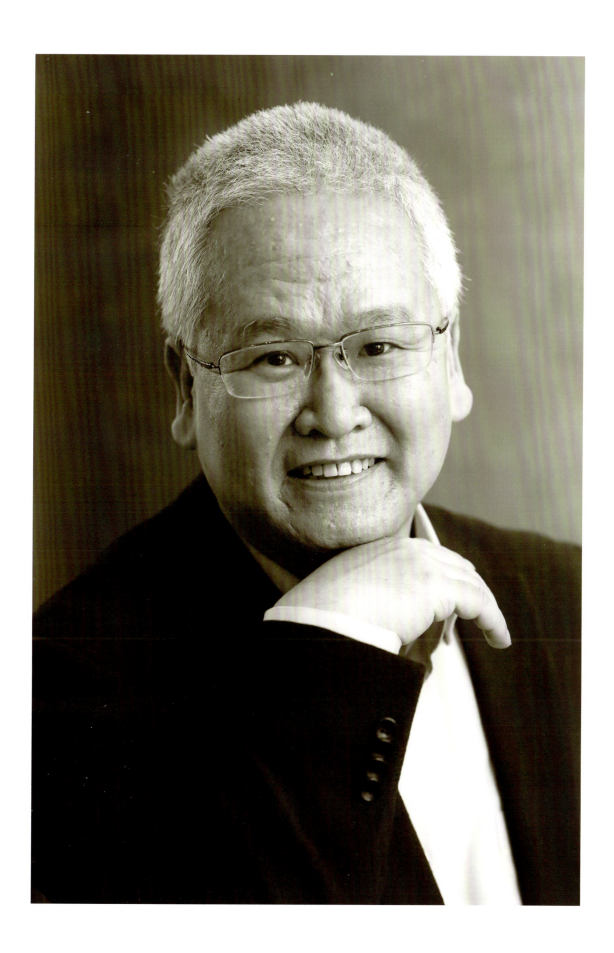

刘明

　　北京东方生命文化研究院特聘研究员。浑沌心理学创立者，曾以此身份至美国宾夕法尼亚大学、哥伦比亚大学和英国伦敦大学学院（UCL）演讲与交流。北京大学国际政治专业本科、中国社会科学院研究生院货币银行学专业硕士研究生毕业，兼修北京师范大学研究生院心理学硕士课程及中国科学院心理研究所心理学博士课程。曾任或现任中国协和医科大学教师、庆泰信托投资有限责任公司董秘、太原工业学院客座教授、北京心理卫生协会理事、ASSC（the Association for the Scientific Study of Consciousness）终身会员以及中央电视台、中央人民广播电台、《中国经济时报》等媒体心理栏目专家。出版专著《让心起舞》（中国水利水电出版社，2006 年）、《心醉神怡》（北京师范大学出版社，2010 年）、《心境漫步》（六卷）（西安出版社，2015 年）、《我本浑沌》（九州出版社，2018 年）等。

摄影王建一　2020 年 11 月 18 日于清华大学艺术博物馆

编委会及选录文章作者名单

主　　编　刘　明

副 主 编　陆莉娜　张新庆　蔡笃坚　赵建保　许　京

编　　委　刘松怀　张天清　王佰玲　赵淑琴　仲凤行　赵若琳

文章作者　（60人，按汉语拼音首字母排序）

安红娟　蔡笃坚　曹馨元　陈一峯　陈妤嘉　董草原

董小峰　董小外　侯恒涛　胡　洁　胡　深　黄嫒龄

黄　健　黄小琼　雷　霆　雷祯孝　李传俊　李　静

李开颜　李世代　李　彦　李月凤　李　贞　梁子安

林　音　刘忱谦　刘浩然　刘建民　刘　明　刘松怀

陆　岩　马　良　倪红梅　曲永清　任　涌　沈雪莉

孙　青　谭长流　唐兴怡　万　千　王佰玲　王梦琪

王　爽　许　菲　许　京　许文凤　杨如云　袁宇晴

袁　钟　张光富　张天民　张晓涵　张新庆　赵建保

赵若琳　赵淑琴　郑清之　郑　岩　仲凤行　朱凤勤

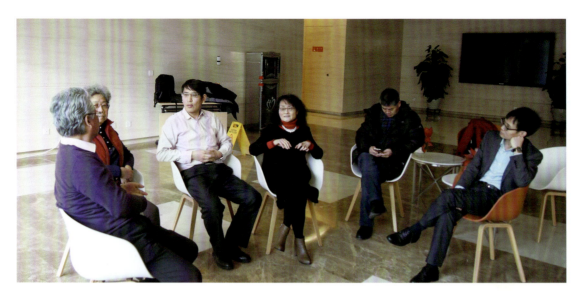

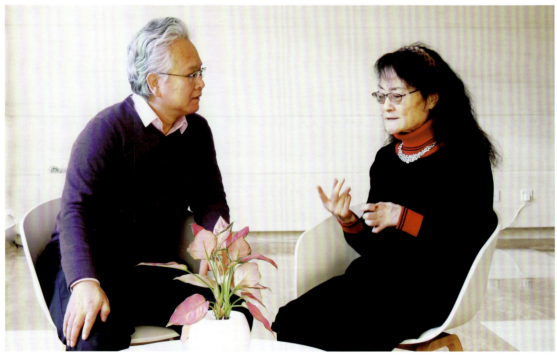

　　2019 年 12 月 30 日，北京东方生命文化研究院主办的"唤醒生命——精神与文化价值再思考"2019 年学术前沿论坛在协和医院学术会堂胜利举办。会后，研究院院长陆莉娜教授、理事刘奇教授、学术工作部主任张新庆教授、研究员张天清及黄健与本书主编刘明探讨 2020 年研究课题内容，定题为"治人医心"。

　　上图从左至右为刘明、刘奇、张新庆、陆莉娜、张天清、黄健。下图左为刘明，右为陆莉娜。（摄影金河）

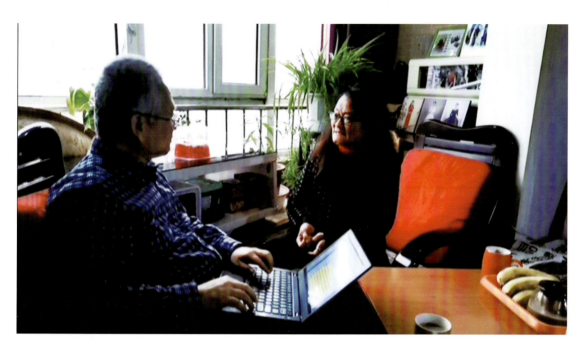

2020 年 10 月，主编刘明与副主编陆莉娜多次碰头，审阅文稿并仔细推敲文稿内容。图片摄于 10 月 20 日。（摄影金河）

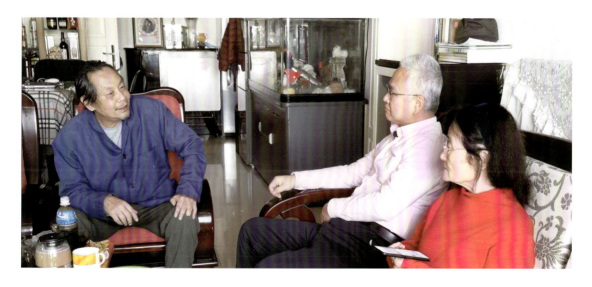

2020 年 10 月 23—24 日，主编刘明，副主编陆莉娜、许京，编委张天清，文章作者董草原、黄小琼等于陆莉娜家召开"治人医心"小型课题研讨会。图中左侧为董草原，中间为刘明，右侧为陆莉娜。（摄影金河）

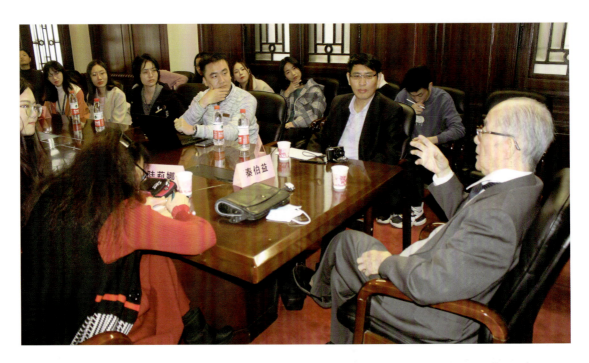

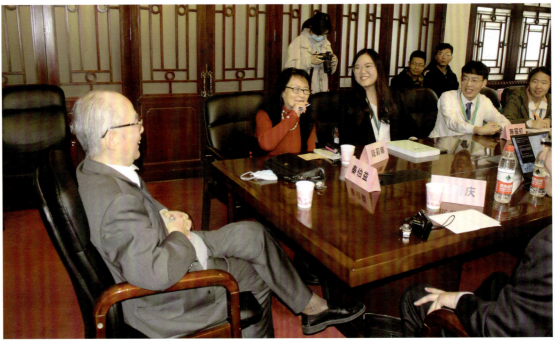

　　2020 年 11 月 14 日，北京协和医学院志愿服务协会、清华大学梧桐公益协会"对话医学前辈"活动邀请秦伯益院士至中国医学科学院小礼堂与同学们"聊聊心里的话"，一同参与活动的还有本书副主编陆莉娜教授、张新庆教授及本书选录文章作者曹馨元。通过对话，同学们不仅得以分享医学前辈的人生感悟，也了解了生命文化发展的历程以及"治人医心"研究课题的最新进展。（摄影金河）

"治",是以水的特征为法,从初始、基础、细小处开始,研究、整治、经营、管理、建设以成就更高品质。

"治人医心",意为"治人和治心,医人和医心。治人治心,医人医心;医心医人,治心治人",亦即以治心医心为纲领,从生命二重性——精神(文化)生命、物质(自然)生命及二者之间的关系入手,多方面(甚至不是正反两方面)、多角度、多领域研究生命之道与生命之治。

主旨在于把人作为生命文化的主体与客体,虽只是从细小处入手,却始终展望和抱持着宏大的生命景观,展开研究、整治、经营、管理、建设以成就更高生命品质的活动,重点是人的意识、精神、心理,尽力搞清楚其来处和去处以及与之相关的时间与空间线索中的相关内容,其中亦不免也要有从疾病及其治疗角度反观透视生命神秘内涵的相应研究及行为指南,目的都在于促进生命康健,并提升生命的品质乃至维度。

——刘明

序　一

生命到底意味着什么？死亡又意味着什么？

人生的意义是什么？人生路上有哪些关节点？如何面对并做出选择？

内心世界是如何建构的？美好心灵如何养成？

健康与疾病的机制是如何形成的？又是怎么运作的？

心和身有着怎样的关系？

如何照护好自己的身体和心灵？

当自己或亲朋好友发生癌症、重度精神障碍等重大身心疾病时，会有怎样的心路历程，又当如何应对？

如何在重大或灾难性事件的冲击下及时调整自己？

如何处理家庭及其成员、事业及其伙伴等人生必须面对的问题？

医务人员与心灵的培育者及辅导者们需秉持什么样的理念和策略并完成自身的成长？

中西医有可能融通吗？新科技、新的医学观念将对医学的发展产生怎样的影响？

上述问题，相信每个人都会遇到，至于如何解答，相信每个人都不一样。如何能找出一些共性的内容，对我们的生活和生命体验有所帮助甚至有所指导，是很多人需要的。

《治人医心》生命文化学术论文集在这方面进行了有益的探索。全集汇聚了近五十篇文章，展示了从哲学、心理、中医、西医、新医学、新科技乃至患者及家属等多维视角出发的研究成果。

在其中，我能看到不少老朋友的身影，也有许多年轻人的思考，有来自医疗一线及科研院所的专家学者，有身患癌症的生命斗士，有专业工作者，有来自各行各业的人士，他们对生命、死亡、疾病、健康、心理、教育等问题展开了思考和研究，或严谨求证，或书写生命真实体验，有深沉的思考，有鲜活的案例……共同之处在于都是对生命进行探索和思考及研究，都体现着生命文化的内涵。

其中更有一些不同于主流观点的探索，或许其探索的内容和结论还有待观察，但这种探索的精神和方式正是主流科学得以发展并加以主张的根本精神的体现。我不能确保他们的结论正确，但认为他们的探索是有意义的，至少可以给科学研究以及正在面临困扰的人以有益的启发。之所以推荐这本论文集，就是因为我衷心希望这样的研究越多越好。

时代发展日新月异，人更需要不断学习，认真钻研，在面对问题时就会更笃定，并且有更多的解决办法。愿与诸君共勉！也愿生命文化之花更加璀璨！

刘德培

2020 年 11 月 10 日

刘德培，中国工程院院士；美国医学科学院（IOM）与第三世界科学院（TWAS）院士。历任中国医学科学院暨中国协和医科大学副院（校）长、中国工程院副院长、中国医学科学院暨北京协和医学院院（校）长。第十一、十二届全国人大常务委员会委员。国务院学位委员会委员。

序　二

我谨以八十四年人生阅历以及四十余年跟生命文化相关的思考与实践经验审慎而负责任地向大家推荐，《治人医心》生命文化学术论文集是每个家庭必备且需珍视的一部枕边书。

我之一生，经历过三次人生角色转换，三次与死神擦肩而过，以致我对生命充满敬畏之心和热爱之情。

我于1936年12月出生于苏州高级知识分子家庭。1949年5月，参加了中国人民解放军，随后参加解放重庆的战斗，又随部队在西南剿匪，8月，在一次土匪暗杀活动中我侥幸生还。后来，我又参加抗美援朝战争，1952年6月，在一次战斗中被敌人炮弹炸中，又一次侥幸生还，却落得了残疾。而身边的战友们却再也没有站起来。相对于历次战斗中倒下的战友而言，我是幸运的。这让我觉得自己每多活一天都是赚的，但另一方面思念战友之情，虽时隔近七十年，却不曾减，每每于午夜梦回中惊醒。

1954年我考入中国人民大学法律系。十七八岁，正是花季年华，因为身有残疾，难免羡慕那些风华正茂的女孩子。我特别感激体育老师，他鼓励和帮助我克服重重困难，最终我竟然在学校的百米竞赛中破了纪录。这于我来说，又是一种新的生命体验，也是我第一次有了朦胧的关于生命教育的意识。

毕业以后，我留校任教，又读了研究生。从此再没有离开过高校，可以说我用了四十五年时间去实践除了知识教育之外的生命教育。直到2003年被批准离休。

这里要特别跟大家提两件事。一是，1976年我调到中国协和医科大学暨中国医学科学院工作。随着十一届三中全会召开，中国协和医科大学暨中国医学科学院及中国预防医学科学院也进行了改革与探索，当时的一个重要任务是如何在短时间内培养高层次人才的人文素养。因此，在国家教委及院校领导的支持下，1978年，我开设了协和博士生论坛，在课程内容设置、教学方法与师资选择上都进行了大胆的尝试。如今想来，可以说是无形中开启了生命文化的研究，虽然那时候还没有生命文化的提法。要说生命文化研究的起源，首先要感谢协和。协和确实有其特殊性，一方面是其医学传统非常深厚，可以说是代表着中国乃至世界的最高医学水平;另一方面是极其崇尚人文精神,尤其是在有关生命及其文化领域笃实、探索与开明的氛围,使得协和博士生论坛能够开设并一直持续下来,以致为生命文化研究奠定了坚实的基础。

二是,1999 年我在抗美援朝老兵例行体检中被查出肝内有占位性病变,专家会诊得出谨慎结论:癌症的可能性大。为此,在随后的博士生论坛结业式上我给自己开了"自悼会",还做了遗体捐献登记。因为本论文集中有文章提到我的诊治过程,这里不赘述了。至今我已带瘤存活21 年,最重要的是,我一直战斗在生命文化的前沿阵地上。

这里要跟大家介绍一下生命文化的研究历程。在协和博士生论坛的后期,实际上已经有了生命文化的概念和提法,标志性事件应该是 1999 年我和朱宗涵先生主编出版的《高新科技在医学领域的应用》(上、下册)以及 2001 年我主编出版的《协和博士论坛》(3 册)。两部著作中结集了当时活跃在博士生论坛上的一批专家学者关于生命文化的思考和研究成果。

大概在我离休前后,在与中国社会科学院的显扬教授、中国科学技术协会的袁正光教授等人梳理相关的研究内容时,我们正式提出把"生命文化"作为一个学科来加以建设的主张。与此同时,我们又联合了其他一些专家学者,谋划设立相应的研究机构,这一想法得到北京市社会科学院朱明德院长和民间中医董草原的支持,也得到北京法政集团王广发总裁在资金上的支持。2005 年 1 月 27 日,经北京市民政局批准登记成立的独立法人机构"北京东方生命文化研究所"诞生。这是国内第一家专门从事生命文化研究的科研机构。2017 年,研究所被北京市民政局评为"中国社会组织评估等级 4A",2018 年晋升级为"北京东方生命文化研究院"。

十五六年来,我们专注于生命文化研究,在生命文化学科建设和传播方面做了大量奠基性的工作,取得了丰硕的研究成果。编著出版了《生命文化丛书》(10 册)、《幸存下来,就要好好活下去》、《生命的智慧——生命文化导论》、《生命文化论文集》(3 册)、《生命文化文集》、《黄金十年智慧选择》、《生命文化核心概念解析》、《家庭生命文化跨学科视角》等多种图书;举办了五届生命文化学术前沿论坛。组织专家在多种报纸杂志开辟了"生命文化"专栏,发表了大量学术文章;还通过广播电台、电视台开办专题节目,并为社会各界举办生命文化讲座近千场,在社会上产生了积极影响。

回顾二十多年(更远则要说到四十年前)的生命文化研究,我们不但孵化了针刀医学、一些民间中医项目、缓释库疗法、生命文化电影课、金色十年养老项目等,更是与清华大学、北京协和医学院、北京健康长城等机构共同培育了"感恩梧桐树项目",为生命文化研究的未来储备力量。生命文化研究可以说是方兴未艾。

现在再来说说《治人医心》生命文化论文集。这个论文集可以说是生命文化研究多年成果的一次集中展示。生命文化研究涉及相关学科较多,比如哲学、心理学、教育学、伦理学、法学、美学、医学、新技术以及其他边缘交叉学科。以前我们的研究多集中于生命文化基本概念与学科建设以及某些领域的相关研究,这一次"治人医心"生命文化论文集课题项目,一方面不忘初心,紧扣我们最初关于生命文化学科建设的基本思想,不但从科学角度,更从文化的角度,尤其是以生命二重性——精神(文化)生命、物质(自然)生命及二者之间的关系,来解读人的生命以及生命的意义,其中包括生命意识、生命关怀、生命质量、生命价值和生命尊严等;另一方面则集中哲学、心理学、教育学、中医学、西医学、新医学、新技术等多学科、多领域的相关研究,并尝试有机结合起来,反映出我们在生命文化研究上所做出的巨大的努力。其研究成果不仅仅是局限于理论研究层面,对实践也有很强的指导作用。

试举一例,如果有家庭或家庭周边人员遭遇癌症问题,这本《治人医心》论文集中的许多篇文章都会给予相关人员以支持。

事实上,癌症正在扩大其影响力。2019 年 1 月,国家癌症中心发布全国癌症统计数据。2015 年恶性肿瘤发病 392.9 万人,死亡 233.8 万人。平均每天超过 1 万人被确诊为癌症,每分钟有 7.5 个人被确诊为癌症。与历史数据相比,癌症负担呈持续上升态势。近十多年来,恶性肿瘤发病率每年保持约 3.9% 的增幅,死亡率每年保持 2.5% 的增幅。

从这个数字看,每个家庭及其周边人群都会遇到癌症问题。在这种重大问题面前,不仅有患者如何面对、选择和行动的问题,也有家人及亲朋好友如何面对、选择和行动的问题,当然,还有一个医者如何面对、选择和行动的问题。

此外,再说说精神方面。《人民日报》2020 年 9 月 11 日报道:"近日,国家卫健委发布《探索抑郁症防治特色服务工作方案》,其中,各个高中及高等院校将抑郁症筛查纳入学生健康体检内容;各类体检中心在体检项目中纳入情绪状态评估;将孕产期抑郁症筛查纳入常规孕检和产后访视流程中。"这意味着每个家庭都有或即将有要面对的精神和心理健康问题。

常言道:家家有本难念的经。经之难念,无非两个方面:一是与身体相关的健康与疾病问题;二是与心理相关的关系与利益问题。难的其实还不在于问题本身,问题是人人都要碰到的,难的是碰到问题时如何面对、选择和行动。

人生种种,不能尽述。有些问题是日常生活里总要去碰触的,有些问题是突如其来让人难以应对的,凡此种种,又是人无法回避的。在很多时候,如何面对、选择和行动,将决定一个人或者一个家庭今后的走向。

我在这里向大家推荐《治人医心》生命文化论文集,不仅因为我是副主编,也不单因为我是北京东方生命文化研究院的院长,而是因为作为一个几经生死历练却又大难不死的人,我对生命有着许多感触!我是衷心希望大家在遇到困境时能够从这本论文集中得到一些启发或支持,即使没有遇到问题,作为一个鲜活的生命,也有必要多一些视角以了解生命的相关内容,尤其是精神世界的相关景观。关于如何生、如何死的问题,不要事到临头才去思考。

作为一个新的学科,生命文化研究的成果可能还不成熟,甚至还很稚嫩,但我们已经在路上,在用生命进行探索,在用生命书写趋向于理性和爱的人生感悟。我相信,当你用心阅读了这本论文集,一定不虚此"读"!

陆莉娜

2020 年 11 月 10 日

陆莉娜,北京东方生命文化研究院院长、副理事长。原中国协和医科大学暨中国医学科学院社科系主任、生命伦理学研究中心主任,教授。国务院特殊津贴专家。北京市社科系统先进个人。北京市"九五"重点规划课题"医学高新科技与社会""STS(科学、技术与社会)"课题组负责人。1936 年生于苏州高级知识分子家庭。1949 年参加中国人民解放军,后入朝作战战残。获中华人民共和国成立 70 周年纪念章;获中国人民志愿军抗美援朝出国作战 70 周年纪念章。曾任《医学与哲学》等杂志编委。曾主编、参编出版《高新科技在医学领域的应用》(上、下册)、《协和博士论坛》(上、中、下册)、《变暗淡为辉煌——对死亡的思考》、《生命文化丛书》(10 册)、《生命文化论文集》等著述。开创协和博士论坛,开生命文化学科性研究之先河。研究方向:医学人文;生命文化。重点关注家庭领域的生命文化、肿瘤文化和生死学。

目　录

实践应用篇

洞见延展篇

引　论

刘　明

伴随着改革开放的步伐,生命文化研究作为一个新的研究领域被提上日程,首先见诸于20世纪后期的中国协和医科大学的博士生论坛。至21世纪初,生命文化研究作为一个新的学科概念被提出并加以研究。

近20年时间,尤其是在北京东方生命文化研究院成立的十五六年时间里,关于生命文化的研究触及了哲学、心理学、教育学、伦理学、法学、美学、医学、新技术以及其他边缘交叉学科。

这里面,有两个方面的成绩:一是关于生命文化基本概念与学科建设以及某些领域的相关研究不断深化,尤其是提出生命二重性——精神(文化)生命、物质(自然)生命及二者之间的关系,并以此来解读人的生命以及生命的意义,其中包括生命意识、生命关怀、生命质量、生命价值和生命尊严等。二是触及哲学、心理学、教育学、伦理学、法学、美学、医学、新技术以及其他边缘交叉学科的多学科、多领域的相关研究日益丰富,到了一个需要整合的时候,也就是说,生命文化的研究需要一个契机,把许多相关研究以生命文化的基本概念与学科建设的中心思想加以整合,这个整合不是简单地拼合,而是有机地结合。此外,对于生命文化的研究更根本的目的也被进一步强化,即其研究成果不仅仅局限于理论研究层面,更要对实践有很强的指导作用。

这给我们的生命文化研究提出了极大的挑战。如何实现这样一个研究上的突破和跃升,是我们一直在思考的核心问题。

思考的方向再次指向生命及生命文化的基本概念,似乎只有回到最基本的概念上,才能使

作者简介:刘明,北京东方生命文化研究院特聘研究员。浑沌心理学创立者,曾以此身份至美国宾夕法尼亚大学、哥伦比亚大学和英国伦敦大学学院(UCL)演讲与交流。北京大学国际政治专业本科、中国社会科学院研究生院货币银行学专业硕士研究生毕业,兼修北京师范大学研究生院心理学硕士课程及中国科学院心理研究所心理学博士课程。曾任或现任中国协和医科大学教师、庆泰信托投资有限责任公司董秘、太原工业学院客座教授、北京心理卫生协会理事、ASSC(the Association for the Scientific Study of Consciousness)终身会员以及中央电视台、中央人民广播电台、《中国经济时报》等媒体心理栏目专家。出版专著《让心起舞》(中国水利水电出版社,2006年)、《心醉神怡》(北京师范大学出版社,2010年)、《心境漫步》(六卷)(西安出版社,2015年)、《我本浑沌》(九州出版社,2018年)等。

看起来纷繁复杂的研究内容获得一个最基本的出发点和一致的"DNA"。这样,我们就获得了一个构建整个生命文化研究宏图的基点——生命的核心内容以及与之相关的内容。

那么,什么是生命的核心内容呢?

过去研究生命的核心内容有很多出发点,但随着最新科技进步带来的冲击,我们将着眼点放在了与科技相关的内容上,也就是说,我们通过科技——尤其是人工智能进步来重新反观生命的核心内容。

我们的看法是,生命除了有理智之外,还有情感。假如有一天,机器人有了情感,那也可以说机器人就是生命了,只不过这个生命的类型是由人创造出来的。

如今,能够区别人与机器人的,大体上只能是情感了。

与情感相关的又是哪些内容呢?最直接的莫过于自我意识或心理,或者更广义点讲,莫过于"心"。于是,一个可以统筹起所有生命文化研究的基本内容被确定下来,这就是万变不离其宗的"心"之所在、"心"之所化、"心"之所联。生命欲得健康成长,就离不开"心"之健康成长,换句话说,生命之道,在于治心,即治人需治心,治心即治人。正如《大学章句序》云:"教之以穷理、正心、修己、治人之道。"于教前,有个研究的问题。生命文化研究的首要内容,正是探究穷理、正心、修己、治人之道。

《道德经》云:"是以圣人之治,虚其心,实其腹;弱其志,强其骨。常使民无知无欲,使夫智者不敢为也。为无为,则无不治。"所谓圣人之治,既是讲成就自己为圣人的方法,也是谈培育人心和治世为美好时代的要点,亦即要把自己治为圣人,把身边的人治为圣人,把世界治为圣(盛)世。"治",是以水的特征为法,从初始、基础、细小处开始,研究、整治、经营、管理、建设以成就更高品质。老子认为,"上善若水",水可以说是"道"的可具象的、最具代表性的内容。圣人之治,可以看作是求"道"、用"道"的过程。一句"为无为",则清晰地把他的"道"、把他关于"治"、关于提升生命品质——治人、治世的核心观点展示出来,即生命品质的提升,包括治人与治世,最根本的内容在于整理心理与心智,以回复到"观"之前的意识及精神之先的状态。

或许我们不完全认同老子的观点,但他这个观点和做法是值得我们借鉴的,尤其是求"道"、用"道"以治的方式同样是我们研究中必须遵循的要义。

在我们讨论"生命得治"或"治人"之道时,隐含的另一层意思是,如何使"未得治"的生命状态"得治"。"未得治"的生命状态,一部分可以理解为原初未显效或生命品质不够高的生命状态,这其中涉及的是生命品质提升乃至生命进化及升维问题;另一部分则是由于使用不当等原因导致生命出现问题——不健康或疾病的生命状态,这其中涉及的生命之"治"的内容,其实质是"医"。也就是说,在"治人"的内容中隐含着"医人"的内容。可以说,"治人"与"医人"是一体两面,是从正反两面入手来讨论生命之治的。

正如前文所言,生命之道,在于治心,即治人需治心,治心即治人。同样地,医人需医心,医心即医人。这样,在确立生命及生命文化研究的核心内容时,我们就找到了关键所在,即"治人医心"。"治人医心",意为"治人和治心,医人和医心。治人治心,医人医心;医心医人,治心治人",亦即以治心医心为纲领,从生命二重性——精神(文化)生命、物质(自然)生命及二者之间的关系入手,多方面(甚至不是正反两方面)、多角度、多领域研究生命之道与生命之治。也就是说,我们把人作为生命文化的主体与客体,虽只是从细小处入手,却始终展望和抱持着宏大的生命景观,展开研究、整治、经营、管理、建设以成就更高生命品质的活动,重点是人的意识、精神、心理,尽力搞清楚其来处和去处以及与之相关的时间与空间线索中的相关内容,其中亦不免要有从疾病及其治疗角度反观透视生命神秘内涵的相应研究及行为指南,目的都在于促进生命康健,并提升生命的品质乃至维度。

适值2019年岁末暴发新冠肺炎疫情,搅动了整个社会的关注焦点:一方面使得人们不得不真切地触及生命中的许多重大课题,比如生死、疾病与健康等;另一方面,也使得人性中有彼此关怀和被关怀的需求与精神愿望再次被高度重视。我们适时推出治人医心的相关研究,不仅是学科建设所必要的,更是解决时代提出的问题所必需的。为此,我们所要研究的内容不仅仅是探讨医学从临床到伦理的完整生命观念和新的医疗模式,更要研究人的精神世界的构建以及社会整体的先进生命价值观、健康观、成功观、幸福观及行为方式,并尝试瞻望科技进步尤其是人工智能对人心结构的重新定义,以期对个体、组织乃至新时代的社会生产生活提供积极的引导作用。

正是基于这样的出发点,我们紧跟新科技的脚步,以最现代的思考方式,结合古老的中华智慧,重新去思考和研究有关生命及生命文化的命题:生命是什么? 生命到底意味着什么? 死亡又意味着什么? 人生的意义是什么? 人生路上有哪些关节点? 如何面对并做出选择? 内心世界是如何建构的? 美好心灵如何养成? 健康与疾病的机制是如何形成的,又是怎么运作的? 心和身有着怎样的关系? 如何照护好自己的身体和心灵? 当自己或亲朋好友发生癌症、重度精神障碍等重大身心疾病时,会有怎样的心路历程,又当如何应对? 如何在重大或灾难性事件的冲击下及时调整自己? 如何处理家庭及其成员、事业及其伙伴等人生必须面对的问题? 医务人员与心灵的培育者及辅导者们需秉持什么样的理念和策略并完成自身的成长? 中西医有可能融通吗? 新科技、新的医学观念将对医学的发展产生怎样的影响? ……

在研究方法上,我们也有一些新的思考和探索。我们认为,在生命文化的研究领域,绕不开人类理智与理性,也回避不了情感与爱。所以,在研究的方式方法上,既需要有严谨逻辑理性的理智思考,也需要有以情感表达方式为手段的新形式。基于这样的思考,生命文化的研究必须敞开心扉,拓展思路,增加以生命的方式研究生命的领域。我们不揣冒昧,开始这样的尝试,在本论文集中不仅收录来自经典科学研究方式的"八股"论文,也展现记录生命历经锤炼而鲜活绽放的篇章。

出于对生命的根本尊重,生命文化研究更应体现出对生命的深刻敬畏及平权思想,这是我们在本论文集中一体贯穿的基本思想。具体表现为,我们选取的文章内容,有的出自长年耕耘在医疗战线的专家之手,有的来自邀游书海的高校院所教授的思想精华,有于生命中实现升华的独立学者的哲学理念,有战斗在各领域精英的生命实践的总结,有初出茅庐勇于探索又不受既有思想限制的年轻人看似稚嫩却又充满活力的思考……生命的精彩不只在高处,也不只在低处,不只在前辈身上,也不只在后来者身上,生命及其精彩在一切处。

本论文集分四个部分:一、总论;二、理论、历史与文化篇;三、实践应用篇;四、洞见延展篇。总计四十九篇文章。可以说,本论文集是我们关于生命文化研究多年成果的一次集中展示,于其中,如何体现我们整合的情况,既要照顾到相关领域,又需要实现生命文化研究内容有机结合的目的,我们是颇费了一番心思,。

总论部分,有八篇文章。在生命和生命文化的高度上,选取了生命文化的核心内容、生命产生的哲学解释、生命出现问题(不健康或疾病)乃至终结的医学及文化观点、对生命问题(不健康或疾病)予以解决的不同方式的融通之处以及全方位照护的可行性方案、对一些常见观念和做法的颠覆性或扩展性修正的研究与探索、对生命问题(不健康或疾病)的主要解决者(医者)的人文关怀等方面的一些研究成果,以总论"治人医心"的主题。

理论、历史与文化篇,有二十二篇文章。以"治人医心"为主题,选取了涉及哲学、心理学、教育学、中医学、西医学、新医学、新领域等多学科、多领域的相关生命文化研究的偏于理论思考和创新性的内容。

实践应用篇,有十三篇文章。以"治人医心"为主题,选取了涉及哲学、心理学、教育学、中医学、西医学、新医学、新技术等多学科、多领域的来自于实践活动或与实践活动紧密相关的生命文化研究的内容。

洞见延展篇,有六篇文章。回应总论部分,从生命的核心内容、与生死相关的重大主题、解决生命问题(不健康或疾病)的理论与实践的总结性思考等方面再次探讨"治人医心"的主题思想。

这其中有以自身生命的体验来做研究的,有于人类文化长河中上下求索并为我们展开美丽画卷的;有对生命个体问题的讨论,有对广谱生命问题的讨论;有对个人生活的讨论,有对人类命运的研究;有对身的治疗,有对心的探索;有古老的传承,有前沿科技的应用;有纯粹的思辨,有具体的方法;有对生的关注,有对死的诠释;有智慧的呈现,有爱的绽放……不同视角,不同层面,有理论创新,有个人思考,一方面,可说是精彩纷呈;另一方面,也难免会存在冲突或偏颇、错漏之处。还请大家在共同探索的同时,给予指正。

最后,我们还是要说,虽然我们的努力距离最终揭示出生命奥秘的目标还有很远很远的旅程,但于生命文化的发展上却是迈出了坚实的一步。

愿我们以理性与爱为核心推动的生命文化研究惠及更多的人。

总　论

生命文化及其最重要的内核

刘　明

一、引论

世界存在因为人的主观自觉而有意义。

主观自觉是因先有世界存在而生出来,还是隶属于创造了世界的本有意识?

无论哪一种,都必然涉及生命的主题。

如果有一天,人工智能诞生了自主意识(自我意识),或许可以佐证主观自觉由世界存在中生出来。即使如此,逻辑上依然不能否定人工智能由人的意识创造这一事实。

意识到底从何而来? 还是意识一始即在? 依然是不解之谜。

关于生命主题的探索和研究或许是无法终结的永恒疑问。

为此,所形成的有关生命的来处和去处以及与之相关的时间与空间线索中的全部内容,构成了生命文化的世界。

其中,关于意识、精神和心理的内容成为生命文化最重要的内容,换句话说,全部人类活动都是围绕着求解意识问题以及运用意识认识世界的过程展开的。更确切地讲,人类全部活动首先是要解决人类对自身意识、精神和心理的认识与治理问题。

基于这样的思考,我们将研究的主题定位于治人医心,实乃希望提挈纲要对生命及生命文

作者简介:刘明,北京东方生命文化研究院特聘研究员。浑沌心理学创立者,曾以此身份至美国宾夕法尼亚大学、哥伦比亚大学和英国伦敦大学学院(UCL)演讲与交流。北京大学国际政治专业本科、中国社会科学院研究生院货币银行学专业硕士研究生毕业,兼修北京师范大学研究生院心理学硕士课程及中国科学院心理研究所心理学博士课程。曾任或现任中国协和医科大学教师、庆泰信托投资有限责任公司董秘、太原工业学院客座教授、北京心理卫生协会理事、ASSC(the Association for the Scientific Study of Consciousness)终身会员以及中央电视台、中央人民广播电台、《中国经济时报》等媒体心理栏目专家。出版专著《让心起舞》(中国水利水电出版社,2006 年)、《心醉神怡》(北京师范大学出版社,2010 年)、《心境漫步》(六卷)(西安出版社,2015 年)、《我本浑沌》(九州出版社,2018 年)等。

化展开更雄阔、更深度的探索,也在实践方面发展出可以让生命得以更好成长以及从伤损中重获生机的理论与方法。

二、心治与治心

伟大的哲学家康德说:"世界上唯有两样东西深深震撼我们的心灵:一是我们头顶璀璨的星空;一是我们内心崇高的道德准则。"

让康德心灵震撼不能专美于前的,是早于其发表宏论两千多年的老子的伟大思想。一部《道德经》,不仅涉及"有""无"的世界创生问题,更是被历来道家养生大家看作是攸关生命发展的纲领性文件,不可思议的是它同时是一部治国育民的经典。

贯穿了康德所言头顶的星空与内心道德律的是心灵,贯穿了老子所言的天道、政治与生命的是人心——人的意识与精神活动。

《道德经》开篇即言:"道可,道非,常道;名可,名非,常名。无,名天地之始;有,名万物之母。故常无,欲以观其妙;常有,欲以观其徼(jiào)。"与"道"对应等齐的是"名",因为"名",即人的意识和精神活动,有了"有""无"之分,有了天地、万物,并进而有了人的生命活动中的心理内容——"观"(参见拙作《我本浑沌》及本论文集笔者所著《以东方哲学为根基建构完整生命的心智结构——"意识星空导航系统"的构建过程》一文)。

如果从量子力学的不确定性原理及观测者效应的角度来看,可以再次看到人的意识与精神活动是如何作用于世界的演绎过程。正是因为有了"观",才使得原本处于"无""有"叠加态的"无"和"有"从既"无"又"有"的混沌叠加状态确定为"无"或"有"。

在老子的概念里,世界从始至终都是人的世界,都是与生命息息相关的内容。既然一切都是生命活动的内容,那么如何实现"圣人之治",使得生命变得更为健康美好,使得生命所处的环境——国度与家园也如生命般被建设和治理得更为宜居美好,就成了他要回答的重要命题。

他说:"是以圣人之治,虚其心,实其腹;弱其志,强其骨。常使民无知无欲,使夫(fú)智者不敢为也。为无为,则无不治。"所谓圣人之治,既是讲成就自己为圣人的方法,也是谈培育人心和治世为美好时代的要点,亦即要把自己治为圣人,把身边的人治为圣人,把世界治为圣世。"治",是以水的特征为法,从初始、基础、细小处开始,研究、整治、经营、管理、建设以成就更高品质。老子认为,"上善若水",水可以说是"道"的可具象的最具代表性的内容。圣人之治,可以看作是求"道"、用"道"的过程。一句"为无为",则清晰地把他的"道"、把他关于"治"、关于提升生命品质——治人、治世的核心观点展示出来,即生命品质的提升,包括治人与治世,最根本的内容在于整理心理与心智,以回复到"观"之前的"意识及精神之先"的状态。

三、对生命及生命文化的重新理解

(一)科技进步引发思考

在圣人先哲的思想长河里遨游之余,不免还要展望科学的伟大进程。于生命的本质处,忍不住要生出许多疑问和猜想。

人工智能一旦产生自主意识(自我意识),我们将如何重新定义生命? 即使人工智能不能产生自主意识(自我意识),但无论如何,人类已经无法阻挡人工智能进入生命成长的历程,比如,当手机时刻不离身的情形得以进一步发展,甚至某一天植入身体,是不是可以把手机看作是机体的一部分呢? 人工智能会不会发展到有一天主导了人类的全部生活? 那个时候,生命又在哪个尺度上加以界定呢? 至于更为大胆的猜想,比如,宇宙中是不是存在着高维生命形态;再比如,宇宙本身是否就是更大尺度上的生命形态;诸如此类,许许多多因为科学进步诞生的猜想如此强烈地冲击着我们对生命的思考,震撼着我们的心灵。或许,我们现在就得重新定义生命的内涵和外延。

(二)对生命及生命文化的重新定义

生命可以说是在生、成、住、坏的无常嬗变中演绎出智慧之花的努力过程,其核心及其终极处体现为对确定性秩序予以建构过程之前的理性及因之而生的理性之光(理智)与对反向的混沌无常之力加以涵养的爱之性及力。

对生命特性的自觉以及因之而生的对生命的深刻理解及主动发展的努力构成生命文化的内容。换句话说,对生命中的混沌无常性以及对应的理性、理智与爱的自觉和研究发展形成生命文化。

纵观人类历史,生命文化涉及的内容不仅仅是个体生命的内容,体现着生、成、住、坏生命过程的各种组织乃至整个人类及其赖以生存的环境中的混沌无常性以及理性、理智与爱的发生、发展和归宿也是生命文化的重要内容。

人是生命的自觉者,由此也成为生命文化的创建者与研究者。在生命文化中,研究的主体与客体有机地统一在一起。当我们以完整视角来研究生命文化时,不难发现,贯穿于所有生命文化现象中最核心的内容即是人心,也可以称之为精神文明。

天道人心自有其来处和归宿,如何让人心体现天道,一方面需要人类不断发展自身的理性、理智与爱,另一方面也需要把生命从偏离天道之处拉回正轨。

天道即人心,人心即天道。从仰望星空油然而生卑微感时的生命自觉处,人心的微妙得以开启,进而理解精神世界的内涵,壮大理性、理智与爱的力量,使得常处于混沌无常处的生命可以遵循天道的轨迹运行。这过程可以说是人类最伟大的壮举,也可以说是对自身局限性和缺陷的奋力拯救。某种意义上,生命文化体现着治人医心的初衷以及相应的解决方案。

真正道德的声音应从道德主体的脉络论述中去倾听寻求,于对话、沟通中获得理解,在施与受的关怀关系之中彰显出成就道德圆满的自由。

人心自由,则生命健康;人心得治,生命就欣欣向荣。做好治人医心工作,不仅有利于个体生命的健康发展,也是整个社会文化的重要内容。

(三)生命文化研究的内涵与外延

适值 2019 年岁末暴发新冠肺炎疫情,搅动了整个世界的关注焦点,人性中有彼此关怀和被关怀的需求与精神愿望再次被高度重视。我们适时推出治人医心的相关研究,即把人作为生命文化的主体和客体,虽只是从细小处入手,却始终展望和抱持着宏大的生命景观,展开研究、整治、经营、管理、建设以成就更高生命品质的活动,重点是人的意识、精神、心理以及与此密切相关的身体健康内容,尽力搞清楚生命的来处和去处以及与之相关的时间与空间线索中的相关内容,以促进生命康健,并提升生命的品质乃至维度。为此,不仅仅需要探讨医学从临床到伦理的完整生命观念和新的医疗模式,更要研究社会整体的先进生命价值观、健康观、成功观、幸福观及行为方式,并尝试瞻望科技进步尤其是人工智能对人心结构的重新定义,以期对个体、组织乃至新时代的社会生产生活提供积极的引导作用。

生命文化涉及的学科很多。比如医学,尤其是西医,其强项显然是从最具物质属性的身体入手,并在身体解剖与物理生化研究等方面取得巨大进展;对应心理健康的研究内容是心理学的范畴;而关于灵魂乃至超越生死问题的灵魂归处问题则是宗教文化的势力范围;中医既以情志学说为核心,也会使用物质性治疗手段,可以看作是介于西医和心理学之间或涵括两者的学问;哲学需要回答"世界从哪里来,到哪里去""人从哪里来,到哪里去""意识从哪里来,到哪里去"这样的问题,却又更多的是处于思考层面,也不强调实证研究,可以说是介于宗教和心理学之间或涵括两者的学问。哲学又延展和囊括了一切自然科学与社会科学的研究成果的抽象内容,因而与科学、艺术、社会政治、经济、文化等共同成为生命文化的内容。

四、不同视角下的生命景象

(一)知识的来源

如果我们把人关于世界和自身的全部认识称为知识的话,知识的来源有以下几个方面。

1. 直接经验

直接经验,即通过五官(或六根)直接感觉到的全部内容。这里面有一个问题,即我们的感觉器官的能力是有限的,也就是说,我们的感觉器官能够感觉到的范围是有限的。比如,眼睛只能看到光谱上红、橙、黄、绿、青、蓝、紫色线,看不到红外线和紫外线,距离上也只能看清几百米以内的东西;耳朵只能听到20~20000赫兹的声波,听不到次声波和超声波。也就是说,我们通过直接经验能获得的知识是极其有限的。

2. 间接经验

间接经验,即不是通过感觉器官直接获取的知识信息。事实上,我们的绝大部分知识都是通过交流从他人处获得的。比如,地球绕着太阳转。从我们直接看到的情形看,是太阳绕着地球转,所以,在很长时间里,我们都认为太阳东升西落。直到近现代科技进步,我们才推导出地球绕着太阳转。科学家把这样的知识告诉我们,我们相信了,就成了我们的知识。在这个知识的来源上,"相信"是非常重要的内容。尽管相信也好,不相信也好,相关的知识信息都会进入头脑,但是,一旦"相信",就会成为自身知识系统的重要支柱性内容,或者可以说会成为展开逻辑论证的基础和依据。

3. 与生俱来

从逻辑上讲,我们需要穷尽所有的可能,所以不能排除知识与生俱来的可能性,尽管这一点目前还不能得到科学的印证。这样的说法,更多地见于宗教或哲学的说法,比如佛家思想中有"阿赖耶识"的说法,意思是说,"阿赖耶识"就如种子一样,包含了所有生命中的信息,自然也包含着知识,一旦条件成熟,自然会生发出所有的一切。

4. 同频传输

网络时代,从网络上下载知识,或者从其他电子产品中传输文件过来,已经是家常便饭。在穷尽逻辑推理的情形中,我们也不能排除大脑或其他的心身内容有从外部直接下载、传输、复制或镜像知识信息的可能性,尽管科学现在也无法证明这种可能性是否存在,但在生活中,时不时出现心灵感应这样的现象,不用这样的说法也无法解释。

(二)不同视角下的生命景象

从客观的角度看,人的感觉器官的差别不是很大,也就意味着,所有人通过直接经验获得的知识是差不多的,都是极其有限的。

如果我们再排除"与生俱来"和"同频传输"这两种无法求证的知识来源,可以说,人与人不同,最主要的原因就在于各自接受了怎样的间接经验,或者说,"相信"了怎样的知识信息。

由此,在每个人的内心世界里,有了不同的知识信息,也就有了不同的对于世界和自身的看法,这些看法中很多甚至成为牢不可破的信念。

我们这里要讨论的,是不同的人因为有不同的知识信息,其看待生命的立场和角度也会不同,同时表现出来的生命状态也会不同。换句话说,一个人的生命状态某种意义上取决于其相应的知识体系及其内心的信念。

1. 内心受限的

深处困境中的人,固然有客观的环境问题,更多的时候是自身的知识体系及其信念出现了问题,换句话说,其受限的内心世界决定了其生命状态。

当一个人的内心世界遭遇了环境的限制,往往是因为其本身早已受限,于是,本应具有的蓬勃的生命力在环境的限制和挤压中挣扎与煎熬,甚至反向展开自我攻击。具体表现就是各种情绪爆发,生命处于不稳定与不平衡状态,甚至出现日益萎靡和自毁倾向。能够获得短暂的自我娱乐是其饮鸩止渴的自然选择。

2. 理智主导下的

客观环境的存在往往并不以人的意志为转移,也就是说,不同的人在同一环境下,遭遇的环境相同,但彼此的生命状态却会截然不同。

差别就在于内心世界是否受限。

从洛克的白板说来看,人生来的内心世界都是如白板一般无二。

从关于"浑沌意识"的理念来看,每个人与生俱来都拥有着无差别的无量、无边、无际的完整的"浑沌意识"。

但随着最基本的主观自觉以及相应的二元概念建立,我们开始建构起各自的内心世界——二元概念及其逻辑体系。

在二元概念及其逻辑体系建构过程中,最重要的内容除了不断丰富二元概念和逻辑推理之外,更要看趋向于浑沌意识完整无二的理性之光(理智)是否同时建立。可以说,随着"浑沌意识"的坍塌,以全息方式蕴含着"浑沌意识"的理智得以诞生。

在这里,理性意味着不受限的自由意识倾向,理性之光(理智)是由理性生发出来的具有二元特性却又最具理性特质的"理性"与"二元概念及其逻辑体系发端"的混沌叠加态,因为"浑沌意识"坍塌或观察者效应,表现为理智。正是因为理性之光(理智)的存在,二元概念及其逻辑体系不断受到质疑和扬弃,最终避免了其走向自我封闭的趋向(关于浑沌意识、理性、理智与二元的内容,参见拙作《我本浑沌》及本论文集笔者所著《以东方哲学为根基建构完整生命的心智结构——"意识星空导航系统"的构建过程》一文)。

因为熵增定律的缘故,理性之光亦会随着二元概念及其逻辑体系的发展而日益减损,可以说,理性之光能够得以长存和发展并不容易,但只要理性之光持续存在,就意味着它有对二元概念及其逻辑体系实现超越的可能性。

3. 心中有爱的

二元概念及其逻辑体系建立,最大的特点在于以有限的感知能力为基础去切割无限的认识范畴,就如在直线中切割出线段一样。

这种切割,产生的最重要问题就是丧失了生命与完整无限的世界连为一体的状态,其情形有点类似于胎儿被割断脐带变成婴儿,从此后与母亲不再是一体。

当胎儿还在母体中时,他和世界是一体的;当婴儿与母亲成为主客观世界的内容时,他需要重新获得与客观世界的连接。这种连接的感觉,或者说重获完整无限的感觉,通常被称作"爱"。

二元概念及其逻辑体系的建立,使得一个人越来越远离完整无限,由此对于重新恢复完整无限哪怕是重新获得与完整无限的连接都成为最为深刻的生命渴求。

悖论在于,随着二元概念及其逻辑体系的发展,这种生命渴求会越发变得强烈,却又越发不易获得,生命由此处于欲求不得满足的痛苦之中。

许多人都知道"爱"具有疗愈一切的价值,但在实际生命过程中,却又不断地远离"爱"。

生命力在二元概念及其逻辑的不断切割与演绎过程中不断被消耗,对治的内容显然是对确定性加以反动的混沌无常。这一点,在清醒的主意识状态和沉睡的潜意识状态的转换过程中得到极好的诠释。

内心受限、深处困境的人,其生命状态犹如在田螺壳里做道场,困于其中而不自知;理智主导下的人,有着突破自我受限的可能性,因而有超越出来站在世界的外部看世界的可能,生命状态往往体现出更多的成就与价值;心中有爱的人,往往割舍自己,在无我状态中与他人、与世界连为一体,世界就是我,我就是世界,生命自由无碍却又真实鲜活。

五、生命文化研究的新方向

心灵的内容,到底是头脑的产物,还是反过来,生理现象及其物质基础都是心意识的具象?

世界之存在,到底是亘古已有,还是心意识的具象与泛化?

科学无法给出终极答案,争论也无法终止。

即使科学能够给出答案,又怎么证明是全部的真相而不是因为我们"相信"了什么而已?

从目前最新的医学模式的变更趋势来看,心意识的作用,包括人的意识、精神和心理活动,在生理治疗过程中已经得到更多的重视。

拿癌症来讲,已有相应的现象被观察到,比如在许多病人确诊之前,多有如下主诉"身体极度疲乏"与"心理的极度枯竭"。但这种情形到底与癌症的产生有多大的关联性,还有待于大量的临床观察与相应的实验加以证明。

而如同弗洛伊德所谈到的"死本能"在许多病人身上体现为"自毁"机制,也需要得到临床观察与实验数据的支持,最重要的是来自临床一线的医务人员需要重新审视生命的本质并要重构相应的生命文化。

可喜的是,来自一线的精神科医生已经有相关认知的觉悟,即有部分精神科医生会明确讲,在精神疾病治疗的过程中,"生物治疗为标,心理治疗为本",一改以往生物治疗"一边倒"的情形。

我们在研究生命文化的时候,不仅要从个体疾病治疗的视角中解放出来,变为以完整的生命内容为主要研究对象,还要从个体生命的狭隘视角中解放出来,重新定义生命的内容,展开哲学想象的翅膀,去探究整个宇宙乃至超越宇宙之外的意识问题。还有一个很重要的内容,就是我们在研究生命文化的时候,不仅要遵循科学的思考方式与研究方法,也要有打破科学"宗教化"枷锁的勇气。否则,生命文化的研究就会陷入在文字里打滚的可笑境地,又或者因为陷入科学化的有限语境,而丧失了真正理解生命的可能性。

生命之存在及其伟大,远远超出目前科学可及的范围,对于生命及其文化的研究也须得有"无限"的方式以及探索"无限"的精神。

六、结语

谈及生命文化,我们重新定义了生命,也重新定义了生命文化的内涵与外延。

对生命文化的研究,不再局限于治病救命的狭隘领域,而是回到更积极、更宏观、更宏大的生命景观中思考其来处和去处,欣赏和享受生命的全部过程。

我们认为,对生命特性的自觉以及因之而生的对生命的深刻理解及主动发展的努力构成生命文化的内容。换句话说,对生命中的混沌无常性以及对应的理性、理智与爱的自觉和研究发展形成生命文化。这其中所涉及的有关生命的来处和去处以及与之相关的时间与空间线索中的全部内容,构成了生命文化的世界。

其中最核心的内容与意识、精神和心理的内容相关,指向生命过程中的理性、理智与爱以及"无限"。

在研究方法上,我们一方面会遵循科学的方法,一方面也有着突破科学局限性的勇气和准备,甚至做出相应的尝试。

试问人类哪一个伟大的发现、发明与创造,不是在未知的领域里向"无限"处所做出的努力呢?又有哪一项不是突破其时主流学术的框架限制而备受考验呢?对于不可思议的生命问题的研究难道不更是需要突破"文化"习惯的限制而回归生命的本质吗?

或许生命问题是永恒难解之谜,但有了这样不受限的研究意识至少会使得我们更趋于生命的本相。

参考文献:

[1]刘明.我本浑沌[M].北京:九州出版社,2018.

关于从无生物中产生生物之生命科学的哲学阐释

谭长流

哲学的阐释是有起点的,合逻辑的,非矛盾的,有过程的,思路是清晰的;它不像神学,一说就有了,或说是不需要过程的。所以,我们研究生命科学,在源头上,就要从无生物开始,而这也应是哲学的责任。科学的要义,理应含有实证的存在,它在许多方面,可以作为哲学的支撑,而哲学在某些时候,也可以来指导科学的具体展开。比如,从无生物到生物的实现过程,就必须有科学的导出才好,因为纯粹的推理在这里没有意义。本文是根据笔者所撰的《性而上学》(谭长流著,九州出版社,2017 年出版)一书的有关内容而写成的。在这里,要讲明白非生物能"活"起来,是最艰难的事;然而,我们的先贤毕竟做了大量的科学工作,只要哲学能发现它们的妙处,则许多问题就可以迎刃而解了。除上述外,还要涉及环境、元素和化合与激活等问题,尽管它们在许多时候,又是联系在一起的。总之,阐述这些是极费力气的,但是,在结果上,它还是为我们现出了一缕春光。

一、生物从无生物中产生

"你从无生物中取出生物"(《古兰经》,马坚译,中国社会科学出版社 1985 年版,第 38 页),这是《古兰经》里的天启之语,它代表了生物发生的重要的源头秩序。

无生物是造了生物的,自然是造了生命的,有生命的物质是从不曾有过生命的物质中诞生出来的。

应当说,由非活物到活物或许是一种偶然性存在,但这种偶然性的存在,一旦普遍开来,就是带有了它的发展的必然性。所以,地球上的生命在事实上是起源于无生物(韦尔斯:《生命之科学》,郭沫若译,广西师范大学出版社 2003 年版,第 754 页),一定是不容置疑的。

我们认为,生物的出现一定要有生成它的所必需的元素,以及生成后的可以适应它的所必

作者简介:谭长流,哲学家,诗人。出版专著《空间哲学》《君子哲学》《政经哲学》《性而上学》等。

需的环境;在这中间,又一定要有能激活元素和形成气候环境的条件。只有如上,才会出现生物的对于非生命物质的超越。

据有关资料称,构成生物体的元素有 29 种,而所有非生命的东西,像 Fe、Ca、Na 等只要它能与生命共在,或说是融入了生命,则它们就是具有活性的了。

有些生物学家认为,构成生命的 6 个必需元素是碳、氢、氮、氧、磷和硫黄。接下来,我们就要探讨上述的这些单质,是如何走向了有机的结合的。

我们认为,于上述单质中,在相关项里,它们一定是具有着能结合在一起的性质,按现代说法,就是一种化合的存在。

我们可以设想,地球上的那些存在于生命中的元素,或许某些是有着一个可以产生生命活性的阀门的,即在最初的时分,它们彼此之间相互影响,就会形成打开上述阀门的力量。如在氢、氧、碳、磷里面,氢产生活性的阀门似是最容易打开的,而氢与氧的结合,或许就预示着有关活性的开始了。因为,有了水,先形成地球上的如我们现在这样的环境,当是一个重要步骤,于是生命的产生,或许就是不可避免的了。

二、生物产生的过程

有学者称,原始地球上的有机分子来源有三个途径:一是靠地球外天体的直接输送;二是靠地球受巨大撞击后引发的有机合成;三是靠其他能源(紫外辐射、电离放电等)作用下的有机合成(李喜先:《21 世纪 100 个交叉科学难题》,科学出版社 2005 年版,第 443 页)。顺此思路:一有羟基(HO)出现;二有氨基酸形成;三会生有甲烷分子。

然而,从科学的角度来讲,只有氢有氧构成的液态水存在时,溶在水中的碳和氮生成有机物,才会成为生命的种子(金忠燮:《伽莫夫讲的元素起源的故事》,齐芳译,云南教育出版社 2011 年版,第 61 页),这似是最温和的活性物质的发生说。

1953 年,斯坦利·米勒设计并进行了前生物合成实验,用电来击穿由甲烷、氨、氢气和水模拟的原始大气,这些气体触电产生了氨基酸(王子晖:《生命的来历:前生物进化与太空生物学》,陈珊译,科学出版社 2011 年版,第 2 页)。

众所周知,蛋白质、核酸、脂与糖分子是组成生命的四大类基本物质(李喜先:《21 世纪 100 个交叉科学难题》,科学出版社 2005 年版,第 582 页),继米勒的发现之后,另一位美国科学家西德尼·福克斯指出,在适当的条件下,氨基酸会连接在一起,构成一种简单的类似于蛋白质的分子,叫作类蛋白质。这些都倾向于一种结果,就是聚集为类似于细胞的球体,这种球体还具有生长和发生化学反应的能力。接着,有可能就会出现细胞核,并内含 DNA,逐渐形成细胞器官,此时最早的高等单细胞有机体便能诞生,它具有无限的可能性进化为各种不同的生命形式,此即为有生命的、漂亮的开始。

我们说,在此基础上的其他展开,就只是个时间的问题了。

前面所述,涉及的是关于单质化合及其有关存在的被激活的过程。接着,我们还要阐说有机体之"活"所需的环境等内容,然后方可回到生命的实在的表达上来。

一般来讲,"有机"这个词在化学中并不相当于生命,仅仅意味着化合物中存在化学元素碳。然而,细菌的存在却需要有机质才能繁衍,同时它若想生长,就必须要与水发生接触。可见,有机质的存在与水对于"菌"是至关生命的两项。

我们认为,任何一物理的和化学的联系,都有可能把无机和有机衔接起来;而且,无机与有机在漫长的时间里,也应是存在着某种可以转化的契机的,因为离开转化就没有自然界(怀特海:《思维方式》,刘放桐译,商务印书馆 2004 年版,第 133 页)。

所谓"活"的概念,相对于生物而言,它就是信息的可以再传给子代,而这个传承的载体便可称之是生命的连续,进而才有了活的生命体之说。可见,信息的再传性,当是"活"的存在的源头。

活的另外一个意义,即活的物质,在其基本的性质上,当有代谢机能和自行生殖的力量,还有就是能够变异(韦尔斯:《生命之科学》,郭沫若译,广西师范大学出版社 2003 年版,第 737 页);同时,动植物还要能运动;等等。

综上,生命都是外在的允许之后的存在,只要气候许可,有水,有外来能量,如太阳光,则生命的机体就会内嵌信息地连续诞生。在这里,环境中的可用性是任何一种氨基酸进入早期生命遗传密码的首要条件(王子晖:《生命的来历:前生物进化与太空生物学》,陈珊译,科学出版社 2011 年版,第 12 页),此即言,生物的行为多多少少是精确地和环境相适合着的(韦尔斯:《生命之科学》,郭沫若译,广西师范大学出版社 2003 年版,第 1276 页),故生命必是属于环境的。

关于大地的气候形成理论,限于篇幅,不再详述。

因此,形成生命的元素之彼此化合,以及能彼此打开生命的连接阀门,乃是在适宜的地球环境下,从非生物中产生生物的关键。

至于激活的方式,可以是多种多样的。

此间最重要的,我们设想,生物的起初,由点到一个平面,再由一个平面层而成长为一个三维的主体,当是生物进化史上的极伟大的革命。

其他,不叙。

三、结语

上述者,均是反映了当代文明的最新杰作。人们发现,观察愈是向着微观去,则愈是歧路多出,进而难以统合。倘若我们从无限的高度上看,由非生物到生物的实现,其只不过也就是空间的某些物的灵妙之变性的、集合的结果。正是由于这个结果,它才给了我们一个缤纷的生命世界。

参考文献:

[1]谭长流.性而上学[M].北京:九州出版社,2017.

[2]古兰经[M].马坚,译.北京:中国社会科学出版社,1985.

[3]韦尔斯.生命之科学[M].郭沫若,译.桂林:广西师范大学出版社,2003.

[4]李喜先.21世纪100个交叉科学难题[M].北京:科学出版社,2005.

[5]金忠燮.伽莫夫讲的元素起源的故事[M].齐芳,译.昆明:云南教育出版社,2011.

[6]王子晖.生命的来历:前生物进化与太空生物学[M].陈珊,译.北京:科学出版社,2011.

[7]怀特海.思维方式[M].刘放桐,译.上海:商务印书馆,2004.

健康、疾病与文化关系的思考

李传俊

总览人类社会发展史和医学发展史,可以清楚地看到随着人类社会文明进步、文化程度的提高,人们的期望寿命、生存质量也随着提升,里面蕴含着文化对健康的重要作用与影响,同时也揭示了疾病的文化因素,特别是应对突发新冠病毒性肺炎疫情的重要启示即疫情呼唤加强科学文化建设,对我们更深刻理解健康疾病与文化关系具有重要意义。

一、人类寿命变化过程的文化意义

(一)人类文明与社会文化进步,促使人类寿命的提升

如表1所示:原始社会,生产力非常低下,人类无法抵抗自然灾害、疾病和野兽袭击,人类平均寿命15岁;公元前期人类平均寿命20岁,到古代也只有25岁;1700—1800年,因科技水平的低下,生活艰苦,对疾病没有有效治疗措施,人类的平均寿命也只有36岁;20世纪初由于科学文化迅猛发展,人类寿命出现飞跃,从40岁提高到61岁,1985年全世界平均寿命达到62岁;之后增长较快,2020—2025年将超过70岁。总之,人类从原始社会平均寿命15岁到今天的70岁,可以看出,科学和技术愈发展,文明程度愈高,人类的寿命就愈长,其中蕴含的文化的意义,是值得进一步研究与探讨的。

作者简介:李传俊,北京东方生命文化研究院特聘研究员。毕业于清华大学人文科学学院。原为北京大学医学部医学伦理学教研室副主任,副教授;后调国家卫健委干部培训中心任教授。主讲卫生管理心理学、医学人文课程及医院管理等。退休后任北京东方生命文化研究所学术委员会副主任、研究员等。著有《塑造心灵的科学》(北京医科大学出版社,1992年);《医疗行为与人文精神》(北京科技出版社,2003年);《建国首任卫生部长李德全传》(中央文献出版社出版,2007年)等。主编著作有《高技术与医学人文》《医学伦理学》《护理伦理学》等11部;主审《护理美学概论》《护理专业礼仪》《护理社会学》三部;参编、合著25部;发表医学人文、管理方面论文100余篇,其中九篇获奖。以主要角色参加美国中华医学会赞助的1993—1997年科研项目"中国医学伦理学改革实验",荣获1997年北京市人民政府颁发的高教改革二等奖。1997年被评为北京医科大学校级模范教师;2005年9月26日荣获中共中央党校中央国家机关分校"党校贡献奖"等。

表1　人类各历史时期平均寿命

各个历史时期	平均寿命/岁
原始社会	15
公元前时期	20
古代	25
1700 年	35
1800 年	37
20 世纪初	61
1985 年	62
1995—2000 年	63.9
2000—2005 年	65.5
2005—2010 年	66.8
2010—2015 年	68.1
2015—2020 年	69.3
2020—2025 年	70

信息来源：2007 年 5 月 6 日 WHO 公布的《2007 年世界卫生统计报告》

(二)21 世纪各国人均期望寿命排行榜及其启示

表 2 为 21 世纪各国人均期望寿命排行榜。

表 2　21 世纪各国人均期望寿命排行榜

排序	国家	人均期望寿命/岁
1	日本	83.7
2	瑞士	83.4
3	新加坡	83.1
4	澳大利亚	82.8
4	西班牙	82.8
6	冰岛	82.7
6	意大利	82.7
8	以色列	82.5
9	瑞典	82.4

排序	国家	人均期望寿命/岁
10	法国	82.4
11	韩国	82.3
12	加拿大	82.2
20	英国	81.2
24	德国	81
32	美国	79.1
53	中国	77.3

信息来源：WHO公布的《世界卫生统计2019》

据世界银行公布的数据标准，2018年人均国民总收入低于995美元为低收入国家，996～3895美元为中等偏下收入国家，3896～12055美元为中等偏上收入国家，高于12055美元为高收入国家。2018年世界银行所统计的218个经济体中，高收入国家81个，中等偏上收入国家56个，中等偏下收入国家47个，低收入国家34个，其中低收入国家均为发展中国家。

1. 排行榜显示出人均期望寿命与人均收入有直接关系

据世界银行公布的数据显示，高收入国家人均期望寿命80岁以上，中等收入国家74岁，低收入国家52.5岁，从中总结出一条规律：国家富裕，国民人均收入愈高，人们的期望寿命就愈高。我国在1949年人均期望寿命仅35岁，而根据国家卫健委2020年6月5日公布的《2019年卫生健康事业发展统计公报》，我国平均期望寿命77.3岁，属于中等偏上收入国家，位于第53位，被世界卫生组织誉为"发展中国家的典范"。

2. 我国人均期望寿命排在中高收入国家以上的启示

2019年我国人均期望寿命77.3岁，排在中高收入国家以上，它体现了我国公共卫生整体实力、医疗服务和保障能力不断提升。给予我们的启示：第一，得益于我国生产力水平的提升。我国现在已经基本实现了全面小康，改革开放40多年大大提升了我国的综合实力，为我国公共卫生整体实力、医疗服务和保障能力不断提高提供了坚实的物质基础。第二，得益于社会服务效率的提高以及文化知识的普及。我国现在每个区县都有规模较大的公立医院，每个村落和社区都有医疗站或社区卫生服务中心，为居民提供健康服务，居民也会采用科学方法治疗疾病、锻炼身体和保养身体。第三，随着科学技术的进步和卫生事业的发展，孕产妇死亡率已下降到17.8/（10万），婴儿死亡率下降至5.6‰，出生缺陷儿概率也大为降低，国民生存成本大大降低，生存风险也随着降低，故人均期望寿命越来越长。

二、文化要素对健康疾病的影响

(一) 文化的概念及内涵

文化是一个国家、一个民族或一群人,共同具有的符号、价值观及其规范。或者说文化是一种变成了习惯的生活方式和精神价值,最后形成了一群人的集体意识。

1. 理解文化必须抓住一个关键、三个层面

(1)一个关键:共同具有的,才是文化。

(2)三个层面的文化:

①物质层面——"物质文化"。物质,是文化的基础,工具。

②观念层面——"观念文化"。观念,是文化的核心。

③制度层面——"制度文化"。制度,则是文化的关键。

2. 文化有显型文化与隐型文化

(1)显型文化,是指在日常生活活动中直接体现出来的文化因素,如生活习俗、饮食习惯、婚姻家庭模式、医疗卫生保健制度的健全及人民群众接受与配合水平等。

(2)隐型文化,是相对显性文化即明显外在的影响,约束人们的物质文化、制度文化等而言的,如思想文化信仰、性格特征、道德水平、科学文化和社会风气等。

(二) 文化对健康疾病的影响

2014年9月4日世界卫生组织第六次报告中指出:一旦人们的生活水平达到或超过起码的需求,有条件决定生活资料的使用方式,文化因素对健康的作用就越来越重要了。

文化包括显型文化和隐型文化,它们对健康的影响是十分明显的。

1. 显型文化对健康疾病的影响

(1)良好的生活方式对健康、疾病的影响

生活方式指人们一切生活活动的典型方式和特征的总和,包括劳动生活、消费生活和精神生活。良好方式体现在精神饱满地工作,注重劳逸结合;简朴、大方的衣着打扮,追求优雅文明的时尚;品位高尚的兴趣爱好,适当适时的体育运动;正常的社会交往,良好的人际关系等。良好的生活方式是人们健康的基本条件,是人们精力充沛投入工作的基本保障,也是保持身心健康的基本要求。良好的生活方式关乎生活质量和生存质量,直接影响着人们的健康水平。与此同时,应当严肃地指出,当前不良生活方式导致的疾病即"生活方式病"正威胁着人类的健康。世界卫生组织指出"生活方式病"已成为人类的头号杀手,不良生活方式如过度吸烟、酗酒、高盐高脂饮食、熬夜、懒散、不交往、不运动等不仅容易患糖尿病、消化性溃疡病、心脑血管疾病以及癌症,而且还可造成机体的免疫功能降低,诱发多种疾病。

(2)饮食习惯对健康、疾病的影响

饮食习惯对健康、疾病的影响是十分明显的。如表3所示,蒙昧时期茹毛饮血,易引起食物中毒,不利于健康;远古人类旧石器时代发现和使用了火并导致饮食内容与方式变革,有益于营养健康,人的寿命大为提升,也是人类文明进步的标志。良好的饮食习惯是保健的一个重要方面,可使身体健康地生长、发育,而且,恰当的饮食对疾病会起到一定的治疗作用。今天医学科学和养生学研究表明:医疗对健康的促进作用不到10%,而营养状况占80%。营养治疗是慢性病防治的重要手段。科学饮食、均衡营养对其具有很好的治疗作用。现在人们吃的讲卫生、讲营养、讲健康,新的食谱不断问世,提升了人们的生活质量,也大大提高了人们的健康水平。

表3 人类文化发展不同时期主要疾病

各个时期	主要疾病
蒙昧时期	各种食物中毒、风寒杂病
野蛮时期	传染病、营养不良性疾病
前工业时期	各种烈性传染病
工业时期	心血管疾病、癌症、工业外伤
后工业时期	老年病、心身疾病

(3)婚姻家庭模式对健康、疾病的影响

家庭是以婚姻与血缘关系为基础建立起来的一种社会生活单位。家庭结构、家庭功能、家庭成员间关系正常与否都是影响健康的重要因素。夫妻双方的亲密温暖,会使人心情舒畅,精神愉快,提高抗病能力,促进身心健康;父母与子女的关系融洽,有助于两代人的心理交融与协调,促进两代人的心理健康;家庭的和睦是家庭各个成员之间友好相处的基础,也是整个社会运行的基础。良好的婚姻家庭关系是人们心灵的港湾,它拉近了亲人间的心理距离,亲情、爱情会产生良好的亲近氛围和愉悦的情绪反应,不仅有利于社会稳定和个人聪明才智的充分发挥及事业的发展,而且有益于其身心健康和疾病的防治,反之,亦然。

(4)医疗卫生保健制度的健全程度及人民群众接受与配合水平对健康、疾病的影响

2020年7月5日,中国医学科学院和中国社会科学出版社共同发布的《医改蓝皮书:中国医改发展报告(2020)》指出,经过20多年的发展,我国建立起了覆盖全民的基本医疗保障制度,保障方式实现单一制度到多层保障的转变,政府投入不断加大,进一步理顺了医保管理体制,保障水平稳步提升。家庭医生签约服务进一步提质增效,截至2018年底,全国共有开展签约服务的家庭医生团队38.2万个,重点人群家庭医生签约覆盖3.2亿人。这些比较健全的医疗卫生保健制度加之政府指导、人人参与,对健康和疾病的控制是十分有利的。此外,党的十九大

以及《"健康中国 2030"规划纲要》提出,把人民健康放在优先发展的战略位置,加快推动健康服务业发展,促进形成内涵丰富、结构合理的健康产业体系,对提高全民健康水平将起到决定性作用。

2. 隐型文化对健康疾病的影响

(1)思想文化信仰对健康、疾病的影响

思想文化信仰是一种内在的、灵魂的东西,它规范指导人们的思想和行为,它决定个人的生活方式和生活态度,也决定其对健康的认知水平。它对健康、疾病的影响主要通过心理作用于人体生理和行为,积极的心理状态是保持和增进健康的必要条件,它经得起成功和失败的考验,使人永远保持坚定、执着、旺盛、进取的精神状态,这是保持和增进健康、预防疾病的精神力量之所在。

(2)道德水平、法制观念、公德意识等对健康、疾病的影响

道德水平、法制观念、公德意识等对健康、疾病的影响是十分明显的。在现代社会里,人具有社会性,个人的健康受人群因素的影响,除遗传性生理疾病外,还有气象病、社会病、职业病和意外伤亡病等。这些疾病不是单靠医学可以治疗和预防的,它关系着社会的各个方面,要求人们必须具有相应的道德、法制和文化教养,才能减少和控制其发生。例如,《野生动物保护法》禁止猎杀野生动物,尽管其富有丰富的营养,但道德法律意识约束了自己的行为。

(3)性格特征对健康、疾病的影响

自 20 世纪 70 年代以来,心理学家开展了大量有关性格或行为特征与健康、疾病关系的研究。A 型性格,脾气急躁,血压变化大,有一定的概率会导致高血压的产生,是引发冠心病的因素之一,因此 A 型性格的人易发生心血管疾病。B 型性格,是比较理想的一种性格,心情较为平和,比较阳光,患病率低。C 型性格,疾病一半是气出来的,一半是人忍出来的,如果长期处于压抑和强忍的状态,很容易出现肠胃疾病。D 型性格,如果长期处于不快乐、悲观状态,5 羟色胺分泌过少会带来心理疾病。因此为了健康,要懂得调整自己的心态,争取做一个 B 型性格的人,而且这类性格的人遇事冷静,做事周到,成功的概率更大。

(4)科学文化水平对健康、疾病的影响

科学文化水平的核心是科学精神,而科学精神就是科学家的精神,即求真、唯实、创新、批判、包容。在全球抗击新冠疫情斗争中,不少西方科学家摆脱意识形态和政治束缚,尊重事实,追求真理,态度鲜明地抵制疫情地域政治化,展示出科学家的大无畏精神;疫情初期,我国疾病控制中心科学家在舆论压力下,带领全国各地疾控人员"逆行"武汉,冒死把病毒"限制在"疫情严重地区;武汉病毒研究所全体人员连续几个月夜以继日地奋战,交出了一份满满当当的工作日程与成绩表。这种科学精神对战胜疫情、保护人民群众健康起到了关键作用。

(三)疾病的文化因素

笔者查阅大量医学发展史找到了人类文化发展不同时期的主要疾病,如表 3 所示:蒙昧时

期,生产力特别低下,人类生存条件太差,易引起各种食物中毒而死亡;野蛮时期,不文明生产方式和生活习惯,人类抵抗力低下,易患传染病和营养不良性疾病;工业时期特别是后工业时期,由于工作和精神紧张,生活水平不高加之养生和防护不够,易患心身疾病和慢性非传染性疾病。

另外,不同文化背景在一定程度上可以造成独特的应激物,甚至可以产生特定的疾病。艾滋病(先天性免疫缺陷综合征)就是以现代西方社会文化为背景蔓延的一种疾病。据统计,该病患者中75%为有同性恋行为的男子,15%为滥用静脉毒品的人,1%为血友病患者,9%属于其他。

2019年6月28日,国际权威期刊《柳叶刀》在线上发表了中国疾病控制中心的研究报告,研究显示,1990—2017年,中国居民疾病谱发生重大变化——中风和缺铁性心脏病取代下呼吸道感染和新生儿疾病,成为疾病负担的主要原因。研究还显示,1990—2017年,中国居民脑卒中标化死亡率下降了33.5%,慢阻肺标化死亡率降低了68.6%,此外,死亡率下降超50%的疾病有下呼吸道感染、新生儿疾病等。但与此同时,缺铁性心脏病死亡增加了12%。目前,中风、缺铁性心脏病和慢阻肺是国人过早死亡的前三位杀手,其次是肺癌、道路交通意外伤害、新生儿死亡等。2017年,中国三大主要致残病因依次为肌肉骨骼疾病、精神病和感觉器官疾病。研究报告称,近30年中国在减少多种疾病和致残方面取得了很大的进展,这有赖于中国的经济增长、教育文化水平的提高,以及实行了传染性疾病国家防控计划。

三、健康疾病防治中文化的重要作用与启示

(一)良好社会文化环境的作用

随着社会文明进步,人们生活水平提升,追求健康生活方式已成为一种时尚,要引导人们培养有益于身心健康的行为,努力构建有益于健康的、理想的显型文化和隐型文化环境。良好的社会文化环境包括洁净的卫生环境,良好的生态平衡,和谐、温馨的伦理关系,公平、正义、友好的社会氛围,正当的、合理的社会交往,以及医疗预防的文化选择——健全先进的社会保障体系、医疗卫生保障制度、预防-保健-治疗网的兴建等。总之,良好的社会文化环境有益于身心健康和疾病的防治。

(二)2020年全球抗击新冠疫情显示出我国文化的强大优势

我国在2020年抗击新冠病毒的保卫战、阻击战中充分显示了社会主义制度的无比优越性,与此同时,隐型文化因素的强大优势也得以体现。中华民族英勇、果敢、善战的精神风貌得以发扬,弘扬全国“一方困难、八方支援”的一盘棋精神,全国统一指挥,统一领导,迅速调集4.2万名

医护人员驰援武汉,驰援湖北,打了一场漂亮的阻击战。全国各地人民在各级党委和政府领导下,贯彻党中央部署,严格落实,仅用两个月就全面遏制住疫情蔓延,取得了决定性胜利,为此世界卫生组织多次给予高度评价。

(三)疫情呼唤加强科学文化建设

新冠病毒性肺炎疫情的突袭和挑战,给人类出了一道新课题,即疫情呼唤加强科学文化建设。科学文化是由科学共同体围绕科学活动所形成的一系列价值体系、思维方式、制度约束、行为准则和社会规范。科学文化的核心是科学精神,而科学的精髓在于追求真理、实事求是、理性质疑、实证以及对结论的普遍性、确定性要求。一直以来,我国科学文化建设跟不上科技发展的步伐,公民科学素质整体水平不高,是制约我国科技创新的"短板",这次疫情不仅催发了医疗卫生等领域的重大科技创新需求,也给我国进一步加强科学文化建设带来了新机遇和新挑战。

(四)信息智能时代的机遇与挑战

信息时代、智能时代和大数据时代对健康疾病的防治既是机遇又是挑战。借助互联网、大数据、云计算、人工智能等新技术,疫情监测分析、病毒溯源等工作得以精准、高效开展。我们认为,此次新冠肺炎疫情应对让各方认识到新技术对医疗新业态的巨大价值和作用,新技术正在赋能医疗服务。新技术让优质资源打破了机构、地域壁垒,在一定程度上推动了健康知识普及、诊疗技术共享、优质医疗下基层等工作。全国医院的数字医疗、智慧医疗已成发展大势。无疑,它对促进全民健康水平的提升、疾病的有效预防,都有重大作用。

健康、疾病与文化关系问题的探讨仅仅是开始,特别是2020年新冠病毒的发生以及信息智能时代面临着的机遇与挑战引发的思考使我们越发感到任重道远。当前我们正处在第四次工业革命之际,从某种意义上讲,我们比祖先更幸运,因为新兴技术或许能够用更加科学的方式,帮助我们有效对抗新冠病毒。由于历史和其他种种原因,我国文化建设尤其是科学文化建设相对滞后,已经成为当前我国科学技术自主创新和健康发展的重要制约因素。因此,我们要进一步找到问题和短板所在,提高我们对文化特别是科学文化建设的自觉性和积极性,并为此不断努力,勇于探讨,有所发现,有所作为。

循证中西医融通之处

郑　岩

中医的发展有其清楚的脉络,只是更多存在于文化层面,很难被现代科学证明,也就被称为玄学。随着科技发展,特别是物理学科的发展,人类对宇宙的认识逐渐从物体本身到对太阳系的认识,到对太空的认识,到对外太空的认识;从实体物质的认识,到对能量的认识,到对暗物质和反物质的认识。实体科学也从科技思维向哲学思维转变,向文化思维转变。以至于现代科技逐渐证明中医中的玄而又玄的内容是存在的,比如,经络。

这就启发我们,不应该有固化思维,要用开放的心态面对社会上存在的所有现象。本文探讨中西医是割裂的还是相通的,希望有识之士共同探讨。

科技发展,社会认知进步,带来了中西医概念的趋同,主要观点如下。

一、"健康"的概念趋同

中西医对健康的理解虽有差异,但却逐渐趋同。

世界卫生组织(WHO)对"健康"的定义是逐步完善的,分为以下几个发展阶段和层次:①身体健康;②精神心理健康;③社会环境适应性好;④有正能量。从概念的发展来看,对健康的认识也是有个从物质到精神到能量的转变过程。

中医的健康观是以天人合一为理论基础的,健康的定义都是从古籍中寻找依据的。中医认为,天地人是一体的,人是其中的一部分,人法地,地法天,天法道,道法自然。同时,人又是社会的产物,要符合社会发展的规律。所以,中医的健康概念分为以下几个层次:①身体健康;②心健康;③身心要和谐;④一个人与天地、自然要和谐;⑤人不是孤立存在的,人和人之间要和谐;⑥个人是社会的一分子,人和社会要和谐。

从以上对"健康"的定义可以看出,西方医学的健康观是医务工作者从实践中逐渐认识总

作者简介:郑岩,联合国教科文组织人类基因变异组计划中国区秘书长。北京华医天然药物研究院副院长。北京东方生命文化研究院特聘研究员。

结出来的,是随着科技发展水平的进步和医学实践的成果逐渐理解的疾病与健康的关系,形成了健康的模型。四百年前,西方医药水平也比较落后,那时候还用水蛭吸血、放血疗法调理疾病,西方医学蓬勃发展还是"一战"以后。这样看,西医发展史也就两百年左右时间。然而,中医对健康的认识是不同的,古人是先认识健康,进而认识身体的偏性,表现方式是不适的症状,而没有疾病的概念。中国认识疾病的概念也是从1840年才开始的,是东学西渐传进来的舶来品。特别是新文化运动后,中国文化包括中医开始紧跟西方,传统文化的理念被颠覆,医学模式和医学概念照搬西方,丢掉了我们原本的概念。但从西方的健康概念发展历史看,西方对健康的认识越来越趋同于我们传统的健康观,对健康和疾病的认识从微观到宏观,从局部到整体、系统上认识,这也符合中华文化的核心文化。

二、端粒研究引发的思考

笔者一直关注中西方医学的互通性及概念的类比性。

前一段时间研究端粒。恰巧在参加的一个"健康与企业家精神"的论坛上,几位发言人都提到了端粒。为什么这么多人关注端粒?因为端粒成了长寿的代名词。

云南瑞奇德医院徐梅院长在其发言中提到,在临床上发现,六岁前的孩子如果得病使用抗生素,实验室在做端粒检查时,孩子的端粒会变短,以后这些孩子就会增加得病的概率。这一发现让她做了决定,为了保护孩子,临床上尽量减少使用抗生素。

这个发言,更加引起笔者对端粒的重视。笔者从中西医融通上找共性,用类比的方法去思考。西方科技的研究,证明端粒的长短与寿命的长短有关,增加端粒的长度,可以延长寿命,端粒酶可以延长端粒的长度,但端粒酶过量,会引发肿瘤的发生,又是相害。对比看,中医的认识是,生命的长度取决于肾元阳,即元气的多少决定寿命长短,元气是人寿命长短的标尺。元气遗传于父母,但同时又受后天因素影响,元气伤,百病缠身。这与徐院长的抗生素危害研究不谋而合。这样分析的结果,可以说,端粒的理论与元气的说法存在相互贯通的地方。

这一发现,使得中西医思维的融通又找到一个证据。

《黄帝内经》有论述,百病由风起,万病由脾成。风起和脾成,让笔者类比西医的两个病种:高血压和糖尿病。

中医所言的风,与心相关,心是指人的思想、情绪和意志等,风就是外邪,比如工作压力等。风起,即出现外来的压力,会促使人的思维复杂、情绪增加、意志受损,进而导致机体受压、受损。如果不及时改变外来的压力,不及时纠正这种邪风引起的心的动荡起伏,久而久之就会形成病。

对照西医,西医的心首先是指心脏、血管机体系统,然后是指心理活动。心脏大小形态的改变直接受压力和心理活动影响。而心脏大小形态的改变,是高血压最根本的诊断,这个诊断可以比外周血压的改变提前3~5年。

现在看来,中医和西医关于高血压的成因就类比相似了。

中医的脾,代表着后天之本,是身体运行转化的根本,是中医一气周流理论的核心,身体运转的动力。中气衰败是万病之源,也就是中医的成病概念。

西医的糖尿病,是抵抗力和免疫力下降的标志,是内分泌系统整体问题的表现。确诊糖尿病的指标是糖耐量的测定,比血糖测定的准确,可以排除假性糖尿病。糖尿病可以引起多脏器的损伤,导致生命质量和生活质量下降。这样,脾和糖尿病又有相互对应的关联。

人的寿命长短决定于肾元阳,得病也是因阳气不足,西医可以用端粒检测查出元阳的多少,查出危及元阳的原因,这就是病因学的标尺。

西医与中医的关联之处还在于都用循证医学,用大数据分析。大数据无疑对结果分析有用,可以指导实践,是普遍规律,但是也要有“度”的警觉,不要掉入大数据的陷阱。普遍性和特殊性是有显著适用环境的,对个体来说,特殊性才是其真正标尺。用大数据的精准对特殊性的个体实施医治,可能是致命性的危害。在这一点上,中华传统文化中的《易经》思想是破除大数据精准论据危害的有力武器。

三、微量元素的图谱证明天人合一

元素医学研究者陈祥友教授书里有一幅宇宙、地壳和人体血液元素丰度与原子序数变化曲线图,启动了笔者的联想,连接了天人合一的宇宙观。具体说,是让笔者将元素平衡医学与中医的阴阳平衡、五行平衡、脏腑平衡,以及与西医的酸碱平衡、电解质平衡、钠钾平衡、渗透压平衡、代谢平衡联系到一起,其时,笔者突然有一种将时空贯通的感觉,就在那幅图上找到了天人合一的结构,找到了中西医融通的会合点。

组成身体元素的是人体的最基本的粒子。人体元素组成的丰度,与地球和太阳系的元素组成丰度高度相似,印证了《道德经》所言“人法地、地法天”的论断。从微量元素与宏量元素的构成比例也可以看出,微小的可以影响量大的,这一点特别符合《神农本草经》的君臣佐使的规律。这也告诉我们在中药配伍中的大道至简之方略的道理所在,可以说,是用科学的语境证明了千年运用的中医药秘而不传的机理。

这些理论、实践,可以从国医大师、联合国教科文组织人类基因变异组计划亚太区及中国区主席李锡涛先生,中国微量元素科学研究会会长、甘肃省微量元素研究所所长梁东东先生,营养素补充学专家逯明福博士,沈阳市第十二医院副院长王明文先生和化学家陈祥友教授的研究成果上获得依据。他们的研究成果都认为人的最基本构成单位是元素,基因也好、核糖核酸、氨基酸、酶等也罢,它们的物质分解到后来都是元素,并且,他们在研究中还发现,元素也分阴阳,也有脏腑归经,也有平衡和拮抗。

四、东西方医学发展脉络,呈现出文化相通的景象

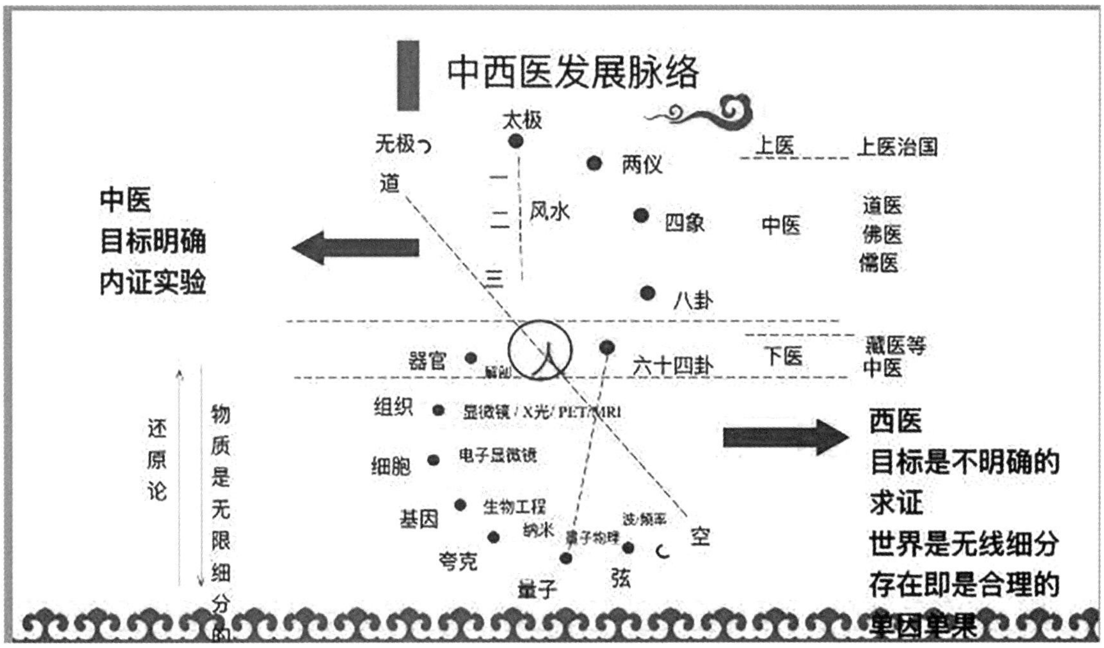

图1 中西医发展脉络

文化是个大概念,如果沉浸其中,就会进入谜局。破谜的办法,就是无限地学习。至于能不能学出来,则看个人的悟性。还有种方法,就是跳出谜局,特别是跳出学术传承的框架,就会有"一览众山小"的感觉,会通透。再看东西方文化认识世界的角度和方法,就感觉都对,都存在其合理性。

从图1来看,以人为核心,放大出太极图中的双S线,往上,就是从中华传统经典《道德经》出发的"人法地,地法天,天法道,道法自然"的路径。我们如何认识人体内部,中医的认识论是易医同源,借用《易经》思想取类比象(相)的方法,"远取诸物,近取诸身,有诸内必显于诸外",中医通过"望闻问切"就可以了解人,了解五脏六腑,而且还有非常细致的八纲辩证,把人了解得很细,包括身、心、灵的所有现象。

西医的发展是源于战争外科医学的,如解剖学,又随着物理学、化学的发展,逐渐认识人体物质结构,生化转化,是由宏观进入微观的过程。同时又根据笛卡儿的哲学观点,形成了西医的科学体系。

现代科学目前已经能够认识物质的极微观世界,突然发现,越微观,似乎与古代哲学观点越接近,可以证明古代玄学的正确性。这种认识,从图1中可以清晰地看到,量子和64卦吻合,弦理论和预测学一致,这就是以人为参照系的一体两翼的关系。由此可见,中西医学不是分割的,是不同认识阶段的不同表现形式而已。

综上所述,人类智慧文明是相互一致的,东西方医学可以融通。

参考文献:

[1]逯明福.用生活方式解决生活方式病[M].北京:中医古籍出版社,2015.

全人照护之身心整合

李世代　杨如云

　　自古人类对自身高度活动化、运转化、机制化复杂奥妙的"人体"充满好奇,尝试对其解读、阐述、呈现甚至操作之;千百年来也体认到"人体"之为有机体,其本然存在有实体及非实体之"身"与"心"(或曰"灵")之部分,不易判然切分。然而,随文化文明之演进,对其了解与掌握愈加深入。"身"与"心"从二元化本然之存在,趋往"心身、身心"结合、汇整及交汇发展,从希腊哲学灵魂论、生机论述、机械论述、生物医学模式、整体性或综整性医学模式,至 20 世纪后叶形成生物–心理–社会模式等新认识。"人体"在身心安适完整之余,自必从事生存、生活、生计及高位阶生命所需或攸关之身心灵之活动。

一、身心健康保健初萌与发展

　　"人体"乃属高度活动化、运转化、机制化之有机体,其有实体及非实体之部分,在其身心安适(wellbeing)完整之余,自可从事生存、生活、生计及高位阶生命所需或攸关之身体及灵性活动(physical & mentality activity);身体属实体,灵性不易具体化属非实体。自古涉及或聚焦人体健康保健之医学乃本乎此实体及非实体之天文学、自然科学、哲学、神学与艺术之综合体,此机制秩序历数千年而不坠,只是其间配属、比重与运作、整合之内涵、机制分野以及问题因应处理等,似尚混沌,留存并成为人类须不断着力探究发掘之目标或对象。当今流传两千多年之《圣经》

　　作者简介:李世代,台湾天主教辅仁大学附设医院教授(主任、师一)级资深主治医师;天主教辅仁大学医学系暨跨专业长期照护硕士学位学程教授;成功大学医学院老年学研究所(兼)教授;台大医院暨北护分院小区及家庭医学部(兼)主治医师。曾于台湾长期照护协会、老年医学会、家庭医学会、生命伦理学会、社会改造学会及辐射安全促进会担任理事长、(常务)理事、监事或秘书长、主任委员等职。专业领域或经历包括长期照护、老年(医)学、小区保健、健康照护相关政策制度、旅游保健、优生保健、辐射保健以及临床医药实务等。专业论述百余篇,专著及译介篇章包括《老人用药安全》《照护预防完全攻略手册》《旅游医学》《老人小区环境实务规划》《长期照护实务》等。
　　杨如云,台湾巷弄长照站护理师兼个案管理师。台湾天主教辅仁大学商学研究所博士生。曾任台湾护理之家主任一职。

多处揭载之训示,提及非实体"灵魂"之存在与价值;其中更具体揭示健康保健除在身体之外,必包含非实体之"灵魂"("……凡事兴盛,身体健壮,正如你的灵魂兴盛一样……"《约翰三书》),由此可知实体及非实体之身体与灵魂难以断分或各自为政。在此情况下,其心身或身心无法切分或偏废,本综而有之,然其配属结合复杂微妙而不易具体轻解、简扼述之。

在攸关人体健康及照护之内容本质中,实体部分很早即引发关注,非实体部分因不易清楚明白,较不知具体而如何关注之;然其既少不了由身而心或由心而身之交杂成分,其间在健康及照护传统走向医学之发展中,源自或夹杂着对无法完全掌握之非实体对象或事务之忌讳、祖灵、邪灵甚至趋凶吉之串联等之浮现,即发展出传统避凶、趋吉、禁忌、巫术、制约、宗教或各种信仰等,及至于社会集体集群化之人、事、物(务)、时、地深植反复成习,或复制再现,或形塑、制约成型之人文轨迹,遂成就风俗、习性、传统或社群价值体系等。如今,当然还有不少即使跨越社群长久时空犹且让人尚感陌生之人事物(务)时地或一直未能清楚描述掌握之实体外或超乎常态或自然之非实体事物(务)、力量及能量等。整体而言,对人体心身或身心的探索了解虽有进展,却仍在发展、预期、形塑、制约甚至围起或内化而融合成传统价值之一部分。

在现今世界各地,西方医学千百年来之发展与累积在天文学、自然科学、哲学、神学与艺术综合体上,虽含有人文艺哲之内容,然看起来似略偏倾科学面向,只是其中无可讳言,尚有具备现代医学无法全面涵盖、诠读或取代之部分,只能偏传统哲学与艺术之部分摸索,事实上在此综合体系中,必然存在为传统整合或替代性医学(complementary and alternative medicine, CAM)另为阐述、诠释或解读之空间,其不易摆脱略偏自然哲学、神学与艺术综合体之文化氛围,或是具有此本质、内涵或成分者将会持续下去。

众知之词汇"精神医学"(psychiatry)乃从希腊文演变而来,原意指灵魂的医治(treatment of the soul)。宗教哲学家认为,人类无法接受人死后一切消失的想法,于是提出"灵魂"的观念。当人活着,灵魂依附于身体,一旦肉体死亡,灵魂就脱离身体并且继续存在。现代精神医学仍无法解释"灵魂"是什么,无法从生物学证明"灵魂"的存在,但也无法否定其存在,因为在精神医学与宗教之间尚缺乏可以沟通的语言[1]。

早在公元前五至四世纪,古希腊哲学家柏拉图(Plato, 427—347 B.C.)提出精神(mind)与物质是分开的,精神与灵魂(soul)是互通的,理性的灵魂存在人类的脑部,是不朽的,非理性的灵魂存在于胸部。他提出郁症(melancholia)、躁症(mania)、失智(或痴呆,dementia)是由某些体液造成的。同时期的希腊医师希波克拉底(Hippocrates)整合医学与哲学观念,认为身体中血液、黑胆汁、黄疸汁及黏液等四种体液平衡时,身体即健康,失调就会生病。2世纪后期罗马皇帝的御医伽伦(Galen)承袭希波克拉底的医学观念,把人的灵魂分为外显灵魂(external soul)——五官感觉、内在灵魂(internal soul)——想象力(imagination)、记忆力、推理、判断力等。他认为理性的灵魂存在于脑部,非理性的灵魂存在于心或是肝脏。伽伦解释人的情绪气质(temperaments)分别是忧郁(melancholic)、躁症(sanguine or manic)、生气(choleric)、迟钝

（phlegmatic）四种,对应着四种基本要素——土（earth）、空气（air）、火（fire）与水（water）。此四种要素依序对应着体内黑胆汁、血液、黄疸汁与黏液[2]四种体液。

二、生机论述（vitalism）与机械论述（mechanism）

"人体"充满着已知未知之构造、机制、秩序或机巧,在人类历史长年混沌暗夜时代中,很早即有生机医学模型生机论述（vitalism）之发轫,此可远溯自亚里士多德（Aristotle, 384—322 B. C.）所代表的古希腊先哲,在其涉猎延续多广科学之史前智能领域中,仍尚有不解者即包括有非实体之灵魂。亚里士多德也尝试为其解读,其"灵魂论"认为人类灵魂有吸收养分成长、知觉与理解三种能力,也就是生长、感受与智能的功能。前两者人类与动物共有,后者为人类独具,其认为灵魂使无生命的物质具有生命[3]。

文明伊始,科学日见昌明,对所处之天地自然界亦有更多的了解,人类即有更深入探究实体身体（physical）与非实体心灵（psyche）之动念与好奇心,只是在历史长河暗夜中仍不易知其突显具体之阐述、诠释、区隔与操作掌握如何等。

17 世纪以来,众多先哲先智有所建树、贡献或突破,其中笛卡儿（René Descartes）、牛顿（Isaac Newton）等人在自然科学突破基础上之机械论述（mechanism）思维模式亦可套用在人的身体器官组织之偏离或病况阐述与医学之因应部分,或谓其为启动现代科技之介入点,攸关健康之部分"医疗"内涵因之登场。笛卡儿所提二元论 （Substance dualism or Cartesian dualism）中,将世界区分为心灵（mental）与物质（material）二种单元体,其各自独立存在[4, 5]。笛卡儿认为世界由粒子（小体）（corpuscles）构成,一切自然现象,都是由粒子在空间中的运动造成的,可用几何学探讨、阐述或诠释。机械论述认为动物就是一种实体机器或机械（automaton, animal machine）,人体及动物体的生理功能和物理现象可透过粒子运动与几何原理解释[6-9],确为现代医学之发展铺陈科学化之捷路或蹊径;然而,非实体部分之现象、运作与功能机制,又该如何诠释或解谜呢? 此二元论似乎依旧无法解开此结。

18 世纪前期,主流医学理论迎合了 17 世纪以来笛卡儿、牛顿等之机械论述思维,即将身体当成实体机器或机械对象,以实体物质与律动阐述或诠释人体的运作与功能,其自包含了身体的各大小健康生理运转现象、动态或运动运行机制（mobility; movement & exercise）。由此所从事之活动虽可包裹整体性之机械论述,然其又何为? 何来? 何启之? 反过来看,生机论述下游搭配之操作执行运转现象、动态或运动运行呢? 此二元体似乎分不开。

19 世纪初,法国大革命后,比夏医师（Marie François Xavier Bichat, 1771—1802）在其 1801 年生理学著作《生与死的生理学研究》中提到生命的定义:"'生命'就是'一切抗拒死亡的力量',也是各种内在于组织生命性质的总和。"[6, 10] 比夏在其出版的《诸膜论》（*Traité des membranes*）中有系统地探讨了人体构成的基本单位,包括黏膜、肌肉、神经、软骨、韧带等"膜"（mem-

brane，类似现在解剖学的"组织"，tissue)[11]。不久之后其出版的《一般解剖学》中，详尽探讨了收缩性（contractility）与感受性（sensibility）等生命力在不同膜中的分布[12]，更深化了机械论述，只是如此仍无法诠释或解读非实体之心灵或心智。

三、心智医学发展牵动生机论述与机械论述

现代心智医学（mentality medicine）可远溯自 16 世纪西班牙哲学思想家维维斯（Vives）、荷兰魏尔（Weyer）及苏格兰斯科特（Scot）等医者或专业者之相继著书立说，论述精神心智疾病状况是"生病"，而非"邪灵附身"。17 世纪英国博特（Burtio）在其所出版之《解剖忧郁》中详尽收集忧郁症各种资料。18 世纪奥地利医者梅斯梅尔（Mesmer）提出动物磁力（animal magnetism）治疗方法。进入 19 世纪，巴黎精神科医者皮内尔（Pinel）于 1800 年将心智病患从铁链中释放出来；赖尔（Reil）率先提出精神医学或精神病学（psychiatry）一词，认为思考与精神活动都是脑的活动，相信精神与身体有密切关系，其亦是提倡职能治疗、音乐治疗及戏剧治疗的先驱。德国医者海因洛特（Heinroth）提出心身（psychosomatic）模型及人格（特质）类型。格林辛格（Griensinger）认为精神疾病都是脑细胞异常所致，非属功能性精神障碍；其与多姆里希（Domrich）重心放在生物医学为基础的研究上，共同建立了焦虑症系统[2, 13, 14]。

另外，被尊为现代精神医学之父的德国人魁贝林（Kraepelin）将青春期失智（或痴呆，adolescent dementia）、紧张症（catatonia）及青春期思觉失调（hebephrenia）归类在一起，统称为早发性失智（dementia praecox），就是后来精神医学或精神病学中之一大类群——思觉失调（schizophrenia，过去或曰精神分裂症，台湾自 2014 年起更名为思觉失调症），由此促成了"描述性精神医学"与"精神疾病分类系统"之建立。捷克出生的奥地利心理及精神分析家弗洛伊德（Freud）于 19 世纪末（1896）发表精神分析（psychoanalysis）学说，试图说明病患行为或做抉择背后的动机为何，并解释患者的心性发展（psychosexual development）[14-16]。

笛卡儿二元论中，心灵是"思维（thinking / res cogitans）"的（具象化）实体，包含信念、欲望、情感、感觉等；物质是"扩展（extension / res extensa）"的实体，如形状、大小、位移等的性质（样式）。心灵则是完全独立于物质实体而存在者，二者属不同领域彼此独立，即有意识的自我或灵魂是完全分离于身体的，两者之间并不存在因果关系；然而，笛卡儿的理论很难解释人类的身心是如何契合运作以及与身体分离的心灵是如何引发身体活动的，身体又如何使心灵产生相对应之反应。于是出现了"身心难题"（mind-body problem）[4, 5]。

笛卡儿提倡的身心二元分离模型中，身、心属不同的事物，具有不同的性质，二者的互动是机械式的，事主的身心被认为是分开的，可独立发挥作用，并且精神对疾病/伤害的经验是没有影响的，也不试图把两者联系起来或调和起来[17]。当时流行的生物医学模型（biomedical model）亦是以疾病为导向，而非以病患为导向的，此模型普遍存在身心二元分离问题，侧重于疾

病的病理学,不考虑个人或社会因素,关注的是疾病体(morbid entity),将身体与其他影响因素(如精神心智)切分开。

法国哲学家博格森(Henri Bergson,1859—1941)在其生命哲学中提出了生命本质的论点,亦被视为生机论,认为生物具有生命力或活力,生命如同一巨川,是具发展性的有机体;生命是一种冲动,自其原始开端,持续向前繁衍,分散在各种系统之中,经历成长、适应、发展和创造历程。生命是一种趋势、运动;生命特质为继续繁衍的活动以及生命是借物质显现的意识[18]。可以说生机论是将感觉运动归因于生物体内特有的生命力(vital forces)或生命质(vital properties)[6]。

随着机械论述之发展,此后亦透过现代化科学技术方法带动了生机论述在描述、诠释及操作或研究、测量、分析等之发展方面略放异彩,诸如制约反射、认知衡量、人格(特质)追踪以及其他心智定量测量或分级等皆有发展。

苏联生理学家巴甫洛夫(Pavlov)从事生理研究,1926年提出条件制约(conditioning)反射,对后来实验心理学及精神疾病行为治疗有很大的影响[16,19]。20世纪起,德国神经科医师阿尔兹海默(Alzheimer)于1906年报告了阿尔兹海默(氏)病(Alzheimer's disease),开启了百年以来心智(mentality)范畴中之认知(cognosco;cognitive)功能问题或障碍之心智病理状况群。另外,又如20世纪中叶之后数十年间投注在人格(特质)类型量化与随年龄可能之变化观察研究,从而建立人格(特质)之三因子、五因子理论模型[20,21],将生机论述与机械论述整合研究、观察、操作、测量与论列,其中如认知、情绪及人格特质已然发展成当今健康综合评估之重要题项,不容忽视。

四、生机与机械之结合、共轭或交汇

启蒙很早且时停时续之生机论述蓬勃发展的结果,论述到生命体之"生命",源自有机本质,是一种基本的生命力(life force),生物有许多自发性的特征以及从历史演进(演化)中获得的遗传程序,这是无生命物质所没有的,生物体具有多层次机制系统,这和无生命世界迥异。它虽可独立存在,但却不能用机械组成之生物化学来解释,后来的生机论者进一步主张灵魂为生命的模式,使生命有力保持并完成有机的形体[18]。

17世纪与18世纪机械论大兴之余,对人体之奥妙有更深广的了解,只是生机犹未解;18世纪到19世纪初研究生命本质的生机论再蔚为时尚,尝试描述、汇整生命力来自生理与心理、刺激与感受性、意识及灵魂,寻找其中的关联性、配属、汇总、可能之因果与时序关系,但是尚未理出明确的解答,或是否定之。

现今许多健康偏离问题或罹病状态(morbid conditions),无法完全依靠生物医学模式来诠释或解说得很完整,如溃疡性结肠炎(ulcerative colitis, UC)、气喘(asthma)、头痛(headache)、葛瑞夫兹氏病（Grave's disease，引发甲状腺功能亢进）、类风湿性关节炎（rheumatoid arthritis，RA）、发炎性肠道疾病（inflammatory bowel disease，IBD）、大肠激躁症（irritable bowel syndrome，IBS）等，自 20 世纪末以来常被引述或例示者，其间普含心身反应（psychophysiological response）、心身疾患（psychosomatic disorder）等疾病状况。

其次，不单是构造、生理性疾病受到心智层面影响，反过来，当个案承受压力过大导致原有生物医学基础之疾病加速恶化时，也会波及更大、更广之社会层面；当个案有政治影响力时，甚至会影响政局。

若单从生物医学层面来探讨，是无法完全解释病人的病痛的，故 20 世纪六七十年代以来，霍夫曼（Hoffman，1960）、梅宁杰（Menninger，1976）、恩格尔（George Engel，1977）相继提出"整体""综合性医学"或"生物–心理–社会模式"，欲取而代之[22-24]。

近代又有专家及医者等发现病患的病况老是无法或不易改善，究其原因，绝大多数疾病显示各种疾病与身心能量有关，身心能量又与心念与情绪之间存在着强力联结。心念的浮动牵动全身的神经网络；倘若心念与情绪愈平和，神经网络的协调联系就愈稳定，内分泌系统的调节功能及免疫系统的防卫与修复能力亦能随之强大，专家及医者若能尝试调整病患之心念、释放卡住的情绪，许多慢性病即可逆转、改善或稳定，甚至可以彻底治愈[25]。

五、健康保健要求全人化

全人医学最早由霍夫曼（Hoffman）提出"整体"或"综合性医学"的概念[23]；梅宁杰进一步提出全人医学是综合生理（body）、动念／心思（mind）和环境（environment）知识的整体医学[24]；恩格尔于 1977 年首次提出"生物–心理–社会模型"（The Biopsychosocial Model），尝试诠释健康受到生物、心理和社会的相互作用。在自然体系中，无论生物、心理或是社会系统，都有其独特的特性与动态变化，无一系统可以独立出来，皆会受其所属的环境影响[26]。透过此模型，恩格尔试图提供对疾病决定因素周延之理解，其将心理社会学面向引入科学领域，重新审视了困扰哲学与科学几千年的身心困顿，亦开启后现代医学采用生物–心理–社会模式的"全人照护"（Holistic Health Care）之新模型[17, 26]。近期美国全人医学协会（American Holistic Medicine Association）给予界定为："全人医学是治疗整个人即生理（body）、动念／心思（mind）和灵性（spirit）的艺术和科学。"其间当然少不了哲学的根源或土壤。如今，全人照护已在概念、操作、经营上发展成型，"全人照护模型"也可以是一种操作面向。由此可知，全人照护是一种分析疾病和提供医疗保健（照护）的方法，在疾病的预防和治疗中将人视为"整体"，提供生理、心理、社会及灵性合一的照顾，承认并响应与一个人健康（或疾病）相关的所有因素与能量。全人照护注重医病关系建立的沟通技巧，强调了解病人及家属对疾病的期待与调适困境[26, 27]。

如今，生物–心理–社会模式已经成为健康保健正式普及化、通用化的整合模式。它适用于心理和社会工作、健康医疗保健专业以及相关之实务上，在处理心理和社会的生物医学问题方面，基层保健（家庭医学、一般医学或全科医学）有最明确的体认[28]，且已蔚为世界性之发展趋势。世界卫生组织（WHO）1978 年于阿拉木图召开"基层健康照护"国际会议，发表《阿拉木图（Alma-ata）宣言》，强调落实基层健康照护于全国性健康照护体系中，达成健康状态即生理（physical）、心理（mental）和社会（social）安适（wellbeing）之基本的权利，实践健康服务之公平性，将心智保健纳入基层保健，才能实现全人照护，以迈向"公元二千年全民健康"（health for all by the year 2000）的目标[29]。WHO 随后又于 1986 年在渥太华阐述五大行动纲领来推动全方位之健康促进，包括建立健康的公共政策、创建有利于健康的环境、强化小区对健康的行动、发展个人技能以及重新定位健康服务等。1986 年，WHO 亦推动健康城市计划（healthy city projects），新世纪起则具体强调更为宽广之无碍、畅行、住房、亲老、敬老、不老（参雇）、连（联）通、康健[30]，不再以治疗为主导；此必然贯穿身心或心身，改善小区环境，借此改善都市问题，解决居民的健康问题，因此也称为"新公共卫生阶段"[31, 32]。在高龄化银发浪潮严峻之大环境下，WHO 于 2002 年更提出了活跃老化（active aging）倡议，其间不乏"身心灵整合模型"或"全人照护"的强调与贯穿。因此，身、心、灵的健康保健问题必然结合、共轭或交汇，透过整合性基层医疗保健服务如医疗、保健与长期性照护、支持及保护的设计及落实，满足身体失能者的身心健康需求以及心智障碍者的心身健康需求。病患就近获得健康支持与服务，与家人团聚，维持日常活动及参与，排除歧视或不友善对待[33]。

2018 年，WHO 再于阿斯塔纳（Astana）发表基层医疗年会宣言，再次强调基层医疗将全人视为身心灵整合，不分身或心，心或身，二者已不可能单独各自存在，终归要整合在一起[34]；其强调社会和政府应重视、促进和保护国民健康；住民和小区（群）被赋予权力参与决定自己的健康；发展永续医疗健康保健，让每个人在任何地方都可以获得和负担得起[35]，如此一来，健康保健自必兼顾了身、心及社会因素或条件。

六、医疗、保健、照护等健康要求全人化实务框架——ICD/ICF、WHO-FIC 系列

数千年来，心智从非实体之侧面体现描述，以呈现其意涵、角色、内容、操作执行等，如今已不再是虚无缥缈或扑朔迷离或不易捉摸者，已稍事趋往具体化之呈现者。

自 16 世纪起，人类终于有罹病或健康照护问题之价值概念，自 1893 年起，由法国杰克斯·柏特隆（Jacques Bertillon）投注其大半生的努力，才对罹病有描述、界定、归类成群、分层分级等概念。柏特隆主导之《疾病及相关健康问题统计分类系统》汇编（International Statistical Classification of Diseases and Related Health Problems, ICDs）内容框架，自 1900 年之第一版（ICD-1）到第三版（ICD-3），均出自其手笔；2018 年第十一版（ICD-11）问世，正式将健康问题之本质、部

位、成因加以具体描述归类、分层分级(taxonomy/nosology)而行之于世界。一如生物之分类分级框架者,再由此为基础,发展出对生活功能活动及社会角色扮演冲击或剥夺等之损伤不全(impairments)、失能(disabilities)及残障(废)(handicaps)的国际身心功能损伤不全、失能及残障(废)分类系统[36]以及更精进之国际健康功能与身心障碍分类(International Classification of Functioning, Disability and Health, ICF)[37],此外,还有其他相关或配属不同属性之分类子群行之于世。其间心智健康疾患问题一如其他属性者,而成组群(grouping),其共同处在于皆可呈现脑(部)疾病、脑伤或其他伤害等所导致的脑部功能不良(障碍、失调)。此功能不良可以是原发性者,就如直接或选择性影响或作用于脑部的一些疾病、伤害与损伤;也可以是继发性者,如一些全身性疾病及疾患,其对脑(部)的侵袭仅是全身性多重器官或系统影响的一部分(Chapter V Mental and Behavioural Disorders; ICD-10);心智疾患问题影响心智之整体及特定功能。

从 ICDs 发展或延伸至次级或更次级之 ICIDH、ICF,甚至周边有关的事项,其即构成世界卫生组织分类系统家族(WHO-Family of International Classification, WHO-FIC)(在 WHO-FIC 系统中,2001 年世界卫生大会《WHA 54.21 号决议》通过 ICF 以健康功能、身心障碍与环境因素为基础[38])。至此当然须以全人化为本,其所包括之心智功能有整体化及特定化者,已经由 WHO 正式罗列如次(见表1,表2)。

整体化心智功能(global mental functions)包括:意识、定位(定向)、智力、整体心理社会功能、气质与人格、精力与驱动力、睡眠等(分类码: b110—b139)[39],见表1。特定化心智功能包括注意力、记忆、精神动作、情绪、知觉、思考、高阶认知、语言、计算、依序执行复杂动作的心智功能自我与时间体认功能及其他特定者与未特定者之心智功能(分类码: b140—b189)[39],如表2所示。

表 1　整体心智功能(global mental functions)(b110—b139)

b110	Consciousness	意识功能
b114	Orientation functions	定位(定向)功能
b117	Intellectual functions	智力功能
b122	Global psychosocial functions	整体心理社会功能
b126	Temperament and personality functions	气质与人格功能
b130	Energy and drive functions	精力与驱动力功能
b134	Sleep functions	睡眠功能
b139	Global mental functions, other specified and unspecified	其他指定的和未指定的整体心智功能

摘自:International Classification of Functioning, Disability and Health, ICF[39]

表2　特定的心智功能(specific mental functions；b140—b189)

b140	Attention functions	注意力功能
b144	Memory functions	记忆功能
b147	Psychomotor functions	精神动作功能
b152	Emotional functions	情绪功能
b156	Perceptual functions	知觉功能
b160	Thought functions	思考功能
b164	Higher-level cognitive functions	高阶认知功能
b167	Mental functions of language	语言的心智功能
b172	Calculation functions	计算功能
b176	Mental function of sequencing complex movements	依序执行复杂动作的心智功能
b180	Experience of self and time functions	自我与时间体认功能
b189	Specific mental functions, other specified and unspecified	特定的心理功能,其他指定的和未指定的
b198	Mental functions, other specified	心智功能,其他特定者
b199	Mental functions, unspecified	心智功能,未特定者

摘自：International Classification of Functioning，Disability and Health：Children and Youth version：ICF-CY[40]

WHO 认可了身、心及周边之(contextual)生理和社会因素环境及个人因素可缓和疾病的影响,故汇总从生物学、个人和社会的角度对健康的诠释[27, 39]。从 ICDs 演化构成世界卫生组织分类系统整体家族(WHO-Family of International Classification，WHO-FIC)之基础及范畴,如图1所示。攸关照护介入项目分类系统(International Classification of Health Interventions，ICHI)正酝酿着测试完成后下一步之问世推广。

WHO-FIC 在国内被有限提及的有 ICDs、ICF、ATC、DRG……以及次级或更次级之专科专业分类。此外,似无 FIC 其他攸关且广泛应用健康照护分类体系(FIC/ICHI)专业探讨之框架及惯性。ICHI 将提供照护分类所依据之信息概念框架、归类选择,方便建立世界性共同化的语言、词汇以供沟通、对照与比较,为生活及保健讯息提供系统性的分类方案,进而促进健康与生活福祉(ICHI 的 Beta-2 版本已于 2018 年 10 月发布。进一步的测试即在 2019 年以后开始进行……)[41, 42]。当下因应长期照护介入满足照护需求严峻之局势,下一步照护介入项目分层分类(ICHI)之问世推广攸关重大。

Related Classification 有关分类	Reference Classifications 参考分类	Derived Classifications 衍生分类
International Classification of Primary Care **(ICPC)** 国际基层健康照护分类 International Classification of External Causes of Injury **(ICECI)** 国际外因伤害分类 The Anatomical, Therapeutic,Chemical **(ATC)** classification system with Defined Daily Doses 治疗药物构造暨日剂量界定分类系统 ISO 9999 Technical aids for persons with disabilities **ISO 9999 失能个案辅具分类系统**	International Classification of Diseases **(ICD)** 国际疾病分类系统 International Classification of Functioning, Disability and Health **(ICF)** 国际健康功能与身心障碍 分类系统 International Classification of Health Interventions **(ICHI)** 国际照护介入分类系统 (Under development) 发展中	International Classification of Diseases for Oncology, Third Edition **(ICD-O-3)** 肿瘤国际疾病分类系统(Ⅲ版) ()ICD—3) The ICD-10 Classification of Mental and Behavioural Disorders 心智与行为疾患分类系统(X 版) Application of the ICD to Dentistry and Stomatology, Third Edition **(ICD-DA)** 国际疾病在牙科、口腔医学的应用 Application of the ICD to Neurology (ICD-10-NA) 国际疾病分类在神经学的应用(ICD-10-NA) ICF Version for Children and Youth **(ICF-CY)** 国际健康功能与身心障碍分类系统-儿童 与青少年版(ICF-CY)

摘自：WHO Family of International Classifications：definition，scope and purpose(2012).p.8[43]

图1　世界卫生组织分类家族之界定、范畴及目的

七、结语

　　"人体"是复杂的,其属高度活动化、运转化、机制化之有机体,其有实体及非实体之"身体"与"灵魂",不易切分或判分,故而"心身、身心""心智"二元化论或结合汇整之,然其配属结合复杂微妙而不易具体轻解、简拢呈现之。几千年来之研究观测,尚无法将其阐述具体明朗。心智健康保健(mentality health)从虚无缥缈、扑朔迷离或不易捉摸之非实体部分如今已发展到可具体描述、呈现、罗列或操作执行者。从二元化论述发展以来,以种种机制秩序结合、共轭或交汇,此发展历经数千年以迄于今。以"人体"健康保健为切入点,人体健康自属一种安适的状态,在这种状态下,个人能够展现自己的活动能力,即参与社群或群落事务,从基本需求到爱与归属、知与美、自我实现甚至超越;也能应付正常的生活,即参与压力,富有成效地工作投注,并且为社群(群落)做出贡献[44,45]。"人体"在身心安适(wellbeing)完整之余,自可从事生存、生活、生计及高位阶生命所需或攸关之实体之身体及非实体之灵性活动。综合上述心智健康保健发展轨迹,自希腊哲学灵魂论、生机论述、机械论述、生物医学模式、整体性或综整性医学模式乃至 20世纪后叶之生物-心理-社会模式,不排除未来仍可能滚动发展……

参考文献：

[1]李明滨.实用精神医学[M]. 3 版.台北:台湾大学医学院出版社,2011.

［2］李明滨.实用精神医学［M］.台北：台湾大学医学院出版社，2011：13-30.

［3］陈斐婷.亚里士多德论构想力［J］.政治大学哲学学报，2018（40）：47-96.

［4］Heil J. Philosophy of mind：a contemporary introduction［M］.4 ed. London：Routledge，2020.

［5］Almog J. What am I? Descartes and the mind-body problem［M］.Oxford：Oxford University Press，2001.

［6］李尚仁.西方医学的生死观：历史的考察［EB/OL］.（2011-09）［2020-10-01］. http://www.ihp.sinica.edu.tw/
~medicine/medical/201109/newread1.htm.

［7］Carter R B. Descartes' medical philosophy：the organic solution to the mind-body problem［M］.Baltimore：The
Johns Hopkins University Press，1983：78-80.

［8］Descartes R. Treatise of man［M］.Trans.Thomas Steele Hall.Cambridge：Harvard University Press，1972.

［9］C Lawrence，S Shapin. Science Incarnate：historical embodiments of natural knowledge［M］.Chicago：University of
Chicago Press，1998：51-82.

［10］Bichat X. Recherches physiologiques sur la vie et la mort［M］.Paris：Brosson，Gabon et Cie，1800.

［11］Bichat X. A treatise on the membranes in general：and on different membranes in particular［M］. Trans.John G.
Coffin.Boston：Cummings and Hilliard，1813.

［12］Bichat X. General anatomy，applied to physiology and to the practice of medicine［M］.Trans.C. Coffyn.London：
S. Highley，1824：56-57.

［13］Freeman H. A century of psychiatry［M］.St. Louis：Mosby，1999.

［14］Pargament KI. The psychology of religion and coping［M］.New York：The Guilford Press，1997.

［15］Kraepelin E. Emil kraepelin memoirs［M］.New York：Springer，1987.

［16］沈楚文.新编精神医学［M］.台北：永大书局，1993.

［17］Jacob G. Biopsychosocial perspectives on low back pain：patient provider communications［J］. J Minim Invasive
Spinal Tech，2003（3）：27-35.

［18］但昭伟，詹栋梁.教育大辞书——生机论 Vitalism［EB/OL］.（2000-12）［2020-10-01］. http://terms.naer.
edu.tw/detail/1304141/.

［19］Pichot P. A century of psychiatry［M］.Basel：Hoffmann- La Roche，1983.

［20］Costa P T，McCrae R R. Bullish on personality psychology［J］.The Psychologist，1993（6）：302-303.

［21］Eysenck H J.Manual of the eysenck personality questionnaire（adult and junior）［J］.London：Hodder and Stough-
ton，1975.

［22］Engel G L.The need for a new medical model：a challenge for biomedicine［J］.Science. 1977，196（4286）：
129-136.

［23］Hoffman F H，Steiger W A，Magram L.The contribution of the psychiatrist to the comprehensive approach in medi-
cine［J］.Psychosomatics，1960，1（5）：249-253.

［24］Menninger R W. Editorial：psychiatry 1976：time for a holistic medicine［J］.Ann Intern Med，1976，84（5）：
603-604.

［25］许瑞云，郑先安.心念自愈力：突破中医、西医的心疗法［M］.台北：天下文化，2020.

［26］黄建达.全人照护之医学教育：以叙事医学为教学研究的模型［J/OL］.林口总院医教电子报，2016，（9）.

（2016-09-15）［2020-10-01］. https://www1.cgmh.org.tw/intr/intr2/ebmlink/36100/enews/me_epaper_105-09.htm.

［27］Wade D T. Holistic health care：what is it，and how can we achieve it：Nuffield Orthopaedic Centre's Annual General Meeting［C］//Oxford，UK，2009.

［28］Frankel R M，Quill T E，McDaniel S H.The biopsychosocial approach：past，present，and future［M］.New York：University Rochester Press，2003.

［29］WHO.Declaration of alma-ata：international conference on primary health care，alma-ata，USSR，6-12 September 1978［EB/OL］.（1978-09-12）［2020-10-01］. https://www.who.int/publications/almaata_declaration_en.pdf.

［30］WHO.Global age-friendly cities：a guide［M］.Geneva：World Health Organization，2007.

［31］Ashton J，Grey P，Barnard K.Healthy cities — WHO's new public health initiative［J］. Health Promotion International，1986，1（3）：319-324.

［32］胡淑贞，蔡诗薏.WHO 健康城市概念［J］.健康城市学刊，2004（1）：1-7.

［33］Funk M. Integrating mental health into primary care：a global perspective［M］.Geneva：World Health Organization，2008.

［34］WHO. Declaration of Astana：global conference on primary health care［EB/OL］.（2018-10-26）［2020-10-01］. https://www.who.int/docs/default-source/primary-health/declaration/gcphc-declaration.pdf.

［35］WHO.Committing to primary health care［EB/OL］.（2018-10）［2020-10-01］. https://apps.who.int/primary-health/commitments/.

［36］WHO.International classification of impairments，disabilities，and handicaps：a manual of classification relating to the consequences of disease，published in accordance with resolution WHA29.35 of the twenty-ninth World Health Assembly，May 1976［M］.Geneva：World Health Organization，1980.

［37］WHO. Assessment and U. classification epidemiology，international classification of functioning and disability：ICIDH-2［M］.Geneva：World Health Organization，1999.

［38］World Health Assembly，54. Fifty-fourth World Health Assembly，Geneva，14—22 May 2001：resolutions and decisions［EB/OL］.（2001-05-22）［2020-10-01］. https://apps.who.int/iris/handle/10665/260183.

［39］WHO.International classification of functioning，disability and health：ICF［EB/OL］.（2001-05-22）［2020-10-01］. https://www.who.int/standards/classifications/international-classification-of-functioning-disability-and-health.

［40］WHO.International classification of functioning，disability and health：children and youth version：ICF-CY［M］.Geneva：World Health Organization，2007.

［41］李世代，杨如云.照护计划样貌刍议：台湾长期照护计划之推动［J］.文化实践与社会变迁，2020（3）：137-157.

［42］WHO.International Classification of Health Interventions（ICHI）［EB/OL］.（2018-10）［2020-10-01］.https://www.who.int/classifications/ichi/en/.

［43］Sykes C R，R Madden，TB Ustun.WHO family of international classifications：definition，scope and purpose［EB/

OL].（2012）［2020-10-01］. https：//www.who.int/classifications/en/FamilyDocument2007.pdf

［44］WHO. Mental health：strengthening mental health promotion-Factsheet N 220.［EB/OL］.（2001-09）［2020-10-01］. https：//www.who.int/en/news-room/fact-sheets/detail/mental-health-strengthening-our-response.

［45］Maslow A H.Motivation and personality［M］.3 ed.New York：Harper Collins Publishers,1970.

癌症不是绝症

董草原　董小外

笔者多年从事中医治癌临床工作,通过与西医的哲学比较,从中华文明及中医哲学思想中汲取营养,从生命形成的角度解释了癌症形成的原因,并界定"癌症已经不仅是一般的疾病,癌症是由于人体内阴阳失衡至极且处于极度亢进的状态下产生的另外一种寄生于人体的新生命"。并由此得出结论,对治癌症有两个层面的工作:一是把癌当作有意识的生命,与癌合作与共存,带瘤生活;二是改变或破坏癌细胞赖以诞生和发展的土壤,釜底抽薪,重现阴阳生命力的平衡稳态。

一、被称为"传奇"的生命故事

2020 年 8 月 20 日,原中国协和医科大学社科系主任、生命伦理学研究中心主任陆莉娜教授一行人来到了广东省化州市丽岗镇董草原中医诊所(原董草原中医肿瘤防治所)。

陆莉娜教授 12 岁时参加中国人民解放军,几次死里逃生。抗美援朝战争中因战残退役。回国后,考入中国人民大学,以残疾之躯破学校百米纪录。可以说是一位了不起的巾帼英豪。研究生毕业后,被分配至中国协和医科大学等高校任教,后来升任为教授及社科系主任、生命伦理学研究中心主任。在其主持的博士生课堂中博采众家之长,尽展协和理性包容的精神。

1999 年,时年 63 岁的陆教授参加抗美援朝老兵体检,被查出肝内有占位性病变。当时协

作者简介:董草原,北京东方生命文化研究院特聘研究员、北京中医药大学临床特别专家。执业医师。中医治癌名家。发表过《中医药必定成为世界医药主流》《癌症不能攻不能补,宜解宜泻》《治癌先治热》等文;出版专著《易经与癌症》《生命与癌症》等;相关著作有《民间中医董草原》《破解重大疾病的迹象》《发现大药》等。1997 年参加马来西亚世界中医药成果交流会,发表《中医药临床辨证治疗》,获世界中医药成果一等奖。马来西亚卫生部长亲自颁发奖状。2001 年荣获 21 世纪百名封面人物。2002 年当选广东省化州市人大代表。2011年,申请专利《猫尾木在制备治疗肿瘤药物中的应用》,2018 年被收入中国当代七大奇人奇医——《中华名医录》。

董小外,董草原之女,自幼受中医熏陶。毕业于浙江经济职业技术学院数字媒体应用技术专业。现于广西中医药大学进修中医。

和医院和肿瘤医院的专家对其诊断得非常认真,还会同其他医院的专家,对陆教授的病情进行了多方面的诊断和排查,最后经各方会诊,得出谨慎的结论,认为肝癌的可能性大,建议马上住院手术。

但是,陆教授对于有创性的治疗方案有自己的看法,兼之其在协和多年浸泡,思想开明,再加上曾有前缘,陆教授决定接受笔者带瘤生存的中医治疗方案。她的选择得到开明且具有探索精神的协和专家的同意和支持。对于协和以及陆教授本人的开明,笔者深受触动。

笔者给她开了三剂中草药和消癌根药散。让她一剂服三天,一天三大碗。告诫她:服药期间不得吹风、洗水,汗流越多,好得越快;吃药后有痛呕现象最好,痛呕一次,舒服一次;饮食以素食为主,不得吃鱼、肉、蛋等高营养食品;不得服用任何其他药物。以上医嘱必须遵守,否则后果不堪设想。

她服药反应非常强烈,但在服药第十天,陆教授又正常上班了。服完药15天后,笔者亲自到北京,陪陆教授一起到协和医科大学附属肿瘤医院进行彩超复查。彩超上清楚地显示出肿瘤缩小了,形态也改变了,由球状变成扁平状,肿瘤内部无血流信号。于是,笔者告诉她癌细胞被杀死了,可以停止服药,进入康复阶段,改成药食同疗;并且要陆教授一年内以素食为主,尽量少吃或不吃鱼、肉、蛋;不能大吃大喝。

2000年4月,陆教授到董草原中医肿瘤防治所(当时叫这个名号)进行康复调理,住了一个月。

2004年12月,陆教授率中国协和医科大学、北京医科大学、北京中医药大学、北京计算机学院联合专家团到化州调研董草原中医肿瘤防治所,之后请笔者到协和的博士论坛讲课。

如今,时间已经过去了21年,陆教授依然活得硬朗自在,并且一直活跃在生命文化的前沿阵线上。只不过在这个阵线上,她是与生命中的未知进行战斗的勇士。

陆教授这次来访,也是她第四次到董草原中医诊所。这次是要解决自己心中的疑惑:当年跟她同期检查出来癌症的病人大多都死去了,有的都死去快二十年了。她想弄明白,那些人也并没缺少治疗,而且很多人采用了目前世界上最先进的治疗手段,但为什么死了,她自己却活下来了,到底是为什么?她很想弄清楚生命的奥秘,也想知道中医治癌的奥秘到底在哪里。

二、题外话:生命遭遇困境时自主选择解决方案非常重要

生命的奥秘至今也无人能彻底解答。所以,对于陆教授的疑问,笔者也不能给予确定无疑的答复,只能将自己的思考以及实践经验拿出来与陆教授讨论,也与大家分享。

首先,绝大多数罹患癌症的人会选择西医治疗。这其实是可以理解的,毕竟西医在近几个世纪以来取得的成就举世瞩目,比如彻底消灭了天花,比如在外科上取得了巨大成就。包括人类平均寿命的延长也与西医的昌明有着分不开的关系。人们通常只能看到能看到的东西,也容

易相信因为曾经的成就占据了主流地位的权威观点。能够像陆教授一样特立独行从一开始就做出自主选择的非常稀少。

事实上，目前接受中医治疗的癌症病人，几乎都是在用尽了西医的治疗手段之后依然前景黯淡，才采用中医治疗的，其情形多少有点"死马当作活马医"的味道。这个时候，中医接手，其实已经过了最好的治疗时段。大家想象一下，就如一辆出了毛病的车，这个拆开了修一下，那个给补一补，最后修不了了，说送到中医那里去吧。其意非常明显，如果中医把你治好了，那你是幸运，中了大奖，不见得就说明中医有水平。病人自己也是万般无奈，抱着万分侥幸，期待着中医能起点作用，其实心里到底有几分相信中医的治疗方案有用，自己都说不清楚。作为中医医生也很无奈，谁不想从一开始就接手病人给予病人有效治疗呢？最后，看到都快散架子的破车，谁能保证一定能修好呢？

当然，这也赖不得别人，谁让中医近一百年没落了呢？

三、与生命有关的哲学与医学体系——中医

至于中医为什么没落了，我们就不去讲了。这里要讨论的是中医到底有没有价值，或者说中医到底是怎么看待健康与疾病，又是怎么治疗疾病的。

(一)西医——成也萧何，败也萧何

为了说明问题，还是先说一说西医吧。

西医之强大是伴随着科学技术进步而来的，当然其中也反映着科学理性的思维。

科学最大的贡献是冲破中世纪的黑暗，将人带回人的世界，这一点的意义和价值怎么说都不为过。

但科学思维的特点是细分，亦即将事物不断细分，在医学上的表现就是不断将生命的器官组织功能细分并深入细胞和基因层面。这一方面使得我们人类对于生命有机体的理解越发深刻，但另一个方面的弊端也自然产生，就是这种基于人体解剖的细分哲学导致西医科室林立，各负其责。于是，各科室医生在诊疗过程中专则专矣，但难免是"头痛医头，脚痛医脚"，"不识庐山真面目，只缘身在此山中"。这里最重要的问题是把人的身和心分开了。于是，在对待健康与疾病的问题上，不自觉地会把生命看作是一架运行良好或不好的机器，在诊疗过程中也自然是依赖于冷冰冰的检查工具及其得出的数据。

另一方面，毕竟有文艺复兴时代沿袭下来的人文思想的影响存在，我们不能说西医没有相应的人文关怀，事实上，无论是从南丁格尔那里来说，还是从医生的誓言来看，西医是很注重人文关怀的。但它的问题在于，它的人文关怀和医学本身是两张皮，即在人的立场上特别关注人

的权益与尊严,但在医学本身则只关心冷冰冰的物质层面的数据。

好在到了20世纪七八十年代,美国罗彻斯特大学医学院精神病学和内科学教授恩格尔(Engel.GL)等人提出用"生物-心理-社会模式"取代纯粹的"生物医学模式",回归到身心一体的哲学框架中,这是一可喜的变化。但这一提法并不能在很短的时间扭转现有西医体系中惯有的思维习惯,甚至到现在已经过了四五十年时间,"生物-心理-社会模式"的基本思想还滞留在少数开明医学人士的研究和临床实践中,更不要提被众多医务工作者和广大群众所了解和接受了。

(二)中医的先进性与局限性

通常谈到中医和西医的差别,会谈到西医是细分哲学主导的科学,中医是整体思维的玄学。但笔者认为,这没有说到关键处,最关键的差别在于:在西医里,人是一部高效运转的机器;而在中医里,人是人。

当我们凝视解剖刀下尸体的所有器官组织时,忍不住要思索:"看起来同样的物质内容,为什么不再有思想了呢?"其隐含的哲学命题是,生命到底是怎么来的? 意识到底是如何产生的?

对于这类问题的回答,东西方走了不同的道路。

"你从无生物中取出生物"(《古兰经》,马坚译,中国社会科学出版社1985年版,第38页),这是《古兰经》里的天启之语,却也同样是西方哲学与科学(包括医学)关于生命的最重要的哲学基础。其基本逻辑是,意识由物质中创造出来。

而东方哲学则有完全不同的看法。且不说印度哲学中意识创造万物的观点,我们中国哲学通常认为"神明"是先天存在的。这个"神明"不是宗教意义上的神明——神仙,而是指意识。这个意识既是弥漫在一切时空中的神明,也是使得生命表现为生命最重要的内容——神明。

所以,在与之相应的医学——中医里,首先看重的是"神明",然后会把神明与躯体一起看待,而不会把神明剥离出去单纯地看待躯体的问题。也就是说,无论何时,不论什么情境,中医在看待病人时都始终会把对方看作是有着神明的人。而中医医生在诊疗病人时,也会以运用自身的神明为基础。

至于到底是物质创造了意识,还是"神明"造就了生命,又或者要弄明白意识和"神明"到底从哪里来,这些最根本的问题,至今仍然是未解之谜,咱们也不去讨论了。

这里要说一下中华文明起源时就有的最了不起的成就——太极图。

当西方科学进入量子时代时,揭示出量子世界存在着"混沌叠加态",这一成果惊诧了整个世界。但是,在几千年前的中国早已有了"太极"的思想。一幅太极图中,于无极中包含着太极,于太极中包含着阴阳两种因素,阴中有阳,阳中有阴;阴阳既相互对立,又会相互转化;在没有生化出两仪之前,甚至可以说阴即是阳,阳即是阴;而阴中有阳,阳中有阴,又寓意着全息的概念。当你真正理解了"太极",你会忍不住想到"混沌叠加态",甚至会感觉"太极"比"混沌叠加态"的提法更要高明。

令人难以理解的是,"混沌叠加态"是在科技获得巨大进步的现代才提出的科学理论,而在人类尚处于蒙昧时代的时候,中国人怎么就提出了"太极"的思想呢? 这里有着玄妙的地方,我们不去讨论了,但却不得不说中华文明或者说中国哲学是具有极其先进的地方的。

如果我们用"太极"的思想来揭示意识与物质或神明与躯体的关系,似乎是很好的思路。我们可以不再纠结到底哪个是世界的创始之因,而把最初的世界看作是神明(意识)与物质处于"太极"状态,亦即"混沌叠加态",而后在遭遇到"观测者效应"一类的作用时,就示现出纯粹的神明(意识)、纯粹的物质或神明与物质合一的生命。这个"观测者效应"一类的作用颇有点类似于盘古的斧子。盘古开天辟地的情形,听起来是神话,如今看来也符合量子力学的基本原理。

关于世界创始的问题,我们也不去多做讨论。大家可以参考刘明先生著的《我本浑沌——一位心理学家不同寻常的意识漫画》(九州出版社,2018 年),其中有更多关于意识与世界创始问题的阐述。

回到中医的理论上,可以说,中医的理论起于太极图以及由此产生的易学思想。可以说,不懂易,则不懂医。中医,也可以叫"易医"。

中国先祖的伟大之处在于,不仅创造了太极图,更把这种抽象的思想用于实践,可以说整个中华文明都离不开这个伟大的哲学思想。在生命的解读上,古圣哲又引入了太阳能量的意义。太阳能量恰如盘古的斧子——"观测者效应"一类的作用,使得阴阳裂变为两仪,又裂变为四象、八卦……其中,太阳能量升高,可以称之为阳;太阳能量降低,可以称之为阴。随着阴阳的转换,亦即随着太阳的运动变化,太阳能量到达地面的能量有高有低,由此产生春夏秋冬四季变化。这时候,也可以把太阳带来能量看作是阳,把大地(包括海洋)及地球上的万物消耗能量看作是阴。这种随太阳能量变化导致的地面万物运动变化的情形又被描述为"五行",此外还会配以八卦用以象征指代性地描述环境的空间与时间变化的景观。基于"太极图"中隐含的全息的世界观和生命观,"阴阳""四象""五行""八卦"等内容在人体内都全息存在着,并且与外部环境相联系、相对应。唯一要注意的是,内在的太阳可以看作是人的"神明"以及与之对应的能量运行系统——"心"。此外,在涉及生命的时候,因为有"神明"参与其中,我们会把阴阳的概念转换为阴阳生命力的概念。

到这里,我们已经可以看出中医理论的先进性,即始终都是以"神明"(意识)为基底、为核心的生命认识体系。但也正如中华文明人文色彩在遭遇西方文明的理性时所面临的尴尬一样,中医在临床实践上也不会去细分科目并做实证研究,这就使得其在以实证科学语言成为世界的主流语言之后沦为玄学的地位。

中医看到这种情形,不但不要抱怨,反而要学习主流语言的逻辑方式,用主流语言的描述方式让世人重新理解中医的先进性和科学性,直到中医自身哲学及其语言成为主流语言或主流语言之一,再重新定义科学概念。

四、中医对癌症的理解与解决方案

(一)生命的演变及生病机制

我们前面谈到,"观测者效应"一类的作用使得生命从"混沌叠加态"中诞生出来。我们还谈到,太阳能量的阴阳变化导致地球上万物运行状况随四季、五行、八卦的轨迹变化,也导致生命体内有着四象、五行、八卦的运行状况的变化。在这个说法里,其实还隐含着地球上生命的演化内容,亦即生命的创生与湮灭的内容;相应地,在生命体内也有生命演化的内容,比如细胞的变异。

在《黄帝内经》中有一句话:"阴阳者,天地之道也;万物之纲纪,变化之父母。"这段话明确指出,阴阳生命力的来源是太阳的阳力和地球的阴力(地球的阴力也即太阳能量下降导致的地球更多的耗散能量的情形),阴阳力可以促进物质变化,阴阳生命力可以促进人体产生具有生命性质的物质,使生命孕育、发展以及产生变化。

回到科学的思考路径上,在地球上,物种的产生和变化,与环境有直接的关系。同理,在生命体内,细胞的变异也与环境的变化有直接的关系。

我们前面提到,人的"神明"以及与之对应的能量运行系统可以看作是人体内的太阳,主导着体内的能量运行情况。能量的上升与下降可以看作是生命阳力和生命阴力。

人体内的阴阳生命力在太极八卦中的阴阳学原理中,是以阳为主,以阴为辅,其中阳力为生力,阴力则为死力。用新陈代谢的观点来看,阳力是促进新陈代谢的力,阴力则是阻碍或破坏新陈代谢的力。阴阳平衡,新陈代谢良好,人就健康;阴阳失衡,新陈代谢出问题,人便会病,失衡至极便会死。

举一个极端情况下的例子说明,在阳力过高或者阴力过高的情况下,亦即当人体中只存在阳力的时候,人体就像发动机没有水冷却,处于亢进的状态;当人体内只存在阴力的时候,人体就像发动机只有水不断地冷却机器却没有汽油可以发动机器一样,这也就是所谓的"孤阴不长,独阳不生"。

(二)如何理解癌症

1. 癌是什么

我们前面提到,人的"神明"以及与之对应的能量运行系统可以看作是人体内的太阳,主导着体内的能量运行情况。能量的上升与下降可以看作是生命阳力和生命阴力。

现代生活环境变化太快、太大，导致人的"神明"也发生巨变，具体表现就是智识——"识神"发达。其结果一方面是消耗"元神"，另一方面带动与"神明"对应的能量运行系统中的心脏及血液循环系统运动加剧。换句话说，体内的阴阳生命力出现巨大波动。

阴阳力是物质变化的基本动力，阴阳力越大物质变化的范围越大，速度也越快，人体内的正常细胞受到亢进状态下的阴阳生命力的影响，从而从正常的细胞进化到更高一级的生命细胞，即为癌细胞。可以说，肝癌、肾癌等都是从正常的脏腑细胞进化而来的。

所以，癌症已经不仅是一般的疾病，癌症是由于人体内阴阳失衡至极且处于极度亢进的状态下产生的另外一种寄生于人体的新生命。

2. 癌症产生的主要条件：三高——高热量、高水分、高营养

（1）首先，要明白心脏为什么不生癌

第一，从人的"神明"以及与之对应的能量运行系统即人体内的太阳的角度来看，心脏是其具象化最核心的内容，如果心脏出问题，意味着整个生命的能量来源都出问题了，生命自然危险甚至不复存在了。从这个意义上看，心脏作为生命能量来源的"太阳"之具象，具有排他性，不允许其他生命形态出现。虽然心脏也会出现冠心病等疾病，但那都是心脏系统本身的问题，不涉及新生命诞生的问题。

第二，从物理学和解剖学角度看，心脏对于人体的作用犹如水井的一个加压泵，人体内的血液通过心脏这个加压泵输送到全身上下，所有的血液都会经过心脏，但是不会在心脏停留。人体所需要的水分、热量以及营养全靠血液供给，血液停留在哪里，哪里的水分、热量以及营养就会丰富。其他脏腑的血液流速比心脏的血液流速更低，血液停留时间较长，所以，其他脏腑比心脏的水分、热量以及营养要高。所以心脏不生癌的原因便是无超标的热量、水分以及营养。

（2）癌细胞对高热量、高水分和高营养的需求

一切生命产生的原因以及存在的条件都是热量、水分以及营养。

癌也是一种生命，其存在也依赖于热量、水分以及营养。而且我们知道，癌细胞的生长速度比正常的人体细胞还要快几倍，甚至十几倍，这就说明癌细胞所需要的热量、水分以及营养比正常的人体细胞所需要的热量、水分以及营养还要多几倍，甚至十几倍。

（3）癌是怎么形成的

这里不讨论"神明"（意识）层面导致的能量变化情况，仅仅从物质层面来讨论癌症诞生的环境条件。

无论是气温的上升，还是现代饮食的变化，比如大多食品都热量很高，这些情况造成了现代人体内高热量的存在。而现代人往往又偏于脑力劳动，运动较少，人体过高的热量无法排出，这就导致阴阳生命力中阳力过高，出现阴阳失衡。阴阳失衡且阳力长期处于亢进状态，便促使人体产生过多的具有生命性质的物质，这就给癌症的产生提供了最基本的土壤。

当然，人体也会想办法自我调节，出现阳力过高这种情况，会急切地希望通过阴力来抑制阳

力。如何抑制呢？通过人体自我的阴力以及津液来缓解,体内的津液不够了,人体便会从外部摄入大量的水分用以缓解,摄入的水分通过脏腑的运转吸收后,排出了部分的废水,剩余的部分留存在人体内。但是,现代人多爱吹空调,爱吹凉风,只要稍微出汗,便吹风洗水,使得毛细血管伸张之后又剧烈收缩,长期处于比较凉爽的环境下,毛细血管一直收缩导致体表闭塞,人体内的废水就更加难以排出。犹如一颗种子种进土壤中,浇了水,再施肥,它便会飞速地生长。正巧,现代生活中,生活安逸,物质条件充裕,所以现代人的体内摄入大量的营养物质,同时也因为运动量较少,长期吹空调导致体表闭塞,以致人体内多余的营养物质更加难以排出。充足的热量、大量的水分再加上大量的营养物质,便创造了癌症从一颗种子生长成参天大树的条件。

（4）外在致病因素

了解人体的内在致病因素之后,还需要了解外在的致病因素,才能对人体的综合情况做出判断,同时也能对于癌症的产生原因更加明晰。

外在致病因素包括气候环境、地理环境、社会环境、物质生活环境等。

气候环境:气候环境对于人的影响是巨大的。例如:江浙一带多寒湿的体质,是因为其气候寒湿,冬天又冷又湿,空气中水分高,人体摄入的水分便会偏多,又因为其热量低,人体消耗的热量大,若不及时补充热量和营养,便会虚,所谓寒者必虚,虚者必寒,其体质便会逐渐变成寒。综上,气候对于人体的影响就在此。

地理环境:人所居住的房屋对于人的影响也是很大的。比如:居住环境中的风向影响就很大,正所谓,风生百病,百病始于风。也曾经有古籍记载,甘肃八月大风吹死人。

社会环境:社会交往对于人的影响也是很大的。人们最关注的往往也是这一因素,这块儿还涉及"识神"。一个人如果长期处于人际交往不利且情绪压抑的情况,往往就会病重,即使不是忧郁症等精神类疾病,但是肝病是跑不了的。

物质生活环境:物质生活环境中对于人体起影响作用最主要的因素是饮食。俗话说:病从口入。这一句话很确切地讲明了饮食对于人体的影响,比如,人体如果食用大量煎炸食品,人体的热量就会超标。

综上,人想要健康地活着,除了注意饮食之外,还需要了解自身是否能适应气候变化,注意房屋布局,做事无愧于心,等等。

内在与外在的致病因素俱全之后,只需要一些刺激便会产生癌症,哪怕只是有一个细胞坏死也会促成癌症的产生。

（三）癌症的治疗方案

1. 治癌先治热

治癌先治热,是因为癌症的根基在于亢进的阴阳生命力给予肿瘤生长的土壤,所以,在治疗过程中,必须首先用药将其热量降低,也让体内多余的废水、废物排出。

鉴于癌细胞对热量、水分和营养更高的需求,当热量(能量)下降以后,哪怕低于正常水平,正常细胞容易存活,而癌细胞则不易存活,更不容易发展。

2. 癌症不能攻,不能补,宜解,宜泻

在治疗期间,病人最忌吹风、洗水与补充营养,一旦吹风、洗水,体表闭塞,就会病情加重,而在本来身体已有大量废水、废物堆积的情况下,再补充大量的营养以及不必要的水分,就会加剧肿瘤的生长。

治疗癌症也不能攻,因为癌症病人体质虚弱,身体已经无法承受重药的效果,要用轻药和淡药来清理体内过高的热量、水分以及营养。

3. 三分治,七分养

在进行前期的治疗之后,降低热量,排出多余的水分以及营养后,大部分病人去医院检查会发现已经恢复正常,此时需要更加注重病人的饮食以及生活习惯,因为在癌症的治疗过程中,起到最重要作用的并非是医生,而是病人。病人只有自律,才能活得长久。在临床中,有很多病例,在排除"三高"之后,出院回家,没有注意饮食,盲目吹风、洗水,最后走向悲剧的结局,甚至一个感冒就复发癌症甚至腹水的病例也大有人在。

(四)癌症病人的后期疗养

治疗方案中提到,治疗癌症是三分治,七分养。在降低体内热量、排除体内多余的废水与废物之后,最重要的是七分养。那么,病人在排除"三高"之后,应该如何调养?

1. 病人要做自己生命的主

病人要有正确的自我认知,必须以自我感觉为主,仪器检测为佐。最清楚病人身体情况的是病人自身,无论是多么精密的仪器也不能代替病人感受自身的情况。我们始终坚持的观点都是:人是人,是有着"神明"的人。

2. 病人要管理好自己的起居生活

病人在排除"三高"之后,最好一年内不要吹风、洗水,不要剧烈运动,禁止吃任何保健品以及高营养、高蛋白的物质,用清淡的食物慢慢调养。人体是很敏感的,对于适合自身体质的食物和不适合自身体质的食物,在口感以及食用之后的身体反应上是完全不一样的,根据这一点,病人只要细心,耐心调整食谱,就完全可以靠自己用食物调养身体,从而彻底恢复健康。再次强调一下,人是有着"神明"的人。

3. 心身安逸与平衡是关键

病人必须要静养,这一点贯穿整个治疗过程。病人必须处于一个安静的状态,不能有过多社会来往的打扰,同时不能剧烈运动,因为剧烈运动会损耗五脏六腑。在癌症的寄生下,五脏六腑之间的平衡已经被打破,且大病初愈,五脏六腑也很虚弱,此时再进行剧烈运动,非但不会强身健体,反而会让身体雪上加霜。可以进行一些适当的运动,但是绝对不能让身体感到劳累。"精神内守,病安从来?"重要的话要说三遍:人是有着"神明"的人。

五、结语

2019 年 1 月,国家癌症中心发布了最新一期的全国癌症统计数据。2015 年恶性肿瘤发病 392.9 万人,死亡 233.8 万人。平均每天超过 1 万人被确诊为癌症,每分钟有 7.5 个人被确诊为癌症。与历史数据相比,癌症负担呈持续上升态势。近十多年来,恶性肿瘤发病率每年保持约 3.9% 的增幅,死亡率每年保持 2.5% 的增幅。

提到癌症,不禁让许多人感到绝望。而与年俱增的医疗费用也让国家承受着极大压力。

但癌症到底是不是绝症呢?到底需要怎样的治疗方案?需要怎样的医疗费用支持呢?这些不仅是癌症病人关心的,也是医疗界和政府关心的问题。

作为医务工作者,尤其是与癌症相关的医务工作者,无论是西医,还是中医,哪一个不想攻克治癌的难关呢?

出路到底在哪里?挑战着每位医务工作者的神经。

这里,笔者仅仅是从自己的思考与临床经验出发,提出相应的治癌理念和策略。愿与广大医务工作者一同探讨,共同进步。

现在再做一下总结。

要解决治癌问题,首先要解决思想方法问题。

中医和西医的思想方法不同,对健康与疾病的看法也不同,尤其在治疗癌症的思路上完全不同,结果也不尽相同。

西医倾向于直接消灭癌细胞,采用的策略是精准打击以及地毯式清除,使用的办法是手术、化疗、放疗、靶向治疗等。但兵法有云,"杀敌一千,自损八百"。能不能抗住手术等治疗措施带来的压力,对病人是巨大的挑战,其结果常常有赖于病人自身精神意志强否以及身体底子好坏。

中医则从自身的理论体系出发,对癌症有着完全不同的看法。

我们认为,人体内的癌细胞是人体内部变异进化产生的比人生命更高一级的新生命。

体内一产生异样生物——肿块,人体就会马上组织抗拒的生力军进行围剿。这支生力军就在肿块的周围。所以,所有癌肿块出现早期都有一个薄膜包着。这个包着的薄膜就是针对癌生长的抗癌阵线,所以仪器检查时,癌肿块边界十分清楚。

董草原中医诊所治癌的原则是治癌先治热。这有点类似于兵法中"困而不打""围点打援""坚壁清野""断其粮草"的意味,以破坏癌症诞生和赖以生存的环境为主要任务。

明确了癌症到底是怎么回事,也明白了相应的治疗方案,大家就不会再觉得癌症是绝症了。

其实,关于癌症是不是绝症的争议也很大。一个方面,因为癌症确实是一个难以攻克的难关,尤其是从西医的角度来看,感觉是"野火烧不尽,春风吹又生"。说它是绝症,是可以理解的。但是,你觉得它是绝症,可以说是你对癌症的理解出了问题,所以会觉得难以应对,无力回天。在我们看来,当你不去解决使得癌症这种新生命形态诞生和发展的环境土壤问题,而是以对抗的哲学试图去消灭癌症时,其结果是可想而知的。

另一方面,绝症抑或不是绝症,也与概念和意识相关。当我们在谈到"太极"的时候,我们曾提到"观测者效应"一类的作用,在"混沌叠加态"中,其如何裂变出两仪,与"观测者效应"一类的作用有关,亦即与意识有关。当你把癌症看作是绝症时,你要做的自然是去对抗它,根据阴阳相生相长的原理,你有多大的对抗力,自然会有多强的反对抗力产生,也就是说,你越是憎恨它,越是要消灭它,它越是会顽强而野蛮地生长。相反,当你把它当作新生命看待,把它看作是来提醒和促使自己改变生活方式和生命状态的天使,与它共同成长,它就不会竭泽而渔,恣意破坏它自己赖以生存的大环境了,癌症是有意识的。把癌症当作新生命来看待,是中医把人当人看的基本理念的延伸。其中体现着我们对生命的热爱和无限关怀。

让我们回溯一下文前陆莉娜教授的故事,在她带瘤存活 21 年的生命奇迹中,固然有笔者那三剂中草药和消癌根药散以及后期的药食同疗的功劳在,但她能信任笔者、信任中医,本身也说明她对自己的生命有鲜明的自主意识,同时也与她自己的生命文化观念与生命意识有关,比如,在这 21 年中,她是把肝内的肿瘤当作天使和孩子来看待与共存的。

最后,让我们以陆莉娜教授 2016 年创作的诗《我在或不在,爱你如初》来结束本文。

> 亲爱的"肝肿瘤"——我的孩子:
> 当 16 年前,跨千年的时候,
> 我 63 岁,
> 医生们告诉我,你就在我的身体里,
> 我感觉非常突然。
>
> 我要为告别这个世界
> 有所准备。
> 追悼会要活着的时候开,
> 悼词要自己写,
> 然后指定一位最受尊敬的人来宣读,
> 那样该是多么潇洒!
> 对! 提前开追悼会,
> 变黯淡为辉煌。

于是,两个月后的协和博士论坛的结业仪式上,

作为主持人,

我做了双重的告别。

与生一样,

死,也是人生一个永恒的话题,

我希望我自己,也希望别人,

在历来被当作人生中最黯淡的这个时候,

能最大限度地显示出人的尊严、人的毅力、人的辉煌。

当死亡来临的时候,

依然保持乐观、豁达、自信,

就是最好地

维护了自己的形象,

这是人生的一种尊严,

一种素养。

我的事业还在继续,

最值得做的就是:

好好研究死亡,体验死亡,为后来者提供一点借鉴。

我郑重宣布:

死后,遗体捐给协和医大,

有用的脏器

移植给需要的人;

就是做骨架,我依然会欣慰地、美美地站在学生们面前;

至于无用部分如何处置,悉听尊便。

我生是你们的老师,死是你们的教具。

同学们:

我是多么爱你们!

多么爱这个世界!

我多么想拥抱新世纪!

亲爱的"肝肿瘤",

我的孩子,

16 年走来，

感谢你一直陪伴着我……

你见证了我在遗体捐赠书上庄严签上了自己的名字，

你陪伴了我度过最疼爱的老伴离开的那段艰难时光，

你时不时提醒我要好好呵护好自己的身体

记得吃饭，

你看到了我从事的生命文化事业经久不息

后继有人，

你听到了我每次与朋友们分享"奉献社会快乐自己"，

你闻到了有老伴时从不会做饭的我下厨做的软羹汤，

因为有你，

我深深感受到，

活的每一天都是赚来的。

亲爱的"肝肿瘤"——我的孩子，

我理解你是为了爱我才不惜让自己变成那样子出现，

宁愿所有的毒素都汇聚在你自己的周围而凝结成瘤，

也不愿意伤害到我的灵魂！

所以，

我实在是不忍心用放化疗的方式残酷地对待你，

我要感谢你，善待你，

温和地与你和谐共生。

你不会白来，

不管我在，或不在，

我依然像对孩子那样，爱你如初。

只是我很想知道：

为什么你陪伴了我这么多年？

到底，是什么力量

让你与我共存？

能不能

告诉我你的秘密？

参考文献:

[1]古兰经[M].马坚,译.北京:中国社会科学出版社,1985.

[2]刘明.我本浑沌——一位心理学家不同寻常的意识漫画[M].北京:九州出版社,2018.

[3]黄帝内经[M].北京:光明日报出版社,2015.

众生唯一　众生为医

——浅谈如何让自己的生命更加健康、有意义而且长久

陆　岩　李　贞　王佰玲

一、众生唯一，活出生命的意义

(一)众生及生命的含义

"众生"是我国儒家用语,泛指一切生物。它在佛学术语中又名有情,集众缘所生,名为众生,又历无量生死轮回,名为众生。按《长阿含经》卷二十二《世本缘品》所载,无男女尊卑上下,亦无异名,众共生于世,故称众生。

我们在儒家用语中得知,"众生"即一切有情识的生命形态。那么什么是生命呢? 生命是一个生存和死亡、破坏和重建不断持续的过程[1]。人的生命是生物属性与社会属性的统一体[2]。它不是单纯的躯体运动,也包括了意志、情感和心理体验。包括自然(物质)生命和文化(精神)生命[3]。生命个体都要经历出生、成长和死亡。再形象一点来说,人的生命是生灵获得来地球"旅游"百年的机会,这种生灵我们称之为"人",这一百年就是他的生命,这段旅程中所经历的一切就是"人生"[4]。

作者简介:陆岩,北京东方生命文化研究院学术工作部副主任、研究员。北京市社工委"中老年人离退休后第一个十年生命状态智慧选择孵化项目"课题组组长助理,生命文化大讲堂项目组副组长;"黄金十年"孵化中心秘书长;阿尔茨海默病防治协会会员;AASFP 专业体适能教练。

李贞,北京东方生命文化研究院秘书长、研究员。北京市社工委"中老年人离退休后第一个十年生命状态智慧选择孵化项目"副组长;"黄金十年"孵化中心副主任。国际高级寿险管理师;国际高级保险数据管理师。

王佰玲,北京东方生命文化研究院副院长、研究员。生命伙伴关爱基金会理事长;北京健康保障协会副会长;北京市社工委"中老年人离退休后第一个十年生命状态智慧选择孵化项目"总策划和课题组组长,生命文化大讲堂项目组组长;"黄金十年"孵化中心主任。主治医师;高级经济师。

(二)每个人的生命都是唯一的

每一个生命都携带人类几百万年进化过程中积累起来的独一无二的信息、禀赋和潜能[5]。

生活在地球上的人,本质好像没有什么不同,丑陋的或是美貌的,最终都可以被分解为一个个微小的分子、原子。但在现实之中,每个生命又都是极其特殊的存在,长相几乎完全相同的双胞胎,出生在同样的家庭,经历几乎相同的成长过程,他们日后的生活也不尽相同。普希金曾说:"每个人都是这世上唯一的花朵。"每个人都有自己的特点,都是一个小宇宙。"东施效颦""邯郸学步"的故事告诉我们要尊重每个人的不同,不要模仿别人而失去真实的自己。

我们常把每个人的生命比喻成一座座漂浮的冰山,你以为你看到了冰山的全貌,其实在水面以下的,除了我们自己,别人一无所知。甚至有时我们对"我"自己也很难做到100%的了解,困惑于现实之中。在古希腊的一座海岛上,苏格拉底提出了三个问题:我是谁?从哪里来?到哪里去?问题一经提出,便成了哲学的终极命题,沧海桑田,始终考验着人类的智慧。

弗洛伊德认为人格由本我(id)、自我(ego)和超我(superego)构成。本我(id)是人格结构中最原始的部分,从出生日起就已存在。构成本我的成分是人类的基本需求,如饥、渴、性三者均属之。自我(ego)是个体出生后,在现实环境中由本我中分化发展而产生的,是由本我而来的各种需求,如不能在现实中立即获得满足,就必须迁就现实的限制,并学习如何在现实中获得需求的满足。超我(superego)是人格结构中居于管制地位的最高部分,是由于个体在生活中,接受社会文化道德规范的教养而逐渐形成的。生活中,我们的焦虑与痛苦,往往来源于这几种"我"之间的冲突。

我是谁?为了更为明确,我们不妨结合理论联系现实再简单细化一下:

①追溯过去:"我"曾经是谁?为自己做一次人生的全面"体检"。

②一个不够令自己满意的"我":过去哪些不理想的地方需要清理。

③一个更好的"我":不断升级优化版本的"我"。

④我希望是谁?清晰勾画出目标,描绘出一个更新、更理想的"我"。

(三)有信仰的生命更有意义

随着现代社会快速发展,更多人开始探索生命及其意义。

已故哲学家梁漱溟先生认为,生命可以区分为体、用两个方面:生命是体,生活是用。生命是生活的实体,生活是生命的活动。作为实体的生命意义,是生命本身的意义;作为活动的生命意义,是生活的意义。生命的意义是先天的、绝对的、无条件的,生活的意义是后天的、相对的、有条件的,在于把生命的潜能发挥出来造福社会[5]。

面对千金难买一次的生命旅程,让"我"怎样过得有意义,成为每个人都要面对的现实问题。《禅院文集》:"只要是人,都会有信仰,没有了信仰,刍狗动物而已。"没有信仰,毫无底线,很容易做出违法乱纪之事。有信仰的人,内心始终有一套完整的道德观念。习近平总书记曾说:"没有理想信念,理想信念不坚定,精神上就会缺钙,就会得软骨病。"可见信仰对生命产生怎样的积极意义[6]。

刘丰老师说:"对生命根本意义的理解,在于提升意识能量的自由度。"这与稻盛和夫对生命意义的阐述高度一致:"生命的意义在于走的时候灵魂的高度比来时高了一点。"因此,相信自己,坚守会带给人更广阔胸襟的信仰,即使在人生处于一种失控无奈的状态下,我们也可以转念变成反思人生的良机,从而知道自己现在在哪儿,正前往何处。

案例 1:相信自己是独一无二的存在

在《阿甘正传》影片开头的时候,阿甘的母亲说了一句让人深思的话:"每一个生命轨迹都在不同的地域存在着,而且是独一无二地存在着。"先天残疾且智商只有 75 的阿甘,带着母爱的滋养成长,淳朴而善良。"妈妈说过,要往前走,就得先忘掉过去。我想,这就是跑的用意。"阿甘把妈妈的话作为人生的信仰,带着妈妈的爱,一路奔跑,跑进了橄榄球队,跑进了大学,跑回了自己的性命,也跑回了荣誉和友情。

所以,人生在世,什么都可能遇到,只有忘掉过去,才能够继续前进。别让恐惧捆住了手脚,别让现实磨平了棱角,别让梦想钻进了死角,心存爱与善良,保持乐观积极的态度,相信自己是独一无二并且很有价值的存在,像阿甘一样坚定执着地走下去。

二、众生为医,人人都是健康的守护者

生活意味着健康,健康就是生命的全部,没有了健康,生命也不再多姿多彩[1]。而影响健康的因素中,遗传因素占 10%,医疗条件占 8%,而自我保健占 60%;在长寿因素中,15% 取决于遗传,10% 取决于社会条件,8% 取决于医疗条件,7% 取决于自然环境,60% 取决于其生活方式。由此可见,每个人都是自己健康的第一责任人和守护者[7]。

(一)疾病是身体对情绪的表达

科学研究表明,按照灵长类的规律,人类理想的寿命应该是 160 岁,还有一种说法是 140~160 岁。然而"山中也有千年树,世上难逢百岁人"。理论上的生命长度和实际的生命长度之间产生了偏差。

我们身体绝大部分的疾病是由负面思想和情绪积累产生的,《黄帝内经》有载:"天有五行

御五位,以生寒暑燥湿风;人有五藏化五气,以生喜怒悲思恐。"喜怒悲思恐,这五种情绪都容易对人的身体造成伤害……我们的思想可以欺骗自己,但身体是不会说谎的,它忠实地帮我们贮存所有的情绪,提醒我们要去真实地面对自己真正的需求,让我们好好地去处理。身体给了我们很多爱和支持,当身体把最后的负面能量形成疾病时,说明了两点:第一,它在处理负面能量;第二,它在向我们求救,是身体自我疗愈能力发动的结果。

赛斯哲学体系的身心健康三大定律:

①身体天生就是健康的。

②身体有强大的自我疗愈力。

③身体是心灵的一面镜子。

(二)美好的精神信念是生命健康的保证

奥斯勒医生说:"在治疗学中,精神方法始终都扮演着非常重要的角色,大部分疾病的痊愈,其实都是信念在发挥作用,它让精神振作,加快血液流动。"

在中医眼里,所谓的"病"只是身体内部存在的各种不和谐或者不平衡,医生和患者的努力方向是去调整这些不和谐和不平衡。科学家发现,多巴胺是一种脑分泌物,影响人的情绪,它的作用是让人兴奋,会让人感觉良好,同时过多也会成瘾,关键在于平衡。当人们面对未知情况时,多巴胺和肾上腺素就会大量分泌,人就会失去吃饭和睡觉的欲望,就会食欲不振和失眠[3]。"恐则气下",本来正气就弱,恐慌会进一步降低免疫力。愤怒、嫉妒、欺骗……都会变成潜意识里的内容,最终影响身体的健康[8]。

西方医学之父、2500年前的希波克拉底说:"疾病的痊愈要通过自身的自愈力,医师只是在旁协助而已。"所以说,真正高明的医生不在医院,而在你的身体之内;最珍贵的灵丹妙药不在药店,而在你的身体之中。医生的作用,犹如驱散阴影的阳光,精神上引导患者往最阳光、最温暖、最能安心的状态走,形体上引导患者气血的运行、肢体的位置回到和谐状态,帮助患者恢复自愈的本能。

"疾"是契机,"病"是良缘,"痛"使人觉,"苦"让人省。我们应该感谢疾病,而不是痛恨它。找到问题的根源,改变自己不良的心智模式和生活方式。"心净国土净",拥有一颗纯净的内心,我们的生活环境就是净土,身在净土,自然是健康长寿的[6]。

药王孙思邈给人看病,首先看人这一阶段的生命状态,是意气风发还是失魂落魄,根据不同的状态进行处理;然后再问饮食起居,各种吃喝拉撒睡,看看人有哪些不良生活习惯,引导他去建立健康的节奏和习惯;如果这两个方法还没改善,他就给人一些食疗的方法,不行就做按摩导引,实在不行就针灸,吃药是他为人治病最后才使用的方法。

（三）天地万物本为一体，和谐共生

生命从出生到死亡，从年轻到衰老，是每一个人都必须独自去经历的一个自然而然的过程。生命中固然有许多我们愿意独自玩的游戏，但是大多数游戏是和别的玩家一起玩，以便获得最大化的享受和乐趣[9]。王阳明言："天地万物本是一体。"年逾百岁的男人和女人并不具有什么特异功能，他们只不过经常调节自我，使自己能够与生命的机理保持一致，和大自然保持一致，从而实现了自然赐予他们的健康和长寿[1]。就如村上春树曾经说："人的生命虽然本质上是孤独的东西，却不是孤立的存在。它总是在某个地方与别的生命相连。"因此，人生存在这世界上，需要与天地自然和谐，需要与人类社会和谐，更需要身心和谐。这样才能活得更加健康、有意义且长久。

1. 敬畏生命，人与天地自然和谐

关于人在宇宙中的地位，中国的《易经》提出了天、地、人三才之道，天之道始万物、地之道生万物、人之道成万物。人与自然之间出现分离、分立乃至紧张状态，始于工业文明。

随着科学技术在生产领域的广泛应用，人类利用自然、改造自然的能力大大增强，同时以高增长、高能耗、高消费、高污染为特征的工业文明很快带来恶果。19世纪后期，欧洲一些率先实现工业革命的国家，已经出现了空气污浊、河水污染、酸雨等严重的环境污染；20世纪60年代的美国，由于化学农药的滥用，带来了对水源、土壤、动植物乃至人类自身的严重危害……

《中庸》将自然界的和谐状态形容为："万物并育而不相害，道并行而不相悖，小德川流，大德敦化，此天地之所以为大也。"因此，人遵守自然约定的边界，尊重其他物种、保护野生动物、维护生态平衡，就是在尊重和保护自己的健康和生命。回归自然，融入自然，实现自然生态和人文生态和谐共生，传承祖辈的血脉和风骨，薪火相传。绽放原本具足的生命之花，活出最好的自己，就是对世界最大的贡献。

2. 推己及人，人与社会和谐

"树高千尺不忘根，水流万里总思源。""德者，得也。行道而有得于心者也。"行善尽孝，知行合一，内心喜悦，寻见内在力量的源头，会与很多生命建立美好的情感连接，体悟来之不易的幸福。总体来说，我们处理人际关系，协调社会关系要有一个基本的格局性的判断。

把周围的人看成好人，大家真诚地团结起来，为了共同的目标而奋斗，同时照顾到别人的幸福和目标。大家都能做到自我批评，多看他长，常思己过，多一点赞美和宽容，少一点猜疑和挑剔，人际关系就会很融洽、很轻松，既有激情、热情、真诚，同时又冷静、有理性。对外，人与人的关系和谐了；对内，人的自身也和谐了，形成天然的、自然的统一。这可能就是看待人以及处理人际关系的朴素而高明的境界[7]。

3. 心静血清，人与自身和谐

身心和谐是指作为个体的人在生理和心理上达到一种调和、融洽的状态。人身心的和谐和

全面发展是社会和谐的基础和前提。它的实现与否直接制约着构建和谐社会目标的实现程度。而要构建和谐身心,教育宣传是重点,自身修养是关键[10]。

首先,身心和谐可以内化于健康体魄上。健康的身体离不开"平和"心境。中国古代圣贤讲:"心静血清,血清无疾。"如果我们能让身体每一个细胞处于平和状态,就能最充分地调动每个细胞的积极能量,提高身体本身的免疫能力,实现生命机体的自我修复[8]。

其次,身心和谐外显于社会公德上。无论是在三纲五常的古代社会,还是在日新月异的当今社会,要达到身心的和谐,知识学问是必不可少的。除了智力素质,人要达到与自身的和谐还必须拥有良好的道德修养。《礼记·大学》:"物格而后知至,知至而后意诚,意诚而后心正,心正而后身修,身修而后家齐,家齐而后国治,国治而后天下平。"讲的就是先以自我完善为基础,通过治理家庭,实现平定天下。自然生命和文化生命相互依存,相互促进,知行合一,是对生命的美好追求。

(四)做自己和他人的大医

古人云:"不做良相,即做良医。"把"医"和"相"摆到同等位置。民间讲:"七十二行,行医为首。"技不在高,而在德;术不在巧,而在仁。可见医者应具备高尚品德,也说明医者在人们心中的尊贵地位。做医生虽由卫生部门考核通过而定,但是,只有人们心中认可的良医才能千秋永存。《大医精诚》:"凡大医治病,必当安神定志,无欲无求,先发大慈恻隐之心,誓愿普救含灵之苦。"故"医者自尊,仁心天下"最为重要[11]。

案例2:真诚用心地给人以帮助,你就是大医

一场突如其来的疫情彻底改变了2020年的春天。扑面而来的新闻报道,不断升级的隔离警报,一个处于奔跑状态下的民族,一夜之间停下了脚步。面对这场巨大的灾难,所有人的内心都有一个坚定的信念:寒冬终将离去,春天就在不远处。全国多地组建医疗队驰援武汉,"白衣逆行者"们,眼神坚毅、无所畏惧、无私奉献……

面对此次新冠肺炎疫情,无数人的回忆被拉回到了2003年的非典时期。在北京大学人民医院东门,矗立着一座女性半身雕像:她梳着短发,脸上绽放着笑容,看起来善良、乐观、坚强。她有一个清新的名字——丁秀兰。

作为医生,她冲在抗非第一线。2003年春,非典疫情肆虐京城,严重威胁着首都人民群众的身体健康与生命安全,战斗在一线的医务工作者面临着生死考验。

丁秀兰负责"发热"门诊,因此也就成了接触发热病人最多的医生。她奔波在患者的床前,问诊、查体,一丝不苟。她明知多接触一次发热病人,就多一分被感染的危险,但还是像平时一样,不分白天黑夜,认真关心帮助着每一个病人。对生命的仁爱之心支撑着她的整个灵魂,用她坚定的信念抵御着疲倦,用她对生命的敬畏鼓舞着士气。

匆忙的脚步声似乎告诉人们她根本无暇顾及自己,终于有一天,她开完工作会议回来时,对护士长说了一句"我感觉有些冷",接着就病倒了。4 月 22 日,丁秀兰病情加重,组织上决定将她转到北京地坛医院治疗。当同事们抬着担架到她床边时,她说:"护士长,你不要拿担架,我自己走,你们躲我远一点。"当时,她的身体已经很虚弱,不停地咳嗽、气喘,每迈一步都非常艰难,最后不得不在同事们的搀扶下上了担架和转院的救护车。住院期间,她担心会传染大家,就用被子把自己的头蒙得死死的。5 月 10 日,钟南山院士和北医三院、朝阳医院的两名教授亲临指导抢救。次日,来自北京、广东的 27 名专家再次对她进行会诊。但奇迹并没有发生,5 月 13 日凌晨,在同非典病魔顽强抗争近一个月后,因多脏器衰竭,49 岁的丁秀兰的自然生命永远地离开了,但她的文化生命却依然留在人的心中,成为不朽的精神激励着人们珍爱生命[12]。

三、众生唯一,众生为医

随着人的健康意识的不断提高,我们发现平安、国寿、新华、富德生命等越来越多的保险机构也逐步向传统保险业务产业链上游延伸,从事后赔付逐步转向事前健康管理和预防。人寿保险数据清楚地表明,在过去的二十年,人均寿命已经大幅提高。保险机构在提供健康保险的同时,向客户提供配套的健康管理服务,满足其全程健康服务需求;加强健康风险评估和干预,提供疾病预防、健康体检、健康咨询、健康维护等服务,降低健康风险,减少疾病损失。

爱惜生命,追求健康。人人把健康置于第一位,是对自己、亲人、社会负责,在人生的旅途中,抛弃恐惧与怀疑,更加清楚地认识自己,找到最适合自己的人生轨迹,尽情演绎自己的传奇,做自己生命的主人。纵使前有险山恶水,也以平和的心境对待。实实在在地生活着,对身边的人付出真心。以上仅是我们对生命的一个角度的粗浅理解和感悟。最后奉上克里森·D.拉的《自我承诺》,愿与大家共勉并祈愿生命更加美好。

> 要坚强到没有任何东西能扰乱你内心的平静。
> 要对你遇到的每个人谈论健康、幸福和成功。
> 要让你所有的朋友都感觉到:他们是有价值的。
> 要对每件事情都抱乐观态度,并让你的乐观变成现实。
> 只想最好的,只为最好的结果而努力,只期待最好的。
> 对别人的成功要像对自己的成功一样充满热情。
> 忘掉过去的失误,去追求未来更大成功。
> 要一直面带笑容,时刻准备对你遇到的任何活物微笑。
> 要拿出足够多的时间来改进自己,使得你没有时间去批评别人。

要大度得没有忧愁,要高贵得没有愤怒,要强大得没有恐惧,要快乐得不允许烦恼存在。

要相信自己很棒,并向全世界宣布这个事实——不是用响亮的言辞,而是用伟大的行为。

要活在这样的信念里:只要你真的相信自己是最棒的,全世界都会站在你一边。

参考文献:

[1]维克多·赛尼尔.一生的健康规划[M].李文梅,译.北京:新世界出版社,2009.

[2]陆莉娜,李传俊.生命文化论文集[M].北京:中国华侨出版社,2017:33-34.

[3]袁正光.生命的智慧[M].北京:中医古籍出版社,2012.

[4]雷铎.生命使用说明书[M].汕头:汕头大学出版社,2008.

[5]高福庆,王佰玲.生命文化论文集[M].北京:中医古籍出版社,2012:10.

[6]胡维勤,何小萍.让生命之树常青[M].北京:中医古籍出版社,2016.

[7]王佰玲,张国芳.黄金十年 智慧选择[M].北京:中国商业出版社,2015:26-27.

[8]查尔斯·哈奈尔.世界上最神奇的24堂课[M].北京:新世界出版社,2007.

[9]罗伯特·沙因菲尔德.你值得过更好的生活[M].北京:中国青年出版社,2017.

[10]唐旭斌.和谐社会的限度与塑造[J].党史文苑:下半月学术版,2009(8):68-70.

[11]刘承恩.医者无方[M].北京:科学技术文献出版社,2018.

[12]北京组工网.丁秀兰:清香长留天地间[J/OL].2016-07-26.

一线医务人员的心理处境与自我照料

刘松怀

医务人员救死扶伤,承担着繁重的工作和伟大的使命,其中一部分人更是战斗在最需要、最危险的一线,与死神抗争,与时间赛跑。这种工作强度和疾病的危险性,常常使得一线——尤其是特殊一线的医务人员面临巨大的心身压力。而客观的情形是,虽然在精神上他们可以得到绝大多数人的理解和支持,但在具体的心身反应上,往往没有时间得到照顾和处理,所以其内心承受了巨大的压力,而自我照料又是必须并且是他们能够得到的仅有的有效策略。当然,当他们从危险的一线回来以后,仍然需要自我照料,也需要得到专业心理工作者的支持,以防止创伤后应激障碍(Post-traumatic Stress Disorders,PTSD)的发生。

本文就一线医务人员的心理处境和自我照料策略予以讨论,希望能对类似情境及其相关人员有所贡献。

一、压力及其影响

(一)什么是压力

1. 压力是个体对某一没有足够能力应对的重要情景所产生的情绪与生理上的紧张反应

作为一个个体,面对一个事件时,比如说地震、疫情,起初大家都很恐慌,也很无助,在这种情况下,如果感到无法应对,就会产生压力。

首先,一个人的抗压能力很关键。事实上,每个人面对重大事件时的反应并不一样,比如有人应对压力的能力比较强,拿岁数大一点的人来说,经历过非典、地震等好多灾害事件,见证过整个过程,内心相信党和政府的能力,所以会觉得没有什么事,心里也就不会有太大的压力。

其次,事件的严重程度也非常关键。比如强地震、疫情,可以说是非常大、非常严重的事件,

作者简介:刘松怀,中国康复研究中心心理科主任,研究员。北京心理卫生协会副理事长;北京市社会心理工作联合会副会长;中国心理卫生协会理事;中国心理学会注册督导师。

在面对这样的事件时,就更有挑战性。拿一线医务人员来说,之前医务人员在面对医患关系的时候,有医患矛盾,也会有好多压力,在面对传染病的时候,也会有压力,等等,但是,在这种重大灾害事件中,医务人员一下子要同时面对许多压力,这是很有挑战性的。

压力跟我们面对的情景、跟我们的能力有很大关系,会通过我们的情绪和身体的反应表现出来。

2. 压力是人在环境要求做出选择或改变时的感受

在面对选择的时候,人的内心会有冲突,尤其是在无法做一个完美的决定的时候,内心就面临好多压力。

举个例子,一个医务人员,当年在医院号召大家去汶川地震一线的时候,他没报名。他说:"我曾经去过非典,一想到那个非典的情况,我就害怕,所以现在不敢去。"但是,他内心又会自我谴责,自己作为医务人员,到关键的时候,不往上冲,担心别人会怎么看。他的内心有很强烈的冲突,所以压力很大。

3. 压力是对未知事件悲观解释的结果

面对重大事件,为什么有的人压力特别大,有的人压力没那么大?这在很大程度上取决于怎么来看待压力,也就是我们怎么来看待重大事件。如果对发生的事件或行为给予悲观的解释,也就是说,一个人遇到什么事老是往坏的方向想,这个时候他就很容易感觉到压力。

4. 压力是持续不断的精力消耗——心理衰竭

心和身是一体的。当医务人员在灾害事件现场的时候,很多时候必须持续工作,当一个人持续地在这种状态下,比如工作一周两周不休息,一定会对身体造成消耗。当一个人的身体造成消耗的时候,心理也会变得非常脆弱、非常敏感,会感觉力不从心,好像没有能力去应对压力。

5. 压力是面临威胁时的本能反应

当我们面临威胁的时候,必须迅速做出反应。比如,在远古时候,人类在自然界互动过程中,面对危险的时候会紧张恐惧,目的是要逃跑。所以面对压力的时候,本身是一个好事,让我们更好地逃跑,这是我们本能的一个反应。比如说当年非典来了以后,所有的人都戴着口罩。但同时也说明,压力不可避免,尤其是一线的医务人员,压力更是不可避免。

(二)压力对我们的影响

1. 通常情况下,适度的压力会带给我们许多益处

①压力给生活带来乐趣。为什么我们有时候会主动寻求刺激?因为维持正常的生命状态,人需要一个最低水平的刺激输入。

②环境压力促进人类发展。人的成长和发展就是不断适应环境压力的过程。有限的资源导致竞争,而竞争就必然有压力,发展最快的地区,压力也最大。

③适度压力有利于工作和学习。压力对我们是有意义的,保持一定的压力有利于工作业绩和学习成绩的提升。

2. 压力的负面影响

适度的压力对我们有益处,但过度的压力就会带给我们负面影响,主要表现在以下几个方面:

(1)压力太大对身体的影响

压力会对身体造成很大影响,如表1所示。

表1　压力对身体的影响

身体反应	症状
肌肉紧张,准备快速行动	背疼,手脚僵硬
皮肤反应	出疹
体内温度增高,身体准备降低温度	出汗
更多血涌上脑部,血管收缩	头痛、晕眩、失眠
呼吸系统问题	口干、呼吸困难
颈部及肩膀肌肉收紧	顽固性头痛
心跳加速,血压提升	心跳、高血压、冠心病
胃酸分泌增加	消化性溃疡
消化功能减退	消化不良、便秘、腹泻、肠炎

研究表明,76%的疾病与心理压力有关。如果出现表中所列症状,就要考虑到压力的影响。

(2)压力对心理的影响

压力大,特别容易让人产生以下四种情绪:

①焦虑:担心会发生不好的结果。

②恐惧:面对危险而感到害怕,试图逃避。

③抑郁:因无法应对困境或严重后果而产生无助和无望感。

④愤怒:由于目标受阻、自尊心受到打击而引起的激越反应。

当年遇到非典的时候,大家多多少少都体验到这些情绪,一线的医务人员也在所难免。

(3)压力对家庭关系的负面影响

有专家报告称:压力是造成夫妻矛盾和最终离婚的主要原因。对困扰缺乏耐心,人们更易于将他们的压力和不满错误地归因于配偶。

在重大灾害事件面前,很多人都要面对生死的问题,如果压力太大,比如一线的医务人员,心身消耗太大,甚至出现耗竭状态,那压力就不仅仅体现在自己身上,还会蔓延到家庭关系中。因为自己处于耗竭状态,自顾不暇,对家庭成员也就无暇照顾,反而可能会因为自己有愤怒、抑

郁等行为表现,伤害到家庭成员。常见表现有以下几个方面:

①对家庭的兴趣和关心减少。

②缺乏耐心,态度冷淡。

③不能给予子女足够的教育。

④性生活不满意。

(4)压力对工作和社会行为的负面影响

在面对压力的时候,我们的行为常常会因此有所改变。过度的压力,会导致我们的行为出现过激或偏差的情形。比如我们面对疫情的时候就会有一些典型的行为改变。

①过度的自我保护和防御。

②敌对和攻击行为。

③逃避、依赖和被动攻击(自伤、自杀)等。

(三)压力评估:压力下心理生理反应

基于文化的特点,我们中国人不习惯认为自己有心理压力,也不喜欢说自己有心理压力,但压力事实上又在。为了让大家更好地理解和识别压力,我们通过下面几个方面来评估一下。

1. 生理反应

①身体易疲劳,睡眠不足,头痛、晕眩。

②心血管系统问题:心悸、心慌、胸部疼痛。

③呼吸系统问题:呼吸不畅、气短。

④消化系统问题:胃痛、胃胀、腹痛、消化不良,或腹泻与便秘交替。

⑤泌尿系统问题:尿频、尿急。

⑥皮肤问题:皮肤干燥、有斑点和刺痛。

⑦肌肉紧张,尤其是发生在头部、颈部、肩部和背部肌肉的紧张。

2. 情绪反应

①容易烦躁、情绪不稳定、易生气发火。

②消沉、忧愁、情绪低落;或情感迟钝,感到麻木与迟钝。

③丧失信心,自责,甚至产生绝望感。

④对周围同事、家人有疏远感。

⑤缺乏耐心,容易与周围人关系紧张。

⑥感觉精力枯竭,且缺乏积极性。

⑦恐惧、感到不够安全,担心被感染。

⑧害怕家人担心自己。

3. 认知反应

①注意力不容易集中。

②决策能力下降,判断力下降,优柔寡断。

③记忆力下降。

④对自己及周围环境容易出现消极态度。

4. 行为反应

①睡眠方面:失眠、入睡困难、易醒、噩梦、早醒或睡眠时间过多。

②不良行为:采取吸烟、饮酒来缓解压力或网络成瘾等。

③攻击行为:感到愤怒,容易出现攻击行为。

以上所列各项,如果出现多个方面的反应,就可以说是存在压力。出现的反应越多、越严重、越明显,就说明压力越大,也就越是需要进行及时有效的心身调节。

二、重大灾害事件对一线医务人员的影响

(一) 一线医务人员压力来源

一线的医务人员会面临很多压力,这些压力表现在以下几个方面:

①现场危险:带来直接的压力,毋庸置疑。

②工作责任:任务繁重,要求责任心更强。

③服务对象:直面病人,病人会把自己的压力转移给医务人员。

④身体疲劳:情况紧急,长时间、高负荷的工作导致身体疲劳。

⑤无法照顾家人:因为隔离的缘故,远离家人,无法照顾老人和小孩,有些人家里有人生病了也无法照顾,这个时候会感到纠结。

⑥人际关系冲突:特殊时期人际关系不同于平时,也需要自我调整和适应。

⑦个性风格:有些人自身性格有问题,容易跟人家发生冲突,还有些人不爱说话,把什么事压到心里面……这些都会加重压力。

当有压力的时候,我们就要想一想,造成压力的主要原因是什么。身体疲劳问题,还是服务对象带来的麻烦,是人际关系问题,还是家人的问题……找到自己的压力源,对自我心身调整有很大帮助。

(二) 创伤后应激障碍

创伤后应激障碍(Post-traumatic Stress Disorders,PTSD)是指在异乎寻常的威胁性或灾难

性打击之后,延迟出现或长期持续的精神障碍。主要表现为个体持续重复体验创伤事件经历,逃避回忆及反应麻木,警觉增高。体验常在创伤后数日甚至数月后才出现,症状持续 4 周以上,有的可长达多年或终身。

创伤后应激障碍核心症状:①反复重现创伤性体验(闪回、再现创伤情景、闯入性回忆);②持续性回避(场景、想法、话题及事件);③持续性警觉性增高(焦虑、噩梦及易受惊吓)等。

重大灾害事件通常都是突如其来,让人措手不及的。对一线医务人员来说,更是如此,因为他们不仅要冲在一线,跟常人一样面对现场危险的压力,还要负起救治病人的责任,在病房里面,可以说是整个身心都处在高度紧张状态下,但是面对更多病人等待救治,看到病人无助的表情,更重要的是面对大量重症患者的痛苦以及逝者离去时的哀伤,都可能对心理造成创伤。当时在应激状态,可能没有强烈反应,但从一线回来,很可能就会出现 PTSD。

所以,医务人员从一线回来以后,也不要掉以轻心,要自我检查一下,看看自己是否有 PTSD 的一些反应。

第一个,反复重现创伤的体验。比如,从一线回来以后,脑子里还想着灾害事件现场,想着病房的事情,想着那些画面;或者不知什么原因,比如吃着饭、睡着觉,那些画面就出来了。

第二个,持续性回避。比如说,回来之后就不愿、不想也不敢再谈灾害事件现场了。如果遇到别人谈到,就很烦躁;或者不愿看到灾害事件相关报道;也不愿别人询问自己,"你什么时候回来的""怎么样"等;即使别人说自己是英雄,也很烦。

第三个,持续警觉性增高。比如说特别焦虑、特别害怕,脑子总想着灾害事件的事儿。睡不着觉,兴奋;或者做噩梦,梦到当时病房的情景。

如果有人出现以上情形,尤其是过了好几个月还会出现,就要特别注意。

一旦发现自己有 PTSD 症状,最好找专业的心理工作者帮助自己做出评估和处理。

三、灾害事件一线医务人员心理调适与自我照料策略

(一)保持阳光心态

第一,保持乐观态度。在遇到压力的时候,保持阳光的心态特别重要。有的人在面对压力的时候,始终持有乐观的心态,总能看到事物积极的一面,从积极的角度去思考问题,就更容易解决问题。

第二,提升使命感。有科学研究表明,只有当人认为压力是压力的时候,压力才对心身造成伤害。当我们把在灾害事件一线救死扶伤当作一种责任和使命来担当的时候,压力就成为动力。

第三,积极应对。比如面对压力的时候,或者感到身体不舒服的时候,要主动去求助,主动

去解决,而不是把它搁置不管。我们要对自己的身体和情绪负责。

我们一定要有阳光的心态,要有一种对社会的责任、对自己的责任,主动去解决、去预防,并且主动去影响和帮助他人。

(二)转换观念:换个角度看问题

心理学有一个叫RET(合理情绪治疗)的认知行为方法。简单讲,我们有烦恼,不是源自我们在世间的遭遇,而是源自我们对世界的看法。比如有个故事讲,一个老太太有两个女儿,大女儿卖伞,小女儿开洗衣店。每到下雨的时候,老太太就想,小女儿的洗衣店没法晾衣服了,而遇到好天有太阳的时候,她又会想大女儿的伞卖不掉了,结果她一直都烦。后来有人让她反过来想,遇到好天有太阳的时候,就想小女儿的洗衣店可以开张了;下雨的时候,就想大女儿的伞可以卖掉了。于是,她总是很高兴。

换个角度特别重要,同样一个世界,我们换一个角度看,心情就不一样了。面对任何一件事情,我们的态度都是可以改变的,所以说,心理学上经常有句话,不是这个世界本身让你不快乐,而是你对这个世界的看法让你不快乐。

面对重大灾害事件,或者遭遇具体的压力,我们都可以转换视角来看待问题。

(三)保持正确"比较"的心态

还有一点,烦恼多是因为我们跟别人比较但又比不过导致的。比如说,我们去灾害事件一线了,我们补助一天200元钱,而人家补助300元,还有人补助800元,这么一比较,心里肯定很难受。

但如果能反过来比较一下,比如看到有的人因为灾害事件的影响找不到工作;再比如看到我们自己不是最苦的,也不是最累的、最难的、最倒霉的、最不幸的,相比那些牺牲掉了的人,我们活着,还得到党和人民给予的荣誉和支持,并且被英雄般对待;而有的行业,有的人干了许多事情并不为人所知、不被人理解……我们还会发现,每个人都有压力,有很多人比自己压力更大,等等。这样比较,心情就会好许多。

(四)学会合理宣泄

自我照料,还要学会表达自己的情绪。我们感觉情绪特别烦躁、容易发脾气,是因为内心有好多焦虑没法表达。所以,要找人去好好地表达一下。很多时候,把事情说出来,把情绪表达出来,哪怕是写下来,都会使内心恢复平衡。

（五）保持好的社会支持系统

要有良好的社会支持系统。如果你心情不好，一定要告诉别人，而不是自己压在心里自己扛。所以，我们需要有家庭、朋友以及工作伙伴。尤其在重大灾害事件面前，感觉压力太大，人很烦，就会想一个人待着，不想上班，不想跟家人朋友待在一起。但是，我们要做的反而是要跟人在一起，互相理解，互相支持。

社会支持系统就像给你的杯子续水的人，可以帮助你宣泄不良情绪，获得情感支持和各种形式的帮助，有效缓解压力。

（六）增强自我抗压能力

当压力源不可能消除时，我们只能最大限度减小压力的负面效应，使身体和情绪尽快恢复到正常状态。平时我们要经常给身体减压充电，当应对压力时才会更有力量。

英国萨塞克斯大学心智实验室研究表明，阅读能使压力水平降低 68%，听音乐能降低 61%，喝茶或咖啡能降低 54%，散步能降低 42%。

如果心情烦躁，可以听听音乐。要先听一些适当的悲伤的音乐，多听一会儿，然后听一会儿比较中性的音乐，最后再听一点欢乐的音乐。

还有阅读。最好是看纸质书，不要看手机中的内容。看手机容易入迷，有人看到夜里两三点，不知道睡觉，那不利于减压，因为你看手机的过程也是很累的。

追剧也是挺好的，也会缓解压力。

再就是要把觉睡好了。尤其是从一线回来以后，一定要把觉睡好。如果睡不好觉，要再找找原因，看看能不能吃药；如果不想吃药，就要找一找心理咨询工作者去聊一聊，也会帮助你减压。

当然，也可以做一些运动，哪怕在家里面也是可以做一些运动，如果每天能做半个小时到一个小时运动，有氧的运动，那就相当于吃一片抗抑郁剂，对缓解焦虑紧张是有好处的。

最重要的是，当我们面对压力的时候，一定要去找点事情做，一定要转移注意力，去愉悦一下自己。

当然了，如果觉得自己还有压力没有办法解决，还可以去找专业人员求助，这很重要。

四、常用心理自助放松技术

这里给大家介绍几种常用的自助放松技术。

(一)呼吸放松

（1）舒服的坐姿

找一个安静而舒适的地方坐下来。背要坐直,两手自然,放松腹部肌肉。

（2）自然呼吸

从容而自然地吸口气,然后呼气。练习几次,直到能舒服而自然地呼吸为止。

（3）深呼吸

用鼻子慢慢吸气,数四下,再停止。屏住呼吸,数四下。慢慢呼气,也数四下。

把前面的三个步骤重复五次。

（4）恢复自然呼吸

最后慢慢恢复自然呼吸。

(二)想象放松

①选一个安静的房间,平躺在床上或坐在沙发上。

②闭上双眼,想象放松每一部分紧张的肌肉。

③想象一个自己熟悉的、令人高兴的景致。比如,来到一个海滩,躺在海边,周围风平浪静,一望无际的海面让人心旷神怡,内心充满宁静。

④随着景象越来越清晰,幻想自己越来越轻柔,飘飘悠悠离开躺着的地方,融进环境之中。阳光、微风轻拂着自己。自己已成为景象的一部分,没有事要做,没有压力,只有宁静和轻松。

⑤在这种状态下停留一会儿,然后想象自己慢慢地又躺回海边,景象渐渐离自己而去。再躺一会儿,蓝天白云,碧海沙滩。然后做好准备,睁开眼睛,回到现实。此时头脑平静,全身轻松,非常舒服。

(三)体感技术

①按一定线路,闭眼,调整呼吸,觉察呼吸、身体感觉的细节和变化(身体扫描线路:包括身体前、后、侧面和内部)。

②让自己的内心与呼吸在一起。

③体验放松、舒适和温暖的感觉。

④体验自己与不好的感觉在一起。

⑤体验内心和身体和谐相处的感觉。

⑥觉察自己周围环境的细节和变化。

每天练习15~20分钟,可以结合想象训练。

五、结语

重大灾害事件突如其来,会带给我们巨大的压力。作为战斗在一线的医务人员,不但要承受灾害现场危险的压力,还要承担繁重的任务,救治病人。其情可感,其行可赞。

在承担伟大使命和任务的同时,一线医务人员也需要得到全社会的支持,尤其是心理援助。更重要的是,一线医务人员自己要懂得自我照料和自我关怀。

与此同时,作为心理工作者,我们积极地为各方面人士提供心理援助和支持,更希望能够成为一线医务人员心理健康的坚固后盾。

最后,以一段话来结束本文,与一线医务人员共勉。

> 永远要记住,在某个高度之上,就没有风雨云层。如果生命中的云层遮蔽了阳光,那是因为心灵飞得还不够高。大多数人所犯的错误是去抗拒问题,他们努力试图消灭云层。正确的做法是发现使自己上升到云层之上的途径,那里的天空永远是碧蓝的。

在灾害事件面前,愿我们大家携起手来,共度困难,勇于面对压力,与压力共处,积极管理好自己的压力和情绪,保持身心健康,实现人生价值。

参考文献:

[1]李晓燕.员工心理健康与心理调适[M].北京:中国言实出版社,2010.

[2]刘克敏.运动学[M].北京:华夏出版社,2014.

[3]杨凤池.医学心理学[M].北京:北京大学医学出版社,2013.

[4]赵夏娣.运动与心理健康[M].西安:西北工业大学出版社,2010.

[5]杨霞.员工减压手册[M].北京:石油工业出版社,2009.

理论、历史与文化篇

以东方哲学为根基建构完整生命的心智结构

——"意识星空导航系统"的构建过程

刘　明

　　从科学出发,却又超越科学语境,再造"浑沌语境",只是完成了心理学和哲学的超越。如何从"浑沌"世界再次回到我们在认识上早已习惯了的"二元"现实世界,建构起完整生命的心智模式,成为本文的中心内容。于是,我们再次从东方哲学的视角出发,借由对世界"创生"及其"全息"特点的讨论,重新认识了"规定"及"规定性(或法则)"以及创造了"规定"的主体,使得生命从客观环境的束缚中获得超越和解放。从此,人可以更好地利用与客观世界的二元对立与统一的互动规律来丰富自己,并使生命获得成长;同时,也可以通过"自我意识"的觉悟和超越实现与"浑沌意识(浑沌力量)"连接或使"浑沌意识(浑沌力量)"再现而获得"浑沌力量"的加持。具体表现,就是生命在成长的过程中于现实中具有更强的"执行"能力。本文用下面五个部分的结构来完成论述:①没有人的认识,就没有"世界","世界"是由人规定出来的;②由古人规定"世界"的方式想到的;③浑沌心理学如何规定"天人关系"——意识星空导航系统的建构;④现实应用(方法与技术);⑤以浑沌视角看生命的来处与去处。有了这样的"意识星空导航系统"作为工具和指南,命运便掌握在自己手里。

　　作者简介:刘明,北京东方生命文化研究院特聘研究员。浑沌心理学创立者,曾以此身份至美国宾夕法尼亚大学、哥伦比亚大学和英国伦敦大学学院(UCL)演讲与交流。北京大学国际政治专业本科、中国社会科学院研究生院货币银行学专业硕士研究生毕业,兼修北京师范大学研究生院心理学硕士课程及中国科学院心理研究所心理学博士课程。曾任或现任中国协和医科大学教师、庆泰信托投资有限责任公司董秘、太原工业学院客座教授、北京心理卫生协会理事、ASSC(the Association for the Scientific Study of Consciousness)终身会员以及中央电视台、中央人民广播电台、《中国经济时报》等媒体心理栏目专家。出版专著《让心起舞》(中国水利水电出版社,2006年)、《心醉神怡》(北京师范大学出版社,2010年)、《心境漫步》(六卷)(西安出版社,2015年)、《我本浑沌》(九州出版社,2018年)等。

一、没有人的认识,就没有"世界";"世界"是由人规定出来的

(一)世界是怎么来的

从目前科学观点看,万事万物皆在运动,或者说,万事万物是运动的不同表现形式,我们也可以说,运动是绝对的,或称之为"绝对运动"。

以科学的逻辑来看,紧接着的一个问题就是,"是什么导致了绝对运动?"这是二元概念和逻辑的必然趋势。二元概念和逻辑总是会去寻找事物之间的关系并追问其中的因果定律。

从科学的语境来讲,总是要去追问创造了世界的第一力,问题要么是"导致了绝对运动的原始力量是什么",要么是"绝对运动是创造了世界的初始力量吗",后者是以绝对运动作为创造世界的第一力。

(二)浑沌心理学是如何看待世界的起源问题的

1. 世界是由什么力量创生的

在拙作《我本浑沌》一书中,我们打破科学早已习惯了的二元概念和逻辑,创造出"浑沌语境"。在"浑沌语境"中,没有起点,没有终点,没有过程;没有因,没有果,果即是因,因即是果;没有时间,没有空间,没有概念;没有生,没有死,浑沌是生死叠加态,生即是死,死即是生;浑沌是无,浑沌是有,浑沌是无有叠加态,无即是有,有即是无。

根据"浑沌语境"的逻辑,我们这样看待世界起源问题:既没有一个创造了绝对运动的力量,也不存在一个绝对运动创造出来的创造世界的初始力量,而是存在着一个与绝对运动伴生的力量,或者说与绝对运动一体的力量,我们称之为"浑沌力量"。换句话说,"浑沌力量"与"绝对运动"处于叠加态中,"浑沌力量"就是"绝对运动","绝对运动"就是"浑沌力量"。然后,我们说,浑沌力量(绝对运动)是创造世界的本源。

与"绝对运动"和"浑沌力量"这样的创生力量相应的是,不存在起点和终点的问题,也不存在过程的问题,或者说,任一处都可以是起点,任一处都可以是终点,任一处又都体现着全部过程,所以,我们会说,浑沌力量(绝对运动)是创造世界的本源,并以全息的方式存在于一切时空中。

而鉴于二元概念和逻辑已经深入骨髓,我们不免也会以主客观的不同立场来看待世界创生的问题,亦即当我们以客观的立场来看待与绝对运动伴生且无差别的世界的创生力量时,我们称之为"浑沌力量",而当我们以主观的立场看待与绝对运动伴生且无差别的世界的创生力量时,我们称之为"浑沌意识"。也就是说,"浑沌力量"与"浑沌意识"是一体两面,因为不同的认识出发点得名不同。于是,关于世界创生的问题我们重新表述如下:

"浑沌力量是创造世界的本源,并以全息的方式在一切时空中存在,其形式表现为绝对运动。绝对运动创生万物并存在于其中,且最终将浑沌力量表现为全息于生命基因中的浑沌意识。"

"浑沌意识是原始而完整的,其完整不仅体现在个体内心世界的起始处,还体现在对主客观世界的超越上。"

2. 世界是怎么形成的

下面我们来说说认识的出发点问题。

在讨论认识的出发点之前,我们先回到绝对运动上。

当我们说运动是绝对的同时,其中潜在的意思还包含着"运动是无限的",也就是说,运动是绝对无限的。

但是,在我们的认识里,却有一个问题,亦即与绝对无限的运动相对的,是我们会感知到事物静止的一面。

我们又很清楚,静止并不是不运动,而只是我们感知其静止而已。

感知事物静止乃至事物存在,其根本原因是我们的感知能力有限。换句话说,我们与生俱来的有限的感知能力使得我们无法感知绝对无限的运动及其全部形式,而只能感知到我们有限感知能力能够感知到的那些运动形式。

由此,我们可以得知,我们感知到的世界,或者说我们认识到的世界,甚至我们以为真实存在并在其中生活着的世界,并不是绝对运动的全部内容,而只是绝对运动的一部分内容,换句话说,我们生活在一个我们可以感知到的世界中。这个世界的边界是由我们的感知能力来界定的。也就是说,我们生活在一个我们自己感知到的世界里。换个说法,我们的世界是由我们的主观认识确定的。

没有我们有限的主观认识,就没有世界,有的只是绝对无限的运动。

换句话说,没有人的有限感知能力作为丈量尺度,世界是不存在的。反过来说,世界之所以存在,是由人的有限感知能力丈量出来的。或者可以更直接点说,世界是由人规定出来的。

二、由古人规定"世界"的方式想到的

在拙作《我本浑沌》一书中,我们讨论过古人规定"世界"的方式。

传说伏羲画八卦,也就是先天八卦,乾坤坎离震艮巽兑。这里最重要的工作就是取"象"。但是,如何来取"象"呢?

中国古人很聪明,他以自己为中心,选择太阳最热的时候面朝太阳坐着,然后来建构空间关系。

他把头顶广袤无垠的虚空定义为"乾";把脚下坚实的却又能生长万物的大地定义为"坤";把太阳高悬温暖发热的前方定义为"离(丽)",事实上,太阳对人类来说,确实是最瑰丽、最大的

火;接着,他把背后似乎把大地割裂开来的黄河所在的方向定义为"坎",缺了点土的地方确实容易有水;令人难耐的冷风总是从背后的高空处吹来,那个相当于人的颈后背的方位被定义为"巽";让人呼吸畅快且舒适的暖风,总是从口鼻对应的前面的高空吹来,那个对应着口鼻的方位被定义为"兑";男女情动的部位所对应的方位被定义为"震";而坐下来让人停止的地方,亦即对应着臀部的方位被定义为"艮"。

当然,伏羲所做的,不仅是用八卦象征方位,还用八卦象征万事万物。

而由其八卦所象征的方位来看,不难看出,在伏羲那个时代,人更关注的是人与环境之间的关系以及人在环境中所处的位置。用马克思主义理论来讲,人类进步的过程中首先需要解决的是生产力问题。

随着时代发展,生产关系问题提上日程,所以,到了周文王那里,把八卦的方位变成"西北方向为乾、北方向为坎、东北方向为艮、东方向为震、东南方向为巽、南方向为离、西南方向为坤、西方向为兑"。不难看出,文王把伏羲时代建构起来的竖立的八卦图形关系改成了水平的八卦图形关系;再将其对应方向结合"乾为父,坤为母,震为长子,坎为中子,艮为少子,巽为长女,离为中女,兑为少女"的规定来看,显然又是一幅家庭结构图,说明这个时代人们已经开始重视人与人之间的关系,也会在人际关系中确定彼此的位置。

文王八卦也被叫作后天八卦,在文化传承上更多地被儒家文化所推崇。事实上,儒家文化最核心的内容就是探讨人和人的关系问题。故而有"仁、义、礼、智、信"等诸多内容。相对于儒家文化而言,中国文化中的另一条主脉络之道家文化显然更偏爱于回归先天状态,讲究天人合一。在八卦的取用上也更喜欢伏羲的先天八卦。

八卦的概念最具价值的地方在于取"象"以及用"象",即用抽象的符号来象征和指代万事万物,借此实现人与人的交流并进而作用于万事万物。

关于用抽象的符号来象征和指代万事万物,如果我们允许自己的思维解放一点,我们还可以用下面的方式来思想。尽管这样的思想可能仅仅是幻想或完全谬误的,但却可以帮助我们打破固有的习惯性思维的桎梏。

科学所做的事情,就是不断揭示出宇宙存在和运行的法则。在这样的科学活动中,其实已经有一个自然的前提,就是承认我们的世界是由"正在被科学不断揭示出来的宇宙法则"以及"未能被科学揭示出来的宇宙法则"所规定。问题是,无论科学怎么努力,至少到目前为止,仍然不知道宇宙法则是由谁创造的,也不知道是否存在着一个可以统筹起所有宇宙法则的最基本的法则。

我们知道,电脑中的二进制算法是由人发现和创造的,并且规定了复杂的电脑以及人工智能系统。我们不妨大胆想象一下,如果把我们的世界也看成是复杂的系统,我们也可以说,这系统是由类似于二进制一样简单而基础的符号运算机制(比如类似于八卦一般的象征、指代及其运演的方式)规定的。

高级人工智能可能在未来某一天会脱离人赋予的规定性(或法则)而拥有自我意识,我们人类可能也在过去的某个时点上脱离了八卦一般的规定性(或法则),不但变得有了自我意识,同时变得具有非规定性或非理性的属性。

这个思路或许可以帮助我们更容易理解《易经》、奇门遁甲乃至风水文化。如果我们生活的世界是由某种基本的规定性(或法则)建构起来的,《易经》、奇门遁甲以及风水文化等可能就是某几种规定性系统。

电脑有后台操作系统也有应用软件,虽然都由基本的规定性(或法则)驱动着,但后台系统的运作通常是看不到的,而应用系统是一定能看到的。同样地,我们生活的世界也分成两部分,一部分是我们不能感知到的,一部分是我们能感知到的。我们可以把《易经》、奇门遁甲以及风水文化等看作是我们不能感知到的世界的规定性系统及其语言,把科学一类的学问看作是我们能感知到的世界的规定性系统及其语言。

这样,我们不能理解的《易经》、奇门遁甲以及风水之类的学问,似乎有了一个新的视角。以被作为封建迷信看待的风水文化来讲,如果世界是起源于浑沌力量并经由类似于八卦这样的规定性系统创建,这个规定性系统就不仅会创造出有意识(或灵魂)的个体的人,一定也会创造出更宏大的体系,比如家族系统,在这个家族系统中,不仅会有血脉及 DNA 的联系,一定还会有家族意识(或灵魂)系统,或者我们换成现代的语言更容易理解,就是一定还有基于整个家族的能量或信息系统,这些内容常常表现在文化中,类似于荣格讲的集体无意识。从目前已知的家庭系统排列的治疗体系来看,心理学已经在家族系统的这个层面进行工作了。

至于科学一类的学问,由于与"能感知到"(或者说"感知能力")相关,所以,同感知能力的有限性一样,一方面会表现出其有限性,另一方面又会表现出因不甘自身有限性而不断寻求突破的努力。这种对规定性(或法则)尤其是有限的规定性(或法则)的不甘,在其最初获得非规定性或非理性的那个过程中就已表露无遗。

奇妙的是,这种在规定性(或法则)之中又试图获得非规定性(或无法则)的特质正是浑沌的特点,其中体现着浑沌力量的作用。

回到我们的现实生活中,我们遵循规定性中的法则就是顺应"天道",脱离法则一方面让我们获得更多的自由,但同时可能也会因为违逆"天道"——规定性而麻烦不断。

当然,从"浑沌"的视角来看,有"象"或"相",就好比相对于"浑沌意识"有了"知道"这样的确定性意识内容。对于规定性的突破,即使没有重现"既符合规定性又不符合规定性"的浑沌域态,也意味着有重现浑沌域态的可能。

三、浑沌心理学如何规定"天人关系"
——"意识星空导航系统"的建构

在讲世界的创始起点时,我们认为,不是只有一个起点,而是有无数个起点,亦即我们这个世界的任何一个点，都可以成为创生世界的起点。

一花一世界，一叶一菩提，讲的就是一个全息的概念。

我们说，浑沌力量是创造世界的本源，并在一切时空中以全息的方式存在。

我们这样的一个提法，亦即我们在讲"浑沌"的时候，意味着完整与无限，既是完整的又是无限的。

而后来，作为个体的人，从认识到自身作为个体存在的那一刻起，就跟世界分离了，也就是说有了主客观世界的分野。

从生理的角度看，割断脐带之前，个体跟母体是一体的，不需要呼吸，也不需要吃饭，不需要从外界获得给养，他的意识处于"浑沌意识"状态，是完整无限的。

而割断了脐带之后，他就需要呼吸，需要吃奶，或者吃饭，总之，割断脐带那一刻，生命个体一方面是作为独立的个体而存在；另一方面，这个独立的个体跟这个世界是分离的，却又需要紧紧地联系在一起。

他需要从外部世界获得交流，这种交流包括空气的交流、营养的交流，也包括更加抽象层面的情感的交流、思想的交流、智慧的交流。

对个体来说，是新陈代谢也好，还是仅仅作为概念也罢，存在这样一个问题，就是作为一个独立的个体，他既能体现也能体验到自己作为一个个体存在的这种独立性，同时也存在着他对环境的依赖以及相互依存的关系。

我们首先看到个体跟环境的这种分离，这是"一分为二"。

心理学认为，心理活动是头脑对客观世界的反映。大家可以这样理解，我们的认识活动就好像主观世界作为镜子对客观世界进行反映，却又不是像镜子那样简单机械。

在拙作《我本浑沌》中，谈到婴儿最初的意识处于"浑沌意识"状态，是完整无限的。实际上，这个婴儿身上的"浑沌意识"已经不是创生了整个世界又全息于一切时空处的"浑沌意识"。如果把创生了整个世界又全息于一切时空处的"浑沌意识"状态看作是"无极"状态，那么，可以把婴儿的"浑沌意识"看作是"太极"状态，或者叫"浑沌域态"。

而当婴儿的"浑沌域态"被刺激——来自抚养者的互动行为，尤其是其意识导入相当于"观测者效应"中的观测——使得婴儿有了主观意识，他就开始意识到主客观世界存在分野。这个过程类似于"太极生两仪"。

与此同时，这种主客观世界的分野也会在婴儿的意识世界（主观世界）中呈现出分野的状态。简单点讲，从此后，婴儿的意识世界（主观世界）里面，开始出现"一分为二"的内容，亦即从此开始建立二元的认识结构，二元的概念及逻辑系统。在这个二元的概念及逻辑系统中，首先有了阴阳概念（主客观分野是最初的阴阳概念），有了0和1这样的概念。这个过程可以看作是"两仪生四象"。

然后，又不断地裂变，二变四，四变八，八变十六……这样子不断地用二元的概念及逻辑去建构我们的认识体系、我们的内心世界。这个过程可以看作是"四象生八卦,八卦生三百八十四爻"的易演过程。

我们看到,二元是起源于个体存在以及对个体存在的意识,同时,二元也没有办法离开这个个体独立存在。

生理上,个体对环境是有依赖的。在心理上,当个体的主观世界建立起二元的系统结构以后,并且慢慢地又"确认"了这个二元系统结构是自己的内心世界以后,会形成一种心理活动的特点,亦即内心变化对外在条件的依赖。这个依赖的情形,我称之为"外因决定"。

我们只要看看自己是如何被周围的人所影响,就会明白这一点。周围的人,尤其是你生命里所看重的人,他的喜怒哀惧,会相应引起你的喜怒哀惧,他的一言一行,或者让你高兴,或者让你愤怒,或者让你悲伤,或者让你恐惧。

这种被周围人影响的情形,还有一种抽象的表现,就是你很难找到某个具体的人,说他影响了你,但你又总是感觉被别人影响着。这种影响叫文化。比如女性,很爱美,每天想着怎么让自己变得更白。而美事实上是一种基于外在文化决定的内容,比如,我们中国人,天天看广告,美白美白的,但要是在欧美,美白就可能没什么市场,因为他们常常还要晒黑。

"外因决定",也可以称之为"环境决定"。这么说,其实并不全面,因为人不仅是被环境或外因决定的,还是被自己本身的力量决定的。

尽管很多时候人自身的力量看起来很薄弱,但笔者要说,人自身内在的力量本质上是强大无比的。因为它跟创造世界的力量同根同源,或者说,它是创造世界的"浑沌力量"("浑沌意识")的一部分,同时其内在又无处不弥漫着全息着的"浑沌力量"("浑沌意识")。

如果我们把"浑沌力量"("浑沌意识")看成是无边无际的大海,那么,生命个体从母亲分离出来,或者二元概念及逻辑从"浑沌意识"中诞生出来,就好比是一滴水从海浪中飞离出来。从此,生命进入二元世界。如图1所示。

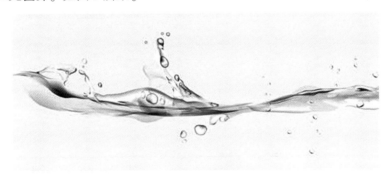

图1 水滴从海浪中飞离

这滴从海浪中飞离出来的水,其命运显然深受风力和引力(这个引力主要是海水引力,这里我们不考虑承托海水的大地的存在)的影响。

风力是一种可以使得"这滴水"远离或回归海水的力量,总体上可以看作是一种"分"的力量;引力则是使得"这滴水"回归海水的力量,可以看作是一种"合"的力量。

风、水,合起来也可以看作是影响生命个体生成、发展、变化的环境因素,中国古人也常常称之为"风水"。

如果把风看作是一种"分"的力量,使得"这滴水"从海水中分离出来并四处飞扬,它同时也意味着是一种"动"能;反之,当我们把水看作是一种"合"的力量时,无边无际的海水可以代表一种"静"能、"凝"能、"势"能。

更能让人感受到运动的能量是热能。事实上,风是由太阳的热能和空气作用产生的。蒸汽机是由燃烧煤炭产生的热能得以运作的。能够让人想到热能的是火。

比水更能让人感受到"势""凝"和"静"的是大地。

用阴阳的概念来讲,如果说风是少阳,火则是老阳;说水是少阴,地则是老阴。

在佛家思想学说里,也有地风水火这样的概念,指的是构成生命的四大因素。与我们讲的概念有所差异,但在某种意义上又有相通之处。

在我看来,风火更具有使得生命从"浑沌域态"中分离出来成为独立个体的力量,地水更具有使得生命重回"浑沌域态"、重回生命无限完整状态的力量。在这个二元概念建立的过程中,地风水火之间的关系可以表示为一个竖立的阴阳太极图,如图2所示。

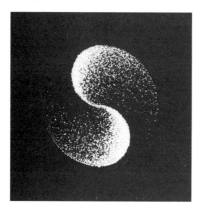 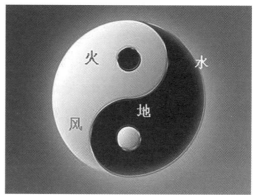

图2　阴阳太极图

与"这滴水"飞离海水情形相似的,是"土"。

从"土"的字源来看,"土"是个象形文字(见图3)。

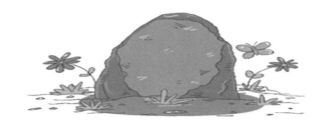

图3　"土"的象形

古代的"土"字,是地面上有一个土墩儿或土块儿,"土墩儿(或土块儿)"是用轮廓线来表示的,后来"土墩儿(或土块儿)"写成实心的了,再后来,"土墩儿(或土块儿)"变成了一个"十"字。甲骨文字形是上像土块,下像地面;金文的写法是中空廓变填实;小篆写法变为线条。如图4所示。

图4 "土"字的演变

生命个体就如"这滴水"和甲骨文中的"土"字一样,是从完整无限的整体中分离出来的一分子,却又同时具有整体的全部本质属性。作为一个独立个体,生命个体携带着完整无限的"浑沌力量"("浑沌意识")的基本属性,又开始受制于环境("风水")因素。

下面我们来看看,生命个体受制于哪些环境因素。

在讨论这个问题之前,我们再次确认一下前面的基本内容,亦即"世界是由人的有限感知能力丈量出来的,是由人规定出来的"。

于是,我们讨论的环境因素,从属于我们感知能力所能感知的范畴,同时也是我们规定出来的世界内容。换句话说,没有人的认识活动,没有人的有限感知能力作为丈量尺度,世界是不存在的,环境因素也是不存在的。也就是说,有人的认识活动,有生命个体从完整无限处分离出来的情形,或者说,有了主客观世界的分野,才有世界,才有环境。

我们现在来看看,能够影响主观世界发展变化的属于客观世界的因素有哪些。

在"浑沌意识"的无限完整处,生出主客观世界分野的二元概念之后,二元概念及其逻辑进一步分化。

首先,在二元概念及其逻辑还没有形成后来的"自我意识"之前,二元概念及其逻辑已经把主观世界分成了两部分,一部分是新诞生出来的二元概念及其逻辑,一部分是诞生了二元概念及其逻辑的"浑沌意识",而这个部分又是已经诞生出来的二元概念及其逻辑本身无法理解甚至无法感知的部分。

紧接着,主观意识把主观世界的这部分内容对应于外部客观世界,又把客观世界分成了两部分:一部分是可以被主观世界感知的内容,这部分对应于主观世界的二元概念及其逻辑;另一部分是不能被主观世界感知的内容,这部分加上能够被主观世界感知到的内容合起来对应于"浑沌意识",也就是我们讲客观世界时说的"绝对运动",同时也是我们前面打比方的"海水"和"大地"。在这其中,大家也看到了,主观世界事实上又把客观世界分成了两部分,亦即能被主观世界感知的内容以及不能被主观世界感知的内容。

这个部分的二元分裂过程,犹如前面谈到的"地风水火之间的关系可以表示为一个竖立的阴阳太极图"的情形,我们在理解的时候,也可以形象地理解为上下两部分,如图5所示。

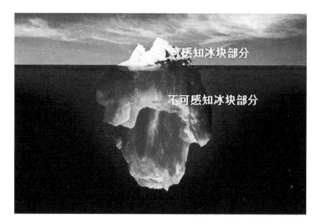

图5 "可感知"与"不可感知"部分

如果说,把客观世界分成能被主观世界感知的内容以及不能被主观世界感知的内容两个部分,犹如拦腰把客观世界纵向分成两部分,二元概念及其逻辑的认识能力紧接着——或者说几乎是同时——又横向把客观世界分成两部分,一部分是与生命个体具有相同属性的"人"(这里的"人",既是一个整体概念,又是一个与生命个体相对应的"他人"概念,以后关于生命个体的描述还会使用"我"或"自我"这个概念),另一部分是与生命个体不具有相同属性的"物"。

这个部分的二元分裂过程,开始建立横向截面图的关系位图,原来纵向的地风水火也会加入其中的运动轨迹,犹如三维世界用二维平面图表达一样,旋转着形成我们马上要讲到的金木水火土的关系。如图6所示。

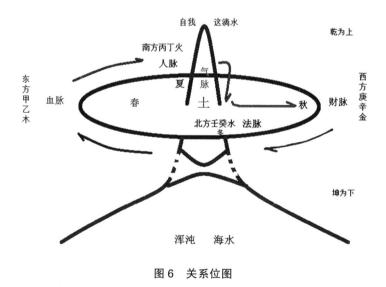

图6 关系位图

我们先来说说蕴含着无数滴水的海水。

道家常常说"上善若水",在某种意义上,"水"更具有"道"的特点,甚至可以说,等同于"道"。

我们这里所说的"海水"或"水",可以说完全等同于"道"或"道体"。

"道"也可以理解为构建起世界或宇宙(这里"宇宙"是指倾向于接近"绝对运动"的最极致可知形态)的法则。

从科学的逻辑来讲,宇宙诞生之后,太阳系诞生,地球诞生,生命诞生,人诞生,意识诞生。人起于"道"。

形象点讲,犹如海水产生了海浪,海浪里分离出了"这滴水",可以称之为"道"的宇宙法则创造了人种,人种的父母又创造了生命个体。

如果把"道"的创造体系称为"法脉",承载种族延续的家庭系统可以称之为"血脉"。

"法脉"和"血脉"的差异,一个是无形有相的法则运作体系,一个是有形有相的基因传承体系。

当然,"法脉"系统不仅创造了"人",还创造了"物"。如果从进化论的逻辑上看,"物"甚至是在"人"之先。

从我们"浑沌语境"的逻辑来看,"物"其实是无限绝对运动的一种形式,它本身也是全息着的"绝对运动",是与"道"同时存在的,既是"道"创造出来的产品,也是创造"道"的力量。

"物"之所以存在,是因为有人存在,有人的认识存在,是由人规定出来的内容。没有人的因素,"物"就是全息着的"绝对运动"。

回到生命个体与"人"的关系上,首先体现为"血脉"关系,也就是心理学常说的亲子关系。

从生命个体与母体割断脐带的那一刻开始,个体要发展为独立存在的需求成为其远离母体的力量。此后,个体从对母体的唯一依恋关系状态开始弥散开来,逐渐形成对人类群体尤其是伙伴关系的依恋关系。

伙伴关系乃至群体关系对生命个体的自我认知形成起着关键性作用,甚至可以说,个体的"自我意识"就是在自身与群体的互动中经由他人的反馈而形成的。这个造就了"自我意识"(也可以称作"我")的体系,笔者称之为"人脉"。

还有一点很重要,就是伴随着亲子关系向伙伴关系的过渡,二元概念及其逻辑也从最初的形态向更加丰富的方向发展,事实上,群体游戏规则的建立同时伴随着个体对万事万物的规则的认知的发展。

再回到"世界是由人的有限感知能力丈量出来的,是由人规定出来的"以及"'物'之所以存在,是因为人存在"的内容,我们现在也可以演绎出新的内容,"我"的世界之所以存在是因为"我"存在,"我"的"物"之所以存在,也是因为"我"存在。

随着商品经济的发展,产生了一个基本内容,就是"一般等价物",亦即"货币"。通俗的称法叫"钱"。在我们中国人的概念里,钱和财常常是分不开的。我们现在也可以用类似"一般等价物"这样的概念,把所有的"物"带给人影响的体系叫作"财脉"。

由此,我们看到影响生命个体尤其是"我"的主要因素就已经罗列清楚。

这里有个基本前提,如果没有"自我意识",生命或许也就没有了喜怒哀惧、爱恨情仇的体会,同时也就没有了关于人生命运的问题。换句话说，之所以有"命运"问题，是因为有"自我意识"。

而从主客观世界的关系来看，影响主观世界发展，或者说影响"我"的命运的因素无非是"法脉""血脉""人脉"和"财脉"。可以说，"我"当下的"气运"指数是由"法脉""血脉""人脉"和"财脉"以及"自我"合力作用的结果。"我"的"气运"指数随时间流动发生变化（比如上下浮动）的轨迹，我们称之为"气脉"。"气脉"横向贯穿于人生轨迹中的情形，可以称之为"命运"。

在这个"气脉"中，不仅体现着空间结构关系，也体现着时间上的因果关系。

鉴于"气运"的指数特征，其抽象的特点更接近于"浑沌"的本质，所以，"气运"除了受"法脉""血脉""人脉"和"财脉"以及"自我"合力作用的影响，也更容易因为"自我意识"的自我觉悟与超越而实现与"浑沌意识（浑沌力量）"连接或使"浑沌意识（浑沌力量）"再现而得到浑沌力量的加持。

如果借用一下"五行"学说，我们可以把"法脉""血脉""人脉""气脉"和"财脉"分别对应于水、木、火、土、金。水生木、木生火、火生土、土生金、金生水，则生动却不必然机械地表达了"法脉""血脉""人脉""气脉"和"财脉"之间的联系及运动关系。

打个形象的比喻，"法脉""血脉""人脉""气脉"和"财脉"的运动方式，就好像是一座旋转木马一般，以人生的"气运"指数为轴心，"法脉""血脉""人脉"和"财脉"则如一个个忽上忽下的木马一样，围绕着"气脉"的轴心旋转，并且不仅仅是维持一个水平面的旋转，而是会使得水平面的轴心上上下下。轴心上下移动的轨迹就是"气脉"。把"气脉"再加上时间轴，就是人生命运。

正如春生、夏长、秋收、冬藏一样，在木、火、金、水的关系上，从亲子关系到伙伴关系，从"血脉"到"人脉"，体现着二元体系不断生发扩展的力量与过程；而在宇宙探索的过程中，人类不断扩大感知能力，拓展认识体系，同时也会不断去寻找使得二元体系从有到无的收藏动力与过程。比如，科学一直在试图建立宇宙法则的大一统理论。这其中体现着从"财脉"到"法脉"的回归。

从金木水火土的关系看，不仅有相生相乘的关系，还有相克相侮的关系。

拿水与火来讲，二元体系的发展与扩大，显然会伤害到"我"回到"道"的层面，正如《道德经》所云："为学日益，为道日损。"反过来，一个人越是趋向于"浑沌域态"，就越会减免由于穷思竭虑所带来的损耗。

再拿金和木来讲，我们往往会因为花太多时间去发展事业而忽视家庭，钱财太多，对家庭和谐来说，常常不是好事。相反，一个人总是赖在家里，也必然不会发展好其事业。

拿木和土来说，也是如此，尤其是我们中国人的文化里，常常过度要求一个人服务于家庭，极端情况叫"父叫子亡，子不得不亡"。一个人过度看重家庭关系，往往会委屈自己，甚至是忽略自我存在的价值。反之，一个人太自我、太自私，也会破坏家庭关系。

说到土和水的关系，也容易理解，一个人太强调"自我"的重要性，就很容易迷于自我的虚妄性之中，从而损坏其回到"浑沌域态"的可能性。反过来，一个人越是淡泊心态，宁静致远，则越不会迷于虚妄的自我重要性之中。

在火与金的关系中,一方面有财聚人散、人聚财散的说法,另外一方面也存在着人脉带来利益的情形。

下面,我们再结合浑沌心理学的基本内容,来看看在这个金木水火土的五行关系中,有着怎样的对应概念。

浑沌是无,浑沌是有,浑沌是无有叠加态。当浑沌是无有叠加态时,浑沌是"海水",是"大地"。

当浑沌是有时,浑沌是"这滴水",是"土墩儿(土块儿)",是金木水火土的土。在浑沌心理学里,对应着"自我"概念。

当浑沌是无时,是形成"海水"和"大地"的法则,体现着"道",是金木水火土的水,在浑沌心理学里,对应着"全息"概念。

一切都可以从全息中创生出来,浑沌心理学"创生"的概念对应着金木水火土的木。

真正的创生,其实是创生出二元概念及其逻辑体系,所以金木水火土中的火对应着浑沌心理学中的"规定(规则)"概念。

所有的自我塑造与自我命运又总是与现实行为相关,所以,金木水火土中的金对应着浑沌心理学中的"执行"概念。

目前已知的心理学(不包括浑沌心理学),乃至全部科学,都是基于二元概念及其逻辑系统的产物。

所以,我们也可以把临床心理学的五大流派相应地镶嵌于上面的金木水火土系统中。

精神分析理论总是探讨原生家庭问题,与"血脉"相关,我们把它放在木的位置。

认知疗法主要在认知方面做功课,总是涉及秩序与逻辑规则,尤其是与人际关系中的游戏规则相关,亦即与"人脉"关系大,我们把它放在火的位置。

行为主义偏于理性和客观实践,看重现实的行为,注重看得见、摸得着的行为表现与行为训练,与"金脉"相合,我们把它放在金的位置。

人本主义注重对人的情绪(情感)、感受加以理解,并且强调人具有无限潜能,事实上,人本主义本质上是努力帮助来访者实现自身与他人的联结,同时实现认知与情绪、情感的联结,最重要的,是实现生命个体体验与"道体"的联结。其几近于无为而治的做法显然走的是"法脉"的路线。我们把它放在水的位置。

最后,还剩一个超个人心理学,或称后现代主义,试图超越其他心理学的理论与实践,也有向东方玄学寻找契合之机的倾向,以期实现对个体生命体验的重新理解,我们把它放在土的位置。

我们是在讨论浑沌心理学如何规定"天人关系"时建立起这样的模型和系统的。

事实上,根据全息的概念,我们从任何一个地方入手,都可以看到整个系统的全貌。

我们讲世界的创生起点时讨论过,世界的创生起点,不是只有一个起点,而是有无数个起点,亦即我们这个世界的任何一个点,都可以成为创生世界的起点。

一花一世界，一叶一菩提，讲的是一个全息的概念。

我们说，浑沌力量是创造世界的本源，并在一切时空中以全息的方式存在。

虽然，我们不得不经常以平面图的方式来呈现我们所讲的内容，但实际上不是平面图，而是立体图。我们甚至没有办法叫图，因为它是个时刻在运动着、变化着的立体的系统。

在这个系统中，处处是全息的，每一个点仿佛是一个用于导航的人造卫星一般存在着，彼此之间又是互为导航的。

同时，任何一颗"星"都是指向所有的"星系"的，相互作用，相互提供导航坐标，从而形成整个"星空"的一个全息导航系统。

使用这样的系统，在做心理实践工作时，包括自我成长的过程，无论我们从哪儿入手，都一定能够从这个入手处看到整个系统。就像导航一样，你把导航系统一打开，你要去哪里，你就知道有多少条路、怎么走。现在，我们不管从哪里入手，我们都知道怎么做，因为我们有完整的导航系统。

我们把这个叫"意识星空导航系统"。

为什么这么叫呢？

首先，这个导航系统把所有的心理学凝练在其中了。所有的心理学都在我们的体系里面，我们不但不排斥，而且我们都拿来用了，都收罗在其中了。此外，包括文化的、哲学的，也都在其中。作为一个个全息的概念，全部在其中。

其次，我们是站在所有的心理学之上，超越了它们，完成了一个统领的工作。这个导航系统像一把钥匙一样。学心理学，你先把我们这个导航系统在头脑里成像，再学任何流派的心理学，都很容易，因为高屋建瓴。学东方的文化、国学、中国传统的文化，你拿这个导航系统来提纲挈领，也全都可以入手。

我们的意识犹如无边无垠的星空一样，浩瀚得难以想象，甚至可以容纳整个时空、无尽星辰。

四、现实应用（方法与技术）

基于"浑沌"的基本思考，也明确了二元体系的建构过程，我们在理论指导方面和实践工作方面就有了基本方向，要么是运用"意识星空导航系统"在二元体系中自由思考，要么是尝试着超越二元概念及其逻辑的限制，重回"浑沌域态"，以恢复出厂设置一般的方式开始新的生活方式。

截至目前，我们已经发展出下面一些具体的技术方法，并在实践中得以检验。

①浑沌法：明确外因决定论，超越因果，因果合一。

②想象法：远离线性的逻辑思维，运用不受限的立体的想象力，解放思想。

③解词法：重解概念，破除对二元概念的执着，获得新的心理体验和行动的可能。

④禅机法：破除逻辑语境的羁绊与捆缚，获得自由的心境。

⑤清算法：清算关系中的得失利害，了脱因果束缚的困境。

⑥破妄法：看清自我重要性及一切概念中的虚妄性，重构内心世界，在了悟一切皆是幻象之后，形成"既然都是假的，凡事往好的方面想"的思考习惯。

⑦是位法：超越因果的时间过程和空间距离，直接定位其"是"，是现实中获得幸福与成功的高效法门。

⑧去伪法：由于感知能力有限性，自以为是的认知其实都不是真相，反思认知局限性以及脑补内容的虚妄与伪饰，重启探索精神，常怀赤子之心。

⑨三体法：体会造我者（比如浑沌意识）、我（比如自我意识）、我造者（比如投射出的他人人设）犹如圣父、圣子和圣灵般三位一体，超越自我局限性，解放心身。

⑩化身法：了悟他人形象在自身的内化机制以及内心投射机制，从而允许自我角色可以与他人角色相合乃至替换，体验与共情他人内心世界和人生。

⑪物化法：以想象的方式，将头脑中的概念、观念和思维习惯以及情绪/情感反应模式化为具象化的"物体"，从内心世界的结构中掰掉或剔除。

⑫潜水法：类比潜水，看透生死，看懂人生，放下不必要的纠结和烦恼。

……

五、以浑沌视角看生命的来处与去处

在学习解剖学的时候，看着手术刀下被解剖开的大体（尸体），一方面感叹造物之神奇，另一方面不禁要思考生命的本质是什么。就物质结构来讲，大体与活着的生命体似乎差别也不大，但却没有了生命意识。

人工智能快速发展，一个新的问题摆到人们面前：如果有一天人工智能诞生出自我意识，那它是不是生命呢？

人有心身两个方面，或者说，有精神和物质两个方面，自古以来，争论不休，有人说精神决定物质，有人说物质决定精神，有人说精神物质本是一体……

我们如果把人的生命看作是由意识（心）与生命体（身）两部分构成的，则前文所述，是基于生命体有限感知能力建构起二元心智结构的过程。到目前为止，我们基本上生活在这样的二元心智结构及其规定的世界中。

当我们把个体的意识比作"这滴水"时，是处于浑沌意识的立场，并且是把浑沌意识（浑沌力量）比作"海水"。从浑沌意识的立场出发，我们说，浑沌意识是原始而完整无限的，其完整不仅体现在个体内心世界的起始处，还体现在对主客观世界的超越上，亦即没有起点，没有终点，没有过程；没有因，没有果，果即是因，因即是果；没有时间，没有空间，没有概念；没有生，没有死,浑沌是生死叠加态,生即是死,死即是生;浑沌是无,浑沌是有,浑沌是无有叠加态,无即是有,有即是无。我们甚至还说,与浑沌意识一体两面的浑沌力量是创造世界的本源,并以全息的方式在一切时空中存在,其形式表现为绝对运动。绝对运动创生万物并存在于其中,且最终将浑沌力量表现为全息于生命基因中的浑沌意识。

现在,我们还可以再做一个比喻。我们依然要拿海水来说事儿,只不过这次不再把海水比作"道体",而是比作"环境"。我们在潜水的时候,会穿着潜水服,带着氧气瓶或小型制氧机。当然,潜水的原因可能有很多种,我们不去论述了。总之,我们要么在海中观赏美景,要么是想方设法地活下来。结果也只有两种:一是葬身海底,二是重新上岸。如果把生命意识(心)看作是人,把生命体(身)看作是潜水服和氧气瓶(或制氧机),似乎也能成立。如果是这样,那么生命更本质的内容是生命意识(心),哪怕生命体(身)坏掉了,或者最终被舍弃了,生命意识(灵魂)依然存在,并且可以更加自由地"呼吸"。

人生不过如潜水。关于这一点,以前可能更多地被归于迷信或宗教的范畴。但是,随着科技的进步,似乎有了新的答案。

2018年2月,未来学家伊恩·皮尔森(Ian Pearson)在迪拜世界政府首脑峰会上声称:"HIBA,将在2050年实现!"所谓的HIBA,全称是Hybrid Intelligence Biometric Avatar,又称混合智能生物。伊恩·皮尔森在HIBA报告中提到,人类要永生,有三种方法:①更新身体部位。②生活在机器人躯体中。意思就是将人的意识上传到云端,再下载到机器人中。皮尔森研究表明,在50年的时间里,我们也许可以在世界上任何地方租用一个机器人,就像租车一样。我们可以将我们的意识上传到机器人电脑中,即使原始的身体死亡,我们仍然可以将数字思维储存在计算机上,继续生活在这个世界上。③生活在一个虚拟世界中。我们的思维和意识都储存在一个巨大的世界网络中,我们不需要有机的躯干,也不需要机器人的身体,我们就像游戏中的一个角色。皮尔森表示,在2050年,我们的思维将呈现在线模式,我们可以快乐地生活在计算机虚拟中,一个人可以把自己的思想连接到数以百万计的其他头脑,并拥有无限的智慧,也可以在任何地方的任何计算机上出现,甚至同时出现在多个地方。

若果然如此,而事实上大体确会如此的,那么,关于浑沌意识的提法就不再仅仅是哲学的猜想,而是再科学不过的思想前瞻。当意识需要一个载体的时候,就在二元心智结构及其规定的世界中生活,而当意识不需要载体并且可以在任何地方的任何计算机上或云端存在时,意识就是浑沌意识,并表现为浑沌域态,亦即"既是个体意识,又是完整无限的浑沌意识"。

(文中部分图片来自互联网,鸣谢!)

参考文献:

[1]刘明.我本浑沌[M].北京:九州出版社,2018.

关于精神之具体分析的哲学阐释

谭长流

精神分析,只有进入哲学的管道,才是我们人类最适宜理解的。精神分析,只有在具体的阐释状态中,它才能回到我们的生命当下。对于伊斯兰教来讲,精神就是我的主的机密。很显然,这是属于神学的内容,或说乃是神启示给我们的东西。我主的机密,岂是我们能知的? 于是,精神在神学中,便很少能为我们说明白;所以,让精神回归哲学,即用哲学来绑定精神分析学,才可以沿着我们人类的理性,有头有尾,符合逻辑,然而在神学中,却是可以没有过程的。本文是根据笔者所撰的《性而上学》(谭长流著,九州出版社,2017 年)一书的有关内容来写成的。它在方法上,是让精神分析嵌入哲学的轨道上去,故此哲学的讲论看似少些,实际上精神分析的每一步,都已在哲学的苑囿之中。精神驱动肉身,在这里它又以生命为伴;关于它的源头问题,是缓慢导出的,虽然按道理应从头说起,但这样做,必会影响文章对其他方面的照顾与料理。由于篇幅所限,很多细节未能展开,故只得略去。

一、如何理解"精神"

"精神"一语,微乎深哉,然而,若能由表及里,并在将其导入哲学后,它的玄奥的东西,还是能为人们所明白和易懂的。

比如,洛克认为,精神的原意,其实就是呼吸。关于人的呼吸,人们应是自明的,不用解释的。

有人问,世界指的是什么? 回答说,世界总是精神性的世界。动物没有世界。……世界的没落就是对精神的力量的一种剥夺(海德格尔:《形而上学导论》,熊伟译,商务印书馆 1996 年版,第 45 页)。可见,说世界是精神的,是相对于动物而言的,因为动物没有世界。如此,就是合了黑格尔的观点。

作者简介:谭长流,哲学家,诗人。出版专著《空间哲学》《君子哲学》《政经哲学》《性而上学》等。

不难发现,精神的初期都是关于自然的,或说精神的是在自然界中发展出来的。精微曰精,不测曰神,把它们串结起来就是精神。

所以,只有精神,才可不断地从原始的地方显有喷薄之势。这时,精神的就是具有先天性的,它乃是具有创造性的存在。

在希腊人的精神世界里,他们讨论了人类精神的多元性,研究了所谓的灵魂,进而指出,按照精神的本身发展的规律来看,精神的信念是从周围世界的现实中产生的。

于是,亚里士多德的精神哲学既相信客观,又强调精神的唯我性,即凡是脱离唯我性的精神都是不存在的。

按照一般的观点,精神的都是自己的,精神没有他者。精神就是不断地以自己来产生自己。

比如,自我的就是精神,离开了自我的——精神,是不存在的,精神总在自我中。同时,民族的精神也就是它的普遍人性,故人的精神也就是人性无疑。

当然,精神的一定要与身体的是有关的,即精神的不能独立地发挥作用。

任何人都知道,精神是随着生命的年龄而成长的。例如,由儿童到老年,就是沿着自然—现实—可能的一线来体现精神的。总之,精神的就是生命的。

我们目前的处于当下的就是我们现在的生命状态,进而精神的就是这种存在。

有人说,物质不是精神的产物,而精神却是物质的最高产物。在这里,我们言无所谓 A 产生 B 的问题,应是 A 与 B 的共在,即物质和精神没有相互决定的问题。

所以,宇宙即是物质和精神的统一。就整个宇宙说来,也没有物质与精神分离的二元论存在的余地,而只有物质和精神统一的本原的一元论(游兆和:《哲学本质与演变逻辑新论》,社会科学文献出版社 2011 年版,第 486 页),这就是外在与内在互为特征,二者相互包含,相互渗透,互相统一。

黑格尔讲,精神是最高贵的概念,是新时代及其宗教的概念。唯有精神的东西才是现实的(黑格尔:《精神现象学》上卷,贺麟译,商务印书馆 2010 年版,第 17 页)。或说,精神的当是新时代的最高贵的现实。比如,精神之乐,就是天堂之乐高贵地回到了现实;而知识之乐,恰是人间之乐已在现实;且肉欲之乐,便是地狱之乐非高贵地摆在了现实。

让我们回到精神的源头,它一定是从主观出发的,即它绝不会完全地沉入客观,甚至伦理的也不能束缚它,因为伦理的也是客观化的东西。

至于新精神的开端,是各种文化的一个彻底变革的产物之说,即精神的一定是起源于文化的,文化的又是社会的,而精神又是属于科学之上的。

所以,由社会→文化→科学→精神,便可以成为一条路线。同样,只有注意时,才可以进行教育,其实这也是一种精神的始点;而且,美也是必要存在于精神之中的。这里的意思是,对实在、真理和美之无条件的追求,就显示了精神的某种自发的力量。

虽说精神是居于科学之上的,然而它并不妨碍科学的又是精神的现实之思想的正确。关于其中的道理,我们不叙。

我们讲,精神是唯一的推动者,精神的才是发展的终极目的。故精神的既是起点,又是终点。黑格尔把精神推向艺术、宗教和哲学,只是向着高点而去的,他并没有把精神返回到起点上来,并不知道精神对人的作用或对人的生命的作用,这当是其不能思考到的。

二、精神的作用

由于精神是承载者和统治者,是第一的和最后的,而不是其他的,则每一个伟大的事件,必要先有其伟大的精神方可。

同时,伟大的精神也是自己能知道自己精神的伟大的,而精神所知道的,就是精神所显示的和所实现的,即精神是对自己来显示自己的,况且精神具有创造性,它主要是依赖于自己的能动性和观念性之联结的。

因此,精神的作用就是能把心灵的铅块化为黄金的。

一般来讲,良心是静止的精神,信心是信念的被确信后的精神,可见精神化的也必是精神。

其实,任何精神都是依托一个精神又去推动着另一个精神的精神,精神在自己的系统中,只展示给我们它的中项,因为依托的精神已过去,正在推动着的精神还尚未实现。

所以,凡精神的总是要打破束缚它的东西来保持自我,精神绝不会在任何的固定的形式中来休息一分一秒。

具体的精神是生命的,特定的精神如"坚持",就是生命在这一存在状况下的凝结。

于是,精神一旦标明自己的对象,如毅力,则其就会把这个对象作为自己用心的焦点,此时的精神更多的是会在生命的力量上面来展开。

然而,在坚韧不拔的精神中,并非越多越好,厌倦可能给较好的模式异体以发展的机会,故困顿也是有利于向前进的。

因为,人不能总是处在高度清醒的状态。进一步讲,思想、意志、自由等均是属于精神的,这只是相对而言的,就纯粹精神来说,它应是类如毅力、隐忍等概念。故,精神便应有一个自己独特的范围界限。

从绝对上看,精神和思想,有时二者又是不能统一的,精神的就是精神的,思想的就是思想的;精神的如毅力,而毅力的则是很少能进入思想的,但精神与思想又都是生命的,又都属于意识。

据称,主观的当下的期望及对未来的瞩盼,或称主观的力量,在一定范围内是可以影响到五官之感觉的,然在巨大的差距的分别下,主观的预期还是要让位于真实的感受的,这就是精神的潜在的存在理由之一。

比如,靠人的精神,是可以抵御一定的寒冷的,可在温度极低的情况下,精神又是不能承受的,就只能增加保暖的东西了。可见,精神必是主观的一种逸出之后的能动。

说得更详尽些就是,人在一定的限度内依靠精神是可以战胜物质的,例如在0℃附近时,凭精神的支撑是可以穿单衣的,然而到了-30℃,靠精神不穿棉衣就不行了。

所以,精神的适用是有范围的。如是之,精神的意志力的抵抗,只是人在正常情况下的某种适宜的具有一定延展性的发挥。

三、结语

至此,关于精神之具体分析的哲学阐释,便可以结束了。因为,它已经完成了自己的目的,就是让宏大的人们难以把握的精神,又回到了人们的日常生活里去,而这也正是精神之要具体分析的要义。

于是,平实朴素的精神,就来到了我们可自由调试的生命之中。

如上者,也可谓是哲学和精神分析学之结合的一个成果。

参考文献:

[1]谭长流.性而上学[M].北京:九州出版社,2017.

[2]海德格尔.形而上学导论[M].熊伟,译.上海:商务印书馆,1996.

[3]游兆和.哲学本质与演变逻辑新论[M].北京:社会科学文献出版社,2011.

[4]黑格尔.精神现象学·上卷[M].贺麟,译.上海:商务印书馆,2010.

针刀医学的基础理论

——论中国新医学兼及中西医结合

张天民　刘建民

一、背景

中医学和西医学初期都是经验医学,二者重视人在医学中的主导地位,追求"以人为本",重视整体和平衡。但由于东西方地理环境不同、文化不同、哲学思想不同,导致东西方人的思维方式、行为准则、价值观念大相径庭。不同的地域孕育不同的文化,不同的文化塑造出不同的医学体系。正是这种文化差异、文化理念的不同,导致中西医学形成不同的医学模式,在对疾病病因、病理机制、诊疗理念和方式上出现了分化、冲突甚至对立,从而形成了两个截然不同的医学流派。在其发展过程中,中西医学都遇到了发展的瓶颈问题:中医学将医学定位于"人与人"的关系,但是找不到维持整体生命状态的人体结构;西医将医学定位于"人与物"的关系,以尸体解剖研究生命进程,以机械还原论将人的物质基础锁定为分子、原子,还在不断地寻找更精微的物质,淡化甚至否定了人的情感在生理、病理方面的不可替代的作用。而更重要的是运用中西医学自身理论无法解决这些问题。如何解决西医带来的严重问题?中医是不是科学,能不能"自明"?中西医并存还是统一?医学未来发展的道路在哪里?都是当代医学界面临的重大难题。正是在这种历史背景下,针刀医学应运而生。

作者简介:张天民,湖北中医药大学针刀医学教研室教授、主任医师、硕士生导师;湖北中医药大学针刀医学学术带头人;湖北中医药大学附属黄家湖医院针刀科主任。中国民族医药学会针刀医学分会会长。北京东方生命文化研究院特聘研究员。中国医药导报《针刀医学》专栏主编。针刀医学创始人朱汉章教授关门弟子。提出"人体弓弦力学解剖系统"理论,关于疾病病理构架的"网眼理论",获得省部级针刀医学科学技术奖二等奖 2 项,三等奖 2 项。主编《针刀医学》规划教材 3 部,专著 30 多部,发表论文 60 多篇。作为主要参与者制订了中国针灸学会《针刀基本技术标准》和中国针灸学会微创针刀专业委员会《针刀医学临床诊疗与操作规范》。

刘建民,湖北中医药大学针灸骨伤学院副教授;湖北中医药大学黄家湖医院针刀科副主任医师。研究方向:针刀治未病研究。

二、针刀医学——中国新医学

医学具有三方面的特质:第一,医学的目的:恢复、保持和增强人的身心健康;第二,医学的手段:以认识、治疗、预防人的身心疾病为手段;第三,医学目的和手段之间的相关性和不可替代性:医学的手段是为医学的目的服务的,且达到医学目的的手段具有不可替代性;医学的目的需要一定的医学手段才能实现,且运用医学的手段所达到的医学目的具有不可替代性。

随着自然科学在西方的蓬勃发展,西医的指导思想由经验医学和形而上学的思辨理念转化为以哲科思维为基础,以科学理论为指导,以物理学、化学实验为研究方法,以机械唯物主义为指导的生物医学体系。而中医始终坚持在太极、阴阳、五行等中国文化思想指导下,运用取类比象法研究健康与周围环境的关系,构建了以朴素唯物主义为指导、以感悟思维为特征的辨证医学体系。

针刀医学是朱汉章先生创立的中国新医学。针刀医学之所以被称为医学而不是针刀学,是因为针刀医学与中医学和西医学一样,都有自己的医学理论体系,有独立的基础理论、桥梁学科和临床学科。针刀医学与中医学、西医学都有联系,但不依附于中医学和西医学而独立存在。中医学是以阴阳五行为核心,以生命现象为基础,形成宏观整体的横向非科学人文医学体系;西医学是以尸体解剖结构为基础,以科学实验为途径,形成精确量化的纵向"科学"医学体系;针刀医学是以生命物质系统的运动规律为基础,结合物理学、数学、化学及中西医相关理论形成的中国新医学。以下是三种医学在核心理论、病因、病理、诊断、治疗等方面的区别(见表1)。

表1 三种医学的区别

比较内容	中医学	西医学	针刀医学
核心理论	阴阳、五行、脏象、经络	人体解剖结构及功能	闭合性手术理论,弓弦力学解剖系统理论
病因	内因,外因,不内不外因	病原体感染,理、化致病因素等	弓弦力平衡失调
病理	阴阳失衡、气血不和、经络不通等	结构形态变化,功能异常	软组织的粘连、瘢痕、挛缩
诊断	辨证	机器诊断为主	物理诊断为主
治疗	针灸、推拿、按摩等外治结合中药内服	化学药物,手术	针刀松解

随着针刀医学的发展,针刀治疗的适应症从骨伤科疾病扩展到内、外、妇、儿、皮肤、五官、美容、整形等多科疾病。针刀医学不仅对众多常见病、疑难病的发病原因、发病机理和针刀治疗机理提出了一系列理论和见解,而且破解了一些中西医的医学难题。当代针灸名家王雪苔先生高

度评价"针刀医学是中医现代化的成功范例"。

（一）针刀医学创立了独立的医学理论

1. 针刀医学的研究对象是人体弓弦力学解剖系统[1]

人体是一个复杂的力学结构生命体。笔者从人的生命物质系统的根本属性即运动性出发，重新研究人体的结构与功能的关系，提出了人体除了西医的解剖系统以外，还有一个人体功能力学解剖结构系统，即人体弓弦力学解剖系统。因为物质属性高于人的哲学文化属性，所以人体弓弦力学解剖系统不受文化属性和生物属性的限制。换言之，它超越了东西方文化差异，超越了中西医各自的理论体系，所以它不受中西医理论的约束和限制，并发现了中西医理论存在的缺陷和不足，从而找到并破解了一些中西医发展进程中出现的难题与困惑。通过力学解剖系统，一方面找到了经络和脏象的物质基础，证明了辨证施治的客观性，最终实现中医自明的目的；另一方面避免了西医药物对人体造成的巨大伤害以及西医手术所带来的严重的并发症和后遗症。

人体弓弦力学解剖系统实现人体结构与生命现象的对立统一。机械还原论是困惑西医学发展的根本原因。机械还原论是在西方工商业文化背景下，运用哲科思维模式（纯理性逻辑推导思维模式、直线思维模式）形成的宇宙观、世界观和人生观，为人类征服自然、改造自然提供了科学的指导思想，但却不适合医学领域。机械还原论的核心是把有生命的人当作无生命的机器，在这种哲学思想指导下的西医学必然会走上歧途。

西医的发展历程是从解剖系统到原子的纵深研究过程。比如研究人体的组织结构的形态结构以及各种组织细胞自身的功能；研究细胞的结构，亚细胞的结构，细胞的分子、原子结构以及细胞的化学反应、化学通道等，将细胞生命、组织生命、器官生命等同于人的生命。这种错误一方面导致西医从一开始就一味追求精细化、专业化、靶点化，而对于人体形态结构与生命的关系却知之甚少；另一方面，导致西医以形态结构的变化来判断疾病的轻重，治疗的重点是恢复细胞的功能、酶的功能，与生命理念相差甚远。

医学是人与人的关系，而不是人与物的关系，而人的重要标志就是生命特征。生命的特征归纳起来是生命物质的运动。生命物质的运动性高于人类哲学属性，因为运动不分人种，不受文化约束，所以运动是人类共性。人类的外观造型各异，但组成生命的物质形态结构及功能是相同的，所以他们的运动轨迹和空间结构也是相同的。搞清楚人类生命物质结构内部以及各结构之间的运动规律是人类保持健康、防治疾病的关键所在。而人体弓弦力学解剖系统就是研究人体各组织结构之间力学关系，探索人体与其所在的环境之间的各种力学运动现象对生命的影响。笔者正是从人类生命的物质属性——运动性出发，破解了西医发展的困局。

2. 针刀医学创立了闭合性手术理论及操作系统[2]

医学发展到现在经历了四个阶段，即自然医疗阶段、药物医疗阶段（这两个阶段可以统称为不能切开手术医疗阶段)、开放手术医疗阶段和闭合性手术医疗阶段。手术方式从不能手术到开放性手术再到闭合性手术(见图1)。

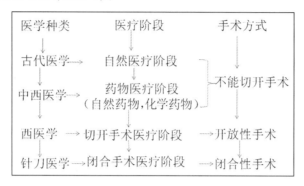

图1 治疗方法演变示意图

古代医学只能通过简单的自然疗法治疗有限的疾病,随着中西医学的形成与发展,实现了药物治疗和切开手术治疗,针刀医学的形成又将开放性手术变为闭合性手术。

切开手术是对不能切开手术医疗方法的"否定",救治了大量无法用药物治疗的病人,极大地扩展了医学的适应证,这个"否定"不是抛弃了药物治疗,而是在药物治疗的基础上又派生出一种新的治疗手段和治疗方法,是对医学治疗手段的补充和完善;同理,闭合手术是对切开手术的"否定",这个"否定"不是抛弃切开手术,而是建立在切开手术医疗的基础上,吸收了切开手术的优秀成果,显著提高了切开手术的疗效,避免了切开手术所造成的后遗症和并发症,所以闭合手术是对切开手术的完善和补充。针刀闭合性手术通过上述两次"否定",吸收和继承了中西医学的精髓,扬弃了陈旧的、过时的医疗观念和医疗方法,实现了医学螺旋式上升的发展趋势。

开放性手术是在西医外科手术学理论指导下运用手术刀完成的直视手术操作系统。通过切开的方式进入人体,通过切开病灶、切除组织器官的方式达到治疗目的。虽然现在西医有微创手术、腔镜手术,但它的目的和开放性手术一样,都是为了切除人体的组织结构。

朱汉章先生提出的闭合性手术理论是指在针刀医学理论指导下运用针刀完成的非直视手术操作系统。通过刺入方式进入人体,切开软组织的粘连、瘢痕、挛缩达到治疗目的。针刀不切除人体任何组织器官。

开放性手术与闭合性手术的本质区别在于:首先,指导思想不一样。开放性手术以临床表现为辅,辅助检查为主,比如实验室检查、影像学检查、生化学检查,决定手术方式;闭合性手术以临床表现和物理检查为主,以辅助检查为辅,决定手术方式。其次,手术方式不一样。针刀手术是非直视手术,开放性手术是切开直视手术。再次,对人体组织结构的损伤程度不一样。针刀手术几乎不损伤除病灶以外的其他正常人体组织,而开放性手术必须先切开正常的组织结构,才能到达病变部位,手术本身会对人体正常结构造成巨大伤害。最后,达到的目的不一样,开放性手术所获得的健康,是以牺牲人体组织器官的完整性而获得的残缺的健康,针刀手术是在不切除人体任何组织器官的前提下所获得的真正的健康。

3. 学科分类

针刀医学是融合中医学、西医学和现代科技的新成果再创新而成的新的医学理论体系。根据针刀医学学科体系完整性和临床应用需求,研究内容可分为基础理论、桥梁学科及临床学科三大部分,包括针刀医学解剖学、针刀医学生理学、针刀医学病理学、闭合性手术学、针刀医学诊断学、针刀医学刀法手法学、针刀医学治疗学、针刀医学护理学等。

(二)针刀医学研究的思路与途径

①以人体力学解剖结构为基础,研究生命现象的物质基础及相互联系。

②以人体自我代偿、自我调节系统为基础,探索健康与疾病的关系。

③以慢性疾病为突破口,以实践为基础,临床为主,实验为辅,探索疾病的发生、发展规律。

④以针刀为主,手法为辅,康复理疗,配合药物研究针刀诊疗机理。

⑤以弓弦康复保健功法为模板,探索养生保健在预防疾病过程中的作用。

三、针刀医学的学术价值

(一)弓弦力学解剖系统力平衡失调是临床疑难杂症的最重要的原因[3]

西医已经将人体的结构搞得一清二楚,从系统分类、器官的形态结构、比邻关系到生命的基本物质——细胞的结构和功能再到分子、原子、细胞生物学,不可谓不精,不可谓不细,但是却解决不了临床医疗中所遇到的具体问题,导致形态结构与临床医疗脱节,其根本原因就在于它只研究人体的静态结构,而忽略了在动态生命状态下人体结构间的横向联系。其结果是脊柱四肢分管运动,大脑管神经,心血管管循环,肺脏管呼吸,肝脏管解毒,肾脏管排泄,子宫管生殖,等等。各自为政,互不相让,形成典型的一对一的直线思维模式,完全忽略了人体结构与生命的关系。

人体弓弦力学解剖系统以骨连接为基础,形成了五个子系统,这些系统之间相互联系、相互配合,共同维持动态生命平衡。人体弓弦力学解剖系统的基本构架是骨连接。每一个骨连接就是一个单关节弓弦力学解剖系统。人体206块骨骼,通过骨连接形成了五大弓弦力学解剖系统。每一个弓弦力学解剖系统的基本结构是确定的:弓是骨骼,弦是连接骨骼的肌肉、韧带、筋膜、关节囊;基本功能也是确定的:都是力学传导。所不同的只是每个弓弦力学解剖系统的骨骼名称不同以及肌肉、韧带、筋膜、关节囊的名称不同而已。只要建立一个单关节弓弦力学结构系统的基本力学传导模型,就能推导其他弓弦的力学传导模式,从而实现局部与整体的统一,结构与功能的统一。对诊断、治疗所谓疑难杂症具有重要的临床指导作用。

(二)针刀医学解决了困惑中医发展的瓶颈问题

中医学发展以来历经坎坷,废而不除,起死回生,其原因就在于中医学将医学的对象确定为有生命的人,一直以人类整体生命观为核心。从实践出发,通过感悟思维将古代医学经典理论运用于临床疾病的诊疗过程。中医发展停滞不前,不能自明的根本原因是中医理论过于抽象化,缺乏物质基础。而中医理论抽象化的原因是由于中医思维来源于中华文化的感悟思维,它的核心内涵是运用自然现象表述人文伦理道德和生命现象。所以中医的理论也是运用自然现象来描述中医学原理以及中医的阴阳、气血、经络、脏象等。

历代仁人志士、学界翘楚都在探求中医的奥秘。西学东渐以来,随着科学技术的不断发展,关于中医理论的探讨进入了快车道,希望在西医解剖学、生理学、病理学的基础上,通过先进的科学理念和科学方法探寻中医理论中的人体结构和中医的机理,但收效甚微。

综上所述,中医发展所遇到的难题不是中医理论错误,而是研究中医理论的思路和方法错误。要实现中医的发展和辉煌,不能以西医科学理论作为指导思想来研究中医,以西医科学思想为指导的方法研究中医,不但不能证明中医,反而坐实了中医不能自明的谣言。

针刀医学从生命的运动属性出发,探索人体弓弦力学解剖系统与脏象及经络的关系,提出了脏象和经络是人体力学传导系统的新观点,实现了经络、脏象等中医抽象理论与人体力学解剖结构的有机结合,从而找到了脏与象表里相连、经与络纵横沟通的人体物质结构基础。

1. 弓弦力学解剖系统是中医脏象理论的物质基础

所谓脏象是指脏腑生理功能、病理变化表现于外的征象。脏,指藏于体内的内脏;象,为表现于外的生理功能和病理现象。脏象现象在临床上普遍存在。中医脏象给我们的指导作用仅限于脏腑之间相互配合、互补互助,脏腑与体表有关联、有通路。但是脏腑之间相互关联的物质基础是什么,内脏与体表联系的物质通路在哪里,就没有下文了。

针刀医学从物理力学层面将人体组织结构分为三类,即骨骼、软组织和液体,其中最重要的一点就是将各内脏、神经、血管都归属于软组织的范畴,再将骨骼软组织和液体进行有机整合,形成了人体弓弦力学解剖系统。这种分类方法打破了西医九大解剖系统各自为政、孤立无援、互不联系的分类原则和分类方法,实现了人体组织结构器官上下相连、内外相通的整体连接。为中医脏象理论找到了人体结构基础。

人体弓弦力学解剖系统以骨连接为基础,以骨骼为弓,以连接骨骼的肌肉、韧带、筋膜、关节囊为弦,形成了五大弓弦力学解剖子系统。其中内脏弓弦力学解剖子系统清楚地解释了中医脏象理论的人体结构基础。

中医把内脏分为五脏和六腑两大类:五脏是心、肝、脾、肺、肾;六腑是胆、胃、大肠、小肠、膀胱和三焦。构成一个完整的内脏体系：脏腑之间相互联系、互为表里、密不可分。并通过舌象和脉象等的变化来判断内脏疾病的寒热虚实。而脏与腑之间的关系以及舌象、脉象等与内脏的关系却始终没有搞清楚。

人体弓弦力学解剖系统发现人体各个内脏不是孤立悬空的，而是被筋膜、韧带、肌肉直接或者间接地固定在骨关节上的。所以，骨关节移位一方面会牵拉内脏，产生内脏错位，使各内脏之间的位置失衡，导致内脏功能失调，引发慢性内脏疾病的发生；另一方面会引起体表组织器官的功能改变，比如舌象和脉象等的改变。通过对内脏弓弦力学解剖系统的受力分析，我们就能找到内脏之间以及内脏与体表之间的力学传导通路，从而为中医脏象理论的研究开创了一个新的领域、新的研究思路和方法。

2. 经络的实质是人体弓弦力学解剖系统的力学传导路线

与中医其他基础理论一样，中医经络也不是以西医的解剖结构为基础的，而是表达一种人体圆润通达、和谐平衡的总体观。经络给后人最重要的提示在于：人体是一个上下联通、前后关联、左右相顾、内外沟通的整体。通则不痛，痛则不通，看似简单，其意深远。有路则通，无路则淤。中医核心是整体生命观，经络是路径，道路四通八达，纵横交错，路径有山有渠，却非人体之结构，与人体结构脱节。西医解剖以大脑为中心，建立九大驿站，均为人体之结构。各驿站功能齐全，却各自为政，没有联系之路径和渠道。

文碧岭、贾春生两位学者发文《近十年来针灸学术的发展与思考》[《中国针灸》，2009，29（12）：949-954.]中指出：针灸基础研究和临床应用脱节，几十年的经络研究证明了十四条经络的存在，提出了数十种关于经络本质的猜想，但能指导针灸临床的寥寥无几。

按照弓弦力学解剖系统理论，脊柱弓弦力学解剖子系统的弓是脊柱骨骼，弦是附着在脊柱骨骼上面的筋膜、肌肉、韧带和关节囊。它的功能是维持脊柱正常位置以及颈、胸、腰、骶各段脊柱生理曲度与脊柱正常功能的力学解剖系统。由于内脏弓弦力学解剖子系统的弓也是脊柱，所以脊柱的病变是导致内脏慢性疾病的根本原因。内脏的病变可以在脊柱弓弦以及与脊柱弓弦相连的头-脊-肢弓弦和四肢弓弦体表部位找到异常应力点。

比如，督脉是人体弓弦力学解剖系统中脊柱弓弦力学解剖子系统后面的总弦，它是后正中线上的人体组织结构的总和，如项韧带起点、胸腰筋膜棘突的附着点、棘上韧带及棘间韧带以及脊柱后面的肌肉在棘突的附着点。而任脉是脊柱弓弦力学解剖子系统前面的总弦，任脉是前正中线上的人体组织结构的总和，在胸部是两侧胸大肌筋膜的汇合点、胸腰筋膜的前结合部，在腹部是腹白线。任督二脉是维持脊柱整体的生理曲度最重要的结构。根据弦先动、弓后动、弓随弦动的原理，任督二脉上的软组织产生粘连瘢痕，就会影响脊柱的排列位置，从而影响脊柱生理曲度的变化，不但引起颈椎病、腰椎病及胸椎疾病，而且可以引起内脏疾病、阴阳失衡。而经穴就是内脏病变在人体体表的异常应力点。

通过这个例子，中医模糊的理论体系就逐渐清晰起来。经络基础研究和临床应用脱节的问题迎刃而解,并找到了连接经穴-脏腑的人体结构。

3. 人体弓弦力学解剖系统与辨证施治

辨证施治的精髓是以人为本,根据不同的病情、不同的时期,采取不同的治疗方法,即使对同一种病,也会根据病情轻重,增减治疗项目、治疗药物和治疗时间。

弓弦力学解剖系统实现了辨证施治的基本思想和原则。比如跟痛症,简单的是一点治疗法,病情发展可采用两点治疗法,严重的要治疗跟腱止点,这才是辨证的精髓所在。经典 T 形针刀整体松解术治疗颈椎病,T 形的横线是 5 个治疗点,竖线是 6 个治疗点。根据病人的年龄、职业及临床表现,T 形的治疗点可以增加也可以减少,对于病情轻微的年轻的患者,横线治疗点可以缩减为 3 个,只需松解项韧带止点、头半棘肌止点和项筋膜止点即可,竖线治疗点可以缩减为 3 个,只需松解颈 5、6、7 棘突附着部的软组织即可。

需要注意的是:弓弦力学解剖系统所实现的辨证施治的量化不是西医学实验的量化标准,而是根据中医阴阳五行整体观念思想指导下的量化。根据不同的症候、季节变化以及人体的自我代偿能力,确定施治的部位并进行加减。从指导思想上分析,针刀医学与中医针灸学一样是中国具象思维的产物,都是在实践过程中,先从一个点治疗开始,逐渐发展成为以点成线、以线成面、以面成体的系统诊疗体系,而不是按照西医的模式先设计推测一个结果,然后按照这个推导进行科学实验。

(三)针刀医学解决了西医对慢性疾病病因、病理机制研究的理论缺陷

慢性软组织损伤、骨质增生、慢性内脏疾病这三类疾病病种有数百种之多,分布于内、外、妇、儿、皮肤、五官、美容整形等科,凡是有临床科室建制,都会见到这样的患者。它们是现在及未来影响全人类健康最重要的慢性疾病,特别是中老年人,80% 以上都会不同程度地受到这三类疾病的影响。而西医对于这些常见病、多发病的研究成果很少。

1. 弓弦力学解剖系统力平衡失调是引起慢性软组织损伤的根本原因

中医骨伤科教科书《中医伤科学》指出:"软组织损伤常就诊于骨伤科,但对其发病机制和病理形态的改变知道很少,应列入骨伤科病理学的研究范围。"西医《黄家驷外科学》有类似的描述。正因为如此,众多慢性软组织损伤的患者,只能通过服止痛药缓解症状而得不到根本的治疗。

针刀医学研究发现,慢性软组织损伤的根本原因是弓弦力学解剖系统的力平衡失调,病理机制是弓弦结合部和弦的应力集中部位粘连、瘢痕、挛缩所致,运用针刀准确松解这些粘连瘢痕,立竿见影,疗效持久。

比如,慢性腰肌劳损长期困扰临床医生,原因是西医的诊断误导所致。由于西医的明确诊断,所以临床的治疗思路和方法都是针对腰肌而设计的,但本病的主要原因不是腰肌的问题,腰

肌损伤只占腰肌劳损的1/4。根据弓弦力学解剖系统分析，腰段的弦除了腰肌以外，还包括腰段的筋膜、韧带、关节囊，即腰肌仅是腰段弦的1/4，换句话说，慢性腰肌劳损的临床表现仅有1/4是腰肌损伤引起的，剩下3/4的问题是由于筋膜、韧带、关节囊的慢性损伤所致。针刀通过松解筋膜、韧带、关节囊的粘连、瘢痕和挛缩，1~2次就可以彻底治愈这种疾病。

以此类推，其他软组织损伤的病因、病理机制都是如此。针刀治疗有效率达100%，治愈率达90%以上。这充分说明了针刀医学找到了引起慢性软组织损伤的根本原因及发病机制。

2. 骨质增生的根本原因是慢性软组织损伤

骨质增生是人体为了代偿慢性软组织损伤所造成的弦的异常拉力的结果，换言之，骨质增生不是骨骼本身的问题，而是慢性软组织损伤在骨关节的特殊表现形式。所以，骨质增生是自我代偿性疾病。

针刀医学运用人类自我代偿系统，成功解决了困惑人类健康的骨质增生症的病因、病理机制及治疗的医学难题。骨质增生症是一种自我代偿性疾病，是人体力学解剖系统受到异常应力刺激所致。它的根本原因不是骨骼本身的问题，而是慢性软组织损伤所造成的力平衡失调。骨关节周围软组织由于外伤、慢性劳损导致软组织长期受到牵拉，使受损的软组织拉力减弱，人体就会通过自我代偿、自我调节将病变软组织变粗、变大、变厚（以病理学术语来表述就是粘连、瘢痕和挛缩），以适应异常应力下软组织的力平衡，如果异常应力继续加强，软组织就会在弓弦结合部以及弦的应力集中部分硬化、钙化、骨化，最终形成骨质增生。所以，骨质增生出现的部分一定是有软组织附着的部位。骨质增生本身不是引起疼痛的原因，软组织的力平衡失调才是引起临床表现的根本原因。针刀通过松解弓弦结合部以及弦的应力集中部分软组织的粘连、瘢痕、挛缩，调节软组织的力平衡，治愈本病，从而解决了这一影响全人类健康、一直困惑医学界的难题。

3. 内脏弓弦力学解剖系统力平衡失调是慢性内脏疾病的根本病因

西医没有慢性内脏疾病这个病名，西医将众多的慢性内脏损伤的临床表现归于综合征或者内脏神经官能征。何谓综合征？就是指一种以上、没有上限的众多原因所导致的疾病症候群。何谓内脏神经官能征？就是西医通过临床检查、实验室检查、影像学检查，都与病人所描述的症状不一致，即有临床表现，但实验室检查和影像学检查正常。因此导致西医缺乏针对性治疗，只能用维生素、谷维素等安慰剂敷衍患者。换言之，在西医领域，各种慢性内脏疾病病因不清，病理不明，得不到有效治疗。

慢性内脏疾病是针刀医学在找到了引起各种内脏慢性损伤的共同病因及病理机制的基础上所提出的病名。慢性内脏疾病病种众多，表现各异，比如，慢性支气管炎、肺气肿、心律失常、慢性胃炎、慢性肠炎、慢性盆腔炎、痔疮、溃疡性结肠炎等。看似杂乱无章，且各内脏疾病之间毫无关联，更没有统一的治疗方法。

针对慢性内脏疾病，针刀医学提出了三个重要理论：第一，各个内脏都属于软组织的范畴，都会受到异常应力的牵拉。第二,各个内脏都不是孤立悬空的,而是被肌肉、韧带、筋膜固定在骨关节上的。第三,骨关节的慢性损伤是慢性内脏损伤的根本原因。

下面以慢性支气管炎为例,阐述针刀医学对慢性内脏疾病的研究结果。

慢性支气管炎,是临床常见病、多发病,多发于中老年,以慢性咳嗽、黏液痰为主,冬天病情加重。患者到医院就诊,西医做大量的辅助检查,最后就是服用抗生素,对抗肺部感染。但随着耐药性的增高,治疗失败率越来越高。中医认为该病是风寒袭肺,应用中药驱邪扶正,祛风止咳;针灸刺激风门、大椎、肺俞等穴位也能收到一定疗效。但中医、西医医生都会告诉你,这种病会继续发展成为肺气肿,最终引起肺心病。这个过程是不可逆转的,也就是说,只要得了慢性支气管炎,就走上了一条通向死亡的不归路。不管用什么方法都无法阻止疾病的发展进程。

针刀医学发现,此病的根源不是肺部本身的问题,肺部的症状只是结果,而不是原因。真正的原因是肺腑的弓弦力学解剖系统力平衡失调所致,肺腑的弓弦力学解剖系统由连接肺腑的肌肉、韧带、筋膜、关节囊和骨骼组成。肺腑位于胸腔,肺腑四周都有韧带、纤维结缔组织与胸廓和膈肌相连。当胸廓和膈肌运动异常后,就会牵拉连接胸廓和膈肌的韧带、筋膜,引起肺腑错位,从而导致肺腑的疏缩功能异常,出现慢性支气管炎的临床表现,随着病情的发展,肺腑功能进一步受限,引起呼吸困难,缺氧。人体为了呼吸到足够的氧气,排出二氧化碳,就会发挥人体的自我修复和自我代偿能力,将胸腔扩大,以便于呼吸,就形成了"桶状胸"。本来,胸腔是椭圆形的,前后径窄,左右径宽,但"桶状胸"使前后径变大,形成类似圆桶的形状。虽然胸腔的容积扩大了,但破坏了胸腔椭圆形正常形状,导致膈肌被过度牵拉,引起膈肌错位,明显限制了膈肌的收缩能力。而膈肌的上层部是心包,心包内就是心脏。膈肌的错位引起心包错位,导致心脏错位,引起一系列心肺功能异常。长此以往,心肺功能衰竭,导致患者死亡,这就是肺心病的真正原因。进一步分析研究发现,胸廓通过肋骨和脊柱相连,膈肌的起止点在脊柱和胸廓上。到此为止,我们就会发现肺腑和胸廓、脊柱等骨关节存在结构上的连接,胸廓和膈肌的运动是肺腑运动的动力。再反推之,脊柱本来是胸廓的组成部分,脊柱的曲度变化不但会引起膈肌收缩功能异常,还会引起胸廓形状的改变,导致胸廓容积的改变,影响肺腑的功能。通过肺腑的弓弦力学解剖系统,我们就知道了肺腑与脊柱以及胸廓的骨关节存在内在联系,可以运用针刀松解脊柱及胸廓周围软组织的粘连、瘢痕、挛缩,调节脊柱曲度及胸廓形状,以达到调节胸腔容积、恢复心肺的正常位置的目的,从而治愈慢性支气管炎和肺气肿。

西医学发现了慢性支气管炎引起肺气肿、肺气肿又引起肺心病这个临床现象,但不清楚为什么会出现这三部曲;中医针灸通过刺激颈、背部穴位,可明显改善咳嗽、哮喘等症状,但中医的理论很抽象,不为西医所接受。针刀医学从人体的物质运动属性出发所提出的人体弓弦力学解剖系统解决了这一困扰医学界的难题。

(四)针刀医学实现了真正的中西医结合

1. 中西医结合失败的根本原因是文化差异

常存库教授在《中国中医基础医学》杂志发表的《中西医关系的科学与文化分析纲要》一文中指出:"中西医的差异不仅是科技上的差异,更是文化上的差异;科技差异是表层的,文化差异是深层的;科技差异可以随科技进步逐渐融通,而文化差异则难以沟通。"

在前面的章节中,笔者详细论述了文化差异对中西医发展的深刻影响。目前中西医结合就是混合物,而没有形成化合物的状态,其根本原因是,两种医学体系是在不同的文化背景下所形成的医学体系。

首先,中华农业文化的感悟思维模式形成了具有人文关怀的中医学体系,中医体系中医生与患者的关系是"人与人"的关系;西方工商业文化的理性逻辑推导思维模式形成了以科学技术为背景的医学体系,医生与患者的关系是"人与物"的关系,医生和患者的关系都必须经过机器测量出来的数字或者影像结果作为媒介才能实现。这种文化的差异,就造成了两大医学体系无法沟通,也无法联系,以致缺乏形成一种新的医学体系的基础。

其次,人与动物最大的区别就在于人能够按照自己的想象力创造未来,改变现状。不同地域环境的人,对生命的态度以及健康与疾病的关系认识不一致,甚至完全对立, 而且,文化具有生物依赖性、思想性和传承性。不同的地域地貌环境造成了东西方文化的分化,所以在文化层面和中西医医学理论体系层面很难实现真正的中西医结合(见表2)。

表 2   中医学和西医学的区别

比较内容	中医学	西医学
文化哲学基础	中华农业文化	西方工商业文化
思维模式	感悟思维模式	纯理性逻辑推导思维模式
医学模式	人文医学模式	生物医学模式
诊断方式	揣外思内	直观检查
治疗方式	辨证论治	对症治疗

综上所述,在文化层面及中西方文化背景下形成的中医学、西医学的医学理论层面都不可能实现真正的中西医结合。

2. 中西医结合失败的瓶颈问题是学科定位错误

中西方的文化差异,决定了中西方人思维模式的巨大差异。中华农业文化的"全知论"决定了中华民族的思维模式是具象思维、感悟思维、辩证思维和圆形思维。而西方工商业文化的"未知论"决定了西方人的思维是哲科思维、理性逻辑思维和直线思维。思维模式的差异决定了中西医学不同的学科属性。现代西医是"科学"的西医,中医一直是"非科学"的人文中医。

医学具有共同的属性,防治疾病,保持健康。可是中西医学的学科属性却不一样,西医属于自然科学或者社会科学的范畴,而中医的学科属性一直存在很大的争议。多数学者是从哲学的属性层面确定中西医学的学科属性,而哲学是科学的源头,与中国文化没有多少关系。将中医学的学科属性定位于科学的范畴,就会导致我们只能按照科学的标准来界定中医的理论、诊疗手段,换句话说,中医变成科学的中医,是与西医属于同一个理论指导下的医学体系。然而中医却不符合科学的特征。中医学从基础理论到病因病理、临床诊疗思路、诊疗手段都不符合科学的特征,所以,将中医学的学科属性定位于科学的范畴,已经引发了广泛的争议和质疑。既然不符合科学的基本特征,它就是非科学的医学体系,这不是对中医学的贬低、轻视和批判,恰恰相反,正确认识中医学的学科性质,才能找到中医学发展的道路和途径。近现代中西医结合名存实亡,其根本原因就是将中医学的学科属性定义为科学,如此一来,从学科属性上中医就已经成为西医的学科分支,不需要结合。

西医从来没有主动要求将中医归于西医门下,而是中国中医同仁主动求变,为中医继续发展下去寻找出路。由此,引发了关于中医的学科属性之争。中医到底是"科学",还是"伪科学",还是"非科学"一直伴随着近现代中医发展。也可以说,近现代中医学就是在关于中医学学科属性的广泛争议中举步维艰,挣扎前行,起起伏伏,走走停停。而中医的学科属性与中医的发展方向、中医人才培养规划以及中医的临床诊疗方案息息相关,涉及中医存亡之根本。

如果中医是"科学"的中医,那么中医的发展就必须遵循西医的医学理论指导,成为西医学下面的一个分支学科;如果中医是"伪科学",那么中医理论体系中就存在着巨大缺陷和谬误,必须去掉与"科学"西医相矛盾的部分,或者按照"科学"西医的原则和理念进行修改补充和完善,去掉"伪",成为"科学"西医的子学科;如果中医是"非科学",则中医学不必遵守西医学的规定和原则,完全可以按照中医学自身发展规律所形成的理论体系,设置符合中医学发展的学科建制和临床诊疗方案,与科学的西医并肩而行,平起平坐,互补互助。

中西医结合的瓶颈问题是中国学者将中医的学科属性定位为科学范畴,如此一来,科学的中医和科学的西医只能重叠,而不存在结合。

所谓结合是指两类不同性质的事物,找到共同点结合成为一个新的事物。而性质相同的事物不需要结合,也没有办法结合,换言之,因为西医的学科属性是科学,如果中医学的学科属性也是科学的话,中西医结合这个命题就不成立。

3. 针刀医学是中西医结合的典范

通过对人的本质属性的认识,从物质和运动层面重新认识中西医学,就能将两者完整结合起来。因为哲学思想是物质当中的精神物,而科学实验是物质当中的实体物,它们都具有共同的属性——运动性,只是两者的运动形式不同而已。研究中西医各自的运动规律,找出它们的共同点,就能解决中西医结合的瓶颈问题,从而实现真正的中西医结合。

从人类进化的历史进程来看,人类的本质属性是生命物质系统的运动属性,而哲学属性是不同地域、不同宗教信仰、不同文化的人的运动属性。人类的运动属性表现的是人类生命共性,而哲学属性只代表部分人的个性。所以,我们不能只停留在哲学文化的层面讨论和研究人类的属性,应该从人的生命物质系统的层次探讨人类的物质属性与哲学文化属性之间的关系。

需要指出的是,在物质的范畴中,精神物也是物质,所以运动也是它的固有属性。比如,哲学属性中人的自然属性是指人的肉体存在及其特性,人的社会属性是指在社会实践活动中人与人之间发生的各种关系。从物质层面看,肉体存在及其特性就是人的生命特征,上面已经论述了,运动是生命特征的基础;而人与人的关系也必须通过运动才能实现。没有生命就没有人的个体,又怎么实现人与人之间的各种关系呢?而人与人之间的各种关系也是建立在人与人之间运动的基础之上的。

忽略甚至遗忘了运动是人类的本质属性,以及将哲学文化属性作为人类的本质属性、将人类的哲学文化属性凌驾于运动本质属性之上是导致东西方文化分裂、哲学分歧渗透到医学领域而造成中西医相互割裂、相互对立的根本原因,也是中医自身不能发扬光大以及被西医丑化、异化的根本原因。正确认识人类本质属性是医学回归本源、保持"中立"之要冲。唯如此,方能找到未来医学发展之钥匙,解决中西医久积之矛盾,奠定中医药复兴之基石。

笔者在深入研究中西医学理论以及文化对中西医学的深刻影响的基础上,发现了人类物质的本质属性是生命物质系统的运动性,从而从人的运动结构、运动特征以及运动规律出发实现了真正意义上的中西医结合。不论是中医学还是西医学,都对人体的运动性进行了深入的研究。比如中医的阴阳五行就是对人体运动性的宏观描述和整体研究,西医的运动系统则从微观精细层面研究人体的结构与运动功能的关系。只是由于文化的因素,导致中西医学只在自己的医学理论体系中去研究运动。中医研究运动宏观整体,只见森林,不见树木;西医研究运动微观局部,只见树木,不见森林。针刀医学通过人体弓弦力学解剖系统,找到了宏观与微观的结合部以及整体与局部的连接点,从而将两种医学真正结合起来,实现了真正的中西医结合。这种结合是化合而不是混合,是将中西医的基础理论结合在一起形成的一门新的医学体系——针刀医学。

针刀医学既解决了中医整体、抽象、宏观理念无法自明的问题,又为机械还原理论指导下走入困境的西医找到了出路。更重要的是针刀医学解决了困扰人类健康的慢性软组织损伤、骨质增生、慢性内脏疾病病因、病理机制以及治疗的难题。

4. 中西医结合五部曲

第一步:合不合——合

中西医学是在特定历史条件下形成的分化医学。分合看似无序,其实早已注定。合久必分、分久必合是事物发展的客观规律,也是医学发展的内在要求,分化是过程,大同是必然。中西医结合是大势所趋,不可阻挡。

第二步:合在哪——针刀医学

针刀医学是中西医结合的桥梁,它将中医研究的生命状态与西医研究的人体结构有机结合起来,既解决了中医的难题,也解决了西医的困惑。

第三步:怎么合——针刀医学结合中医学和西医学

以针刀医学理论为指导思想,结合中医宏观整体医学理论以及西医结构及科学技术,实现中西医化合。

第四步:和与合——中西医结合

在针刀医学理论指导下实现求同存异、和而不同的中西医结合,求同存异是合的基础,和而不同是合的发展动力。充分发挥中西医各自优势,显著提高中西医学的疗效,为中西医学独立发展开拓广阔路径。

第五步:何时"合"——天时、地利、人和

道正顺天时,法通应地利,术精通人和。孟子曰:"天时不如地利,地利不如人和。"人,顺天时,应地利,事可成;逆天时,废地利,事必败。完成上述四步,"合"源已结,"合"势已起,"合"法已立,"合"成只争朝夕。

四、总结

针刀医学是朱汉章教授创立的中国新医学[4]。针刀医学是研究生命运动规律的人文医学学科,它是以人体弓弦力学解剖系统为研究对象、以针刀为治疗工具、以恢复人体力学平衡为治疗目的的医学体系,以期达到维持人体生理力学平衡、防治疾病的目的,也是第一个以医疗器械命名的医学学科。本文围绕中医学、西医学、针刀医学在核心理论、病因、病理、诊断、治疗等方面的区别,从人的生命特征的物质运动属性出发,阐述了针刀医学独特的理论——人体弓弦力学解剖系统理论,论述了弓弦力学解剖系统力平衡失调在慢性软组织损伤、骨质增生、慢性内脏疾病发生、发展过程中的基础性作用。针刀医学解决了困惑中医发展的瓶颈问题、填补了西医对慢性疾病病因、病理机制研究的理论缺陷,实现了真正的中西医结合。

参考文献:

[1]张天民.针刀医学基础理论[M].北京:中国中医药出版社,2012.

[2]张天民.针刀医学 [M].北京:人民卫生出版社,2020.

[3]张天民,刘建民,董博,等.提出人体弓弦力学理论,研发针刀整体松解术——弓弦力学理论指导下针刀整体松解术治疗骨质增生性疾病的应用推广[J].中国科技成果,2019(6):12-13.

[4]朱汉章.针刀医学原理[M].北京:人民卫生出版社,2002.

"治人医心"的中医辨证意蕴

赵若琳　倪红梅

　　现代医学对生命的救治是治人和医心的有机统一。生命健康文化体现着"治人医心"的解决方案：人心自由，则生命健康；人心得治，生命就欣欣向荣。"治人医心"更符合现代"生物-心理-社会"的医学模式，更有利于医患和谐的构建，也更能满足人们追求美好健康生活的需求。医护人员做好"治人医心"工作，不仅有利于个体生命的健康发展，也是整个社会文化的重要内容。中医文化博大精深，维护人类健康的同时指导人类的健康哲学。中医辩证法是中国哲学宝库的一部分，蕴含着辩证唯物主义和自然辩证法的思想[1]。"治人医心"的思想内涵在中医的辩证法中多有体现。中医辩证法的基本观点为整体观、朴素的对立统一观和动态平衡观[1]。本文从这三个方面来阐释"治人医心"的中医辨证意蕴。

一、中医整体观中的"治人医心"

　　中医的整体观念认为人是一个有机的整体。中医治病讲究"形神一体"，提倡"身心一元论"，认为生理（形）和心理（神）是相互依存、相互为用的统一体。中医在临床治疗中，讲究"身心兼治，身心并调"。《灵枢·九针十二原》中说："上工守神，下工守形。"强调高明的医生更注

　　作者简介：赵若琳，海军军医大学基础医学院讲师。上海中医药大学博士。曾于中文核心期刊发表文章20余篇，SCI论文3篇。目前，主要研究方向为医学伦理、中医伦理和医学社会科学。

　　倪红梅，上海中医药大学基础医学院教授，硕士研究生导师。中华中医药学会中医基础理论分会常委、亚健康分会常委、健康管理分会常委、心身医学分会青年委员会副主任委员；上海市中医药学会第一届中医文化分会委员；《医学与哲学》《中医药文化》杂志编委。从事中医基础理论教学、科研及临床工作二十多年。研究方向：中医基础理论、中医体质及健康、心身医学及中医药防治肿瘤研究。主持及参加国家级、省部级等各级科研课题17项，其中，作为主持者及前三位主研人员的课题14项。在国内核心期刊或CSSCI及SCI收录期刊上发表学术论文80余篇。主编、副主编《中医心身医学研究》《你会管理自己的健康吗》《体质的中医学解读》《名医医案选读》《传统医药的涅槃》《医学的哲学审视》等教材及专著；主译诺贝尔获奖丛书《酶的情人》；参编十五、十一五、十二五、十三五本科生及研究生国家规划教材《中医学导论》《中医临床心理研究》《中医基础理论》《中医理论专题研究》《现代中医肿瘤学》《内经临床医学》《内经理论临床研究》《中医辨证论治学》等11部。

重"治人医心",要求"欲治其疾,先治其心",把心理呵护放在首位,也有助于和谐医患关系的构建。

(一)中医的"形神一体"论要求"身心兼治"

中医辩证法的整体观念始终强调"形神一体,身心一元"的整体观,认为人的精神情志与身体健康密切相关。早在南宋,医家陈无择在《三因极——病证方论》中就认为情志也是重要的致病因素。《素问·阴阳应象大论》说:"人有五脏,化五气,以生喜怒悲忧恐。故喜怒伤气,寒暑伤形。"其言,外感六淫之邪是"伤形",伤人多表浅,而七情"伤气",情志伤人为内伤,更难治愈。早在《灵枢·师传》就有:"人之情,莫不恶死而乐生,告之以其败,语之以其善,导之以其所便,开之以其所苦,虽有无道之人,恶有不听者乎?"这就要求医生要身心并治,有关心体贴、耐心劝慰开导病人的正确态度,除此之外还要进行心理疗法,通过说服、解释、安慰等法,从而达到改善病人精神、躯体状况之目的。"治人医心"要求从整体观出发,做到"身心兼治,身心并调",中医要求在临床治疗中,医生要根据患者的心理活动,进行适当的心理疏导。

"治人医心"要求医生要善于把握求诊者的心身总体特征。注重患者及求诊者的精神心理,要善于从心身相关角度去理解患者的不适与疾病。调整也须从心身两个方面切入。诚如《素问·疏五过论篇》所言:"医不能严,不能动神,外为柔弱,乱至失常,病不能移,则医事不行。"所谓"动其神"就是医者所采取的治疗方法一定要使患者有切身的感触,能动其情,产生积极的心理反应,调动其自身的抗病信心和康复能力,从而促进疾病趋向痊愈。该篇又曰:"言不切则无以动其神,如是则病不移。"主观上,首先应将对象看作是心身合一的整体,回归人的本来面貌,而不是割裂心身或唯躯体生物是论或精神至上。建立在"心身合一、身心兼治"基础上的"医患相得"可以改善医患关系,有助于准确的诊断,提高疗效[2]。例如,在这次新冠疫情的救治过程中,医护人员就全力救治患者,并注重患者心理的呵护,医生和患者彼此理解、彼此善待,互相给予安慰和力量[3-4]。严重的疫情在我国短时间内得到控制,死亡率也远低于欧美国家,医患关系也达到空前的和谐。

(二)中医的"上工守神"要求"欲治其疾,先治其心"

陈无择在《三因极——病证方论·三因论》中提出:"七情,人之常性,动之则先自脏腑郁发,外形于肢体。"在诸多疾病的发病过程中,情志因素往往是诱因或加重因素,且躯体生理活动的异常可以导致精神心理的疾病,精神心理的异常可能造成或加重躯体的病变。《素问·汤液醪醴论篇》指出:"精神不进,志意不治,故病不可愈。"说明精神意志在疾病中的重要性,"治人医心"要做到"欲治其疾,先治其心",否则会造成疾病加重的恶性循环。心身病症是由一定的社会心理因素所导致,消除这种刺激,改善患者的精神情感状态是治疗早期心身病症的首要着眼点。比如常见的心身疾病高血压、冠心病、消化性溃疡、皮肤病等,都可以通过精神情绪应激导致或加重。

不仅是心身疾病,对于所有的疾病,病人不仅仅出现了生理与病理变化,更重要的是疾病作为一种强烈的刺激源,干扰了个体的心理稳态。对于急慢性疾病,都会导致患者不同的心理和情绪反应。急性病患者通常会出现明显的恐惧和焦虑情绪[2]。恐惧源于生命受到威胁的不安全感和担心不能康复或身体残缺。焦虑是因为疾病突发、与家人分离、学习、工作、经济等社会问题以及紧张的急诊室环境的影响等。经过长期慢性病的折磨,多数慢性病患者表现为抑郁沉默、性情孤僻、意志消沉、丧失自信心,少数患者甚至会萌发自杀动机[5]。因此,不管是对于急性病和慢性病都要针对患者心理感受做早期的第一时间干预。对于急性病患者的心理呵护的主要任务是增强患者的安全,用专业知识做解释和说明,以消除患者恐惧心理、安抚患者的焦虑情绪,帮助其建立勇敢面对的信心。临床上对慢性病患者的心理呵护,可以围绕慢性病病程长、见效慢、易反复等特点进行,帮助患者树立战胜疾病的信心;鼓励患者适当参与娱乐活动,丰富空闲生活,帮助其克服消极情绪,消除其内心的忧郁与烦闷;指导患者控制情绪,学会自我调节。如此,不仅可以正向促进疾病的痊愈,也有助于医患和谐的构建。

二、中医朴素的对立统一观中的"治人医心"

中医的阴阳学说是朴素的对立统一观的理论基础,认为世界本身是阴阳二气对立统一的结果,其十分重视共性和个性的关系(矛盾的普遍性和特殊性)以及矛盾主次关系。对立统一的层面要求"治人医心"要"病同人异,因人制宜",关注患者的心理个性与共性。同时,"标本兼治,兼顾缓急",从复杂的疾病矛盾中找出和处理其主要矛盾和矛盾的主要方面,在治疗上分清先后缓急,注重患者的心理感受和生活质量。

(一)中医的"病同人异,因人制宜"要求关注患者的心理个性与共性

中医治病讲究"病同人异,因人制宜"的辨证观,如清徐大椿《医学源流论》指出:"天下有同此一病,而治此则效,治彼则不效,且不惟无效,而及有大害者,何也? 则以病同人异也。"不同的病人即使是相同的疾病,由于年龄、性别、社会分工(贫富)不同,治疗方式也应该因人而异,在诊疗中"治人医心",对于患者的心理个性与共性也必须"因人制宜"。

在共性的层面,同一性别具有相同的心理特性。从女性的生理特点来看,"女子以肝为先天"(《临证指南医案·调经》),肝藏血,其藏血作用又取决于肝的疏泄功能,并影响精神情绪的调节。从女性的心理特点来看,《金匮玉函要略辑文·妇人杂病脉证并治》云:"妇人情性执

着,不能宽解,多被七气所伤。"《千金要方·卷二》曾有分析:"妇人嗜欲多于丈夫,感病倍于男子,加以慈恋、爱憎、嫉妒、忧恚、染着坚牢,情不自抑,所以为病根深,疗之难瘥。"说明妇人更容易出现情志疾病,病难治疗的原因也和妇人容易产生情绪波动有关。《素问·阴阳别论篇》有言:"有不得隐曲,女子不月。"讲女性隐蔽委屈之难言的心境,可导致月经不调或停经。因此,对于女性的诊疗要比男性更需要"医心",加强其情绪和心理特性的关注。

在个性的层面,同样的疾病,不同的文化背景、社会分工、贫富差异等都会有不同的心理个性。《灵枢·师传》中提到"入国问俗,入家问讳,上堂问礼,临患者问所便"。提示针对不同患者,其信仰、文化背景、生活习惯等也要了解清楚。《医宗必读·富贵贫贱治病有别论》有言:"大抵富贵之人多劳心,贫贱之人多劳力。"提示在给穷人治病时,要注意他们经济问题的解决比药物还重要,在心理上还要注意保护他们的自尊心。

(二)中医的"标本兼治,兼顾缓急"要求注重患者的心理感受和生活质量

标与本是相对而言,常用来概括说明事物的现象和本质,在中医学中常用来概括疾病中的矛盾主次。掌握疾病的标本,就能分清主次,抓住治疗的关键,有利于从复杂的疾病矛盾中找出和处理其主要矛盾和矛盾的主要方面,在治疗上分清先后缓急。张介宾所说的"起病之因,便是病本"(《景岳全书·求本论》),指出消除当前最影响疾病和患者生存质量的就是矛盾的主要方面。"治人医心"就是要抓住病人的心理感受和当前最不适的症状,治本(主要矛盾)的同时,抓住矛盾的主要方面。

对于由情绪、精神因素而产生明显不良影响的疾病状态,缓解情绪、精神因素就是首要任务。例如,在长征医院的抗疫分享交流会上,长征医院呼吸科和急诊科的专家分享了诊疗过程中遇到极度焦虑、抑郁、失眠等精神状态差的患者的救治措施,他们使用副作用较小的抗焦虑药物,让患者改善其精神状态和睡眠质量,可以更好地帮助患者建立抗击病毒的勇气和信心。这种改善患者心理状态和生活质量的做法,对于肿瘤患者也较常使用。众所周知,癌症患者需要忍受巨大的身心折磨,患者的精神焦虑和心理压力往往使患者伴随症状加重,如胃口不佳、失眠、疲乏、便秘等。临床治疗肿瘤的过程中,对于上述类型的患者,常给予患者口服黛力新,缓解患者的焦虑、抑郁症状,伴随症状改善,重新建立患者战胜疾病的信心和直面疾病的勇气。

此外,《灵枢·师传》所说的"开之以其所苦"的意思就是解决当下最痛苦、最不适的症状。当一个患者身体不适症状显著,生活质量就会较差,比如伴有严重的失眠、不欲饮食、焦虑等,可以说是因为躯体异常强化了原先的致病性心理因素,又或者产生了新的不良精神情感活动。尤其是临终患者或者疾病终末期患者更为明显,对于他们的治疗,最重要的是提高生命质量、改善不适症状,让其舒适、有尊严地离开,而不是刻意延长患者生命,过度医疗。

三、中医动态平衡观中的"治人医心"

"医心"还有改变认知和心态的任务。中医学辩证法强调人体生命活动中相对平衡的重要性,更承认生命活动中运动的绝对性,承认生命活动相对平衡是通过不平衡斗争实现的,生命过程中的相对平衡协调是生命运动的趋势处于稳态的结果。这种动态平衡过程平衡的是人体脏腑阴阳之间相互滋生、相互制约的协调关系,使这种协调关系处于稳定状态。这种动态平衡关系称之为"阴平阳秘"(《素问·生气通天论》),即人体的健康状态[6]。人体是一个有机的整体,为了维持自身整体的均衡,时刻都处在"失衡—平衡—再失衡—再平衡"的调整过程之中。通过改变认知,让人们了解这种动态平衡,从而相信人体自愈力、避免过度医疗。

除了生理上的动态平衡,情志和精神上的平衡也同样重要。中医认为人的情志和健康密切相关,"治人医心"要求人在精神情绪上也达到一种健康的稳态。"七情,人之常性",乃健康个体平素所必然具备的功能活动。情志异常便会带来健康风险,使人产生情志病。《素问·上古天真论》提到"恬淡虚无,真气从之,精神内守,病安从来""形神俱,而尽终其天年"。反之"精神不进、志意不治,故病不可愈"。在形神关系中,"神"起主导作用,"神明则形安",故中医养生中强调形神共养,养神为先。

(一)中医的"阴阳自和与平衡"要求改变健康认知,避免过度医疗

人体内的阴阳对立统一、相互制约,通过各种变化形式,始终保持着一个相对稳定的"动态平衡",这种平衡不是静止的,而是恒动的,这就从认知上解释了为什么人体内的各种检测指标也是不停地在一个范围内波动。既然人体处在一个不断变化的动态之中,体内的各种指标也就自然在动态变化中。临床中发现,西医的化验指标,即使正常人去检查也不会所有指标都在正常范围内,会有少许偏离正常范围,只要调整饮食和生活习惯,又可恢复到正常范围。因此,面对一些指标改变,作为医者可以运用"动态平衡"的认知视角耐心向患者解释说明,消除患者的紧张情绪;作为患者,要运用中医辨证观,改变不良认知,避免过度纠结和过度医疗。钟南山院士甚至称过度医疗就是"谋财害命"。从"动态平衡,以平为期"的认知视角改变医患双方对疾病的认知,可以增强患者自我战胜疾病的信心,缓解紧张情绪,从而减少医患矛盾。

同时,中医治疗疾病、调整阴阳,以达到平和调顺为目的。《素问·至真要大论》中言:"谨察阴阳所在而调之,以平为期。"中医辨证观认为人体具有强大的自我调节能力,能对不平衡进行自我调节和修复,使之平衡协调[1]。健康是阴阳平衡即"阴平阳秘"的状态。人在健康的情况下,也会不断出现一系列的不平衡,由人体内部自动调节使之平衡。同样,阴阳具有"阴阳自和"的特点,即阴阳双方有自动维持和自动恢复其协调平衡状态的能力和趋势,体现在生命体

内就是阴阳二气在生理状态下的自我协调和病理状态下的自我恢复平衡的能力[7],这也进一步说明了人体有自愈能力。比如,何裕民教授提出的抗癌力,其实就是机体面对癌症的一种自愈能力。他认为人体本身具备抗癌的能力,除了人体免疫系统之外,人们可以改善生活习惯促使自我防范癌变,帮助摆脱癌症干扰,或从癌症伤损中修复,从而维持健康的能力[8]。

(二)中医的"恬淡虚无,精神内守"要求改变处事心态,提倡以德养生

《素问·气交变大论》所说:"上知天文,下知地理,中知人事,可以长久。"明确指出了把天文、地理、人事作为一个整体看待可以延年益寿的道理,其中的"知人事"就是指能够处理好各种社会关系。现代社会生活压力大、竞争激烈、人际关系紧张,容易导致易怒、紧张、失眠、健忘、注意力不集中、疲乏无力等亚健康体征,甚至产生抑郁、焦虑、躁狂等精神疾病。很多心身疾病,如精神分裂症、高血压、冠心病、癌症、糖尿病、哮喘等都与激烈的竞争、过度紧张的社会生活有直接的关系[9-10]。怎样达到情志和精神上的动态平衡,让情绪和心态保持一个健康的稳态,这也是"医心"的重要环节。中医认为通过"清静养神"可以主动调节,保持志意、情志活动的正常状态。

"清静"是指精神情志保持平和、淡泊宁静的状态。"清静"源于老庄道家学说。《道德经·第十六章》中言:"致虚极,守静笃,万物并作,吾以观复,夫物芸芸,各归其根,归根曰静,静曰复命。"老庄学派的清静主张,在摄生保健方面确有可取之处,成为中医心理卫生思想的理论基础之一。中国乃礼仪之邦、文明古国,中华传统文化特别重视道德的修养,并且认为道德修养和人体健康密切相关。孔子提出"仁者寿"(《论语·雍也》)、"大德必得其寿"(《论语·述而》),即一个人具有良好的思想道德修养,往往能够健康长寿。道德与健康共济即是此义。《尚书·洪范》中把"修好德"作为"五福"之一,就是说好德行是福气的源泉[11]。董仲舒提出"夫人有义者,虽贫能自乐也;而大无义者,虽富莫能自存"。这就是说具有道德品质的人,处于贫穷的地位,仍然能安于贫穷、身心愉悦,否则即使富有也不能避免灾祸[12]。中医养生汲取了儒家和道家的思想,提示"医心"要注意两个方面的修行:一是心态管理方面,二是道德修养方面。

《黄帝内经·上古天真论》中对人与人交往如何纯正处事心态有详细的建议,即"恬淡虚无,真气从之,精神内守。是以志闲而少欲,心安而不惧,形劳而不倦,气从以顺,各从其欲,皆得所愿。故美其食,任其服,乐其俗,高下不相慕,其民故曰朴"。提出在社会生活中应追求"恬淡虚无",切勿斤斤计较、追名逐利;常以"深心至诚,恭敬于物,慎勿诈善,以悦于人,终生为善",与人交往要始终保持谦逊态度,诚恳待人;"为人所嫌,勿得起恨",要宽以待人,能够原谅他人;"事君以礼",处处按照礼节规定对待他人,这样就可以为自己创造一个和谐的社会人际环境,达到身心安定、愉悦;知足于所处的环境为安乐,减少欲求不为心所累,不因地位的尊卑而妒贤嫉能[13]。

中医养生要求"以德养生",《黄帝内经·太素》中言:"修身为德,则阴阳气和。"良好的道德修养能够让脏腑保持一种阴阳平衡的协调状态,气血和顺,颐养天年。孙思邈提出了道德健康胜过服用药饵,养生之理重在养德,他在《备急千金要方·养性序》中说:处事豁达,不失底线,故能"德全不危","德行不克,纵服玉液金丹,未能延寿"[13]。其言,一个道德高尚的人,做人心胸宽广,不为琐事所累,做事遵守道德底线和原则,则可以避免疾病威胁,健康长寿;反之,那些品质恶劣、好利忘义、道德败坏之人,即使服用仙丹妙药也不可能延年益寿。现代研究表明,道德行为可以使人获得积极的心理感受,从而增进健康[14]。因为,仁义礼让、积极向上、乐于奉献、品行端正的追求和行为是正能量,能让人心胸豁达;不以物喜、不以己悲的乐观心理感受能够提高肌体免疫系统的机能,得到他人敬仰和肯定之后,会心情愉悦、倍感欣慰,又是良性循环;"君子坦荡荡,小人长戚戚",道德高尚、行为安分可以使人坦荡无忧、内心安宁、心绪稳定,可以促进人身心健康[15]。

四、小结

"病患代表着一种已经改变的生存状态。"人在患病后不仅仅出现了生理与病理的变化,更重要的是疾病作为一种强烈的刺激源,干扰了个体的心理稳态和社会生活稳态,导致其出现一系列心理和社会适应问题。对于此类问题,医护人员必须加以研讨并引起足够重视,这将会对整个医疗过程及医患关系产生积极影响。中医学从创立之初,就很注重探讨患者这方面的变化,关注每一位患者独特的社会心理境遇。《素问·方盛衰论篇》中言:"诊可十全,不失人情。"就是要求临床诊疗时必须充分考虑患者的社会心理特征,并做出适当兼顾,这样才能确保良好的临床疗效。这也就是现代意义上的"治人医心"。中医学认为临床医学的工作对象不仅仅是"疾病",也包括患有疾病的"患者"。

"治人医心"是"治人"和"医心"的有机统一,提倡治疗病人的同时,关注病人心理;防病养生时,注重心态对健康的影响。"治人医心"并不是一个新兴的概念,它向来是中医健康哲学所提倡的。"治人医心"在整体观中的表现为"形神一体""上工守神"的观点,要求"身心兼治",甚至"欲治其疾,先治其心";"治人医心"在朴素的对立统一观中体现在"病同人异,因人制宜""标本兼治,兼顾缓急",要求关注患者的心理个性与共性,注重疾病的主要矛盾,注重患者的心理感受和生活质量。"治人医心"在动态平衡观中体现为:"阴阳自和与平衡"的理念提示改变健康认知,避免过度医疗;"恬淡虚无,精神内守"的观念提醒改变处事心态,提倡以德养生。

本文从中医辨证法的整体观、朴素的对立统一观和动态平衡观三个方面来阐述"治人医心"的中医辨证意蕴。强调在诊疗疾病时,不仅要了解患者的生理状况,还要了解其社会心理状况,只有充分掌握这些资料,方能辨证准确,论治得当。同样,从事临床工作的医护人员在实际工作中将每位患者视作独立的个体,对其疾病状况及社会心理状况给予充分关注,设计个性化的心理呵护与调适方案,是临床上提高疗效、促进康复的关键环节。同时,要改变患者认知,避免过度医疗,建立战胜疾病的勇气。对于疾病的预防还可以通过恬淡养神和以德养生,增加健康自觉和健康自律来实现。

参考文献:

[1]李今庸.中医学辩证法简论[M].北京:学苑出版社,2018.

[2]倪红梅,王志红.中医心身医学研究[M].上海:上海科技出版社,2017.

[3]付小宇,张新雪,赵宗江.基于中医情志疗法探讨新冠肺炎疫期的心理调适方法[J].中国实验方剂学[J].2020,26(13):39-44.

[4]周详.动态战疫中的心理疏导对策[J].人民论坛,2020(23):32-35.

[5]王登秀,王秀兰.老年慢性病患者的心理特点及护理体会[J].山东医药,2009,49(5):79.

[6]颜兵,魏品康.中医阴阳动态失衡与肿瘤的关系[J].江苏中医药,2011,43(6):5-8.

[7]孙广仁.中医基础理论[M].北京:中国中医药出版社,2017.

[8]何裕民.抗癌力[M].上海:上海科学技术出版社,2016.

[9]McManus IC,Winder BC,Gordon D.The causal links between stress and burnout in a longitudinal study of UK doctors[J].The Lancet,2002,359:2089-2090.

[10]张锋.脑血管病患者生活压力、社会支持与焦虑、抑郁相关性研究[J].齐齐哈尔医学院学报,2019,40(11):1390-1391.

[11]谢广宽.仁者寿、德润身:儒家视野中健康的道德前提[J].中国医学伦理学,2016,29(5):744-746.

[12]罗国杰.中国伦理思想史[M].北京:中国人民大学出版社,2008.

[13]孙思邈.备急千金要方校释·卷二十七·养性序[M].李景荣,校释.北京:人民卫生出版社,1998.

[14]陈明华.论孙思邈健康伦理思想[J].中国医学伦理学,2005,18(3):51-53.

[15]庄静文,田岳凤,马桂荣."仁者寿"的道德健康理念[J].中国民间疗法,2019(13):101,103.

从生命文化高度看中医临床实践的治心之要

董小锋

治病救人,须用针灸、药物等,但最有效、最方便的莫过于治心,而最难的也是治心。

笔者从医多年,研究救人治心很久。本文试图从中医一线临床角度来探讨、思考关于生命文化下的生命与疾病的发生机制以及其中关乎治疗的一些难点和迫切需要解决的问题,沿袭了传统中医思想中的"以神治之"、治心为上的观点,也阐发了笔者临床实践中的体会、思考与经验。期待能吸引更多的相关人士进行思考和研究!

一、生化与生命文化

内经云:太虚寥廓,肇基化元万物资始,五运终天。布气真灵,总统坤元,曰阴曰阳,曰柔曰刚,幽显既位,寒暑弛张,生生化化,品物咸章,天地万物不外乎阴阳五行!

太易:天地未分;太初:元气始萌;太始:形气之始;太素:形变有质;太极:质形已具;太虚:是天空。太素后阴阳始分,太素之前,可谓有物混成,先天地生。寂兮寥兮,独立而不改,周行而不殆,可以为天地母,吾不知其名,强字之曰:道。太素之后,物资始,五运终天,布气真灵,总统坤元,曰阴曰阳,曰柔曰刚。

道生一,一生二,二生三,三生万物,万物负阴以抱阳!从太易天地不分,一片混沌的状态,慢慢到气形之有道,故曰元气。曰道,无中生有,万物之母。道生一,太素之后再分阴阳。万物资始!阴阳之气再化生,为五行,可曰金木水火土,化生六气风寒暑湿燥火。

岐伯曰:东方生风,风生木,木生酸,酸生肝,肝生筋,筋生心。其在天为玄,在人为道,在地为化。化生五味,道生智,玄生神,化生气。神在天为风,在地为木,在体为筋,在气为柔,在脏为肝。

作者简介:董小锋,北京东方生命文化研究院研究员。广东化州董草原中医诊所常务副所长。知名中医董草原长子,自幼随父研习传统文化,中医、相学、堪舆均有涉猎。毕业于中国人民解放军第一军医大学。中华医学临床研究特色专科专家;中医药膳师。广东省化州市第十四届人大代表。

从混沌到分天地,到质形已具,从天到地,到万物,生生不息,化生不已。生命的一生,生老病死,成住败空,都是生化的过程。正如岐伯所曰,各气顺其规律生化,在天为风,在地为木,在体为筋,在气为柔,在脏为肝。在天为热,在地为火,在体为脉,在气为息,在脏为心。在天为湿,在地为土,在体为肉,在气为充,在脏为脾。在天为燥,在地为金,在体为皮毛,在气为成,在脏为肺。在天为寒,在地为水,在体为骨,在气为坚,在脏为肾。

肝,在体合筋,其华在爪,开窍于目,在志为怒,在液为泪,与春气相通应。

心,在体合脉,其华在面,开窍于舌,在志为喜,在液为汗,与夏气相通应。

脾,主运化,主统血,主升,喜燥恶湿,在体合肉,其华在唇,开窍于口,在志为思,在液为涎,与长夏之气相通应。

肺,主气,司呼吸,主行水,朝百脉,主治节华盖,娇脏,宣降,在体合皮,其华在毛,开窍于鼻,在志为悲,在液为涕,与秋气相通应。

肾,藏精,主生长发育,生殖与脏腑气化,主水,主纳气,主蛰守位,在体合骨,生髓,其华在发,开窍于耳及二阴,在志为恐,在液为唾,与冬气相通应。

生化至此,人的生命完备。可以说,天地人本为一体,因生化而有阴阳、五行,在人则有天人之分、五行之属。若再细分,又有"物质生命"与"精神生命"之阴阳互依、五行生克之象。说到底,五行通畅、阴阳相合,则心身康泰,反之,则疾病丛生。

在人类长期的实践过程中,"精神生命"诞生出伟大的生命意识与意志,从此,人慢慢体会到人本身的"物质生命"与"精神生命"的相互关系,更体察到人与天地自然之间的相互关系,于是,有了对生命活动的感知和认识,也总结出许多跟生命相关、跟人天相合有关的规律。个人以为,这个过程可以理解为生命文化,可以说:生命文化就是生命在不断生化的过程中进行的人文总结。

生命文化源自天地生命的不断生化,生命文化是总结规律,指导人们在天地的规律下健康生化,指导人们不断进步,并调整自我观念、行为以适应天地之道的人文科学。正所谓"人法地,地法天,天法道,道法自然"!

二、看病的眼光:要有生命文化的高度

从生化角度讲,生命来自天地一体之处,也在"道"之中,但因为生命生化出"精神生命"并因此诞生出生命意识和意志,使得生命拥有了独立视角来反观自身乃至天地之道,这一方面造就了生命文化的产生,并因此壮大了生命意识与意志的成长,且引发生命自身的进一步成长;另一方面,也因为生命意识与意志过于膨胀或偏颇的缘故,使得生命偏离了原有的天地、天人之道,难免造成阴阳不合、五行不调的情形,亦即病态。

道家经典《太平经》中言：

真人问曰："凡人何故数有病乎？"

神人答曰："故肝神去，出游不时还，目无明也；心神去不在，其唇青白也；肺神去不在，其鼻不通也；肾神去不在，其耳聋也；脾神去不在，令人口不知甘也；头神去不在，令人眴冥也；腹神去不在，令人腹中央甚不调，无所能化也；四肢神去，令人不能自移也。夫精神，其性常居空闲之处，不居污浊之处也。欲思还神，皆当斋戒，悬像香室中，百病消亡。"

何谓"神"？袁正光教授所说之"精神生命"也。在《内经》中又细分为肝魂、肺魄、肾志、脾意、心神，也可以如《太平经》所云肝神、肺神、肾神、脾神、头神、腹神、四肢神等，都是"精神生命"之细化，强名之而已。

从生命生化的角度看待生命，有肝魂、肺魄、肾志、脾意、心神，皆为"精神生命"。"精神生命"统使"物质生命"，"精神生命"在，"物质生命"就能健康运行并茁壮发展；"精神生命"不在，则"物质生命"就会不得要领，丧失其功能。

而其中的心神又最为重要，即心主神志，心主血脉。《素问·灵兰秘典论》中说：心者，君主之官也，神明出焉……凡此十二官者，不得相失也。故主明则下安，以此养生则寿，殁世不殆，以为天下则大昌。主不明则十二官危，使道闭塞而不通，形乃大伤，以此养生则殃，以为天下者，其宗大危，戒之戒之！

由此可知，从生化角度，从阴阳脏腑的角度出发，心是"物质生命"和"精神生命"之主。肝魂、肺魄、肾志、脾意出现问题，要调理恢复的前提也必然是"神"在位而主明，只有主明，才有下安。此为调理治病的所有前提，也就是本文所要论及的治心之要。

这里的"心"的概念，因为涉及生命文化上的广泛内容，不太容易用现代语言诠释，我们马马虎虎地定义为前文谈到的"生命意识与意志"。

可以说，一人生病，通常是"精神生命"首先出现异常，而"精神生命"中首先出现问题的是"心"。这种情形的具体表现，就是这个人会有对某观念的执着，这个执着又成为新的观念，可以称之为致病的观念。这个观念的形成可能在青少年时期已经有了种子，长大之后才慢慢发芽成长为疾病。

比如，人因为执着某一观念，就容易产生愤怒或者抑郁情绪，这时，人体的浅层筋膜和深层筋膜就会有一个作用力在肝脏，使得肝脏受到不正常或者不平衡的力作用使其产生扭曲的趋势。这个情绪过去了，脏腑自然也放松了。但是，当我们总是在纠结执着某一观念及其引发的行为时，脏腑这种扭曲状态就会成为一个常态，一个病态的常态。这个病态就仿佛是浅层和深层筋膜如绳子一样把脏腑扭曲捆绑起来了。

要想治本，在调理脏腑平衡时必须要改正这个执着的错误观念以及随之形成的行为。从现代医学的临床实践情形上看,慢性疾病反复发作难以痊愈,其难点就在这里。

对应于难以琢磨的"心"的,是可见也能进行定性与定量研究的行为,包括由"心"有意识主导的生活模式,也包括无意识形成的行为习惯。

举个例子,有一个李姓朋友,做 IT 行业,眼睛出了问题,颈椎病,腰疼。多方医治无果,到诊所来,笔者收集资料评估一看,他根本的问题出在左脚。左脚多年前外伤,伤口痊愈后没有进行康复。在有外伤的时候,肌肉会避痛,也就是做任何动作都不再使用伤口附近的肌肉筋膜。当伤口好了的时候,此患者没有做康复训练,也就是其在有外伤的时候形成的运动模式没有在恢复之后改变,还是避免使用左脚的部分肌肉筋膜。时间久了,左脚足弓塌陷,左小腿内旋,膝关节内旋,大腿内旋,骨盆旋右,从而伤及腰椎以及颈椎等。一系列问题的产生,源自左脚多年前的外伤。略作处理,锻炼激活左脚,反复折磨该患者多年的种种疾病自然消失。

如果不了解生命的生化作用,不考虑人的行为习惯,就容易头痛医头、脚痛医脚,很难找到他的病根,自然也就不容易治好他。

治病救人,始终都要把人当作一个完整的人来看,甚至要在"道"的层面上把病和人放到天地与人的互动关系中去看。

三、治心之要:兼及如何治心

了悟生命文化的核心内容,明了疾病产生的渊源,自然明白治心之要,不必赘述。

这里,要从两个视角来谈谈治心的关键:一个是医者的视角,兼及医患关系来讨论医者施治过程中治心的要领;另一个是患者兼及常人调治己心的关键。

(一)医者治心的要领

1. 治病首治心

一个人生病,必然是"精神生命"首先出现异常。

正如前文提及的肝郁气滞问题,其成因乃是因为执着某些观念而生怒气或抑郁情绪。当我们真正放下了那些执着的观念行为,真正地放松了,那些绳子自然也慢慢松开。当浅层和深层筋膜恢复原位的时候,脏腑也恢复初始的状态。这样自然而然病就好了,这就是治心。

针灸、药物无非也是要达到这种状态。但是,最有效、最方便的莫过于治心。特别对于有些钻牛角尖的人来说,如果能使其学会退一步,能真的放下,真的把心念转换过来,那么就会真的一下子扭转病情,起死回生。

2. 治心先立信

执着于某种观念,本质是个"信"的问题。所以,治心首先要解决一个"信"的问题,即信什么的问题。如果能够有正确的观念,自然会产生有益的行为,心身自然康健;相反,执着于某种观念,已经导致疾病,还坚持不改,就算到处求医,也是治标不治本。

《素问·五脏别论》:拘于鬼神者,不可与言至德,恶于针石者,不可与言至巧。病不许治者,病必不治,治之无功矣。

信即诚,诚即信。患者无诚,即使对症治疗,效果也大打折扣。患者恭敬诚心,往往有显效。

谈到"信",还有一个医患关系的问题,即患者对医者的观点及技术的信任问题。

一人生病,必然是"精神生命"首先出现异常。神不在位,其思必异。精神不振,肉体受苦,往往病急乱投医,越治越差,从而失去信心,对一切产生怀疑,再恶性循环地损其"神",复重其患。在这个信息极其发达的时代,以往寄托于名气与口碑的医者形象,已不足以支撑临床之"信"。

在一线临床,面对受苦的患者与家属,许多医者往往不是为难于疾病如何恶性,不是头疼于如何辩证组方药,而是如何让患者及家属转换其心念。

举一个例子,我们诊所有一员工,2020 年 5 月在丽岗卫生院确诊阑尾炎。在他拒绝医院的治疗后,笔者给他做了中医的治疗,先针灸止痛,然后饮食调整治疗。饮食如何调整呢?吃辣椒,指天椒。吃辣椒后一切如常,无任何不适,也无后遗症。这位员工素来气血不足,肺气过盛,其病在肺。这个体质的人群是禁止吃鸭与大蒜,他恰恰是多吃鸭、蒜后起病,从本论治,先治其标,再调其本。针灸止痛,饮食调本。

即使是诊所员工,在病痛面前,他还是选择先去医院。辗转后才选择针灸,针灸止痛有效果后才敢尝试食用少许指天椒,食用少许指天椒身体觉得舒服才敢多吃。到真正痊愈后,他自己也感慨不已。当然,要这个体质之人才能用指天椒,如果是病在肝的人,吃了指天椒,恐怕就穿孔了。

对于这个病例,员工的心念转换是由于对医者的了解,产生了这个"信",才会去尝试改变自己多年的饮食习惯。对于中医了解不多的人群,要转换这个心念,恐怕就不是那么容易了。

3. 医者的自我修养

古有扁鹊六不治。今人在临床之中,特别是体制内的临床一线医生,是没有拒医的权力的,或者说在拒医的意识中并没有传统文化的评估标准,即如何识别自己与此患者有无缘分。

不能拒医,就不能主导选择信任自己的患者,于是,不管什么患者都要医。这就对医者提出了更高的要求,即对不信任自己、不信任自己所在医疗体系的患者进行医治的时候,要医者必须具备帮助患者转换心念的能力。

如何让一个不了解人体生命的人去理解呢?非常困难!但又只有患者和家属真的有这个"信",才能真正找到痊愈的方向。而要帮助患者立信,且治其心,医者就需要把握好三个因素并通达无碍:第一是医者本人的修为;第二是患者的福德;第三是合适的时机。

医者本人的修为尤其重要,因为影响患者的"心"有许多因素,或阴或阳,或上或下,或左或右。要正念,首先要正心。医者如果不正,一来无法察觉患者的"歪",二来也很容易使得自身的健康被影响。所以,才有许多医者治癌得癌、治什么病自己患什么病的现象。皆因修为不够使然。

患者的福德也很重要。许多时候,病患知道自己生病,但是不在那个自我觉知的状态内,也就是说,已经病重,但还是按照以前"不健康的模式"来生活。这本身就是"精神生命"异常的表现,但是很难自察。只有自己意识到自己存在着"不健康的模式",才有可能去反省以往的不足,才能慢慢在心念上产生改变。福德源自善,要存善心,要行善事,只有积累足够的资粮,才能从量变到质变。只有存善心,才能慢慢打开自我的认知,慢慢认知到自己的不足,从而改善。直到有一天才发现,自己一直是被五花大绑的,一直活在病态之中而不自觉。

合适的时机,也是因缘际会时。医患都准备好了,也就是医"心"治本的时候。如果时机未到,再好的大夫也无可奈何。

(二)如何转换心念

如何达到治心的目的? 关联的因素很多,有医者因素,有患者因素,有机缘因素。但是,从根本上讲,要治心还是要患者转换自己的心念。这个如果没有达到,一切都只是在酝酿之中,不能质变。

要转换心念很难,人一生最难看破的,第一个是生死,第二个是名利欲望。所以,真正转换心念的人,是经历过生死之关的人,他们会比较容易放下这个执着;没有经历过类似生死考验大关的人,往往终其一生无法看破,无法解脱,更无法转换心念了。

也有执着名利胜过生死之人,这种人往往也是容易出现大问题的人,治疗起来更是难上加难。

治心,关键要转换心念。转换心念如何达到呢? 从患者自身的角度来讲,要转换心念,首先要察觉。也就是自己要察觉到异常,要察觉到自己有问题,如果主观上认为自己没有任何问题,那么也不会有转换一说了。很多时候,一个人出现问题,在其他人眼里,是非常明显摆在那里的问题,但是,患者本人却是熟视无睹,只选择自己想听的,只选择自己想看到的。

还有就是,人常常处在一个非常不稳定的状态中,要么情绪变化剧烈,要么纠结于琐碎之事,要么烦恼着不知道什么样的事情。这样的情形,当然无法去察觉,无法转换心念了。在传统儒家文化之中,有个说法叫"心斋",要想察觉,要想转换心念,首先要心斋。

《庄子·内篇·人间世》:"回曰:'敢问心斋?'仲尼曰:'若一志,无听之以耳而听之以心;无听之以心而听之以气。听止于耳,心止于符。气也者,虚而待物者也。唯道集虚。虚者,心斋也。'"

这是"心斋"的出处。孔圣人的意思大概是不要用耳朵去"听",而是要用心去听,然后就是用"气"去察。当"听止于耳,心止于符",就能知道事物的本来面目了。

而"听止于耳,心止于符"是什么意思呢? 我肤浅的理解,就像是摘下你的有色眼镜,脱下事物的假面具,这样就能看到本来的面目。同样地,找到事物的本来面目也就是找到真正的"我"。而真正的"我"是很难捉摸的。当然,也可以单独从"气"与"虚而待物"来理解,简单理解就是自己的形与意合为一体了,那个时候才是真正的"我"。如果要达到那个状态就要保持"虚者"的状态,也就是"心斋"。斋,戒洁也。心斋的意思可以理解为通过持戒自律让身体处在一个没有太多干扰的状态,这样心神归位,清静无为,少私寡欲。这个状态可以理解为"心斋"的状态。

在临床上来观察,患者如果想达到"心斋"的状态来转换观念,有几个关键点要注意:第一,忏悔。不管自己处在什么状态,首先自己要保持一个忏悔感恩的心态,时常忏悔,即使自己不觉得自己有需要忏悔的地方,只要自己真心诚意去忏悔,自己的心就会慢慢改变。第二,尊重生命,遵循生命的指引。这主要表现在拒绝过度检查、过度治疗。要从传统中医文化的角度去看待生命,尊重生命,遵循生命的规律,这样才有改变的基础。第三,素食。南怀瑾先生曾经说过,肠子空了,人就能静下来,就容易入定。在自己心念没改变、方向无从把握的时候,素食是一个很好的选择。第四,持戒自律。要让身体在一个有规律的作息中与天地共振。从前文可以得知,我们生命来源于宇宙天地,断绝了与宇宙天地的联系才产生疾病,只有让自己生活规律起来,与天地同步,这才是减少身体负担、让身体症状慢慢减轻的前提。身体负担轻了,心才有一个着落的地方。也就是说,"精神生命"必须附在一个健康运作的"物质生命"上才有形意合一的可能,才会察觉,才能转换心念,从而改变生命的走向。

四、结语

这个时代有鲜明的特点,由于信息流通,让人学习交流方便;但也由于信息太多,患者反而无所适从。

在临床上会遇到许多患者,有的信,有的半信半疑,有的心不在焉。也正如《道德经》所说:上士闻道,勤而行之;中士闻道,若存若亡;下士闻道,大笑之。不笑不足以为道……

我们在临床上常常遇到一些局限于时代观点的错误观念。比如老一辈人,他们总是认为生病了就是虚,吃补一下就好。但是,这个时代不一样,人病了往往是因为吃多了,少吃点就好了。由于传统观念,许多妇女生育后出现漏尿脏器下垂等问题而羞于启齿,但在现代产后康复医学来看,是可以很快解决问题的。

这一系列观念要改变,这个时代的观念要更新,需要更多人来参与,需要更多人来参与生命文化的事业。从教育、从临床、从日常生活来普及传播。期待有一天真正从传统中医文化的生命学观点出发完善生命文化,传播生命文化。

生命文化,就是治未病!

身与心的牵绊

黄小琼

中医讲"心",包含两层含义:一个是指心脏本身,主血脉;另一个是指神明,包括内在的心神与外在的神灵。在这里,只谈神明与身体的关系。

任何事物都包括两个方面,其形曰象,其用曰神。"山不在高,有仙则名,水不在深,有龙则灵",这是千年以来中国人的世界观。天地有情,万物有灵,情和灵都是效用的体现,是神的化身,所以,物质的效用是神。万事万物都是一样的,尤其是人。人的生命不只是由物质组成,而是形与神俱存,形存神在,形散神散,神清气逸,神昏气懒。

一、心身一体同在,相辅相成

中国传统看待物质,从来都不是单纯地就物质看物质,而是将"形、神、意""精、气、神"综合起来做出判断。这里的"神"即神明,是为人的精神,而人的头是神明之府,人的大脑统管着五脏六腑,一个人的大脑出现差错,无法有力地统管身体里的五脏六腑,则会导致五脏六腑功能失衡,从而导致其生病。

宇宙之大,无非阴阳,人之灵长,无非阴阳。《黄帝内经》中言"夫言人之阴阳,则外为阳,内为阴。"中医把人分成两个部分,一个是阴,一个是阳,代表一个事物整体的两个部分,也可以指相对的两种事物。人的身体是有形的,看得到、摸得着,为阳;人的神是无形的,看不到、摸不着,只能用心去感受,为阴。

阴性的神和阳性的肉体是人的两个组成部分,相辅相成。《内经》中说:"孤阴不长,独阳不生。"可见两者是不可独立存在的,如果没有了神,人就成了行尸走肉,如果没有了这个肉身,那么神又安在?正所谓"皮之不存,毛将焉附"。俗话说,"下笔如有神",下笔有神说明这个笔下的作品传达了人的神,只要有其形,就应该存在着神,任何事物都有其质的存在,也就有其功能

作者简介:黄小琼,北京东方生命文化研究院研究员。中科鼎创(北京)国际医学研究院主任。董草原中医传承人。厚菩堂中医肿瘤防治医师。

作用,质量和能量是一体的。

身与心的牵绊,即形与神的相伴,是有形的物质与无形的精神在世间的体现,两者像阴阳一样相互依存,相互克制,所以,治病者重心离形不可取,重形离心也不可取,两者兼顾才能治。

二、心神依赖身体存在和发展

神和身体是相互作用、相互影响的。

大脑的好坏由身体决定,精神的好坏也就受身体的影响。身体不好的人往往使得精神也会受到牵连,可以说,神有赖于身体而存在。"心主神明",心强,这个心指心脏的心,也就是说,体质强则神清意明,思路清晰,反应灵敏,记忆力强,人聪慧、开朗乐观;心虚,这个心也同样指心脏的心,也就是说,身体虚则神弱,精神萎靡、反应迟钝、记忆衰退,人就容易悲观消沉。

一些自闭症的孩子,自言自语,不与人交流。笔者临床上遇到过这样一个孩子,刚开始来的时候,发现其舌红苔薄,便秘,自言自语,睡眠差,跟他说话毫不搭理,是典型的阴虚火旺、心肾不交型。在中医来说,心肾不交是一个比较严重的虚证,会导致人精神焦虑、失眠、便秘。服药一个月后,再次见他,父母反映说孩子睡眠和大便都有明显好转,精神也比以往好,舌头红的情况也有减轻,临走的时候笔者跟他说再见,他居然回过头来也跟笔者说了声"再见"!服药一年以后,孩子上一年级了,虽然表达能力差一些,但其他各方面发展都很好。开学第一天孩子做了自我介绍,孩子的爸爸说,感觉孩子像是突然开窍了一样。这是因为孩子的身体调理好了以后,五脏六腑的阴阳协调了,精神也逐渐回到了正常轨道。

一些癌症患者,尤其是肝癌、甲状腺癌的人,脾气暴躁,易生气,爱较真,心重,对平常的一点小事情都会耿耿于怀。有一个患者吃药两个月后说:"我之前特别容易生气,我干活的时候看见老公坐在那里不动,我就很生气,忍不住开始埋怨、唠叨。自从吃了你的药后,我的脾气好多了,他不干活,我也不焦急生气了,没想到吃药还能改变脾气性格。"是的,是吃药改变了她的体质,身体好了,体内的邪火不作怪了,火气自然就灰飞烟灭了。所以当你遇到一人脾气暴躁或爱生闷气,你一定要体谅他,他真的是控制不住自己,因为他的身体不好,肝火太旺。所以,很多时候,不是人品或脾气不好,是身体不健康了。

三、神的强弱注定了人的生命之路能走多远

我们都知道,心脏停止跳动就代表生理性的死亡。但在医学界已有实验证明,当人临危的时候,是由大脑发出一道指令,心跳才停止跳动,随之进入死亡状态。可见人体五脏六腑的运行是由大脑控制的。古代医学家李时珍说"脑为元神之府",意思是说大脑是神的家。身体由大脑控制,也就是由神来控制。

精神好,则身体的指挥控制系统就好;精神不好,身体的指挥控制系统就会失调,从而导致身体失调而生病。身体是由人的神统一控制管理的,不是机械地各行其是。人体是智能的,五脏六腑的运作是在神的指挥控制下相互协作运转的,不是简单的机械运作。

临床上很多肿瘤患者是典型的身心问题,尤其是小孩。笔者治疗过的每一个肿瘤患者,笔者都会了解其生活环境和饮食方式。笔者发现,很多脑瘤的孩子除了饮食上的不对症外,他们的家庭大多不和,要不就是父母关系不好,要不就是婆媳关系不好,即孩子的妈妈和奶奶关系不好。家庭氛围不好,孩子尽管还不太会表达,对很多事情看不明白,但是这种恶劣的氛围对孩子的心灵是极大的伤害。很多时候孩子无法表达,但又无时无刻不在承受着。有的孩子父母醒悟得早,家庭氛围得到改善,孩子的病情就更容易恢复。所以,很多时候,家庭关系的和睦是孩子身心健康的关键。

四、人与天地同在,需与山川及文化中的神灵相合

神在人身上如此重要,在自然、社会中一样重要。山有情,水有灵。

敬天重地,反映的是中国传统文化里人们充满对神的崇敬之情。这种崇敬不是单纯的崇拜,而是学习、效仿伟大的精神,如天地的无私奉献,如山的雄伟,如水的温润、包容;也是一种精神信念,在催人奋进的同时使得人不会迷茫。所以,中国传统的神不是现代人理解的迷信,而是一种精神力量。

中国古代还喜欢把杰出的、对社会有重大贡献的人神化,以此来教育下一代,代代相传,比如女娲、盘古、伏羲等。这种精神的力量不但有利于身心,更是人类文明进步的阶梯。

这些都构成了外在的神灵。外在的神灵与人的身心健康同样有着重要关系,尤其是会直接作用于内在的心神。

人在孩童时期,身体相对弱小,很容易受惊吓,受惊吓后往往夜里哭闹、尿床、黏人,甚至高烧,吃什么药也不管用,但是,如果被一些年纪大的人听说了,他们就会给孩子喊惊,拿着孩子的衣服到门口,烧些土纸,念一会儿咒语,然后喊着孩子的名字,一直走到孩子的床头,把衣服放在孩子的身旁,连续三个晚上这样做,孩子便能安然入睡,不再哭闹。很多人认为这是迷信,其实这是最简单的神治,神安则心不乱,心安则身静。

人食天地之气以为生,内伤于喜怒忧思悲恐惊七情,外伤于风寒暑湿燥火六淫,所以生病。然而《黄帝内经》中言:"其无所遇邪气,又无怵惕之所志,卒然而病者,其何致?"可见古人很早就认识到,除了七情、六淫外,还有尚未被认识的致病因素,那就是"鬼神致病说"。古人又云:"吾心无鬼,鬼何以侵之;吾心无邪,邪何以扰之;吾心无魔,魔何以袭之。"讲鬼神致病皆由心生。在我国有一种医术叫祝由术,通过各种药物符咒来治病,专门治疗心理不健全所致七情、六淫相乘而袭之的各种鬼邪心魔类怪病。

五、结语

人体患病无非是心病和身病。

人的病有不少是直接或间接由心理因素所致,所以其源在于心,有很多器质性病变也是由心理因素所致。因此,注重心理神明的治疗非常必要。

而心理神明的健康发展又有赖于身体的健康,所以,治疗并保持身体的健康状态也是非常重要的。

情绪应循道 养生亦有方

——试论情绪管理与生命健康的关系

曹馨元

情绪管理和生命健康相辅相成,密不可分。情绪表现和生命健康互为因果,乐观的情绪可以促进机体健康,健康的机体也有助于情绪的平和稳定。在中西医的理论和实践中,情绪和生命健康的关系得到了广泛的讨论和认可。

本文就情绪管理、生命健康以及其间的关系进行讨论,以期为生命健康、生命文化的建设提供一点思路。

一、人的情绪和健康

人的情绪是个人情感的外在表现,是有时空特征性的心理行为。人的健康是身体、心理和社会适应方面的良好状态,是多方面的综合评价。健康的一半是心理健康,疾病的一半是心理疾病。可见情绪与生命健康有着千丝万缕的关联。既往研究也曾证实情绪管理与生命健康有着不可分割的相互作用[1]。管理情绪是自我管理中不可或缺的一部分,做情绪的主人是一个人修身养性的重要方面,也是生命健康重要的内在组成部分。

当代心理学家将情绪定义为在身体和心理两方面的双重体验,包括感觉、认知、行为等一系列对处境的系统反应和精神活动。人有七情六欲,七情包括"喜、怒、忧、思、悲、恐、惊"。情绪是人对于外界事物的主观感知和反应,由生理和心理因素调控,却也往往反过来作用于人本体自身,支配着人的行为。

塞缪尔曾经说过:"世界如一面镜子:皱眉视之,它也皱眉看你;笑着对它,它也笑着看你。"人的情绪不仅受到主观意识的支配,也被客观环境所引起的潜意识的变化所影响。例如在升国

作者简介:曹馨元,现就读于北京协和医学院临床医学专业。曾任北京协和医学院"感恩梧桐树"协会会长,组织探访医学前辈,传承大医精神。获清华大学五星级志愿者、清华大学生命科学学院年度人物、德年公益文化奖、综合优秀奖、北京市三好学生、北京市先锋杯优秀共青团员、中央直属机关优秀共青团员等荣誉。

旗仪式的万众瞩目的时刻,我们会情不自禁地从心底升起一种崇高之感;在盛大活动欢呼声的海洋之中,我们也会随之兴奋欢呼。周围人的行为,周围环境的气氛,在一定程度上诱导着我们的情绪走向,影响着我们的行为。

在世界卫生组织的定义中,健康包括了身体、心理和社会适应方面的状态。具体而言,健康涵盖了个人生命系统、生理和心理、与环境交互作用等方面的平衡。正常情绪的抒发有助于调控内在平衡,情绪的压抑和堆积也会干扰体内的稳态平衡,打乱生理代谢的节奏,为各器官系统的失衡埋下隐患。

情绪的表达方式也与文化背景有关,例如东方文化强调"喜怒不形于色",通常表现得含蓄内敛;而西方的情绪表达通常比较直接[2]。这种文化的差异也造就了情绪表达方式的差异,形成了不同的风土人情。

二、情绪对健康的影响

情绪对健康有双向影响。积极、乐观、平和的情绪,可以提高人神经系统和免疫系统的稳定性,充分行使生理功能,保障机体的平稳运行。《素问·上古天真论》有言:"精神内守,病安从来。"

相反地,消极情绪会损害人的身体健康,降低神经系统和免疫系统的稳定性,使机体代谢功能受到影响,进而诱发疾病。古语有云:"百病生于气。""凡怒、忿、悲、思、惧皆伤元气。""忧伤肺、喜伤心、思伤脾、怒伤肝、恐伤肾;暴乐暴喜,始乐后喜,皆伤精气;精气竭绝,形体毁。"著名生理学家巴甫洛夫也曾说:"一切顽固沉重的忧郁和焦虑,足以给各种疾病大开方便之门。"在现代医学中,神经官能症、精神病、消化性溃疡、肠应激综合征等都与人的心理情绪状态密不可分[3],诸多疾病背后也都有心理因素起着或多或少的作用。

从医学的角度看,人在紧张和愤怒时交感神经会兴奋,进一步引起血管的变化,影响血流量。曾有实验证明,冠心病患者在心理紧张时,有粥样硬化的冠脉进一步狭窄,缩小了9%～24%,血流量也减少了27%。血流量降低,供给器官、组织的营养和氧气也减少,人体正常的生理功能也难免受到影响。同时,长期不良情绪也影响淋巴细胞、T细胞正常免疫功能的发挥,为癌症大开方便之门。

在临床中也常见罹患癌症的患者因为心理压力过大,忧思过度,导致机体的免疫力下降,生理机能紊乱,加速了肿瘤的进展,最终因多器官衰竭而离世。但也有以积极心态坚持抗癌的患者,战胜病魔,成功延长了生存期,创造了生命的奇迹。

唐代大医孙思邈的《千金方》中,有一句写道:"嵇康曰:养生有五难,名不去为一难,喜怒不去为二难,声色不去为三难,滋味不绝为四难,神虑不去为五难。"

三、健康状况对情绪的影响

人的情绪受到各种因素的影响，其中个人身体健康是一个重要因素。

人对于自己身体的爱惜，对于疾病和死亡的恐惧，自古有之。人们对于"长生不老"的美好愿望也表明了对生的留恋，对死的恐惧。

在医术不甚发达的古代和仍有医学局限性的现代，人面临疾病的时候都会有一种无力之感，生理上的疼痛混合心理上的恐慌会打破情绪的平和状态，造成情绪波动甚至是失望—希望—绝望的恶性循环。此时，家人的宽慰、医生的支持和自己的积极心理暗示就显得尤为重要[4]。从生理机制上来讲，当人体内部稳态被打破的时候，体内物质代谢可能会出现异常，在神经末梢释放的不同神经递质作用下，外在表现出来的精气神就会有所不同。情绪作为机体的外在反应，也会随之产生变化。根据调查，综合医院的病房里的病人存在焦虑、抑郁等情绪问题的高达60%[5]，这也在一定程度上证明了健康状况对于情绪的影响。

然而，健康状况对情绪的影响也受到个人意志力的主观影响，即使身患重病，只要意志足够坚强乐观，也可以一样做到昂扬向上。在《滚蛋吧！肿瘤君》中，熊顿虽然罹患癌症，但还是依然积极地面对生活，把患病期间的经历、身体变化以及周围人的关怀转化成付诸笔尖的素材，用顽强乐观的心态坚持创作。她的故事感动了千千万万人，也赋予了千千万万与疾病斗争的患者以生的勇气和力量。

四、如何通过管理情绪来管理健康

《黄帝内经》在谈及人的衰老过程时，指出："不时御神，务快其心，逆于生乐，起居无节，故半百而衰也。""养生大要，一曰啬神，二曰爱气，三曰养形，四曰引导，五曰言语，六曰饮食，七曰房室，八曰反俗，九曰医药，十曰禁忌。"

传统医学在养生方面首先都强调"御神""啬神""养心"的重要性。在不同的著作中多有这方面的描述，《养性延命录》说："喜怒无常，过之为害。"《红炉点雪》则强调说："若能清心寡欲，久久行之，百病不生。"可见一个人的精气神和心态在很大程度上影响着机体的健康状态。因此，管理情绪是管理生命健康的重要一环。

负面情绪的产生，部分是因为客观环境，部分是因为主观愿望与现实冲突，部分是出于一些不良心理作祟。这些负面情绪日夜侵扰内在，最终在生理上表现为疾病的发生。在古今中外的故事中，都不乏因情绪管理不当而影响健康的例子。《三国演义》中的周瑜因嫉妒诸葛亮的才华，"既生瑜何生亮"，吐血而亡；范进中举后，大喜过望，最终失了心智；《红楼梦》中的林黛玉心思过于细腻，忧郁内结，终因疾去世……这些都是描述情绪失控会引发疾病状态的事例。

在日常生活中,我们要做到临危不乱,处变不惊,不让外在的悲欢离合过度影响自己的喜怒哀乐,保持淡然、平和、喜悦、乐观的心态,节制情绪,收放有度。做好情绪的主人,管理好自己的生活,提高生命健康的质量。能够控制好个人情绪的人,内心一定是通透澄澈的。

北宗神秀大师和南宗慧能大师曾分别有偈曰:

身是菩提树,心如明镜台。时时勤拂拭,莫使染尘埃。

菩提本无树,明镜亦非台。本来无一物,何处惹尘埃?

情绪应循道,养生亦有方。保持本心的平和清净,悦纳自我,及时排解消极情绪,稳定积极情绪,管理好自己的内在情绪,将会有益于生命的健康与和谐。

参考文献:

[1] 刘文,张妮,于增艳,等.情绪调节与儿童青少年心理健康关系的元分析[J].中国临床心理学杂志,2020(5):1002-1008.

[2] Simon R W. Gender, emotions, and mental health in the United States:patterns, explanations, and new directions[J]. American Sociological Association, 2020, 10(2):97-111.

[3] Ferrer R A, Mendes W B. Emotion, health decision making, and health behaviour[J]. Psychology & Health, 2018, 33(1):1-16.

[4] Desteno D, Gross J J, Kubzansky L. Affective science and health: the importance of emotion and emotion regulation[J]. Psychology & Health, 2013, 32(5):474-486.

[5] 于康磊. 某综合医院住院患者焦虑抑郁现状调查及影响因素分析[D].青岛:青岛大学,2019.

"用爱为生命护航"的自康养新健康生命文化纲要

雷 霆 万 千 李开颜 王梦琪 雷祯孝

本文从生命和生命文化的基点出发,揭示出生命及生命文化中最重要的内容——爱。爱是什么? 爱是在一起! 首先是和自己在一起,用心对待自己,用爱为自己护航;其次是和世界在一起,爱是交流,爱是交换。正是基于这样的认识,提出自康养新健康生命文化的理念和理论以及实践要领。其核心内容就是爱! 用爱为生命护航! 不但要有珍爱生命的意识,更要有自我维护和自我建设的举措;同时,提出了有益于生命大交换的诸多举措。在促进自身健康及生命品质提升的同时,也为国分忧,并共同建设美好世界。

一、用爱为生命护航

1854 年,英国、法国、土耳其联军与沙皇俄国之间爆发了克里米亚战争,由于没有护士且医疗条件恶劣,英国的参战士兵死亡率高达 42%。

南丁格尔当时正担任英国伦敦慈善医院的护士长,她分析过堆积如山的军事档案,指出在克里米亚战争中,英军死亡的原因是在战场外感染疾病及在战场上受伤后没有适当的护理而伤重致死,真正死在战场上的人反而不多。

她主动申请担任战地护士,率领 38 名护士抵达前线,服务于战地医院。

当时,伤兵们被规定不准与女性说话,他们郁闷死了。

作者简介:雷霆,北京东方生命文化研究院电影课研发中心主任,研究员。中国教育技术协会电影教育专业委员会副会长兼秘书长。副编审职称。毕业于武汉大学。著有《电影中的世界文明史》,合著有《上善古文观指》等。

万千,家传中医,研习阴阳五行,创建五行茶道。

李开颜,航空工程师。老子《道德经》资深学者。阴阳五行讲师。

王梦琪,五行茶道研习者。

雷祯孝,北京东方生命文化研究院特聘研究员。中国教育技术协会电影教育专业委员会常务副会长。教授职称。自康养新健康生命文化顾问;生命文化电影课策划顾问。

某一天晚上,南丁格尔提灯去看望伤兵。她问:"你叫什么名字?"这个伤兵兴奋地坐了起来,兴高采烈地回答了。

这时,旁边的士兵羡慕死了,鼓起勇气说:"南丁格尔小姐,您能不能也问问我叫什么名字?"

这些伤兵多少天来没有人说话,那时也没有手机和家人联络。

可以说,南丁格尔和伤兵们说话的事,让他们自身产生了大量的"生命快乐因子"。这也许可以叫作话疗。谁也不会想到,"生命快乐因子"是最好的药。

南丁格尔带人认真为伤员提供护理,又教育战士们如何保护自己不受疾病感染,仅仅半年左右的时间,伤病员的死亡率就下降到2.2%。

因为她每个夜晚都手执风灯巡视,伤病员们亲切地称她为"提灯女神"。战争结束后,南丁格尔回到英国,被人们推崇为民族英雄。

1860年,南丁格尔在英国圣多马医院创建了世界上第一所正规的护士学校。从此开创了"用爱为你疗伤"的现代护理专业。

死亡率由42%下降到2.2%,在当时可以说是奇迹。而南丁格尔"用爱为你疗伤"的宣言,从此响彻了整个世界。因为有爱,生命变得不一样,世界也变得不一样。

基于多年研究,我们提出"用爱为生命护航"的自康养新健康的生命文化理念与理论以及实践要领。

二、自康养新健康生命文化的核心理念——生命难得,珍爱自己

眼见着华为企业受到美国政府制裁,国人哗然。

我们在感慨民族企业生存环境不易的同时,更不禁感慨世界科技产业已经进步到了这样一种地步,一部手机的生产居然要关联到许多国家成千上百家企业的一个产业链,真是难以想象的复杂。

再想想生命,每一个生命,都是在浩瀚宇宙中历经几十亿年演化才有机会诞生出来的极微小概率事件,可说是极其难得和宝贵。

如果说一部手机我们都要轻拿轻放,小心爱护,那对我们自己的生命又当如何呢?

(一)如何理解生命与生命文化

1. 什么是"生命"

什么是生命?植物、动物、人、微生物,是也。

科学对此有许多解释,但也没有形成一个没有争议的关于生命的定义和概念。这里就不赘述了。

庄子有一篇《齐物论》,其中说:"天地与我并生,而万物与我为一。"讲的大意是,生命与非生命是一个整体,生命圈内各物种又是一个整体,千丝万缕,你来我往,你中有我,我中有你,和谐共存,互相转化,是谓"齐物"。

这也许是全人类最早的生命论,或者可以称为"生命文"。而且还是最为高明的生命论和生命文。

但那时好像还没有"化"。

2. 什么是"文化"

什么是文化?俗一点说,也许就是将"文"的东西"化"开来,传播开来,普及开来。

"文",即是"纹",借用大理石美丽的花纹、纹理来比喻精华的东西,比喻真善美爱等。

什么是"化"?第一是"溶化",好比白糖加开水,加了水才好喝,稀释了才能向大众传播开来;第二是"消化",让人们容易吸收进去与自己原有的东西交融形成一体;第三是"教化",就是要纯净卫生,要丰富营养,高品味;第四是"变化",在人性、气质、魅力、品德、思想等方面发生变化。

言而无文,行之不远;文而不化,楼上高挂。

3. 什么是生命文化

生命文化,就是将生命的文,生命的真善美爱,传播开来,普度众生。不管是释迦牟尼还是耶稣,他们都把悟到的"文"到处传播,"化"度开来。而不仅仅只是束之高阁,和者盖寡。

在大自然中,那些从沙滩向大海逃命、九死一生的小海龟,屡败屡战、顽强做窝筑巢繁殖后代的笨鸟,为了保命而发展进化来的变色龙,模仿环境长出伪装保护色的小动物,启发人类发明飞机的鸟,启发鲁班发明锯子的草,吃掉昆虫的草,团队作战的狼,启发姜太公悟出军事六韬的匍匐前进,捕捉猎物的雄狮猎豹,等等,是不是都在谱写生命的哲学、生命的文化呢?

中国古代的生命文化,源远流长。例如《易经》"升卦"讲的核心思想是"长得慢的活得长";老子《道德经》讲"死而不亡者寿";《吕氏春秋·情欲》说:"天生人而使有贪有欲。……贵贱愚智贤不肖,欲之若一。虽神农黄帝,其与桀纣同。"白居易有诗云:"道旁老枯树,枯来非一朝。皮黄外尚活,心黑中先焦。有似多忧者,非因外火烧。"晚唐诗人杜荀鹤诗曰:"举世尽从愁里老。"可以说,都是生命文化的篇章。

4. 生命文化需要不断创造

把人类从天花绝症中拯救出来的英国乡村医生琴纳,把人们从错误百出的药典中拯救出来的李时珍,创立了现代护理事业的南丁格尔,对生物学做出巨大贡献的达尔文、孟德尔、摩尔根、米丘林,在非洲刚果保护大猩猩而被盗猎者杀害的古黛尔博士,还有那个为保护丹顶鹤而献身的女孩……是不是创造了生命文化?

秋瑾诗云:"芸芸众生,孰不爱生?爱生之极,进而爱群。"芸芸众生之中,那些大难不死从而活出精彩的人,战胜绝症而快乐活下来的人,身体虽残而奋斗不息的人,关爱别人因而自己也得到关爱的人……是不是也都在创造着辉煌的生命文化?

(二)在生命上当有怎样的态度

20世纪的主题是"战争""主义""革命""冷战""改革"这样的"社会意识形态"。

21世纪的主题则会发生大转移,人们关注的焦点、热点是自身的生命。渴望健康,渴望男女情爱,渴望快乐,渴望充实而不寂寞孤独的生活,渴望长寿,甚至异想天开,像秦始皇一样,渴望自己长生不老。

1. 利用它

因为有需求、渴望、欲念,就有市场。很多人盯住这些渴望,并进行生产和服务,试图抢先占领这个市场,赚大钱。同时,这些赚大钱的企业家本人,作为一个生命,也成为大市场的消费者,从而强有力地推动生命大市场的蓬勃兴起和发展。大家看看市场上,医药广告、饮食广告、保健广告,眼花缭乱;电解饮水机、负离子发生器、松花粉,五彩斑斓;洗头店、按摩房、桑拿、成人保健、卡拉OK练歌房、迪厅,比比皆是;正教兴旺、邪教高叫;花拳、秧歌、街舞、瑜伽、太极,抱抱成团。鱼龙混杂,泥沙俱下。假作真时真亦假,邪乱正处正也邪。

2. 研究它

有人说,人类发明了很多学科来研究物理、化学、地理学、生物学,却没有建立一门关于研究人类自己的学科。

也不能说完全没有,只能说远远不够罢了。

但愿大家能够海纳百川,将世界生命文化的千万条涓涓细流,汇集到大海。让生命文化这门既古老又崭新的学科,像物理学、化学那样,进入学校,进入课程,造福人类,造福众生。

3. 珍爱它

每个人有不同的活法,只要不危害他人,不触犯法律,人各有志,都可以自由选择自己的生活,并为自己的选择承担后果。不管怎么个活法,我们都希望,让我们敲响生命的钟,珍爱生命;让我们唯一的一次生命,活得好些,再好些!

三、自康养新健康生命文化理论的核心内容

爱是什么?爱是在一起!首先是和自己在一起,用心对待自己,用爱为自己护航;其次是和世界在一起,爱是交流,爱是交换。

自康养新健康生命文化理论的核心内容是爱!

（一）爱自己——快乐生活

中国古话说："忧伤心，思伤脾，怒伤肝。"我们都知道情绪对健康的影响。

1975 年，苏格兰的约翰·休斯（John Hughes）及汉斯·科斯特利兹（Hans Kosterlitz）首次在猪的脑袋中发现有 α（alpha）、β（beta）及 γ（gamma）三种脑内啡。当时他们称它为 enkephalins（由大脑的希腊文 εγκεφαλοs 变化而成）。同一时间，另一组美国研究人员西门托夫（Rabi Simantov）和所罗门·施耐德（Solomon H. Snyder）在牛的脑袋中发现脑内啡。

内啡肽是体内自己产生的一类内源性的具有类似吗啡作用的肽类物质。埃里·西门（Eric Simon）（日后发现人类体内的吗啡受体）把它称为脑内啡（endorphin），是内生吗啡——内源（endogenous）和吗啡（morphine）的缩略词。

内啡肽参与感情应答的调节作用，是机体抗痛系统的组成部分。此外，在内啡肽的激发下，人的身心处于轻松愉悦的状态中，免疫系统实力得以强化，并能顺利入梦，消除失眠症。

内啡肽也被称之为"快感荷尔蒙"或者"年轻荷尔蒙"，意味着这种荷尔蒙可以帮助人保持年轻快乐的状态。

可以说，内啡肽是一种能量，就好比光，好比电，生命的光，生命的电。

内啡肽，买不到，只能自己生产。有意思的是，快乐自产生内啡肽。所以，我们要珍爱自己，快乐生活。

（二）爱世界——生命交换

道不在繁。大道至简。能够影响我们生命的深刻思想，往往是极其朴素的。

《黄帝内经》中言："五劳所伤，久视伤血，久卧伤气，久坐伤肉，久立伤骨，久行伤筋。"

而《易传·象》中言："天地交，泰。"《易传·彖》中言："泰，小往大来，吉亨。则是天地交而万物通也，上下交而其志同也。"

千头万绪，千言万语，千方百计，归根结底，说穿了，就是一句话：青春常驻、健康快乐的秘诀，就是生命大交换，亦即与我们体外的分子进行"物质生命"大交换，与我们自己之外的生命进行"精神生命"大交换。

大交换包括交朋友、交流、交配、交换、交替、交通、交手、交战、交响等。所以，我们要认真生活，认真对待和爱护我们生活于其中的世界。

四、自康养新健康生命文化行动要领

上医治未病。

据中国政府网 2019 年 7 月 15 日报道,党的十八大以来,国家发布了《"健康中国 2030"规划纲要》,将健康中国上升为战略。

一方面,经过不懈的努力,我国卫生健康事业获得了长足发展,人民健康水平持续提高。2018 年,我国人均预期寿命提高到 77.0 岁。另一方面,随着工业化、城镇化、人口老龄化进程加快,我国居民疾病谱正在发生变化,人民健康面临新的问题和挑战。特别是以心脑血管疾病、癌症、慢性呼吸系统疾病、糖尿病等为代表的慢性病导致的死亡人数已经占到了总死亡人数的88%,由此导致的疾病负担占总疾病负担的 70%以上,严重危害人民健康。

由此导致相应政策开始大力推进"以治病为中心"向"以人民健康为中心"转变,努力为人民群众提供全方位、全周期的健康保障,落实预防为主的工作方针,让每个人都承担起自己健康的第一责任,个人、家庭、社会和政府各方共同参与,将健康融入所有政策,人民共建共享。

我们提出的自康养新健康生命文化理论强调,"自己保佑自己""用爱为自己护航""尽可能让自己不生病",可说是正逢其时。

(一)保护、保养好自己

1. 不要出事故

2008 年汶川大地震,带来的震撼还没有消失,一系列的意外事件又冲击着我们的神经。我们都会感叹在巨大的灾祸面前,生命是如此脆弱。或许只有那些时候,我们才看到自己能健康地活着是多么重要。

突如其来的意外灾害是我们无法预测的,但古有明训:千金之子,坐不垂堂。我们平时一定要有安全的意识,保护好自己最宝贵的生命不要受到不必要的伤害。比如,不要让孩子在街道转角处玩耍,当心开车司机因为盲点看不见而撞到小孩;不要走路看手机,更不要开车打电话,等等。

2. 改掉坏习惯

目前死亡率最高的不是癌症,而是猝死,又称为脑梗,或者中风或者脑血栓。

一个女性在被窝里玩手机,大灯没有开,早上猝死,眼睛还盯着手机。

一个健康的中年妇女歪着身子在火车上玩手机 20 小时,站起来就摔倒了。因为长时间一个姿势总有血管被压住折叠,血不能流通,就开始凝固,形成血栓,堵塞血管。

近年来,中青年、大富豪、大名人死于脑血栓的人很多。2019 年诺贝尔生理学和医学奖,翻来覆去论证了一个结论:熬夜损害健康。熬夜,酗酒,夜生活;吃得很饱躺下睡觉;吃得很饱做爱,等等,都是不健康的习惯。

一个官员天天陪酒,五十岁出席宴席上厕所,再没有自己走出来。

一个健壮的青年,天天吃方便面。几个月下来,纸桶上面的蜡粘住了胃壁,手术后死亡。

一个画家吸烟,对氧气说:等一等,等我把你变成二氧化碳再吸进我肺里去吧。肺癌把他带走了。

一边开着车,一边玩手机。他说:你放心,我从来都没有出过事。但是,一旦出事,人就没有了。

请自己检查一下,盘点一下,还有什么坏习惯,正在威胁着生命。

3. 轻运动,轻劳动

保护好自己不受意外伤害,保证自己不作死,这还不够,还要更主动地维护和保养好自己。自家的汽车尚要定期送到 4S 店保养,我们对自己的生命更要时时主动维护和保养,以保证其始终处于最好状态。这就要求科学生活,适度运动和劳动。

《黄帝内经》:五劳所伤,久视伤血,久卧伤气,久坐伤肉,久立伤骨,久行伤筋。

这是什么意思?说的就是宅男宅女,足不出户,"葛优瘫"卧,整天手机,吃外卖,不活动,很不健康。健康的方式应该是姿势换着来:开车的也要走走路;吹空调的也要开开窗;在教室读书的,课间要跑跑跳跳。"左三圈,右三圈,脖子扭扭,屁股扭扭,我们来做运动。"

运动则要适度。过度运动,和懒惰不动,对身体的伤害是一样的。走路,每天 7500 步就够了。每天走出几万步,久行伤筋呀。

此外,不要以为打羽毛球、跑步、打篮球才是运动。轻运动,浇花、剪枝、遛狗、遛鸟、下厨做饭、出门买菜、洗碗晾衣、逗逗孙子、拖拖地,等等,是更好的运动形式。

打太极拳,每天让自己的五脏六腑轻轻地有氧运动一下,就好像遛狗一样,遛脏腑。

不要做过度和极限的运动;干活时也要注意:不提大桶水,不弯腰抱提重物,不直接弯腰捡拾掉在地上的物件,宁肯蹲下去捡。

房子久不住人,就会破败;车子久不开动,就会运转不灵。经常做有益的运动和劳动,就会使得机体维持健康的新陈代谢机制,尤其是使得体内有毒物、废物以及过剩的物质和能量排出体外,正所谓是"时时勤拂拭,不使惹尘埃"。

(二)管理好生命交换环节

生命健康最核心的指标就是新陈代谢良好。一方面,我们要把有毒物、废物以及过剩的物质和能量排出体外;另一方面我们要从外部环境中获得足够的能量以维持生命存在并成长。

然而,随着环境的复杂化,并不是所有被我们接触和吸收的都是有益物质和信息。所以,如何管住"生命的入口"、也管住"可入口物"的品质是非常重要的。

1. 贴近绿叶吸氧气

一个人,如果不吃饭,最多可以活 20 多天;如果不喝水,大概只能活两天;如果不呼吸,大概活不到十分钟。

但是，我们经常所处的环境，空气并不好。

有一段时间，北京乃至华北地区的大气中充满雾霾。即使现在，走在路上，空气中也仍然充斥着汽车尾气。密闭有空调的汽车里面，是长期因流动不好而成的车霾；如果车前再挂着化学香水，那就更是毒上加毒。高档写字楼和娱乐场所，豪华装修的密闭空间，也容易产生房霾。哪怕是自家新装修的房屋，也难以保证甲醛浓度不会超标。

而我们的呼吸不能停止，哪怕一分钟也不能间断。所以，我们要经常到大自然中去吸氧，旅游，远足，爬山，享受大自然中的好空气，何况新鲜空气不需花钱。如果条件实在不行，那也要在室内养一点绿植。

英国 BBC 做过实验，绿叶植物见阳光、灯光，都会发生光合作用生产氧气。见光时，放大树叶 140 倍拍摄纪录片，树叶的背面长着成千上万的毛孔，它们缓慢而优雅地一张一合，吐出氧气。这些氧气不是马上飞到马路上、房间中。在风吹走之前，它们都是萦绕在树叶之间，就像儿女绕膝。这时若将鼻子靠近，就会吸进浓浓的鲜氧。

有人说，树叶上有灰尘怎么办？喷一口水就好了。贴叶吸氧，深呼吸，100 下只要 5 分钟。每天吸氧 300 下，大病小病都不生。

2. 不喝自来水、纯净水

人体 70%以上是水。每天喝进去的水、茶、汤等，都在更换血液中的水。好水就是药。废水就是尿、汗、眼泪、痰液。很多病都与饮用水不干净有关系。

然而，我们喝的水污染非常严重。重金属离子、高锰酸钾、重铬酸钾，溶解于水，过滤不掉。自来水用氯气杀菌，如果质量不过关，残留的氯气也是毒药。

医生们甚至并不知道这些，总是提醒大家多喝白开水。

陆羽的《茶经》把水分为三等：山泉水、江河水、井水。流水不腐，户枢不蠹。

现在有人把野外的水装进城里来卖。"这个是最好的水"，大家已经开始接受。

净水器生产的即时直饮水，学校、广场用得最多。这应该是当下比较好的饮水了。

大桶水，一度风云，被认为可以直饮。但是，被发现很多是压仓水，就是第一批还没有卖完，第二批水入库又压到了上面。如此这般，有些大桶水变成了死水一"坛"，有的甚至开始"这里的凉水长青苔"。塑料小瓶装的矿泉水也有类似的问题，存在着大批发囤积的情况。有些小杂货铺，还会把矿泉水堆在室外让太阳暴晒。也有些人把一箱矿泉水放在汽车后备厢，闷热几天，还拿来喝。这些都是有问题的。

至于纯净水，也是不能长期喝的。纯净水就是蒸馏水，一点矿物质都没有。长期喝，刮骨钢刀，把你骨头里的矿物质一点一点排出体外，缺矿物质的病就产生了。

3. 食物生态土杂活

《汉书·郦食其传》有言："王者以民为天，而民以食为天。"

祸从口出，病从口入。

最简单的道理,吃饭就是最好的养生。

以前,认为色香味是食物的标准。现在看来还有更高的标准,那就是:土杂活。土杂活高于色香味。

所谓土,例如土鸡、土猪,表示原生态的,没有化肥、农药污染的,不是转基因的。不吃添加色素、味素、防腐剂的食物。不要买调和油、调和酱油。要买酿制酱油。不要买磨成粉末的天麻粉、三七粉。食材是第一要素。

所谓杂,就是杂七杂八,食物品种大交换。五谷杂粮,不要偏食。不要只吃大鱼大肉。不要饱一顿饥一顿。

所谓活,就是要吃新鲜的。鸡要吃得叫,鱼要吃得跳。不吃反季节的水果和蔬菜。不吃过夜的蔬菜。不吃预先包装好的直接可吃的食物。顺德的厨艺高超,绝活第一条就是:食材是当天杀的猪,还没有冷藏、冷冻过。

最难做到的,就是不吃外卖,不吃街边小店。问题最大的,就是涉嫌再生油、自来水和添加剂。特别要提塑料盒,少用为好。

天天要吃饭,顿顿要吃饭。最奢侈的办法:哪怕只是一个人,也要自己做饭。

4. 远离化学毒:塑料、西药、洗洁精

我们被化学毒品包围着。

有一种说法:塑料,细小的微粒,进入食物,进入人体,拉不出来,长在肉里,容易得癌症。

塑料袋子无处不在。装热食最有害。外卖、便当、打包,全是塑料盒。菜市场的彩色袋子,更是垃圾废料回炉制成,又脏又毒。买菜回来,一起塞进冰箱,继续释放毒物进入食物之中。

塑料桶装酒,装油,装粮食,装饺子,放冰箱,装肉冻在冰箱,都不好。装酒,装油,装粮食,还是陶罐更好,玻璃瓶第二。

西药,在很大程度上帮助了人类医疗事业取得了巨大进步。但是,矫枉过正,现在很多人存在的问题是用药过度、用药过量。是药三分毒,何况西药全部是化学制品,本质上跟古代中国炼丹术没有区别。事实上,关于西药的危害,现在美国的医学专家也发表了很多论文

更多的化学毒,是日常用的洗洁精。无论怎样冲洗,都会有残留。洗洁精是毒药,一尺之锤,日取其半,万世不绝。最好、最简单的替代方法是,用面粉先去油,再用温水洗碗。

牙膏的化学成分也有害于牙齿。洗头,洗脚,洗澡,用洗衣液,一切洗的东西都是化学的。

在没有发明代替品以前,我们每个人也只能自己想想办法,减轻化学毒品对我们的危害。

5. 让关系中充满正能量

除了"物质生命"存在着新陈代谢的机制,"精神生命"也存在着新陈代谢。

大脑需要不断有新鲜的信息刺激才能保持其活力。但是,网络时代的特点,是不缺乏信息,反而是信息泛滥,让人应接不暇,这就打破了大脑内部机制的平衡。

事实上,我们的心理活动是包含知、情、意等多方面内容的。只是有单纯的认知活动,或者

认知活动过多、过度,就会导致情绪/情感活动和意志活动受抑或者损害,并进而导致心理问题或躯体疾病。

换句话说,人是社会性的动物,所以必须有人际关系存在。没有人可以独自生存,即使在《鲁滨孙漂流记》里,鲁滨孙也不是一个人独自生活,还有一个"星期五"跟他在一起。

人怕孤独胜于害怕死亡。只有活着的人才知道死亡,才知道害怕死亡。然而,当他还知道害怕死亡时,他一定还活着。所以,孤独实在是比死亡更为可怕的。没有人际之间的沟通,没有理解、爱心、善解人意,心理就会难受,难受久了就要生病,就要淤积成疾,就要窒息,就要死。

所以,我们一定要多接触社会,多接触人。

但是,现在社会发展太快,人们压力都很大,身边难免会有垃圾人,负能量爆棚。所以,我们要注意,远离垃圾人,多跟能带给自己正能量的人在一起。

另外,要适度调整工作和生活的关系,要更积极主动地去经营有益的情感生活。

(三)创造生命新活力

1. 全生为上

《吕氏春秋·贵生》认为人生有四种境界:"全生为上,亏生次之,死次之,迫生为下。"

用现代话来说,迫生就是过着非人的生活,每天都愁苦不已,孤独寂寞,没有人帮助排解。得了癌症也不知道是癌症,因为连查病的条件也没有,就这么死了。相反,全生状态是比较圆满的状态,表现就是"人逢喜事精神爽""喜气洋洋"。

2. 不可或缺的"生命快乐因子"

与快乐的精神状态相对应的生理分泌物是有益于肌体的。所以,能喘着气、吃上饭还不够,每个人每天都有一件比吃饭更重要的需求,那就是要有被叫作内啡肽的激素和被叫作多巴胺的神经递质的生成和运动,我们把这二者统称为"生命快乐因子"。

"生命快乐因子"可以看作是生命的高能量,就如传说中的宝药。"生命快乐因子"活跃,人也就生气勃勃,神气活现,脸上泛红光,气色显魅力。"生命快乐因子"使人美丽,是从体里洋溢出来的化妆品之王。

"生命快乐因子"既然那么好,我们到哪儿去找呢? 对不起,没地方生产,你也买不到。

但是,这种稀有昂贵、真正的"长生不老"之药,却是每个人都可以自己为自己生产的。马斯洛说人的需要有五个层次,每个需要的满足都会有"生命快乐因子"生成。

在每个人自我设计、自主劳动、自我创造、自我实现的过程中,都会有"生命快乐因子"产生。反过来,"生命快乐因子"产出来,给自己使用,使自己精神爽,百病消。所以,每个人都要在日常生活中不停地进行创造,以便为自己生产这种世间稀有的灵丹妙药。

成就使人受尊敬,成就使人很开心,成就使人望而生爱。说到创造,不是仅指事业上的大成就,事实上,生活中任意一件事儿的自主完成,亲人、友人、熟人之间的爱心……都属于美好的创造,都滋润着人的心。

爱像春雨,随风潜入夜,润物细无声。在痛苦的时候,有人为你分忧;在快乐的时候,有人与你分享;还有和小生命对话,和小朋友、小动物、小植物在一起。我们唱歌的歌词问:春天在哪里? 小生命就是春天。

3. 管理好自己的情绪/情感

如果说"生命快乐因子"是快乐幸福与健康不可或缺之物,那就更要管好自己内在的情绪和情感活动——或者也可以称之为"情绪/情感系统的新陈代谢活动"。

为什么说"情人眼里出西施"?

第一,因为喜欢对方,所以就会有"生命快乐因子"大量生成,于是机体也处于开放状态,瞳孔也会放大,因为收入的色彩信息更丰富,就感觉看什么都好。第二,因为被对方喜欢,自己也喜欢对方,"生命快乐因子"大量生成,就使得整个人都容光焕发,显得特别漂亮、特别吸引人。这时,不仅是被对方看着美丽,被其他人看着也觉得美丽。

情绪不仅影响美丽,更影响身体健康。

常言道:笑一笑,十年少;愁一愁,白了头。

相反,忧伤心,思伤脾,怒伤肝。举世尽从愁里老。

《醒世恒言》中有几句话:"气是惹祸根苗""忍气饶人祸自消"。《警世通言》又说:"霸王自刎在乌江,有志周瑜命不长。多少阵前雄猛将,皆因争气一身亡。"

《增广贤文》:"忍得一时之气,免得百日之忧。"

邵雍说:"莫将真气助忧伤。"

明代大哲王守仁说:"知者不惑,仁者不忧,君胡戚戚眉双愁?"

管理不好自己的情绪/情感,人生就会走向"次""死""迫"的状态里去。

五、结语

作为世界上普普通通的人,谁来保佑我们? 神佑不如人佑,人佑不如自佑。

医疗再发达,也不是什么病都能治;即使能治,得了疾病的苦痛和治疗的代价也是无法承受的,所以,要不生病,不求医。

正是基于这样朴素的思考,也听从政府的号召,我们用自己几十年的思考,穷究生命及生命文化的真谛,汇总了人类的保健思想,提出"自康养新健康的生命文化"理念和理论以及实践要领,用爱为生命护航,珍爱自己,科学生活。

《易经》里面有一个"升卦",翻译成现代的话,就是:长得慢的活得长。千年王八万年龟,松树柏树万年青。慢,是一种生命艺术。我们在理论上主张慢生活,在研究上也不主张快,而要做精雕细琢,但结果又必然是要"升"。

我们更希望大家一同用爱为生命护航! 一方面让我们自己的生命品质得以保障甚至提升;另一方面也让世界变得更美好! 我们不怕慢,但我们要开始,要建设,要提升!

(鸣谢:联合研究共同创意并践行者:叶晓非、黄露霞、雷婷婷、韦秋宏、紫秋、任涌、洸予、谢国英、周晓梅等)

全息生命观下的身心调治

胡　深

一、全息及其最本质特点

现代"全息"一词的提出始于 20 世纪中叶的全息摄影技术,其发明人丹尼斯·加博尔由于发明和发展了全息术,于 1971 年获得了诺贝尔物理学奖。在丹尼斯·加博尔看来,宇宙是一个不可分割的、各部分之间紧密关联的高维系统,任何一个部分都包含整体的信息,我们所看到的事物只是在三维空间变成了独立的个体。

20 世纪 80 年代以来,我国学术界已有一些学者对于人类社会和物质世界中的全息现象进行了直观描述。如学者张颖清提出了生物全息律,他认为生物体每一相对独立的部分在化学组成的模式上与整体相同,是整体的成比例的缩小。在此基础上,我国学者王存臻提出了宇宙全息律,认为在宇宙统一整体中,各子系与子系、子系与系统、系统与宇宙之间相互对应,而相互对应的部位较之非相互对应的部位在物质、时空、动力、结构、功能、能量、信息、精神等宇宙要素上相似程度较大。

上述理论有其独到之处与深刻性,但不足之处在于,它们没有剖析和阐释全息世界产生的内在根源,以及全息宇宙万物发展的基本阶段和存在的基本形态。笔者以为,对物质世界基本规律的抽象必须从真实世界的逻辑原点出发,这一原点就是物质世界的永恒存在,即它既不能被创造也不能被消灭,而只会相互转化。从这个最基本的逻辑前提出发,我们就会得出这样的结论:物质世界中的一切事物、系统、要素和运动形式都具有趋向自身平衡的本性,因为万事万物的这一本性与牛顿提出的三条运动规律,即惯性定律、加速度定律、作用力和反作用力定律在本质上是完全一致的。

作者简介:胡深,北京工业大学教授。北京东方生命文化研究院特聘研究员;中国先秦史学会阳城商汤文化研究基地特聘研究员;中国民间中医药研究开发协会砭术养生分会专家委员会委员。中医康复理疗师;高级保健按摩师;循经电疗指导师。

趋向平衡规律是全息世界存在的内在根源,也是唯物辩证法基本规律存在的内在根源(参见 1991 年和 1992 年笔者分别在《人文杂志》与《中国人民大学学报》上发表的《论趋向平衡规律》及《趋向平衡规律与现实世界》两篇论文)。

笔者把趋向平衡规律的基本内容简要地概括为:

①物质世界中的一切事物、系统、要素和运动形式都以特定的形式趋向自身的平衡,即都具有趋向自身平衡的本性。

②相互联系的事物、系统、要素和运动形式的趋向平衡运动之间,必然产生不平衡、冲突和矛盾。这种不平衡和冲突,导致它们之间相互制约和限制,产生新的趋向平衡运动,形成物质世界从平衡到不平衡、再到新的平衡的永恒运动。

③各种事物发展的程度和存在的方式,是由与之相关的、相互交织的各种趋向平衡力的大小决定的。

④事物的趋向平衡本性,使具有内外联系及结构的一切事物、系统、要素和运动形式都处于综合平衡态,其最终倾向是趋向"最佳综合平衡态"。

从物质世界的这一基本规律出发,我们会理解为什么宇宙表现出"全息性",找寻到全息宇宙的四个发展阶段——自存阶段、联系阶段、自调阶段和混沌阶段及其无限循环,以及与其相应的四种基本形态——自存态、联系态、自调态及混沌态,理解它们之间的内在联系与本质区别(参见 2012 年 4 月 30 日发表于《光明网》上的《全息世界全息人及其内在联系》一文)。物质世界中奇妙的四分现象在各个领域和现实生活中有广泛的表现,如自然界中存在着四种最基本的相互作用力:"强"作用力、"弱"作用力、电磁相互作用、引力相互作用;有花植物由根、茎、叶、花(果实)组成;人的血型有 O、A、B、AB 之分;科学可分为自然科学、社会科学、思维科学和哲学四大类;人类社会中存在经济、政治、思想和文化四大领域;人类再生产过程包括生产、交换、分配和消费四个环节;人的认识有感性认识、逻辑思维、形象思维和直觉思维四种;理性认识的基本形式有概念、判断、推理和范畴;一种语言的训练包括听、说、读、写四个方面;人的心理非智力因素主要有兴趣、意志、情感和性格……

二、全息在生命中的表现及应用

人是全息宇宙的合乎逻辑的自然演化物。作为上天的创造物,人与天地自然合一,人的身体是由组成世界的各种物质构成的,其自身的特质与物质世界演化过程中的产物的特质有相似性,有着时空的对应关系;人与物质世界遵循相同的规律性;人体细胞中的基因全息着人体特质;人体自身也是全息对应的,人体的不同部位都有着与全身相对应的穴位分布,如人的头部、躯干、大腿、小腿、脚、大臂、小臂、耳朵、手,甚至手的掌骨等。

与天地合一的人深刻体现着与全息宇宙相对应的全息性,成为"全息人"。"全息人"全息着宇宙的四个发展阶段及其相应的四种基本形态,使自身成为具有自然属性、社会属性、思维属性和文化属性的复合体。在这里,特别需要强调的是,人的文化属性内含前三者于自身,又有别于它们,人的文化属性植根于其生活的自然环境、社会环境、人文环境及族群环境中,体现在其自身的生活方式、行为方式以及对生活生命的态度之中。当前随着我国社会经济的迅速发展,文化建设的重要性日益凸显出来,真正重视起对人的文化属性的理解与认识十分必要。要想真正做到"以人为本",就一定要从人的四种属性去全面、深入地思考人、关照人,实现真正的人文关怀。

下面笔者着重从全息世界、全息人的角度,从与人的四重属性密切相关的辩证关系中,结合自己的实践来分析一下"治人医心"的问题。

从全息世界的基本规律——趋向平衡规律出发,人体从健康状态到亚健康状态再到病态的过程,实质上就是表征人体健康的物理、化学、生物的指标发生了改变,引起了人体某种或某些方面的内在的不平衡,当这种不平衡达到某种阈值时,就会变成亚健康状态或病态。防病治病说到底就是要从人的"四重属性"也即"四态"(自然态、社会态、思维态、文化态)及其相互关联中去分析和着手。

(一) 从人的自然属性的角度讲,人首先是自然之物

人生存的前提是要与环境不停顿地进行物质与能量的交换。这种交换首当其冲的就是空气、水、土壤与人所产生的直接联系。人类社会经济的快速发展与对环境的大尺度的"改造",一方面使人越来越脱离自然,比如原始森林、土地以及土生土长的动植物,离自身生存的基础越来越远。另一方面自身生存的基础又进一步被破坏,如原生态环境的改变与大规模的工业生产和农药化肥等产生的污染等,其直接的后果是人类健康状态的改变。我们看到,世界为数不多的"长寿之乡",大都是"原生态"保存较好的偏僻乡村。而被开发得很现代的城市中,处于亚健康状态的人群越来越多,各种疾病大量增加,各种癌症和疑难杂症也越来越多。因此,人要获得健康,就要自觉地创造和实现新的平衡。

1. 人应该经常与各种植物进行"对话"

在生物进化的过程中,植物和动物是相互依存的全息共生关系,植物是人类的天使,须臾不可离开。远古时代的人类祖先与自然界中的植物是紧密"合作共生"的关系。可惜的是,随着人类的进化与进步,总的说来,人们在现实生活中,越来越"疏远"植物界,人们不但住进钢筋混凝土的住宅中,更在不断地大量毁坏各种植物……为此,我们十分必要在平时的生活中自觉地恢复与植物界的全息平衡关系,坚持每天保持与大自然的密切接触,到大自然中去"采气"(我们远古祖先的这一行为每天都在不自觉地进行着)。回归自然,亲近自然,到空气新鲜的公园、森林、田野、绿地中去漫步,近距离地跟树木拥抱是最好的采气方式。在大自然中,人们无形中

就会吐出浊气,吸进新鲜空气。当然,如果学习一点气功的采气方法就会事半功倍。

不同的植物有利于疏通不同的经络,因此不同身体状况的人需要不同的植物或者环境,比如有人需要经常待在山里,有人需要原生态森林树木的滋养,有人需要一些特定的植物来置换体内的浊气。一般来讲,松树、柏树和银杏树等对所有人群都是有百益而无一害的,松柏四季常青,因此,它们是我们最好的朋友。树龄越长,它的能量就越大,对人的益处也就越多,俄罗斯等国家也都有类似的研究报告。笔者发现,不同的体质可借助不同的植物来调理,因为不同植物的生物场是不同的。根据需要,应当使有益的植物与人处于特定的空间关系中,这样,植物的良好气息就会通过人的能够实现交换的穴位进入人体,逼出人体内的浊气,促进经络的疏通与运行,达到人与植物之间正能量场的有益交换与平衡。

笔者举两个有意思的例子进一步说明采气和排出体内浊气的重要性:

①一次笔者调理的一位亚健康的对象在笔者日常养护的几株植物上采气,让我们大感意外的是,其中的一棵植物第二天就死了。这件事可以理解为她的紊乱的生物场作用于一个有着正常植物场的植物,破坏了后者的场平衡所致。

②笔者每次在采气的过程中都会"自发"地在自身固定经络和器官上拽相同次数的浊气(当然在强自然场中拽浊气的次数会增加,但经络与器官的位置无变化),这体现了与自然具有全息关系的人体,为实现自身平衡所隐含的内在规律。

上述两个例子,虽然不能被通常科学的方式所理解,但笔者觉得其中还是体现着全息的意义,即从不同侧面反映了人与植物界保持全息平衡的内在关系。

2. 人接触矿石很重要,借助于矿石等为人进行身体调理的方法,笔者称之为"物件疗法"

人与矿石都是由各种元素组成的,他(它)们之间也是全息共生的关系。人体需要接近各种对自身有益的矿石。不同的矿石有不同的物理场。不同的矿石对人有不同的生物场的影响和调理作用。由于每个人的身体状况不同,有的人需要铁矿石,有的人需要水晶石或红宝石、钻石、磁石、青金石、天珠、玛瑙、黑曜石、陨石等,此外有的人需要戴金饰,有人需要戴银饰。不但女人需要首饰,男人也需要佩戴首饰。这也是种很有效的"自然健身法"。中华民族对玉的钟爱更是历史悠久,其实玉本质上讲,也是一种矿石,人们常讲"人养玉、玉养人",玉的养生机理已经被现代科学所证实。据化学分析,玉石含有多种对人体有益的微量元素,佩戴玉石可使微量元素被人体皮肤吸收,活化细胞组织,提高人体的免疫功能。故有中医说"有的病吃药不能医好,经常佩戴玉器却能治好病"。且佩戴玉手镯所发生的长期的良性按摩,不仅能在一定程度上去除视力模糊之疾,还可以蓄元气,养精神。

其实,某些动物就有在体内需要或生病时本能地利用自然物的现象。比如吃泥土或某些植物,跟树木接触摩擦等。就人类而言,物件疗法古已有之。譬如砭石,追其源头可知早在旧石器时代,人类的祖先每当身体不适时,就抓起火堆旁被烤热的石头进行热敷和刮拭,他们慢慢发现,一些特殊的石头对于病痛颇有疗效,于是逐渐总结为中医的精华之一——砭术。砭石疗法可以温助阳气,疏通经络;逐寒祛湿,祛瘀止痛;潜阳安神,止悸定惊。砭术系中医学砭、针、灸、药、导引五种治疗方法之一,遵循中医学整体观念与辨证论治的治疗原则。

笔者在给各种亚健康的人和病患者做调理的过程中,利用多种物理场比较好的矿石(也包括一些场好的瓷器、手串等)去辅助疏通人体经络,取得了很好的效果。

3. 食疗是现在十分盛行的一种方法

食疗的内在机理自然是源于人与自然的全息关系。不同人种或地域的人对食物种类及数量的需要是既有相同之处,又有所差别,这是源于其祖先在不同生存环境中长期演进的结果。不同的人只有根据自身的具体情况,自觉、合理地进行食物的摄入,才能实现体内所需的综合平衡态,达到强身健体或祛病的目的。

4. 中药的使用是人与自然之间全息关系的又一具体体现

中药材源于自然界,在被人们使用的过程中,以其特有的物理、化学和生物场作用于人体,使人体在不同程度上实现新的体内平衡。

笔者调制的一种"全息复合制剂",内含四百多种"自然之物",正是由于它具有的"全息"特质,使它对于人体的多种不适与疾病有着较好的调理和治疗的效果。

5. 现在的某些治疗仪器是使用非手术的方法,在不对人体造成伤害的情况下,以"自然"的方法改善人体的健康状况

人是自然的全息之物,自然全息着自然界的电磁场,从一定意义上讲,人生病时身体特定部位的电磁场表现为紊乱状态。磁疗是以磁场作用于人体治疗疾病的方法,磁场影响人体电流分布、荷电微粒的运动、膜系统的通透性和生物高分子的磁矩取向等,使组织细胞的生理、生化过程改变,产生镇痛、消肿、促进血液及淋巴循环等作用。

循经电理疗仪、中频电疗仪及其他某些类似的治疗仪,利用电磁场的作用,模仿中医针灸、推拿、按摩、刮痧、拔罐等方法,刺激经络、肌肉、神经等,以使人体气血畅通,增强肌体免疫功能,从而起到治疗疾病的作用。其原理就是通过刺激局部、引领全身达到人体的体内平衡。

毫米波疗法是通过使特定细胞恢复到正常工作状态以达到治愈疾病的目的。生物组织成分中 DNA、RNA、蛋白质等大分子和生物膜均有各自固定的振动频率,这些频率正处于毫米波的振动频率范围之内,因此毫米波作用于这些生物大分子和生物膜时会发生谐振。这种谐振,可使细胞膜电位发生变化,使膜电位脱离,使得破损细胞恢复正常振动频率,可消除细胞膜上的病损,使细胞膜受体恢复正常,借此可以使细胞通透性提高,营养转化与代谢恢复正常,从而达到治疗疾病的目的。

6. 适当和有效的运动对于人们保持健康的体魄以及治疗疾病是不可或缺的

世界是物质的,物质是运动的,物质世界演化过程中产生的日趋复杂的生成物,其内含的运动形式也更加复杂。人属于灵长类动物,形体动作自然内含着许多灵长类动物的形体动作的特点。此外,人类在自身的进化过程中,由于环境的变迁、直立行走及劳动的需要,形体动作又有

别于灵长类动物。人体的脏器功能的存在与维持,不但与其进化有全息对应关系,还与个体自身平日的形体动作有全息对应关系。每一个个体要想保持身体健康或恢复病体都需要自觉地进行适当及有效的形体活动,以实现运动与身体复杂的内循环之间的平衡。

为了认识与找寻二者之间的最佳组合,笔者用二十多年的时间进行了有益的尝试。人体具有强大的免疫功能与修复功能,笔者认为人每天的形体动作是保持健康并"修复"自身不平衡的重要组成部分,而这种修复能力就潜在于人自身,关键是如何把它"发掘"出来。我们都知道,人会不自觉地伸懒腰以缓解疲劳,拍打身体不同部位以缓解不适,下意识地做一些动作以舒活筋骨……笔者在把人的这种自发行为通过自发功的方法发挥到极致并持续坚持二十多年的时间里,发现了这样一个有趣的"序":自发功从最初相对杂乱的动作(去除亚健康的不适与疾病的过程中)→相对固定的动作→完全固定的动作。这个"序"在卧功、坐功和站功形成的过程中不但完全相同,而且一旦形成就会保持不变,笔者把现已基本固定成型的功法称为"全息自然功"。这套功法的形成过程也是打通十二经脉以及任督二脉的过程,笔者在这一过程中自发地出现过众多的功法动作,譬如,在打通肺经的过程中就自发地做了大量的郭林气功中的动作。现在已固定成型的"全息自然功"中包含着太极功、五禽戏、八段锦、二步功、瑜伽以及体操、按摩和其他一些疏通经络的动作等。笔者坚持习练这套功法的体会是,由于它源于人的内在自我修复的本能,且凝聚了多种功法与动作,健身与祛病的效率是很高的,亚健康者与病人习练的结果也证明了这一点。

人体是全息自然界历史时空与现实存在的高级凝聚物,这就使自身成为全息自然界各种运动形式集于一体的综合平衡体。上述六种有利于人们健康与改善病症的方法都有其自身价值和存在的合理性,通常情况下,综合有机地选择与运用这些方法常常会取得意想不到的效果。

(二)从人的社会属性的角度讲,人是社会的产物

人类社会与动物的种群有着巨大的差别,人类有语言和文字,有高级的思维能力,能够制造和使用工具,因此产生了复杂的经济生活和社会组织。一个人要生活在现实的社会中,就必须融入其中,并适应其中的某些特定角色。这些角色本身及"扮演者"扮演的效果,直接在不同程度上决定及影响着此"扮演者"的身体健康状况。

譬如,我们经常讲的职业病问题就是这一情形的重要表现。具体地说,它包括由人的职业活动导致的尘肺病、皮肤病、眼病、耳鼻喉口腔疾病、物理因素所致的职业疾病、肿瘤、放射性疾病等。最容易患职业病的工人中,70%以上的职业病都与尘肺病有关。此外,银行职员易患肩周炎、腰椎间盘突出症以及胃部疾病;教师易患呼吸道疾病;销售人员易患肝部疾病;厨师易患眼部、胃部、呼吸道、静脉曲张疾病……另据《美国国家职业健康报》报道,从事高温职业的男性,如面包师、厨师、焊接工、消防员、制陶师及铸造工等,因暴露于高水平的热辐射之中,会导致

精子减少、生育能力下降……

以学生身份生活在社会中的人,处在另外一种特定的社会环境与矛盾之中。小学生易患的非传染的常见病有近视眼、龋齿、单纯性肥胖、营养不良、贫血、蛔虫感染、脊柱弯曲异常等;大学生则易患神经官能症、眼耳鼻牙等炎症、头部肌肉紧张收缩、颈椎病等。

抑郁症当下已成为医学界日益关注的一种疾病,其在过去三十年间发病率暴增,并且对社会的影响也越来越大,预计到2021年抑郁症将成为世界第四大疾病。更加严重的是,我国地级市以上的医院对其识别率不足20%,只有不到10%的患者接受了相关的药物治疗;与此同时抑郁症的发病(和自杀事件)已开始出现低龄(大学乃至中小学群体)化趋势。虽然,迄今为止,抑郁症的病因并不非常清楚,但可以肯定的是,生物、心理与社会环境诸多因素参与了抑郁症的发病过程,换句话说,抑郁症是人的四重属性(自然属性、社会属性、思维属性、文化属性)的综合产物。其中人的社会属性扮演着重要角色:患者在心境低落的基础上会出现自我评价降低,产生无用感、无助感及无价值感,常伴有自责自罪,严重者会出现一些妄想,部分患者还可出现幻觉——这些现象无疑反映了其产生与患者日常的社会生活的感受与体验有直接关系。此外,我们知道,成年期遭遇应激性的生活事件,是导致出现具有临床意义的抑郁发作的重要条件,这也进一步说明了人的社会属性是此疾病产生因素中的重要一环。

综上所述可以看出,人的社会属性对于人的身体健康有着不可忽视的重要影响,深入研究与思考这方面的问题是社会工作者与医学界人士需要共同面对的课题。

(三)人的思维属性是人区别于动物的重要方面

人们知识水平的提高与思维能力的进步,一方面会促进社会经济、政治和文化的发展,另一方面也有利于改善人们的健康水平。

对于个人而言,一个人的文化水平的提高,会使他有更加开阔的视野,有对物质世界更多的认知(当然也包括对健康知识的认知),在通常情况下,这会使他能够更加合理地解决在日常生活中和社会生活中遇到的各种问题,更加懂得情感的正确抒发及负性情绪的控制(一个人的理智与感情之间存在着一定程度的正相关性),从而使自己有更多正能量的产生,使自己的内心处于一个较好的相对平和(平衡)的状态,最终也会直接或间接地提高自己的身体健康水平。反之,一个人文化水平低,会限制他的视野及对物质世界的认知,从而使他在社会生活与日常生活中存在更多的局限性,遇到更多的挫折,最终会直接或间接地影响到自己的身体健康。

然而,辩证法还告诉我们,任何事物都有两面性。人的任何知识与思维能力,都是对一定时空范围内的某个、某些或某类事物的认知与能力(如一个人习惯于形而上学的思维方式)。当人们不能清醒地认识到这一点,不自觉地依之去"扩大范围"处理和解决工作、生活中的问题时,必然会受到损失,遇到挫折。如果依此"法"去对待健康问题就会使自己的身体出现问题,甚至生病。"偏见比无知更可怕",这是千真万确的！当然还有一点需要指出的是：如果某个或某些人为了自己的私利有意做片面的宣传，或在诊治病人的过程中进行过度检查，过度用药，施行并非必需的手术，那么危害就更大了。

(四) 人的文化属性内含前三重属性于自身,又有别于它们

人的文化属性深深植根于其生活的自然环境、社会环境、思维环境及族群环境中，其浅层体现为人们自身的生活方式、行为方式，深层次的表现则是对生活生命的态度，体现着人生观与价值观。

现代社会的市场经济以人的欲望为动力和润滑剂，有其合理性。但其不良后果是使得物欲横流，"过欲"的人被大量造就出来。其结果一方面使人为欲望疲于奔命，产生身心的不平衡；另一方面使得过欲的、贪婪的人们掠夺自然，破坏自然，造成严重的环境问题。

"欲壑难平"。私欲过强的人一方面会导致其欲望很难得到充分的满足；另一方面其强烈的欲火稍不满足就会使其产生较其他人倍增的失落感、愤怒与懊恼。即是说，他的负面情绪总是大于常人，心理总是处于不平衡的状态。这种人在处理亲情、友情与爱情时，在工作中处理与他人的关系时，都会"私"字当头，这就必然导致较难与他人融洽相处、搞好关系，从而会使自己长期处于矛盾旋涡之中，进而影响自己的生理与心理的健康；反之，一个充满爱心的人，通常心情开朗，并在助人的过程中获得心理的满足和愉悦。国内外的研究表明，乐于助人的人有利于自己的健康。

有研究显示，给别人物质上的帮助能使致死率降低 42%，给他人精神上的援助也能使致死率降低 30%，因为"利他"的行为能触发大脑中的"嘉奖电路"，使身体自然产生良好的化学物质，如多巴胺和内啡肽。

此外，帮助他人能使自己身体获得以下实质性的好处：减少患抑郁症的概率；身心舒畅；免疫球蛋白 A 的水准增加；心脏病和慢性疼痛的症状减轻；有助减肥；充满希望；睡得更香。

现代医学的研究结果表明，疾病的产生，与人的情绪等心理问题有着密切的关系。从人生观与价值观入手，培养与提升每个公民的爱心，是人类自进入文明社会以来历史发展的永恒主题，世俗社会与宗教概莫如此。我国古代社会就开始提倡修身养性，提倡修身、齐家、治国、平天下。现在我国已进入社会主义发展的新阶段，借鉴自身优秀文化传统中可以汲取的精华，为祖国的发展提供新动能很有必要。

从治人医心的角度看，现代人的各种锻炼形式都是人们自觉地重新实现自身平衡的方法。静思冥想、瑜伽、气功等方法是现代人远离喧嚣与忙碌以重新得到身心平衡的有效方法。它们的共同特点是放松自己，意念集中在身体某处，对自己身心进行意、念、气、体结合的锻炼，借以达到健身、防治疾病甚至一定程度的修身养性的目的。

三、结语

　　物质世界是一个不可分割的、各部分之间紧密关联的整体,任何一部分都包含整体的信息。全息世界存在的逻辑原点是趋向平衡规律。全息世界表现为无限循环的四个发展阶段,即"四态",在人类社会中则具体表现为人的"四重属性"。深入探讨人的"四重属性"及其相互关系,有利于我们进一步加深对生命的深刻理解并运用全息理念调治身心。

参考文献:

[1]张颖清.全息生物学[M].北京:高等教育出版社,1989.

[2]张颖清.全息胚及其医学应用[M].青岛:青岛出版社,1982.

[3]王存臻.宇宙全息统一论[M].济南:山东人民出版社,1988.

[4]王存臻.宇宙全息论与传统文化[M].济南:山东人民出版社,1991.

从中国传统哲学视阈反思青少年教育

赵建保

教育兴则国家兴,教育强则国家强。教育是国之大计、党之大计。本文以当前中国青少年教育中存在的问题为出发点,从孔子的儒家思想和老子的道家思想入手,对青少年教育进行分析和反思,认为教育者只有先通过道德教化,"以德为先""因材施教",才能做到真正的教书育人,才能为社会培养更多的栋梁之材。

一、教育是兴国之本

教育乃兴国之本,是国家、社会得以发展的重要先决条件,一个国家的教育水平直接影响其国民素质甚至国家兴亡。

马克思主义认为,一切社会活动都是由人来进行的,人是生产力中最活跃的因素。生而为人,大家的起点是相同的,亦即如果不考虑先天残疾等问题,每个人作为独立个体来到这个世界上的时候与其他人并无太大差异。教育则是通过对文化的传授、传播使个体的人成为适应社会发展不断前进的社会人。教育家陶行知曾说过:"我们深信教育是国家万年根本大计。"习近平总书记在全国教育大会上也强调:"教育是民族振兴、社会进步的重要基石,是功在当代、利在千秋的德政工程,对提高人民综合素质、促进人的全面发展、增强中华民族创新创造活力、实现中华民族伟大复兴具有决定性意义。""少年强则国强",青少年作为国家的未来、作为社会发展的后备力量,对他们的教育更是具有至关重要的意义。

作者简介:赵建保,教授级高级工程师。华北电力大学及上海电力大学校外研究生导师。主要从事能源信息化管理。荣获 2017 年中国大数据产业年会"2017 年中国大数据年度人物"、2018 年中国电力技术市场协会"电力金桥奖"优秀个人奖等多项荣誉。研究方向包括能源信息化、企业管理、中国传统文化等方面。

二、现阶段教育出现的问题

随着经济社会飞速发展,我国的教育水平也在迅速提高。根据马克思主义经济学原理,生产力决定生产关系,生产关系必须适应生产力,经济基础决定上层建筑。当我们的生产力水平不断发展,且加速度越来越大时,生产关系和上层建筑的调适能力尤为重要。第三次工业革命带来的生产力发展呈几何指数暴增,也将一系列问题推到了教育者与受教育者面前。尤其是网络时代突如其来,海量信息蜂拥而至,给教育者和受教育者都带来了极大的困惑。此外,我国因计划生育而产生的独生子女教育问题也逐渐显现,随之而来的"90后""00后"问题也使得我国青少年教育问题变得更加错综复杂。马加爵、药家鑫之类事件屡有发生,与应试教育和教育者(教育从业者及受教育者的监护人)的社会功利性趋向导致相应教育缺失或品质下降有分不开的关系。可以说,应试教育突出分数至上,使得教育者在高考为王、望子成龙的心理下,自觉不自觉地把教育的重心放在了智力培养上,而把学生本应享有的道德教育、心理教育弃之一隅。但是,教育不仅仅是智育那么简单。

三、教育之变——也谈教育的出路

面对我们在青少年教育上的种种困境,许多学者从体制、机制等不同角度进行解读。确实,我国的教育体制、机制在近现代发生了巨大变化,从民间私学到官方办学,从京师同文馆开创官办外语学校到全面引入自然科学教育……逐步建立起统一规范的教育体系。中华人民共和国成立后学制、学科也几经变革。但教育是一项复杂工程,不可能全面完善,例如目前存在的高考指挥棒、教育资源过度集中等问题,都影响着我们教育的成效。体制、机制的变革从来不是一蹴而就的,而是一个循序渐进的过程。

想要尽快解决我国青少年教育中存在的问题,不能被动地坐等体制、机制变革。教育者必须静下心来,用清醒的头脑认真思考我们教育中存在的问题,不要在经济大潮和互联网信息中迷失方向。"行有不得,反求诸己",教育者要认真思考他们在青少年教育中应当把握的方向、充当的角色以及抱有的心态。"解铃还须系铃人。"要从教育的源头解决问题,逐步化解我国青少年教育中的种种困境,这样才能为国家持续发展积蓄动力,才能使中国复兴之路后继有人。

中国有五千年文明史。我们从来不缺文化,不缺思想,现代社会的许多问题我们都可以在先贤那里找到答案,教育问题也是一样。

四、以孔子教育哲学为例,看儒家思想教育的智慧

孔子作为中国古代伟大的教育家、思想家,其"以德为先""有教无类""因材施教"的教育思

想为中国传统教育模式创立了典范,而其"礼、乐、射、御、书、数"六艺教学,更是对后世教育产生了深远的影响。《论语》作为中国第一部语录体杂文集,记录了大量孔子的教育观念,从他的言行中我们可以领悟出教书育人的本质。

(一)孔子的教育思想首先是"有教无类"

孔子弟子三千,贤人七十二。有小孔子五十四岁的叔仲会,也有只比孔子小四岁的秦商;有富甲一方的子贡,也有"一箪食,一瓢饮,在陋巷,人不堪其忧"的颜回……孔子收学生只要十条腊肉作为拜师礼,可见孔子很看重学生自愿学习的态度,而不看重出身、禀赋等。

在具体教学过程中,孔子又明显地表现出"教必分类",即"因材施教"。入门求学是无分类的,施教授业是分类的,也就是有针对性地教育。"因材施教"在《论语》中不乏案例。最典型的是《论语·先进》篇中:

> 子路问:"闻斯行诸?"子曰:"有父兄在,如之何其闻斯行之?"
>
> 冉有问:"闻斯行诸?"子曰:"闻斯行之。"
>
> 公西华曰:"由也问:'闻斯行诸?'子曰:'有父兄在。'求也问:'闻斯行诸?'子曰:'闻斯行之。'赤也惑,敢问。"子曰:"求也退,故进之;由也兼人,故退之。"

同样是"闻斯行诸"的问题,孔子对子路和冉有却做了不同的回答。子路性情刚直,好勇尚武,做事有时不免轻率,所以孔子要他在听到一件该做的事时最好向父兄请教后才去做。而冉有个性谦退,因此孔子要他在听到一件该做的事后立刻去做。孔子这样根据弟子不同的个性以一进一退来适性教育他们,就能使他们避免过与不及的毛病。

同样,在《论语·阳货》篇中子路问勇:

> 子路曰:"君子尚勇乎?"子曰:"君子义以为上。君子能勇无义为乱,小人有勇而无义为盗。"

孔子并没有片面论述"君子尚勇否",而是用"义之与比"来教育子路不可一味勇猛。正是在孔子这种"因材施教"、循循善诱的教育下,子路从一介武夫成长为"千乘之国,可使治其赋"的人才。

《论语》中还有齐景公、子张、子贡问政的记录:

> 齐景公问政于孔子。孔子对曰:"君君,臣臣,父父,子子。"

> 子张问政。子曰:"居之无倦,行之以忠。"
>
> 子贡问政。子曰:"足食,足兵,民信之矣。"

齐景公已经是诸侯国君,所以孔子从君主的角度告诉他"君臣父子"。而子贡家境殷实,好学,具有相当的能力,则应以"足食,足兵,民信"治理政事。子张则不同,根据朱子《四书章句集注》解读,程子曰:"子张少仁。无诚心爱民,则必倦而不尽心,故告之以此。"可见孔子对每个人提出的问题都是根据提问人的特点给出的答案,切中要害。

《论语》中还记录了不少这类多个弟子问同一个问题的情形。比如有孟懿子、孟武伯、子游、子夏问孝,颜渊、仲弓、子贡、司马牛、樊迟、子张等人问仁。有的我们已无从考证当时的情景,但是我们有理由相信,孔子对每一位弟子的回答都有极强的目的性与针对性。孔子给每个弟子的答案都不一样。表面上看,这些答案只是从不同的侧面论述这些问题,似乎是与提问人并无关联,但实际上,孔子是根据不同弟子的性格特征以及生活环境进行的解答,即"因材施教"。

正是这种从"有教无类"引申出的"教必分类"及"因材施教",才使孔子桃李遍天下,才使孔子成为名副其实的中国历史上最伟大的教育家。"天不生仲尼,万古如长夜。"孔子用自己的智慧教化着每一个弟子,这绝不是整齐划一的教育体系所能达到的。如果我们的每一位教育者在青少年教育中也能真正做到"因材施教",相信我们可以培育出更多的人才。

(二)孔子教育哲学中另一个显著特点是"以德为先"

注重道德教化,所谓教书"育"人,也是儒家思想体系的重要组成部分。《论语·学而》记录了孔子的观点:"弟子入则孝,出则悌,谨而信,泛爱众,而亲仁,行有余力,则以学文。"可见,在孔子的教育观念中,首先强调的是道德教育,在道德层面做好以后,"行有余力"方可"学文"。

子夏在《论语》中也有一段话:"贤贤易色;事父母能竭其力;事君,能致其身;与朋友交,言而有信。虽曰未学,吾必谓之学矣。"在孔子及其弟子的眼里,学习首先是道德修养的培育。具备了道德修养,至于知识的学习就成了顺理成章、水到渠成的事。乍一听来,毫无道理,但仔细想想,一座楼房,基础打不好,上面盖得越高是不是越危险呢?这不就是马加爵之类缺乏道德修养的"人才"的悲剧吗?

(三)道德教化是中国教育传统的核心内容

纵观中国从古到今的教育,一直是以"学而优则仕"为目的的,官方导向十分明确。中国的文人始终把自己的命运与官场联系在一起,并不只是为做官,更是为了实现士大夫的"经世致用"理想。正所谓"风声雨声读书声,声声入耳;家事国事天下事,事事关心"。

从有文字记载的西周开始到清朝废除科举的历史中,可以看出中国传统文化强调道德教化的沿革。周朝时期的官员体系以世袭为主,没有统一的制度为国家培养官吏;秦朝为了扩张疆土采用"军功爵制"提拔官吏;汉朝建立后,汉武帝开始了一种以道德教化为基础的"举孝廉制",魏晋南北朝时期完善为"九品中正制",一直到隋唐开科举;科举考试的核心仍然是对中国传统道德文化的传承,到明清进入"八股"时代,考试内容更是限定在了对儒家经史子集的理解上,其实质仍在于强调道德的教化作用,直到清末废除科举。

无论是孔子本人,还是以儒家哲学构建的中国古代教育体系,都是极力推崇"以德为先"的。到了新中国,也是强调"德智体美劳"全面发展,把"德"放在首位。但是近年来,在青少年教育中却出现了成绩压倒一切的现象,这就不可避免地会出现一些"高分低能"甚至"高分劣质"的应试教育牺牲品。

如果我们的教育者能够遵循"因材施教""以德为先"的原则,让教育沿着教书"育"人的健康轨道发展,我们的受教育者就会在一个良性循环中健康成长。

五、借用道家思想,让教育更贴近人性与天道

作为教育家,孔子的言语平和朴实,可操作性强。与他相比,中国另一位哲学大师老子则从更高的视角对人与自然、人与人相处进行了阐释,言语深奥,发人深思。

老子的哲学讲究道法自然,以退为进。《道德经》共八十一章,寥寥五千余言,诠释了老子"人法地,地法天,天法道,道法自然"的哲学理念。我们也可以从老子哲学中找到教书育人的启示。

(一)不言之教与言传身教

《道德经》第二章云:"天下皆知美之为美,斯恶已;皆知善之为善,斯不善已。故有无相生,难易相成,长短相形,高下相倾,音声相和,前后相随。是以圣人处无为之事,行不言之教,万物作焉而不辞;生而不有,为而不恃,功成而弗居。夫惟弗居,是以不去。"

因为有了美,大家就知道了不美;有了善,就知道了不善。那么,在世界观、人生观、价值观未完全建立起来的青少年眼中,什么是美? 什么是善? 他们看到的、听到的都是教育者的言行举止,在他们涉世未深的心灵里,教育者就是"圣人","行不言之教"。但是作为教育者(无论是从业者还是监护人),他们在教育中起到了什么样的作用呢? 当我们要求受教育者努力学习、金榜题名的时候,教育者的言行又在告诉受教育者什么呢? 是告诉他们美,还是丑? 善,还是恶?

　　曾经有人号召家长每天要跟孩子一起看半小时书,这是一个非常好的建议。这不是摆花架子,是要认真读书,用"不言之教"告诉孩子要学习。我们常常说的"书香门第",就是在实施代代相传、耳濡目染的"不言之教"。"不言之教"不是说教育者也去学数理化,而是让教育者以身作则,起到榜样的作用,让受教育者受到感染和熏陶。但是,能做到这一点的家庭却寥寥无几。

　　由于教育者忽视了自己的行为力量,把目光紧紧地盯在受教育者身上(尤其是当今的独生子女家庭,一个受教育者会有多达六双眼睛盯着),一味把受教育者当作自己的管理对象或自己年轻时代未实现理想的寄托人,从思想上、行为模式上将受教育者据为己有。哪怕教育者整日讲真善美,但是自己不以身作则,那就只能使受教育者更加茫然,无所适从,无法从教育者身上学到明确的善恶观。

(二)随顺自然,边界清晰

　　《道德经》第五章云:"天地不仁,以万物为刍狗;圣人不仁,以百姓为刍狗。天地之间,其犹橐籥乎?虚而不屈,动而愈出。多言数穷,不如守中。"天地对万物,圣人对百姓,都不会有任何的偏爱,都是一种顺其自然发展的态度。就像一颗种子离开了母体之后四处漂泊,自然有它生根的地方、生长的方式,母体不会对它再有什么干涉。当然,人非草木。在自然界,从低等植物到高等动物,随着物种等级的提高,与母体在一起的时间以及跟随父辈受教育的时间也越来越长。而每个人又都是一个独立的个体,作为教育者,尤其是监护人,能否给予受教育者"顺其自然"的空间,对受教育者十分重要。就像小孩儿学走路,大人更多的是看他走,如果始终扶着,他就学不会走路。我们要做的是"关注"而非"干涉",必要时伸出援助之手。对"必要"的把握就是对"度"的把握。在"六双眼睛"时代,更多的是关注过度,这种过度就会造成逆反加剧,巨婴增多。

　　教育者,尤其是监护人,把受教育者当作自己的管理对象或精神寄托的这种行为,反而使受教育者内心产生抵触情绪,在心理上越走越远。《道德经》第六十六章云:"江海所以能为百谷王者,以其善下之,故能为百谷王。是以欲上民,必以言下之;欲先民,必以身后之。是以圣人处上而民不重,处前而民不害。是以天下乐推而不厌,以其不争,故天下莫能与之争。"与第二章所言"处无为之事,行不言之教"一样,阐述了相应的观念,即教育者要放开手,与受教育者边界清晰,分清楚"是你的事,还是我的事",保持适度距离,除了必要的关注,放弃掌控受教育者的想法,这样才能真正得到受教育者的诚服和爱戴。

(三)心平气和,润物无声

　　随着我国经济发展不断提速,生活水平不断提高,人们对美好生活的向往更加迫切,因此对受教育者成长的心理预期不断提升,形成了教育攀比。这种焦虑情绪由教育者传递给了受教育者,希望他们早日成才,于是形成了大家心照不宣的固定模式,到了一个时段,必须达到某种高度。小升初、初升高、考大学、读研等,一步都不能落下,甚至出现了"不能让孩子输在起跑线上"的说法。我们必须承认,人生是一场"马拉松",但从来没有一场马拉松是赢在起跑线上的。况且每个人资质不同,闻道有先后,术业有专攻,必然会有差异。但在成长焦虑的驱使下,教育者对受教育者的成才时间、空间都进行定位,同时开展疾风暴雨式的轰炸式"教育",让受教育者不堪其重,难耐其烦。

殊不知教育是一种以平和对平和的心灵交互之旅。《道德经》第二十三章云:"希言自然。故飘风不终朝,骤雨不终日。孰为此者?天地,天地尚不能久,而况于人乎?故从事于道者同于道,德者同于德,失者同于失。故同于道者,道亦得之;同于失者,道亦失之。信不足焉,有不信焉。"教育应该是春风化雨、润物无声的,靠强压、靠突击得到的只能是"畸形儿"。《道德经》第二十四章云:"企者不立,跨者不行,自见者不明,自是者不彰。自伐者无功,自矜者不长。其在道也,曰余食赘行。物或恶之,故有道者不处也。"任何一个事物、一个人都有其成长过程和路径,踮着脚尖甚至蹦跳着走路,永远不可能是常态。教育也是教化。何为"化"?"化"就是一个转换的过程。无论是"育",还是"化",都需要时间,如果教育者没有一个平和的心态,急功近利,对受教育者不能做到信任、期待,结果只会是在自己的企盼中把受教育者贴上了"差生"的标签。

时间是培育栋梁之材必须付出的成本,一棵树,成长一年可以烧柴,两年可做椽子,五年可做柱子,十年才能成栋梁,没有捷径,而且生长越慢的树本质越好。"大道甚夷,而人好径。"抄小路,往往要付出更大的代价。

六、反思:教育是深根固柢之道

如果形象一点描述中国传统哲学思想对教育的解释,应该是这样的:两个孩子打架,法家父母一定厉声喝止,不听话者要被打,打服为止;道家的父母则不干预;而儒家的父母是讲道理,直到两个孩子心悦诚服。

打,自然是见效最快,但后遗症也最大;讲道理,自然要付出很大的时间成本;而顺其自然的做法,家长恐怕也难以接受。在高速发展经济中整日忙忙碌碌的父母可能更多地选择法家做法。经济快速发展,引发出快餐文化,继而引发出快速教育,然而教育是百年大计,不是处理一事一人的简单问题。

一个孩子,对社会来说,是一个个体,对家庭来说,很可能就是全部(独生子女尤为如此)。毁灭与成就,有时就在一个决定之间,所以对青少年的教育必须慎之又慎。

"师者,所以传道授业解惑也。"传道为先,授业其次,教书育人重在"育"。无论是孔子平实的方法,还是老子深奥的理论,都告诉我们,育人是一个系统工程,应该"以德为先",而不应过分在意时间成本,应该一把钥匙开一把锁,应该给予受教育者充分信任、期待。

只有教育者摆脱急功近利的心态,才能停止焦虑,才能让受教育者不再无所适从。当今社会如果都以一种平和的心态对待每一个青少年,我们一定会少很多"差生",一定会出更多栋梁。

教育既不能急,也不能一刀切。教育不仅要开发智力,更要有对灵魂的深深的培养。若要教育之花欣欣向荣、尽情绽放,更需深根固柢之道。对个体而言,需要深植灵魂的育化;对民族与国家来说,则需不断反思,从民族文化传承中汲取营养。

"用身体学习"赋能女孩的"关系成长"

——以有灵且美的实践为例

郑清之

引言：我的故事

这世上有很多把检测"自我成长"的尺子：你是不是过得更幸福啦？忧虑是不是更少啦？是不是更能活在当下啦？和人相处有没有让别人觉得更舒服啦？…… 对我而言，我也有一把给自己的尺子，这是在某个我独自散步的午后骨碌一下冒出来的：我是不是给自己松绑了？

比如对"美丽"的松绑。我喜欢跳舞，可从小在舞蹈班里，所有女孩的身材都会被老师点评："某某身高不够。""某某骨架子大了点。""某某脸盘子不够小。""某某得再瘦两斤。"于是很多年内，我都只有一个审美标准：如芭蕾舞演员一样纤长白皙的身材才是美。但从初中二年级起我开始发胖，这种苦恼就伴随了我十年。直到大学毕业，我一见闺密还是会问："哎，你看最近我的腿细了吗？"

更深的影响是，自我接纳对我而言非常困难，更别提还要受到各种健身美妆类自媒体的毒害。因为我没有那样的小腿，那样的锁骨，那样的发质，有时候生活简直寸步难行。

可是除了我在乎自己的外形以外，又会有谁在乎呢？我们心底总有个声音说："如果我变好看了，就会更加自信，就会有更多人喜欢我。"以至于所有对"美丽"的努力，其实都是为了看不见的"关系"。

直到近些年，我的朋友圈中多了些"异类"的舞蹈老师，他们大多是我在北美、南美的朋友，身材各式各样，而且绝对超出了亚洲审美里对"胖"的接纳度。看见他们自信起舞的模样，我才逐渐放下了对自己外表的苛求。

作者简介：郑清之，中南财经政法大学及新西兰坎特伯雷大学经济学和商学双学士；英国剑桥大学艺术、创造力和教育硕士。公益机构有灵且美的联合创始人。舞动及身心学技法实践者。

又比如对"优秀"的松绑。我从小优秀惯了，或者准确地说，对在优秀里定义自我价值习惯了，对追求优秀的孜孜不倦的心态习惯了。高考前，就是一门心思要考高分；上了大学，也还得继续拼成绩得奖学金。我也习惯了因为优秀而吸引来的羡慕嫉妒的眼光。活在那些眼光里总让我和人群有些疏离，但我又习惯了在那安放着的虚幻的自我价值，远远地享受着一点若隐若现的认可感。

直到后来恋爱，有一次我和恋人吵架，大概是因为我嫌他某些方面不好。他不作声许久，突然对我说："你以为一定要那么优秀才值得被爱吗？"我愣了愣，突然倒在沙发上大哭，被他捅破了心底那个对他、也是对我自己最秘密的声音：要足够优秀才值得被爱。

从小到大我一直追求优秀，是为了什么呢？长大了才发现，优秀并没有给我安全感，反而会被更多的不安全感牵引着去问对方："为什么喜欢我呢？喜欢我哪里呢？我的这个优点她也有啊，那为什么你喜欢的不是她？"

优秀和美丽这两道枷锁如影随形，把我局限在一个小小的框框里，只能美丽，只能优秀。应了卢梭那句"人是生而自由，却无处不在枷锁之中"。这背后真正的目的是我想被喜爱，想得到爱，却无意中把自己要变得美丽和优秀当成了目的，而忽略了我真正想要去建立关系的他人。而这两道枷锁，也恰恰成了我十几岁到二十几岁这个阶段最主要的烦恼来源。从我自己的故事讲起，是因为我也是女性，我的烦恼和我为之服务的青春期女孩们的烦恼，有着千丝万缕的相似性。

一、青春期，女孩成长中的转折点

无论是优秀，还是美丽，其实都关乎于"自我形象"或是"自我价值"。

假设这世上只剩下我一个人，就不会存在对"自我形象"的需求。但只要这世上多出一个人，对方怎么看我，就多了一丝不可控因素，故而我们要去营造一个"好"的形象，让对方喜欢自己。这样的模式导致的后果，被心理学家阿德勒归结为"人的烦恼皆源于人际关系"。很多人也许不同意，马上举反例说，那被病痛折磨的人抗争的对象是疾病，而不是人际关系啊。我个人的观点是，从现象上来说，是的；但从疾病的根源来说，中医的"情志学"主张身心不可分割，而且往往心的力量大于身的力量。绝大部分情况都是心首先产生了堵塞，身才会积蓄疾病或者让外邪乘虚而入。而心是否舒坦安宁，不正好就与我们和他人的关系息息相关吗？

这一点对人的作用本没有性别的区分，但由于女性天生更加细腻，情感发育也更早熟，更早地进入复杂的人际关系中，因此女孩和男孩的发育节奏也会产生时差。"关系"在青春期女孩生命中的重要性，以我在湖南省沅陵县遇到的几个女孩的故事最为典型：

> 小雨是我在湖南沅陵县第六中学遇到的一个女孩。她脸蛋白皙，身材微胖，笑起来眼睛会眯成月牙。一靠近她就能感觉到她的乐天和好人缘。谈起她的高中，小雨说，"被老

师罚也好,背书也好,学习累也好,还是很享受,因为觉得每天有那么多人和我一起,学习也会比较有动力。"别人听见她的快乐也许会惊讶,因为在大多数孩子的心里,农村寄宿制学校的高中生活是免不了的沉闷和压抑。小雨却觉得自然,"我们班人比较齐心。有人和我一起做,我就什么都不怕。"

相比之下,考上当地重点高中的女孩小月和阿玉似乎没那么幸运。"高中是痛苦的开始,快乐的褪去,只有单打独斗。我真的找不到快乐的来源。"小月说。在小月的记忆里,曾经的美好是初中时和好友们一起三五成群,坐船回家。"那时,不管成绩好不好,你都会开心,因为大家都很熟。"她的同窗,来自湘西的阿玉附和道,"高中就像有股反作用力,越想学好,越学不好。高二的时候我都有过想杀人的感觉,特别抑郁,又不会调节自己的情绪,成绩全部是下滑的。那段时间特别孤独,感觉世界上就只有我一个人……"

由上面的故事不难看出,决定这几位女孩幸福感的第一要素,不是成绩,而是关系。这并不是特例,在当代女性主义心理学的研究者中,有一派即是"关系导向学派"(Relational-oriented),以 20 世纪 90 年代哈佛大学教育学院的教授卡罗尔·吉利根(Carol Gilligan)和林恩·布朗(Lynn Brown)为代表。吉利根(1991)认为,幼儿时期,由于和母亲分离,男孩比女孩更容易遭遇心理创伤,而青春期却是女孩发展的转折点,也是女孩情绪问题发作的高危时期——因为青春期的女孩比男孩更细腻、敏感和早熟,也更重视人际关系,女孩们开始在心目中塑造一个完美、受欢迎的女孩模样,并以那个"完美女孩"作为模仿对象以此希望受到他人的喜爱,被关系接纳。于是她们开始藏起自己的想法,藏起自己的感受,藏起自己的欲望,藏起自己的声音……对青春期女孩们来说,去表达她们真实的想法和感受往往需要承担失去关系、面对孤独的风险,因此女孩们无意识地会选择一个"好女孩"的标准,而不是做真正的自己。女孩在青春期的这段心理过程,被吉利根称为"自我掩盖"(cover up)。

我在完成英国剑桥大学的硕士论文研究期间,曾带着几名青春期的女孩做过一个有趣的实验,与吉利根的研究有着相似的发现:

2019 年,我带领几名 20 岁左右来自湖南省沅陵县的女孩在记忆中回到她们的小学、初中和高中,并邀请她们用肢体自由地表达出这几个不同阶段的感受。娜娜穿越回到她的小学阶段,双臂自由地舞动着,她说自己"像只小鸟"。但是当转换到初中和高中阶段,她的动作开始收缩,手臂不再舞动,只有上身轻轻晃动。另一个例子是雯子的讲述,她在小学时,一下课同学们往往都会冲到操场;到了初中,课间的活动只限于走廊;到了高中,一下课竟没有人出教室,大家都坐在座位上。"不是我不想出去玩,是没有人出教室,我一个人去操场就会感觉很奇怪。"雯子回忆说。

我认为,中国湖南的县镇女孩们表达出"越长大,动作/物理空间越缩小",和吉利根在美国针对中产阶级白人女孩发现的"自我掩盖",是对同一现象的类似表达。

美国著名的心理学家爱利克·埃里克森(Erik Erikson,1956)曾解释青少年发展中"自我身份"(ego identity)建立的过程,即当一个青少年在朝着长大为成人的目标重新规划自己的个体发展时,他需要去把童年时期建立起来的自我认同感合成到新的自己当中,使此时的自己不仅能和社会建立一个互惠的关系,还能感到对之前的自己保持了一致性。而一个孩子既想社会化又想保持自我的冲突,也使得青春期变成了孩子的风暴期。类似的是,女性主义心理学家萝莉·斯特恩(Lori Stern,1990)从女性的视角指出了女孩成长中一个几乎不可避免的矛盾:从童年到成人的独立化过程要求女孩们学习"分离",而从小女孩变成女人的女性化过程却要求女孩们学习"联结",面临着"分离"和"联结"的冲突,女孩们很容易选择隐瞒自己的真实感受来谋取在自我和他人关系中的平衡,换句话说,青春期的女孩很容易为了被他人接纳而牺牲自我。

要想在人际关系和保持自我中找到平衡,就需要女孩们发展出一种"健康的抵抗力"。青春期的女孩们需要这份宝贵的抵抗力,这样,在面对他人的议论时,也许就没那么容易受伤和妥协。外界必然有不一样的声音,适当的叛逆是必要的,这样不会在成长过程中不断掩盖自己,又在长大后加倍努力去唤醒自己。

二、"用身体学习"的理论基础

可是如何才能拥有"健康的抵抗力",那些偏向理论研究的教育心理学者却没有交代。但有灵且美却和女孩们在一起,做了七年的实践工作,探索着如何更好地支持她们在青春期的身心成长。

我们常常能听到十二三岁的女孩们在参与完有灵且美的项目后进行这样的分享:

> "我就是我,我活在自己的心中,而不是别人眼中。"
>
> "我体验到不一样的自己,感知到真实的自我,原来快乐是自己可以选择的。"
>
> "有灵且美让我学会勇敢,也学会面对孤独。"
>
> "我感受到了由小女孩变成大女孩的快乐,有一种从未有过的放松,第一次感受到身体充满了力量,觉得整个人都变了。"
>
> "在有灵且美,我们都能做自己,能真正像个女孩,有着自己的性格。"
>
> "第一次被告知'我是被爱的',是在有灵且美;第一次拾起自信,也是在有灵且美;第一次正视自己所要的,还是在有灵且美;从对生活厌烦到热爱生活,有灵且美是一个转折点。"

那是什么让女孩们经历了这样的蜕变呢？回到吉利根所提出的"自我掩盖"（cover up），为了表面和谐的关系，女孩们往往要隐藏自己真实的想法和感受，甚至直到有一天自己也感觉不到自己的真实感受。可悖论就在于，一个不能和真实的自己建立关系的人，又如何和他人建立深入的关系呢？因此吉利根把这一点称为"为了关系而脱离关系"。如果我们倒过来看，女孩们想要获得真实的关系带来的满足感，首先需要联结的，也应该是她们和自己的关系——对自己的情绪、感受、想法的了解和接纳。在有灵且美的实践里，我们把协助女孩与她们的自我联结、与同伴联结的方法称为"用身体学习"（Embodied Learning）。

Embodiment 这个词在中国的学术界和出版物中流行起来，是近几年的事。国内的学术界把这个词译为"具身化"，但我自己总觉得这个翻译不是给普通大众看的，也非常拗口，所以我自己对 embodiment 的翻译是"身心一体"，而 Embodied Learning 的翻译可以是"身心一体的学习"或者"用身体学习"。身心一体是东方的语汇，也带有东方哲学里身心不分家的理解。如果从西方的视角来看，另一个我认为可以理解这个词的角度是，把这个词拆开"em-bodi-ment"，"em-"这个英文前缀意为"在……里面"，"-bodi-"仍然代表身体，而"-ment"是英文的名词后缀，仅表词性。所以这样就很有趣了，"embodiment"是不是在问我们，"身体里面有什么呢？"在分享有灵且美的具体实践之前，我也就来先谈一谈"身体里面有什么"这个话题。

在西方的学术界中，马克·约翰逊（Mark Johnson）是当代一位以 embodiment 作为主要研究对象的学者，但大约在 2001 年以前，他的视角也仅仅只是关注到身体内部的"感官动能结构"（sensorimotor structure）。2001 年以后，他开始注意到身体里未被哲学家们注意到的领域——感觉、情绪、品质以及人类经验的各种躯体部分 。某种意义上，约翰逊代表了整个英美主流哲学界的一种转变，毕竟 1980 年之前，英美主流学术界认为身体相对于人类的大脑而言，几乎不具有什么话语权。因此，虽然身体在以佛教、印度教为代表的东方古老的哲学和宗教传统中有着重要的作用，但过去两千年以来的西方的哲学和灵性传统却是一直在忽视、甚至是贬低身体的。杜威把西方"身心二元论"的源头归结为保罗教派（Pauline Christianity），他们认为精神和灵性是纯洁的、神性的，但肉体却是充满欲望和污秽的。尽管以海德格尔和梅洛庞蒂代表的现象学派和以杜威代表的美学学派在一百年前也提出过把身体和经验放在西方哲学的中心，但可惜的是，20 世纪以来，现象学派又被挤到了学术界的边缘，因为太多哲学家都认为大脑是统领身体的一个计算系统，逻辑和推理能力跟身体和环境无关，是纯粹的、抽象的思维能力。

我们到底怎么理解身体？约翰逊做了一件有趣的事，就是拆解出了身体的五个维度：身体作为一个生物有机体、生态学的身体、社会学的身体、文化学的身体以及现象学的身体（2008）。

"身体作为一个生物有机体"，最容易理解，也是我们平常肉眼所见、言语所指最多的身体。在这个层面，身体里有骨头、血液、肌肉、细胞等部分，而从中医的角度，身体里还有气脉、穴位、经络等看不见的组织。在这个层面的身体训练中，西方人擅长健身、举铁；传统的中国人喜欢太极、气功。但就如当代的西方学者马库拉（Markula，2004）自己对这种健身文化的评价："没有身心的结合,目前的健身机制在做的只是通过毫无必要也毫无休止的身体自律来控制自我。"

其次,"生态学的身体",意指身体和环境是不可分割的。人类同其周围的环境一起演化,比如北欧人容易有高鼻梁,热带地区的人比高寒地区的人体型较矮小等。

再者,"社会学的身体",意指如果没有和他人的互动,身体的发育就不完全。比如一个婴儿需要和父母及兄弟姐妹等人的社交互动来发展出健全的身体机能。

"文化学的身体",是指我们的身体也同时被文化因素塑造着,这包含性别、种族、社会经济阶层、审美倾向等。

但约翰逊划分的这几个维度里,最引起我兴趣的是"现象学的身体"——"这是我们居住和体验的身体"。学者达斯马西奥(Dasmasio)解释说,这是我们通过本体感受(肌肉运动知觉)而觉知到的身体,这包含了对身体运动的动觉知觉,以及身体内我们能感知到自己的感觉和情绪(1999)。

我对于 embodiment——"身体里有什么"的构建,也主要是从"现象学的身体"这个维度出发(见图 1)。

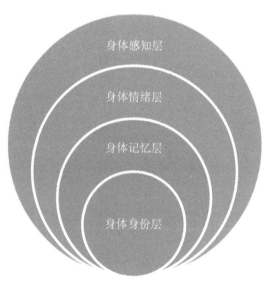

图 1　现象学视角下的"身体里有什么"(em-bodi-ment)

首先最外层,身体作为我们与外界互动的媒介,是连接我们和外部世界的认知通道。这个通道里居住着身体这个智慧体最基本的一层——我们的感知系统,即"眼耳鼻舌身意"六根。再往里是情绪层,按《礼记·礼运》的说法是喜、怒、哀、惧、爱、恶、欲这七种基本情绪以及其他衍生出来的情绪。再往里是身体记忆层。比如一个长期生活在恐惧中的人,可能身体也会更内收甚至驼背,而一个总是乐观向上的人,身体也会更打开和挺拔。此外,我们还可以从一个人的身体姿态和习惯性动作中猜到对方的职业,这也是身体记忆的一种表现。再往里是自我身份层,因为当我们对自己的体验赋予意义,也就逐渐在自己的体验中构建了对自己的认知。"人的身体,以及它构建人经验的方式,同时也塑造了人对于自我的体验,以及更有可能的是发展出了自我感。如果这个自我感还能是什么其他东西的话,它最基本的一面就是这个身体中的自我。"(Gallagher,2005)但事实上,身体中的自我感在学术界历史上很长一段时间内都没有得到足够重视。1980 年之前,人的身份(identity)仅仅被定义和描述成一种认知学现象(Caldwell,2016)。直到近些年,学者卡德威尔(Caldwell)发出了不一样的声音,认为身体身份(body identity)才是我们的核心身份,基于此我们才构建了身份的其他维度(2016)。她的理论阐释了身份发展的四个阶段:身体经验(body experiences)—身体记忆(body memories)—身体叙事(body narratives)—身体身份(body identities)。这和我构建出的 embodiment 的四层也有相通之处,因为用身体学习的最终表现,就是自我层变化了,长出了新的自己。

三、有灵且美对"用身体学习"的实践

希望上面的论述能帮助读者对于 embodiment 的理解有一个较为充分的理论基础,也基于此我接下来会谈一谈实践部分。"用身体学习"(embodied learning)在有灵且美的课程活动中是如何发生的? 事实上,从没有任何两场有灵且美的活动是完全一样的,但是总结下来,不同活动中经常共用的是以下五个原则。

(一)将身体作为学习的入口

正如体育课一开始我们需要热身一样,有灵且美的课程活动也常常会从热身开始,无论今天的学习主题是关于自我认知、同伴关系、勇气的培养,还是其他,我们通过调动身体参与感的热身活动来帮助孩子建立和自己的联结,准备好打开全部身心去吸收接下来的内容。例如:在 4~5 天的营会中,我们通常会花掉第一天时间用来做跟身体相关的各种游戏。比如用身体互为镜子模仿对方的动作;或者两人一组,闭上眼睛由搭档带着去探索整个空间,调动视觉外的感官去感知周围环境;又或者在一个小组中选一个人将他的身体形状印在地上,小组成员一起在这个人形框架中作画,用不同的图案去丰富队友的身体轮廓。如果是在时间只有一堂课或者半天的工作坊中,这样的热身活动会更短小精悍。比如花上五分钟做几个深呼吸;或者和同伴拍打按摩一下对方的身体;又或者一起做上几个鬼脸……把身体唤醒作为学习的入口,会让孩子更善于调动感官和环境发生互动,在现实中汲取能量,而非仅仅将学习作为纯粹抽象的头脑活动。

(二)把情绪的流动放在核心

对于大部分的青春期孩子来说,经历悲伤、暴躁、嫉妒、欢乐……几乎发生在他们的每一天里,但如果突如其来的是"负面情绪",孩子们会不知所措,也会不自主地抗拒。有灵且美常做

的一个活动是让孩子们把自己的情绪用不同的小怪兽画出来,赋予这个小怪兽拟人化的表达,看暴躁小怪兽想说什么,孤独小怪兽又想表达什么,嫉妒小怪兽又想干什么……通过这样的活动,孩子们能更换一个视角看待自己的情绪,慢慢懂得每一种情绪都有存在的意义,不需要用负面情绪去定义它们,也会慢慢地去看见自己情绪背后的需求,用更积极的方式照顾自己的身心。关于情绪很重要的另一点是,情绪的流动能促进人和人之间心的联结。在有灵且美的艺术营中,我们通常会给每个孩子划分一个 6~8 人的家庭小组,这样的家庭小组在孩子一周的成长体验中占了很大的比重,因为这里亲密的联结让每一个孩子有机会感觉到自己被关注、被看见、被理解。有灵且美的特邀导师心理学家刘明老师曾用过这样的比喻形容家庭小组里看不见的魔法:小组活动的目标是把柴火烧旺,以温暖每个人。小组里每个人的情绪就是柴,观点(想法)就是沙。志愿者带领小组工作,就是那个拿着烧火棍烧火的人,去创造一个安全的环境让小组里的情绪都能得到表达。情绪搅动起来,而不是观点碰撞起来,小组里就会越来越温暖。因为这样的温度,艺术营里人和人的关系深深地印在了每个孩子的心里,所以会有女孩说道:"参加有灵且美是我高中时代最有意义的事。"

(三)身心一体的声音表达

声音作为身体当中的一部分似乎显而易见,然而少有人注意过用身心一体的方式说话所带来的力量。我们身处的这个时代充斥着各种各样的声音,可内心的声音却很难被听见。因为我们不仅身和心失联了,连左脑和右脑也是各司其职而不愿合作,这导致一个人也许想的做的是一套,而他内心和直觉里所感受到的却是另外一套(Caldwell, 2006)。有灵且美的心语圈就是一个训练"身心一体的表达"的场合。我们借鉴了一种源于古老的印第安传统的圆圈发言(Council Practice)——孩子们围坐一圈,传递一块石头轮流说话,谁拿到这块发言石,谁就有两分钟的时间表达。关键是不需要提前设计说话的内容,而是在发言的当下去感受内心的声音,从心表达。有灵且美的另一位特邀导师梅丽莎·迈克尔斯(Melissa Michaels)这样阐释过圆圈发言:"能听到心的声音通常是很困难的,这需要勇气,还需要倾听内在的能力。有时候内在的真相甚至是难看的,被表达和被听见会引起不舒适。圆圈发言的特性是一次轮一个人发言,而没有交叉发言——这会保护说话的人,不让他感觉到被忽视、被打断、被质疑或者被其他人的观点稀释。当一个人觉得他真实的发言能得到尊重和保护,整个场域内就会产生更多的安全感,而这份安全感会鼓励参与人更深入他们的脆弱和力量当中,同时也会强化他们更真实地去表达自己的意愿。"(2017)

(四)改变身体状态即改变心理状态

如果一个人的性格、习惯、职业动作等都会潜移默化地被身体记住,印在身体里,反过来,通过改变身体动作和姿态也能改变一个人的心理状态。在有灵且美的艺术活动中，舞动和戏剧类的活动通常能让孩子感觉到建立了和身体不一样的关系——比如用身体模仿不同的动物，用身体不同部位写自己的名字，用身体去传递一个无形的球……当孩子们用这些好玩儿、有趣的方式使用自己的身体，发现自己能做到很多以前以为做不到的事情，就会生发出一种从身体内部体会到的自在、放松和自信。另一个在有灵且美大受欢迎的活动是 T 台秀。在农村的学校，我们并没有任何实际的 T 台，但仅仅是拿出丝巾和布条给女孩们，不需多时，她们就会变出一台五彩缤纷的服装秀。许多农村的孩子害羞胆小，也没有舞台去展示自己，然而在这样一台没有评判和好坏的 T 台秀上走上几轮，用身体和步伐去体会无所顾忌地展现自己的快乐，许多孩子的眼神里自动就有了勇气和自信的光芒。

（五）有灵且美的性教育

近几年来，社会对性教育的看法逐渐从敏感和质疑走向了接纳和倡导，冒出了不少做性教育的机构。性教育也是有灵且美对青春期女孩开展活动的重要议题之一，但我们对性教育的开展角度也许和其他机构稍有不同，可以简单概括成以下两个维度。

1. 以美的视角去拥抱女性身体

在目前的教育体系里，我们虽然有生物课和健康课，但总是从生物学的视角冷冰冰地把身体当作一个巨大的机器让学生学习。有灵且美一直在尝试的则是以爱的态度带领女孩们去了解、去感受、去探索、去拥抱女性的身体。在"身体的四季"活动当中，我们会将女性的月经周期对应一年四季来描述给青春期的女孩们，让她们不仅是把生理期当成一个概念，更能从春夏秋冬变化的视角去切身感受女性在一个生理周期内经历的不同体验——有时如春天一般想要生长，如夏天一般热情奔放，如秋天一般深沉内敛，如冬天一般停止休憩。我们也会带领女孩们制作属于自己的布娃娃，去用触感感受创造出一个玩偶的美好，有时我们还会在布娃娃身体里放一颗种子，代表了女性孕育生命的魔力，体会到我们正在发育的性器官不是羞耻或者不可描述的，它是创造艺术和一切生命力的地方，它值得被爱和被保护。

2. 自我保护不仅是一种意识，更是一种身体习惯

性教育的另一项重要内容是教女孩学会自我保护。但如果去看许多熟人性侵案例，我们会发现，除了孩子缺乏自我保护的意识之外，十分常见的还有一种无力感体验。"我当时完全愣住了，没法直视对方的眼睛，更没有办法质问他这是什么意思。"这种"愣住"，难道只是无知吗？当然不是，它其实是我们的身和心无法协调，完全凝固，无法发声。正如遇见惊吓，普通人的反应可能是无法动弹，但一个受过训练的拳击手却能够面对迎面而来的拳头迅速反应。遇见性骚扰，能有力量发声说"不"，也需要这样的训练。有灵且美的活动中，会带着女孩一起练习大声喊出"不"，让女孩能熟悉自己声音的力量，而不是把愤怒卡在喉咙里无法说出。除了对声音的

唤醒,我们还会配合肢体动作带领女孩去表达身体的"不"——只要身体不想,可以立刻伸手挡住对方:"不,你只能走到这里!"当女孩们回到现实世界,面对各种复杂的情况,最需要信任的是她自己的身体和她的感觉,以此来建立健康的边界。

四、结语

我们研究发现,青春期在女孩的成长阶段中仿如一个分水岭,"为了关系而脱离关系"是女孩发展中的普遍矛盾。本文和有灵且美所倡导的,正是通过带领女孩们去建立和自己的联结,从而建立和同伴们更深入的联结。这个过程需要一个孩子身与心的共同参与,尤其是调动身体中对自己的体验以及对他人的体验。一个孩子对自己内在体验的"知性"能带领他/她接触到更真实的自己,进而成为其全然地表达自己的基础。在这样的真实、全然和情感的流动中,孩子们感受到了生命里充沛的美和爱,我们相信这会是她们成长过程中的能量源泉,也会在她们漫长的一生中,滋养她们找到自我和他人关系中的平衡与和谐。

参考文献:

[1]阿德勒. 被讨厌的勇气:"自我启发之父"阿德勒的哲学课[M]. 北京:机械工业出版社, 2017.

[2]Bresler L. Knowing bodies, moving minds: towards embodied teaching and learning[M]. London: Kluwer Academic, 2004.

[3]Caldwell C M. Body identity development: definitions and discussions[J]. Body, Movement and Dance in Psychotherapy, 2016,11(4), 220-234.

[4]Damasio, Antonio. The feeling of what happens: body and emotion in the making of consciousness[M]. New York: Harcourt Brace, 1999.

[5]Erikson E H. The problem of ego identity[J]. Journal of the American Psychoanalytic Association, 1956,4(1), 56-121.

[6]Gallagher S. How the body shapes the mind Shaun Gallagher. Oxford[M]. New York: Clarendon Press, 2005.

[7]Gilligan C. Women's psychological development: implications for psychotherapy[J]. Women & Therapy, 1991,11(3-4), 5-31. doi: 10.1300/J015V11N03_02

[8]Johnson M. What makes a body? [J]. The Journal of Speculative Philosophy, 2008,22(3), 159-169.

[9]Markula P. Embodied movement knowledge in fitness and exercise education. In knowing bodies, moving minds: towards embodied teaching and learning[M]. London: Kluwer Academic, 2004.

[10]Michaels M. Youth on fire: birthing a generation of embodied global leaders[J]. Golden Bridge, 2017.

成长的方向：学会说，学会听，学会尊重

刘忱谦

怎样才能成为一个心理成熟的人？不同于生理成熟，心理成熟不容易形成一个具象的、可达成共识的标准。然而，心理成熟又是一个人真正成熟的标志。本文试图提出一个关于心理成熟的标准，亦即心理成熟的标准是在人际关系中真正学会了尊重他人并切实体现出对他人的尊重。这种尊重体现在会说、会听和会思考上。即使这不能成为成熟的标志，也应该是内心成长的方向。

一、怎样才算一个成熟的人，成长的方向在哪里

人们似乎非常喜欢去划分一些界限，以此来厘清什么，或者把各种东西分门别类地整理好。

当我站立在这里，我是一个生理上和法律上的成年人，而如何来界定心理上的成年，有着各种概念和理论，可说是百花齐放。

人的心理是逐渐走向成熟的，和生理上的成长不尽相同，心理成长如同一颗自我生长的西瓜，可能成熟得早、可能成熟得晚，可能长得圆、可能长得瘦，可能甜美多汁、可能索然无味。

我们断定眼前的人大抵是个什么样的情况，或者断定我们自己大概是个什么样的人，不管到底中间有什么误会还是一帆风顺，不管是初印象还是长年累月后的总结，都被交流沟通影响着，这是很大一部分的内容。

可以说，人际交往能力是我们可以用来评定一个人是否成熟的重要标准，甚至可以说是最最重要的标准。

人类是追求相同的，追求一种归属感，哪怕我们追求"不同"，也不过是因为大家都在追求"不同"而已。

在追求相同的过程中，我们首先得确定自己与他人是否相同，于是，有几个问题需要我们自

作者简介：刘忱谦，北京协和医学院护理学院 2018 级本科生。

己先予以解决:第一,我们自己得有切实的生命感受。第二,我们能够把自己的感受清楚、明白地传递给他人。第三,我们需要能够理解他人的生命感受。这一点又涉及三个方面:①我们需得明白,自己与他人是处于相对的两个主体中,亦即当我是主体时,他是客体;当他是主体时,我是客体。这需要有一种转换身份视角的能力,亦即从自我中心的视角中解放出来,能够以他人的视角来看世界。著名的"三山实验"证明了这一点,亦即大抵三岁以后的孩子能够从自我中心的视角中解放出来。②平等互动。只有把他人当作与自己相同的个体,我们才能从他人身上看到我们自己,所以,在交流和互动中,我们须得有相关的平等的概念和体会。这一点在 3~6 岁孩子的游戏活动中可以看得很清楚,他们正是在平等互动基础上建立其游戏规则的。③人际边界的确立及尊重。当我们能够从他人身上看到相同之处又能把对方看作是独立存在的不同的个体时,意味着我们对人际边界有了清晰的认识和把握,随之而来的是,我们自然会也必须要尊重他人。青春期孩子最主要的任务是完成自我整合,从此一个孩子可以成为一个拥有完整自我的人,因为对完整自我及其边界的尊重,也就学会了尊重他人,这个过程可以看作是其发展出人际尊重能力的必要过程。

我们在解决自身问题并追求相同的过程中,实际上也是我们学会"说"和"听"的过程。

于是,我们要说,一个人可以被判定为成熟,是因为他在"说"和"听"的过程中能体现出对他人的尊重。而在这种尊重中,隐含着对自我的清晰认识以及对人际边界的坚守,换句话说,在尊重他人的行为中,隐含着自我尊重,隐含着对生命本身的尊重。

懂得了尊重,做到了尊重,即使它不能成为判定一个人是否心理成熟的标准,至少也应该是一个人成长的方向。

二、在"说"中体现出尊重

在交流的过程中,我们身上的器官,都在为了"说"和"听"服务,不管是用嘴,还是用纸笔或者手势,都是向外界"说"的过程;不管是用耳朵、眼睛或者触感,都是"听"外界的过程。这里特指明白有效的"说"和"听",我们先不去考虑什么心电感应或者眼神交流之类的内容。

是什么让我们觉得另外一个人糟透了、好极了,是什么让我们觉得自己差劲死了或优秀了的? 我们在过程中经常遇到的问题到底是什么,是什么导致了我们有这样的判断?

是不愿意"说",也不愿意"听"。

(一)要愿意说,并且愿意说出自己真实的想法

当我们与友人、爱人和家人交流的时候是否会蛮横无理地采用命令的态度,并且觉得每个人都能了解我们内心的真实想法?

你愿意开口告诉别人那些很平常的事情吗？

"你垃圾没扔进垃圾桶，捡起来吧。""现在是红灯，别跑了。"这些我们能说出口，但是，"你是一个种族歧视者，我觉得这样不对。""你这样是在造谣，你明明不知道事实，却在这里编造一切。"我们能说出口吗？如果我们说出口，会不会破坏彼此的关系或者感情呢？接下来会不会对我们自己造成不好的影响呢？

举个例子，有一次，参加一个活动，四个人住一个宿舍。我们宿舍四个人都和另一个宿舍的女孩 A 关系不错，我们五个人在一起聊天，提到了我们不太熟悉的女孩 B，我们在说着"B 是谁？""是那个扎马尾的小个子吗？"的时候，女孩 A 说了一句："我知道 B 是谁，有人和我说过她的坏话。"我当时立即打断了她的话，不让她说下去。

八卦是不可避免的，我不知道 A 将会说出什么，但我知道，如果说出的是些不太好的话，我不会想听到，并且也不愿意和 A 去"说"这件事到底是对是错，或者其他什么的。在之后的相处中，我也逐渐发现我当时做得很对。

后来，我又在想，是不是当时如果我和 A 尝试去沟通会有更好的结果。假如我不去刻意疏远她，而是跟她善意地说点什么，她是不是不会变得更加过分和差劲？比如，我可以更加努力一点，积极一点，去告诉她"你应该这样做""你不应该那样做"。

愿意说，愿意沟通，是建立良好人际关系的基础，也是实现尊重的开端。相反，不愿意说，不愿意沟通，比说得不对、说得不好更为有害，甚至可能沦为人际关系中的冷暴力。

举个例子，有位年轻人，只要事情不顺心，就摆个臭脸不理人，周围人经常感觉无所适从。有一天，他说他妈妈冷暴力他，他们吵架了之后他妈妈就是不理他，当他说出"我真的觉得冷暴力这种东西很讨厌"时，他周围的人都被震到了。大家几乎同时在内心里发出惊呼："你也知道冷暴力这种东西很讨厌！"

相信这位年轻人自己绝对没有意识到他也是这么对别人的。

一个人的作为真的会影响另一个人，在家庭里面，在重要人物身上，这种影响就更为明显和深刻，甚至会让人无法察觉。

在这位年轻人身上，显然出现了"向伤害者仿同"的问题。他妈妈不愿意说、不愿意沟通，不可避免地使他成为被伤害者，尤其是在他很小的时候，他不明白妈妈为什么不跟他沟通。难道自己这么糟糕，让妈妈都不愿意跟自己说话吗？作为被伤害者，他最为痛恨的事情就是来自妈妈的冷暴力，但可悲的是，或许妈妈是最重要的榜样来源，他仿同了妈妈，也以冷暴力去对他人。

他自己可能也不知道，从什么时候开始，自己变成了会冷暴力别人的人，但是，他显然意识到他妈妈对自己采取的态度是冷暴力。问题的关键是，尽管解决彼此关系最好的方式是坦诚而深入地沟通，但他却不会——不愿意也可能没有能力——去与妈妈坦诚而深入地沟通，甚至他都不会把自己这个看法告诉妈妈，即使他们同为成年人。

"不愿意说"是会传染的。不管沟通的双方是什么身份,不愿意开口永远都不是一个好的处理方法。当我不愿意说,你不愿意说,他也不愿意说,然后,开口就反而变成了一件古怪的事情。

"难道你会对长辈这么说话吗?""你们是朋友,但是,这样说就有点多管闲事了吧?""他是你的男朋友呀,估计是无心的,忍忍吧!""你又不认识他,你说这些干什么?"不管我们是什么身份,我们都会被外界的人阻止开口。

但是,我还是要说,尝试去突破一下自己的限制,在"直率"和"多管闲事"之间找到平衡——去尝试说些什么。

(二)说出意见和建议,要让对方能够理解

愿意说了,进一步,还有一个如何说的问题。生活中,我们很多人都是愿意说的,而且是很愿意说,但往往却说得不得要领。

比如,我们经常会告诫别人,"你不应该闯红灯""你应该看着点车""你不该碰别人的东西""你应该向他道歉",等等。当我们告诉别人"你应该这样做""你不应该那样做"的时候,有没有考虑到对方是否理解,是否能够接受,是否想过向他们解释过"为什么"呢?

在家庭里,当家长面对孩子的时候,是否觉得孩子还小,所以只要让他们知道这么做是对的、那样做是错的就可以了。当孩子面对家长的时候,是否会觉得家长什么都应该懂了,所以自己闭口不谈,对方也能明察秋毫?

或者,我们还会顾虑自己说出的"为什么"是否真的合理呢?

1. 让对方理解的前提是充分相信对方有理解的能力

说出自己的意见和建议时,不要简单地告诉或告诫对方应该干什么、怎么干,因为这种说法意味着双方处于不平等的地位,明显有着突出自己地位和意见正确的味道,隐含的逻辑就是对方不懂事或地位低下。这不利于沟通和关系的发展。

曾经家里来客人,起码的礼仪是肯定要去打招呼的。当我催促弟弟去打招呼时,弟弟更想留在房间里看视频,单纯地催他"你快出去打招呼,问好后就能回来继续玩了"是没用的。弟弟性子倔,就是不动。但是,当我和他仔细地讲述这是一种社交礼仪的时候,他便了解自己是为了表现得有礼貌,是为了尊重别人去打招呼的,而不是单纯地去做这么一件他觉得会占用他娱乐时间的意义不明的事情。

小孩子是真的会动脑思考的。真的不要觉得小孩子什么都不懂,尤其是如今这种大数据时代,早早就接触电子设备和网络的孩子们了解的东西可以说是很多很多。

我还记得自己小时候的一件事。当时,我不到十岁,和爸爸妈妈一起逛商场,我看上了一只玩具兔子,非要买。爸爸妈妈就说了很多"我们一会儿再过来看""咱们去别的地方看看吧"这

类的话。我首先意识到的是：如果走了，爸爸妈妈就不会给我买了。所以，我态度非常坚决，就是要买。然后，妈妈就悄悄跟我说："这是为了给你砍价。"我就一下子回过味了，拉着父母说走就走，摊主赶紧拉住我们，还给我们在价格上便宜了一半。

小孩子不傻，他们只是思维方式没有成熟，只要稍加引导，他们就能得出很好的结论。所以，不要觉得小孩子年龄还小，以为跟他解释什么是不必要的。

你不去解释，是你以为对方不懂、不行、不值得，反过来，当你去解释、去说明原因，说明你充分相信对方有强大的理解能力，更是把对方放在平等的位置上予以尊重，哪怕是小孩子也是被当作一个独立的生命体被尊重的。

事实上，许多大人也不过是成长得稍微不错的小孩子。我们不吝啬去批评别人的行事作为或是感情处理幼稚不到位，却往往吝啬地让自己成为一个成熟的人，给别人帮忙，帮助别人采取更好的行为。这哪里是我们成长为成人了？这只不过是我们抛弃了曾经拥有的直率和善心，换来了个冷眼旁观者"高尚"的虚假勋章而已。

当我们和对方说你要去做什么或者不要去做什么的时候，不要吝啬去解释"为什么"。

2. 要尊重对方的立场和看法，不要把自己的观点强加给人

当我们确立了人我之别以后，在对立关系中总是会不自觉地想让自己处于有利位置，于是，免不得将自己的观点强加到别人身上。在我们帮助别人策划人生的时候，背后是想凸显自身价值的内在逻辑。

一个孩子上大学了，应该说他已经是一个法律上的成年人，他需要对自己负责。但是，我们常见的情形是，已经上大学的孩子还花着家里的钱，而家长则会遥控着他的一切开销。比如，家长常常会要求孩子汇报每一笔钱财的去向和用途，如果用在游戏充值或者买些玩具上，是不被允许的，家长当然也会告诉他"为什么"，比如会说这些对生活、对学习都是无用的东西。

如何界定有用还是无用呢？这其实是很主观的事情了，正所谓"仁者见仁，智者见智"。

所以，我们要做的，是不要轻易把自己的观点强加给别人，哪怕是家长也要尊重孩子的选择。不管这个孩子多大，成年了，未成年，没上学，还是工作了，无论他是孩子，还是朋友，抑或是长辈，我们能够说的"为什么"——我们要说的做这件事或者不做的原因——都要尽量地客观，我们要说的是事实，而不是我们所认定的概念或观念。

拿游戏充值举例，我们可以说"这是虚拟的""当你没兴趣了之后这钱就相当于打水漂了""你充值太多以至于一个月都只能吃泡面，这样是不好的"，而不是帮着别人去界定他的概念——"充值游戏是没有任何意义的""你不会开心，所以你不能充值"。你不是对方，你怎么知道对对方来说到底有没有意义，你怎么确定对方将来到底开不开心呢？

再举一个例子，我玩了一个游戏，它是一款抄袭的游戏，所以我不喜欢。当我的朋友玩的时候，我为了表达自己的想法，会说"我不喜欢这个游戏，因为它抄袭"，或者说"因为它抄袭，我觉得你最好别玩"，但不能说"因为我不喜欢这个游戏，我觉得你最好别玩"。

我们可以表达自己的观点,正如前文所述,我们要"说",要说出自己真实的看法和体会,甚至可以通过我们的表达促进对方思考,但我们不能用我的观点去替代你的思考和体会,更不能试图去替代或决定你的行为选择,因为在我们的人际互动中,我们要秉持着对对方的尊重。

于是,你欲要劝阻或者禁止对方进行一个行为,又或者你支持或者要求对方进行一个行为,你要把这过程当作一场平等的交易。比如,你想卖给他一支笔(代表着你的想法),你可以介绍它的功能与实用价值或者现实意义等,至于对方到底买不买,还得看对方如何决定。强买强卖肯定是沟通中的大忌。

要知道自己站在什么立场和位置讲话;不要觉得自己比别人更懂,所以就给出过于主观的命令。在愿意"说"的同时,也要知道自己说出口的到底是否合理,是否理智,是否体现着对生命的尊重——动嘴之前,过过脑子。

三、用"听"诠释尊重

我们要"说",是建立在彼此"不同"却又追求"相同"的前提下,我们自己"说",是为了更好地体会生命感受,也为了让自己的生命感受和体会可以被别人了解,这其中隐含的逻辑是,每个人都能很好地体会自身的生命感受并且其感受能够被别人了解,彼此之间才能求得"相同"。

与之对应,则是"听"。当别人已经在"说",我们要能"听",并且能听懂。只有这样,我们才能真正弄清楚自己与他人之间的异同。

了解了自己与他人之间的异同,也由此发展起自己与他人之间的关系,剩下的任务就是让自身的生命能够更好地发展和实现出来。而这一切,离不开会"听"。

(一)"听",往往要放下身段,这是建立良好人际关系的前提

我们需要在人际互动中完成人我边界的建立,实现自我成长,直至成熟。

然而,我们又常常迷惑,怎么处理好人际关系,怎么更加亲近我爱的人?去和一个人变亲密的前提是什么?是了解对方,尊重对方。

那么,怎么尊重,怎么去了解对方的三观?一部分是观察,还有一部分就是去"听"。

只有很好地去"听"别人,才能很好地使人际互动顺畅。

可悲的是,我们在没有人际关系需求的时候,也就是说在我们很小的时候,我们是会"听"的,会认真"听"的。及至年龄增长,尤其是到了成年以后,很多时候我们都变得更为自我,在人际互动中首先要维护自身的利益和位置,所以总是要争个高低对错,很不容易服输,你指出了我的毛病,我得和你解释解释,我也有我的苦衷,或者第一反应是反驳你想错了,自己平常不是这样的人。当我们越来越大,听取别人的想法就貌似变得很难,我们都觉得自己能处理好,但事实

是,我们其实并没有那么了解身边发生的变幻莫测的情况。

生活中,不难见到两个人为某事争执,双方都想占上风,于是,嗓门越来越大,又或者总是辩解。很少有人能放下身段,认真地听听对方想说什么。

还有一种情形,就是大家常常都是按照自己的想法在行动,很少去听别人的意见,使得人际互动处于无效状态。

举个例子。在一次小组讨论中,我们的任务是要大家去找一下贫血的护理措施,但是,结果有两个人找到了便秘的护理措施,影响了任务的完成。这就是心思没在当下,不去认真"听"的典型例子。其实,这些损失是完全可以被避免的,甚至不需要做出很多努力。

(二)"听",体现着对他人生命感受和生命状态的尊重

之所以说,"听"是良好人际互动的前提,是因为其中体现着对对方生命状态的关怀和尊重。

但是在生活中,我们常常看到的却是反面的情形。你常常会发现,眼前的人无视你的发言,不在乎你的想法,他甚至也不关注来自他人的评价。或许我们自己就是这样的人。当我们故意不去认真听或者总是无意中走神没听清的时候,我们是需要注意的。

比如,有人跟你说:"我没有耳洞,所以我喜欢很多耳钉,但是只能戴耳夹款式。"如果你想要和对方关系更好,当然要注意对方的兴趣爱好并且投其所好。对方喜欢耳夹,你送个可爱小风扇,而同时有另一个人送对耳夹,相比之下,显然你没有另一个人用心,你不在意别人,别人凭什么在意你呢?

得把话听进心里去。不仅是礼物,尊重对方也一样重要。一个人告诉你,她喜欢画画并且珍惜自己的作品,当你要碰到她创作的时候,就要斟酌一下她的话,理解她的心,如果你用她的画作去开玩笑,破坏她的作品,随便去更改她的设计,她生气了,然后你来一句"我知道你珍爱你的作品,但没想到你连玩笑都开不起",这就是"听"后没"思考"的典型糟糕案例。

去听别人说话,不管他说了啥你先听了再说,当然,如果可以,你更要用些心思,把对方的事情放在心上,用心地理解对方想要说什么,想要什么。

对对方的尊重,不仅仅体现着对生命本身的尊重,更是体现着自身的修养水平。

(三)"听"更是尊重自己、提升自己生命状态的有效手段

我们都提倡,要改变自己,改变自己的性格、态度、生活方式等,改变的前提是什么?是了解自己到底哪里需要改变,是了解自己的缺陷。

那么,怎么了解?自我观察是一部分,还有一部分就是去"听"。

但是,现实情形往往又是另外一番情景。

似乎从我们逐渐变成一个个单独的个体的时候起,我们就会愈加注意和别人之间存在的距离,随着我们见识更加广阔,就愈发会用更多的论据和方法去辩驳对方以证明自己的正确和高贵。在这个过程中,我们会不断地"说",不容别人存在地"说",这时候,我们是不会"听"的,更不要说用心"听"、听得懂了,遑论反思自己、改变自己了。

举个例子。可能有人会对你说:"你这个人说话太刻薄了。"如果你想要改变什么,你得愿意听,但不能听完之后只是总结出"这人说我坏话"就结束了这个话题,并且每一次想到这个评价你就满腔怒火,"他竟然这么说我,他太坏了"。那你就只是"听"了,但是没有意义。当你"思考"后,就会想起来,可能某次在公共场合你嘲笑对方的短处让他难堪,所以他才会这么说你,你就可以去改变你自己,让自己下次不要去做这么刻薄的事情。你是否能够听进去并且反思自己什么样的行为让对方觉得你是这样的人,是有不同结果的。留给自己一个反思和进步的方向,其实是留给自己一个变得更优秀的机会。

顺序要搞清楚,是先"听",再"思考"。

(四)"听"之后是"思",构成完整的"听"

在"听"中,体现着对自己负责的态度,体现着对自己生命状态的尊重。在随之而来的思考与决断中,进一步体现着对自己负责和对自己生命状态的尊重。也只有建立在充分"听"的基础上的思考和决断才是真正对自己负责和对自己生命状态的尊重。当然,少了之后的思考与决断,也不足以体现出对自己负责和对自己生命状态的尊重。

当我们听了,也意味着我们的世界里接收到了一条信息,我们阅读并将其解析,当然,这条外来的信息是否值得被留在我们的世界里则由我们自己决定,这亦体现着我们对自己生命状态的决定和自我尊重。

举个例子。我是一名护理系学生,如果实习的时候我头顶着蓝紫色挑染,肯定是不行的。有人说我头发颜色不对,如果我不愿意听,也不愿意改,我干吗还继续学下去,退学不好吗?但日常生活中,我就是个普通女孩,普通女孩怎么就不能决定自己的头发颜色了呢?别人戴着有色眼镜的评价,不用接受,其他那些没用的废话、偏见、错误都是一样,我们听见了,但是我们知道我们不一定要去做。

别人说的我们要听,但在思考后要下决断的是我们自己。是重视,是轻视,是感谢,还是唾弃?如何选择,是我们自己的权利。

有些情况下,有人贬低你的长相,有人批判你的行为,但他们说的东西很有可能是不对的、不可取的,或者说是不真实的,所以,你要去判定,自己要不要承认这个人所说的话是有价值和意义的。"思"是不可少的。

事实上,建立在人际互动基础上的独立思考与决断能力,是一个成熟的人必不可少的品质。

四、结语

生命成长是美丽的。

当一个人意识到自己是一个独立个体的时候,他就有了主客观的分别立场,于是,相应而生的,是回归主客观一体化的倾向,不可避免地,怎么获得与他人"一致"乃至"相同",成为自然的选择。

人正是在分辨着自己与他人、与世界的异同中获得成长的。就具象化的身体而言,成熟是可以定义的;在社会的规则中,社会化的人格的成熟也是可以由法律来界定的。不好界定是否成熟的,是心理的成长过程。

相对于物质身体成长的有限而言,精神的成长似乎可以是无限的。于是,成熟就变成了一件无法定义的事情。但在主客观世界互动过程中体现出来的心理世界,又成为穿梭并连接起物质身体与精神世界的纽带,于是,我们得以尝试着从有限客观的物质角度理解心理世界的成熟问题。

当我们在主客观互动情境中去求解心理世界的成熟问题时,不免要把眼光放到个体对自身存在的自觉与独立负责上,于是,我们在人际互动中去确立心理成长的尺度。

当这个尺度标示在一个人能够完成人我边界的确立以及自我整合的时候,我们说这个人的心理世界成熟了。然而,这样的内容并不好落实,所以,我们最终把对自己负责、对自己的生命状态予以尊重并能充分理解和尊重他人这一点用来定位心理世界成熟的标志。

与心理世界的"不可见"相对应的,我们选取"可见"的行为——"说"和"听"——来作为探讨的内容,并由此给出有关"说"和"听"的一些基本原则。

或许,这仍然不能构成可以被共识的关于心理世界成熟的标准,但至少应该是关于心理成长探索的有益方向。

在人际关系中实现生命的健康成长

李月凤

一、人际关系影响人的健康

人际关系是伴随着人类起源产生的一种社会现象,也是社会关系的重要组成部分之一,其发展必然会受到社会发展状况的影响。我国正处于社会转型的关键时期,社会主义市场经济体系不断完善,社会各方面发展迅速,与此同时,各种社会矛盾日益凸显,社会呈现出多样化的发展趋势。这些变化对当今社会的人际关系产生了深刻影响。

随着社会不断发展,人们意识到,健康不仅指一个人身体没有出现疾病或虚弱现象,而且指一个人生理和心理上处于完好的状态。相关研究表明,在关系到人的健康的因素当中,情绪占据着重要地位。积极情绪有利于个体生理功能处于最佳的状态,消极情绪则会破坏器官的某种功能甚至引发疾病的产生。

作为社会成员,我们的情绪大多跟与人的接触有关。拥有良好的人际关系可以促进身心健康,缓解内心的孤独感,释放压抑的情绪,增强人的自信心和自尊心,促进学习和工作的顺利进行,进而提高个人生活幸福度;与之相反,不良的人际关系则容易引起人们心理的失衡,导致心理问题的出现,产生诸如孤独、焦虑、嫉妒等不良情绪,甚至导致抑郁症、恐惧症、溃疡病等身心疾病。另外,良好人际关系中的相互关爱、帮助、理解,是人的精神需要的重要内容。

那么,如何通过人际关系来认识自己呢? 又如何通过人际关系的改善来增进自身健康呢?

二、通过人际关系来认识自己

在我们的生活中,不得不承认,一个人再怎么优秀,如果人际关系不好,肯定会影响工作与

作者简介:李月凤,福建悦心田心理咨询机构创始人。中国心理卫生协会会员,国家二级心理咨询师,福建省优秀心理咨询师。曾于中国科学院心理研究所"医学心理与心理咨询治疗"研究生班深造。专职心理咨询行业 16 年。

心情,甚至是爱情与婚姻,这也说明经营人际关系是一种能力。

精神分析大师弗洛伊德说过,一个人如果能努力地投入工作和生活中,去经营好每一段关系,这个人一般不会有精神问题。

但在我们的咨询实践中经常会看到,那些有情绪问题的来访者中,往往会有人际关系的问题,而在与他人相处中,个人身上有着情绪不稳定这样的特点,也是影响人际关系很重要的原因。

从大的角度来讲,人际关系主要包括三方面:①原生家庭中与父母的关系;②原生家庭中兄弟姐妹的关系;③亲戚、同学、朋友、同事、领导的关系。

简单来讲,人际关系是与自己之外的一切人的关系。说得更宽泛一点,人际关系还包括与自己的关系。

很多时候,人最难的是自己与自己相处,反之,一个人能与自己的关系相处舒服了,就会更了解和理解自己。比如,身体更健康,情绪相对积极稳定,那么,他与外界的关系就会更好,所以,自己与自己的关系也会影响到与外界的人际关系,反之也是如此。

事实上,我们在人际关系中的许多行为都折射出自己内心世界的内容,这种情形心理学叫投射。如果我们能够很好地认识这一点,就会通过人际关系来实现对自己更好的了解和认识,最终促进自身健康成长。

下面来看几种常见情形。

(一)自恋与投射

不管在咨询中还是在生活里,经常会看到这么一种现象,即有人在人际关系中总会感觉到:嗯,这个人好像不太喜欢我;他好像在生我的气;他是不是看我不顺眼?

其反应经常是:如果是这样的话,那我为什么还对他客气。然后投以相同的"回报",这样一来,关系就会更加糟糕。另一个反应是:算了,这种人不值得深交;我害怕与人交往,以后就不联系或少联系。

我们可以看出来,当事人对外界比较敏感。

这里有必要说明一下,敏感是个中性词。敏感本身没什么不好,就看用在什么地方。如果用在客户服务上,可能会做得很好,因为他能更好地捕捉到客户的需求,从而能提供更周到的服务,这对增进客户关系会有帮助;如果用在其他人际关系上,而且总是做负面解释的话,就容易投射给对方负面情绪。

投射指的是个体依据其需要,将自己身上的情绪、行为特征主观地转移到他人身上的现象,认为别人跟自己也有同样的所思、所感、所想或所为。

这是一种人际交往当中发展起来的技能,但如果过度地主观投射而缺乏客观印证的话,就容易引起误会甚至是影响关系,特别是在对对方行为做出负面解释时。

  曾有这么一个案例:女性来访者小林。29 岁,大学毕业 5 年,在这 5 年的工作中,每份工作不会超过半年。经了解后发现,她不是工作能力不行,问题更多出在与领导的关系上。领导每次交代工作她都能很好地完成,领导经常会给她好的反馈,比如:"嗯,小林你做得很好!""小林你将来会很有前途!"这样充分的肯定都会使她很高兴。

  可但凡老板说一句不是或指出她的问题所在,她就会很生气,甚至还会在语言上攻击老板。可现实工作中,谁都不可能经常受到表扬而不受到批评。所以,一遇到与老板有冲突的情况,小林都会提出辞职。

  从心理学的角度来讲,一般情况下,一个女性与男性朋友或领导的关系,往往能透露出与父亲关系的好坏。

  从这个角度去分析,我们就发现,小林与父亲关系非常不好。由于父亲也是某单位中层领导,出于职业习惯,父亲在家也像领导一样指挥着全家人,而且从来只会挑毛病、不会表扬,甚至直接把她表现优秀的方面忽略掉,所以小林从小就很讨厌父亲。

  为什么会这样呢? 因为,她的自恋从小就被父亲不断地打压,而且母亲与姐姐也一样都被打压,所以,他一面讨厌着父亲,还一面同情与憎恨着母亲的无能,这样的情绪,在长大后,遇到同样会批评或打压她的领导,就会让她很反感。

  我们再来说明一下,什么叫自恋。

  从心理学的角度解释:自恋,形容自我陶醉的行为或习惯。

  如果没到极端的情况,自恋被视为健康心理的重要元素。在心理学上过度的自恋可以变成病态或者会有严重人格问题,例如自恋型人格障碍。

  "自恋"这个字眼通常带有贬义,但同时也可以是包含一种自信的积极态度的,对个人的发展其实是有利的。比如,用在一个社会团体的时候,它通常代表精英主义。

  简单来讲可以理解为:一个有着健康自恋的人,不会过度关注自己而忽视他人,更不会过度贬低自己而导致自己变得敏感自卑,以致把内在的负面情绪与评价投射给别人,从而找别人的麻烦,觉得对方不喜欢自己或看不起自己,等等。健康的自恋还可以表现为:我很好,所以我看到你也觉得你很好,我知道自己的优点,也接纳自己的缺点。由于我能全然接纳自己,所以,你有好的优点我不嫉妒,反而能欣赏,你有缺点我也觉得可以接受,因为我也有过或我现在也有,所以能理解并不讨厌。

  在人际关系中,我们更需要做的是,学会去了解自己、认识自己的同时,能把好的自恋投射到外界。这样的人,往往能对别人做积极的解释,从而能主动喜欢或欢迎别人,当对方感受到被喜欢与欢迎时,也能更好地给予好的反应与投射,这样的人不管在什么样的人际关系中,他的表现一般都不会太差。

(二)共情缺失与情感缺失

人际交往是一个相互影响、相互促进的互动过程,人际吸引不仅体现在个体的特性中,也表现在双方交往的程度上。人际魅力由个人吸引力和相互吸引力组成。个人吸引力指的是交往的一方能引起另一方的好感。在人际交往中具有吸引力的人,一般跟人的交往和沟通会比较顺畅。

有这么一句话:想在这个世界上活下去,至少要有两种能力:一种是当别人困难时,你能帮助他们;另一种是当自己有困难时,也能够去请求别人来帮助你。

人都是活在关系中的,但如何在关系中让自己不断进步也是一种能力。

朋友曾跟笔者吐槽过她一位闺密,这位闺密我们称她为:娜娜。

朋友说:"娜娜是我所有朋友当中,被一致认为最聪明、学历高、家境不错、长得也漂亮的女人。但她有一个问题就是,感情一直很不顺利。每次她失恋肯定会找我,说了半天,我觉得她只是把我当垃圾桶。当垃圾桶也行啊,但是我发现她有个毛病,每次你跟她聊完或她倾诉完以后,她也不跟你说'谢谢'或'打扰了'之类的反馈或关心人的话。我也不是非要说她得跟我说谢谢或什么客气话,但我总觉得少了点什么。"

后面笔者问朋友:"如果你是一个男人,你愿意追求她,让她当你女朋友吗?"

朋友说:"看外表跟其他条件,当然愿意啊!可接触下去,我会害怕。"

笔者接着问:"你害怕什么?"

朋友接着说:"我怕她天天黏着我,特别是有什么问题,她只跟你讲道理,而且你还讲不过她,感觉她就像一台机器,你真没办法跟她有什么情感连接。"

朋友说的感受,可以说,也是娜娜没办法很好谈感情的一个很重要的原因,即娜娜缺乏共情能力,她不能设身处地从别人的角度去感受和理解别人的情感需求并予以反馈。这种情形在他人看来,娜娜就有点自私和不可理喻,但本质上是因为她自己因为情感体验缺失或其他原因以致把自己的情感体验给隔离起来,所以看起来只会像机器人一样冰冷地思考,缺少必要的人情味。而事实上,她又总是找人倾诉,说明她是有情感需求的,只是她自己意识不到,或者说,因为自我隔离,她没有办法很好地触摸自己的情感体验,也不能很好地认识自己的情感体验,当然,更不会很好地表达出来,所以,在人际关系中就表现出无法与人连接的状态,其本质是她自己无法连接到自己的情感体验。

三、改变自己，创建良好人际关系

在那些人际关系不好的人当中，笔者发现还有一个特点是：自尊心太强。

自尊心本身没有好坏，就看用在哪里。一个自尊心强的人，为了维护自己在别人心中的形象或为了感觉自己是独一无二的，可能把精力放在积极学习、努力工作或不断提高自己上，让自己变得更强大，同时能够更好地给予别人，这就会对人际关系的经营有帮助。

反之，不努力，不学习，而是把精力全都用在考虑别人是不是看不起自己上，比如，有人遇到困难不跟别人请教，只是因为他很在意对方会怎么看自己，会不会觉得自己很笨，等等，从而限制了自己利用人际关系获得更好发展的空间。

这类人往往有以下几个特点：①表面上想跟别人学习，但实际上不管对方说什么、做什么，他总是想着如何表现自己，而不是真正虚心向别人学习；②由于过度敏感，为了保护自己的自尊心，害怕被别人看不起，处处对别人有防备心而没法真正做到虚心向别人学习；③从小到大，在家庭中感受到过度的压抑与压力。

> 小倩在一家公司当部门经理，她们公司的领导大部分也都是女的，她不知为什么，总不敢与领导靠近，特别是那位曾经力荐她坐到部门经理位置上的女领导。
>
> 后来，在与她的讨论中，笔者发现问题出在她与母亲的关系上。
>
> 她在小学5年级时，父母离了婚。母亲很爱她，可以说把家里最好的东西都给了她。同时，母亲也经常说：为了她，她才这么累，这么辛苦，等等。
>
> 小倩的母亲甚至为了她，一直到她大学毕业参加工作并且在她所在城市买了房，才找男朋友。而母亲找男朋友的理由是："我是不想给你添麻烦，才找男朋友来照顾我，因为我不想拖累你。"
>
> 这其实是一个非常大的压力，所以，在小倩内心里，对母亲的愧疚多于爱，而这份愧疚更多的是一种无形的压力。而这样的压力，使得她在与领导相处中也经常会有类似于与母亲相处的心理感受。用她的话讲，每次看到女领导，特别是那位对她最好的女领导，她都很想躲。因为，在家庭中，从来都是妈妈"高"她"低"的，妈妈是付出型的人，自己永远都是被动接受者，而接受者在某种程度来讲就是弱者。而小倩恰恰从小到大一直很讨厌自己是一个弱者。
>
> 从成年人的角度来说，谁都不愿意当一个弱者。所以，从心理层面来讲，小倩想躲的不是女领导，而是妈妈。
>
> 在后面的咨询中，当她知道了这样的心理原因以后，就开始采取行动，于是这样的问题就大大减少了。
>
> 她能理解，妈妈当年那样做，是爱她的一种表现，也是妈妈让自己活下来的动力，更是

一种妈妈从照顾孩子身上得到自己价值感的需要,她对妈妈来讲也是有价值的,从此,小倩就感觉自己其实并不是"弱者"了。当她能这么想的时候,从心理上也能更平等地与妈妈相处。另外,她也理解了妈妈在找男朋友这件事情上的情形:由于妈妈一直把自己放在付出者的角度,不能示弱,所以,就算内心孤独想找个男朋友,也想要有人爱,有人陪伴,但又不能说出是自己的需要,妈妈就把内心的需求变成了"我不想给你造成负担,所以才找男朋友来陪我"。

当小倩把原来的思维拓宽、理解了自己的同时也理解了母亲以后,她对领导的反感也就没原来那么严重了。

在我们的咨询中,拓宽一个人的思维很重要。

一个人的思维想要拓宽,很重要的一点:他是如何客观看待别人和看待自己的,亦即"我"与"你"的关系。

从一个更大的角度来看,在这个世界上没有绝对优秀的人,也没有绝对无用的人。

有的只是在某方面成功或某方面不成功的人。为什么呢?因为每个人身上都有自己的优点,同时有自己的缺点。同时,我们都有生而为人的共性,那就是人性的优点与缺点,比如,向往美好的事物,想过幸福的生活,向善的心,等等。反之,我们也有恶的一面,小心眼,小情绪,贪小便宜,私利与私欲,等等。

当一个人能清楚地看待自己身上的优点,同时能够勇敢去面对自己的缺点,还能积极努力去学习,那么,就能相对客观地看待自己,同时也更有能量与别人相处。在处理与他人的关系中,就会把"我好,你就不好"的对立关系,变成"我好,你也好"的合作关系。你好的,我没有,所以我可以向你学习或请教,同时我们也是平等的。我们可以一起相互学习,我们是同盟者而不是敌对关系,这样关系就会往更好的方向发展。

这种思维的改变真的很奇妙。能以平等的心态、谦逊的态度去请教,同时还有"同盟者"心态,以欣赏者的眼光去与对方相处与学习,彼此的关系不是单一的,而是多维度的,是亦师亦友,甚至还有战友的感觉,那么,彼此在一起就会变得更有价值。

就像小倩,当她了解了妈妈背后的心理需求,能去理解妈妈以后,内心也就没有那么大的压力。特别是当她真正地感受到工作中的女领导不是妈妈,她的内心很快"成长"起来,不但可以与妈妈平起平坐,还能与女领导更好地相处。

人是情感动物,但有时过度的情感会变成压力,当你能理解自己的情感背后的原因与需求,同时也能去理解他人时,内心就会把对方平等相待。这样的人,能够站在一个更大的角度去看待人与人之间的差异,也能够客观看待自己,客观看待他人。

这样的人,在他的认知体系里,人没有高低之分,只有不同;虽有差异,但可以相互学习。这样的人传递出去的是一个让人很舒服的感觉,而相处舒服才是良好人际关系中最大的魅力所在。这不仅是高情商的体现，更是一个人内在格局与人格成熟的体现。

四、通过改善人际关系来增进自身健康

人是社会性动物，需要在不同的人际关系中与人打交道，特别是需要在亲密关系中学会谈感情。如果一个人无法与别人产生感情上的互动，甚至不能用恰当的语言去表达感情，而只会单方面吐槽与讲道理，就如前面讲到的娜娜一样，那么，每一段感情都会变成一场"谈判"，只论谁对谁错，最后使得彼此不欢而散。

所以，我们一方面要在关系中，通过互动，从别人的反馈中，也从自己对关系的反思中，更加深刻地了解自己、认识自己；另一方面，我们也要在人际关系中学会谈感情，学会适当放低自己，学会肯定与认可对方，同时也能知道自己的不足，去请教对方，并予以改变。也只有这样，即在关系中改变自己的行为，最终改变自己的内心世界，才能促进自身健康成长。

那么，又如何调整自己以采取行动，以便让人际关系变得更好，从而在工作、生活、情感中能更好地与人相处呢？如何在人际关系中正确行事呢？

以下几点建议，供您参考。

（一）确立人际边界：坚持自己底线，对事不对人

曾经有一位女性来访者小敏（化名），33岁，在某公司做主管，用她的话说，这份工作很稳定，尽管想让年薪再有所提升会很难，但只要自己不走或不换岗位，没人能赶她走，除非公司真的有很大的变动。

小敏一直很苦恼的问题是自己手上的几个员工从来不听她的指挥。比如，有一次她带一个新来的员工参加活动，这个新员工就很大胆地跟她说："我想带我们部门那个谁谁一起去。"再比如，她下面的一名员工在背后说其他部门领导的坏话，刚好被那位领导听到，当场被骂。后面那位员工提出辞职，走之前跟她说："我知道你人很好，但是你却是一个没有自己原则的人，所以，哪怕今天没发生这件事，我也想离开。"

小敏在咨询中说道："我对所有人都很好，凡事都客客气气的，为什么还会这样？而且他这样说，让我觉得是不是自己很无能。"

经过详细了解发现，小敏的处事原则是表面上客客气气，对谁都好，更不想得罪任何人。

但在她的行为背后，有个深层次的心理需求是：我希望被肯定、被认可，让所有的人都觉得我是个很好的人，这样能让我觉得自己很优秀，就算我哪天不在这家公司了，可能别人觉得我很好，也会帮我推荐更好的工作……

在其"老好人"的背后有一个矛盾点是，她从来不与员工聚会或吃饭，甚至连领导邀请

她一起聚会她都不去,除非是公司的年会她才参加。

由于内心过度渴望被认可,所以让她在工作中变得没有原则与底线。另外,她平时不去用心经营关系,导致人际关系很"虚弱"。在害怕冲突、渴望认可、希望有良好的人际关系却又不敢去经营的背后,小敏有着这样的原生家庭:小敏生活在一个单亲家庭,父亲这一角色的缺失,让她在为人处事上没有榜样,更没有建立起自己的原则。再加上母亲虽然很爱她,但母亲的爱却是无底线的付出。母亲这样的付出一方面让小敏习惯性地觉得,母亲的付出是应该的,但一方面又觉得压力非常大。

可以说,这样的人身上有一个很明显的特点是:在人际关系中没有自我,不敢与人靠得太近。

什么是自我?要做名词解释的话,很复杂,不同的心理学流派会有不同的解释。这里我们可以简单地理解为:一个有自我的人,一般都能比较好地处理两方面的关系:自己与工作的关系,包括工作所带来的人际关系;自己与生活的关系,包括亲密关系。

而想要处理好这两方面的关系,其实有一点很重要,那就是要有自己的原则,而这个原则包括两个方面:底线——对事不对人;信念——合作共赢。

在工作中的底线是什么呢?

底线的基本意思是:最低的限度。比如:事情在能力范围内的临界值;长方形比赛场地中短边的边线。

用在社会学、经济学和心理学中,指人们在社会、经济生活中谈判双方讨价还价时心里可以承受或能够认可的阈值下限或某项活动进行前设定的期望目标的最低目标和基本要求。

那么,用在小范围的人际关系中,特别是一起共事的关系中,指的是:在我与你之间,我们俩最需要彼此遵守的契约。

每个人对于底线的理解不同,比如在婚姻中,有的人觉得,不能出轨是底线;而有的人则觉得,你要尊重我才是底线。所以,内心要有自己的底线标准是很重要的一件事情。

一起共事的同事或合作伙伴,很重要的一点是:对事不对人。

要真正做到这点,其实是很难的。但就是因为很难,所以才可贵。

什么是对事不对人呢?

可以这样来理解:这件事也许你做得不好或不对,但我们只针对这件事情来讨论如何能做得更好,却不会对你的个人能力表示怀疑,更不会贬低你的人格,比如,不会说:你怎么这么无能,怎么会这么笨,你大学白念了,公司白培养你了,等等。

经过一段时间的咨询以后,当小敏清楚地看到自己与同事、领导之间的关系的本质以及在这关系背后的心理需求,同时看清自己真实的能力与需要提升的方面,也渐渐看清自己在原生家庭的问题时,她开始在工作中呈现出自己优秀的一面,在人际互动中勇敢地表达自己的观点,明确自己的原则与底线,也愿意积极主动去经营人际关系。

特别是当她主动与失联二十年的父亲重新联系,并把内在真实的感受以及对父亲的抱怨表达出来,而父亲也能真实表达对她的想念与愧疚时,父女之间的情感连接得到了加强与修通,这更带给小敏很大的心理能量。

另外还有一个改变就是:她学会做妈妈的妈妈了。说白了,就是她学会如何哄妈妈高兴,而不再是那个活在33岁还处处依赖着妈妈的小女生。

一个人能在人际关系中做到对事不对人,说明他是一个自我发展得很完善的人。他不会过度向外寻找肯定,又能分清哪些应该做,哪些不应该做,特别重要的是,他能把个人需求与工作需要分开。这样工作上的人际关系就会变得更加简单,他也可以更加自如地安排工作与拒绝工作中不必要的麻烦,遇到问题也会抱着一起共同努力解决问题的态度,对事不对人地讨论问题,让合作伙伴知道自己错在哪里,但不是指责对方的能力,而是能一起共同面对事情本身,从而一起处理。时间一久,反而更容易获得领导、同事、下属的认可与尊重。反过来,他自身的心身健康也会得到更有益的发展,人也会变得更加积极、乐观并富有行动力。

(二)改变认知中莫名的"应该",学会在人际关系中积极付出

再来看看上面提到的娜娜的案例。

在朋友的描述中,她说道:"我觉得娜娜真的很自私。我们两人是从小学到高中的同学。从小到大,都是我在让着她。我曾想过不跟她联系,可当我不找她时,她又来找我,说我怎么都不找她,真不够朋友什么的。你知道吗,在这么多年的相处中,可以说,每次生日或去旅行都是我送她礼物,她从来没送过我什么。到现在,都是成年人了,她也有工作,经济也不错,每次我去旅行,如果没给她带东西,她还会向我要。但她从来没带过礼物给我,你说,一个33岁的女孩子从来不送东西给人家,只会向别人要礼物,是不是很变态?"

其实,在这种人的认知体系里,有一个想法是:认为自己应该得到好的东西,别人应该对自己好,等等。

而这种"应该"思想,除了与思维方式、性格有关以外,往往也与家庭关系相关。如果他们在跟父母的相处当中,认为一切都是应该的,那么,他们就会把这种经验带到新的人际关系中,比如,跟同学的关系、跟同事的关系以及将来跟恋人或伴侣的相处模式中。

这样的认知体系会投射到与他人的关系当中。时间一久,人家就会觉得这个人怪怪的或者觉得这个人很自私。所以,这样的人没办法在职场和恋爱当中有很好的发展。

朋友后来详细说到娜娜的家庭:娜娜从小家庭优渥,上到爷爷奶奶、外公外婆,下到父

母与家里的其他亲戚，都是对她宠爱有加，甚至到现在 33 岁了，家务从来都不让她帮助做，连水果都得父母帮她切好，每个月自己挣的钱都是自己存下来，生活费却向父母要。

这样的家庭教育方式，导致娜娜长大以后，在朋友之间，在与男友关系中，总是觉得别人对她的付出是应该的，一切都是理所应当的。

我们都知道人与人之间没有"应该"，别人帮你是情分，不帮你是本分。

所以，想要好的人际关系，首先要明白，人与人之间应该是在相互坦诚、真诚、尊重、平等的基础上去相处与交流的。没有谁应该谁不应该的，不管是在同事、朋友关系中，还是在恋人或伴侣关系中。

只有学会适当地付出，多换位思考，多做积极的解释与行动上的良好沟通，才能有更好的人际关系。

在与人交往中，能把握好尺度，确立彼此之间的边界，一方面要恰到好处地做到尊重对方；另一方面要真实地表现出自己，不能一味为了与他人保持一致就无条件、无底线地取悦于他人。这样交往会丧失自我，忽视自己的观点，不利于保持人格的独立。长时间压抑自身的观点和想法，对于个人人格的发展也是不利的，也可能会造成自卑，不利于人际关系的和谐，也不利于自身健康发展。

五、结语

因为人是社会的动物，始终都在社会关系中，所以，人要健康成长与发展，就需要有良好的人际关系。

事实上，人的健康成长与发展跟人际关系是彼此依赖、彼此映照的。一方面，人际关系就如一面镜子一样，在其中反映着个人心身健康状态投射出来的行为；另一方面，人也因为从人际关系的互动反馈中重新审视和认识自己而做出自我改善的行动，而这行动又表现为两个方面：通过调整自己的认知、情感体验方式及行为来改善人际关系；通过自己在现实人际关系中的有效行动改变人际关系，反过来促进自身心身健康成长与发展。

一句话，人在关系中健康成长。

参考文献：

[1]江光荣.心理咨询的理论与实务[M].北京：高等教育出版社，2012.

[2]乔纳森·布朗.自我[M].北京：人民邮电出版社，2004.

原生家庭教育方式导致青春期
心理疾病产生的关系研究

曲永清

　　原生家庭是一种与新生家庭相对的社会概念,指的是儿女还没有结婚、没有组成新的家庭、仍然与父母生活在一起的家庭[1]。原生家庭是儿女最先接触的环境,青少年时期是孩子形成世界观、价值观、人生观的重要时期,原生家庭教育方式对其成长具有密不可分的关系。其中原生家庭的教育方式是对青少年进行教育的第一步,一个良好的家庭教育方式对于青少年健康心理、良好性格的养成具有重要作用,家庭教育方式一旦出现问题,青少年的心理往往就会出现一定的缺陷[2]。近年来,因青少年心理缺陷所致的青少年自杀、伤害父母、报复社会等不良社会事件层出不穷,引发了社会各界对青少年心理问题与原生家庭关系的探讨。众多研究表明,原生家庭对青少年心理产生的影响是通过家庭结构、家庭环境、教育方式等方面形成的,家庭教育是不可或缺的一部分,往往也是对青少年心理产生影响最大的一部分,也是父母可以进行控制、改良的环节。本文通过对2008—2016年心理门诊所接受诊治的517例青少年心理障碍疾病案例进行分析,探讨家庭教育方式对青少年心理疾病产生的影响,并对青少年心理疾病的治疗进行了简略的介绍。

一、资料与方法

(一)一般资料

　　本文以2008—2016年在广东医学院第三附属医院心理门诊接受诊治的517例心理疾病案例作为研究对象,其中青少年年龄处于11~20岁,517例均进行了确诊,接受研究的青少年都属

　　作者简介:曲永清,广东医学院第三附属医院门诊部主任、心理科主任;副主任医师。中国心理协会石油石化分会秘书长。北京东方生命文化研究院研究员。

于自愿参与,符合医院的各项伦理要求。

(二)方法

517 例案例均通过《中国精神障碍分类与诊断标准》(CCDM4)进行确诊,笔者对案例的病情进展、基本情况等进行回顾性分析,让患儿填写与其家庭教育方式相关的问卷调查表,进行统计总结之后,对原生家庭教育方式与患儿心理疾病产生的相关性进行了探讨。

(三)观察指标

观察指标是青少年确诊的心理疾病类型及其所接受的家庭教育方式。

(四)统计学分析

利用 SPSS20.0 软件进行统计学分析,P 值小于 0.05 则认为差异具有统计学意义。

二、结果

(一)青少年心理疾病类型

517 例青少年心理疾病类型如下:患抑郁症的有 221 例(42.75%),患焦虑症的有 123 例(23.79%),患强迫症的有 23 例(4.45%),患适应障碍的有 37 例(7.16%),患精神分裂症的有 3 例(诊断后转精神科治疗)(0.58%),患双向情感障碍的有 5 例(0.97%),患恐惧症的有 52 例(10.06%),患躯体形式障碍的有 32 例(6.19%),患急性应激反应的有 2 例(0.39%),患创伤后应激障碍的有 4 例(0.76%),患疑病症的有 15 例(2.90%)。如表 1 所示。

表 1 青少年心理疾病类型及其占比

症状类型	病例数/例	占比/%
抑郁症	221	42.75
焦虑症	123	23.79
强迫症	23	4.45
适应障碍	37	7.16

续表

症状类型	病例数/例	占比/%
精神分裂	3	0.58
双向情感障碍	5	0.97
恐惧症	52	10.06
躯体形式障碍	32	6.19
急性应激反应	2	0.39
创伤后应激障碍	4	0.76
疑病症	15	2.90
合计	517	100

（二）青少年接受的原生家庭教育方式

案例中民主型家庭教育方式有 20 例（3.87%），放任型有 51 例（9.86%），专制型有 85 例（16.44%），要求型有 87 例（16.83%），溺爱型有 100 例（19.34%），混合型有 174 例（33.66%）。可见接受民主型家庭教育方式的青少年患有心理疾病的比例最少，接受溺爱型和混合型家庭教育方式的青少年患有心理疾病的比例相对较高。并且民主型与其他各型的差异具有统计学意义。

表 2　青少年接受的原生家庭教育方式及其占比

家庭教育方式	例数	比例/%
民主型	20	3.87
放任型	51	9.86
专制型	85	16.44
要求型	87	16.83
溺爱型	100	19.34
混合型	174	33.66

三、讨论

心理疾病是目前在青少年成长过程中存在的一个重大阻碍，近年来关于青少年心理疾病导致的社会不良事件逐渐引起了社会对于青少年心理健康问题的关注。由此可见，青少年的不健康心理状态不仅对于青少年自身的健康成长具有阻碍作用，还会对其家庭造成不利影响，甚至可能导致青少年对社会稳定造成威胁[3]。家庭是青少年成长的一个重要且特殊的环境，与孩子的健康心理状况具有十分密切的联系，父母的教养方式对于孩子的成长具有重要的影响[4]。

患有心理疾病的患儿往往在生活、学习、社交、情绪、生长发育等多个方面出现异常，他们大多会出现厌学厌食、孤独自卑、情绪不稳定、失眠等症状。比如抑郁症是导致青少年自杀的重要原因，患有抑郁症的患儿多见生长发育缓慢，情绪冷淡，与家人交流少或基本不交流，厌学厌食，在学校常常独处，与同学存在交流障碍，等等。焦虑症患儿多表现为发育加快、恐惧急躁、失眠多梦、心神不宁、孤独厌学、孤独自卑等症状。精神分裂症患儿多具有双重人格，容易出现幻觉，甚至做出报复社会等偏激行为。

专制型的父母对孩子的操控性太强，习惯以父母的身份和权力操纵孩子，而忽略了孩子的感受，强迫孩子接受自己的意识观念[5]，这样容易让孩子没有自己的观念。要求型的父母对孩子往往具有过高的期望，对于孩子的生活、学习、社交等往往具有过高的要求，容易让孩子产生抑郁情绪。溺爱型父母恰恰相反，一般对孩子极少有要求或者控制欲，往往是对孩子言听计从，过分满足孩子的需求，容易让孩子产生适应障碍，不利于孩子的成长。父母过度干涉孩子的生活，对孩子的过度保护会阻碍孩子独立性的养成，不利于孩子养成各项满足社会生活需求的能力，从而导致孩子形成内向或者社交恐惧、情绪不稳定等个性特征[6]。

混合型教养方式指的是由以上两种或两种以上家庭教育方式混合形成的教育方式，比如溺爱-专制混合型是指父母教育观点不统一，一般情况下，即一方过分溺爱，而另一方过于强制，或者父母双方的教育方式有时过于溺爱而有时又过于严格专制。在 517 例患有心理疾病的青少年中，混合型教养方式占比最高，可见混合型教育方式对于孩子的成长具有十分不利的作用。

本文研究的结果，即民主型家庭教育方式下患有心理疾病的青少年占比最小，可以看出，民主型的家庭教育方式相对于其他几种家庭教育方式而言，对孩子的心理健康伤害更小，这可能与民主型的父母更倾向于与孩子进行沟通商量、在对孩子提出要求的同时还能兼顾孩子的思想观念有关。

四、通过比较治疗反观

青少年心理疾病的及时治疗对于青少年心理疾病的控制甚至治愈具有重要作用，鉴于青少年这一时期的特殊性，青少年心理疾病的治疗具有一定差异性的治疗观点是：对于青少年尽量少用药或单一用药物，结合心理治疗技术效果好，复发率低。

在研究中，我们发现青少年患抑郁症的比例最高，因此以青少年抑郁症的治疗为例。在治疗上，我们做了单一药物治疗与心理治疗联合药物治疗的比较研究。同类研究有琚长虹[7]探析心理治疗联合药物治疗在青少年抑郁症的疗效研究，结论基本相同。

琚长虹在研究报告中提到了舍曲林能够对患者机体内脑神经5-羟色胺的再摄取具有抑制作用,因此能够有效治疗患者的抑郁症;同时还通过将药物治疗和心理治疗联合运用对青少年抑郁症患者治疗后焦虑抑郁情况的改善与使用单一药物治疗措施的患者的治疗后效果对比,揭示前者明显具有更好的实验结果,证明了心理治疗对于青少年抑郁症的良好治疗效果。

目前临床上针对心理疾病的心理治疗技术主要包括家庭系统治疗、认知疗法、催眠、行为疗法、精神分析等治疗方法。王丽萍等[8]对行为激活疗法(behavioral activation treatment,BAT)、积极心理疗法(positive psychotherapy)和最佳情绪疗法(best mood therapy,BMT)这三种心理治疗方式在青少年抑郁症的治疗应用上进行了综述。她们认为行为激活疗法是一种以行为激活为核心涉及结构化的治疗作业,包括活动日程、家庭作业等,以一种简明易懂、高度结构化的方式提高患者对治疗的接受度和参与度,具有良好的治疗效果。积极心理治疗方法则是通过帮助患者寻找积极面,从而提高患者生活的动力,培养积极心态,从而提高幸福感;最佳情绪疗法则是立足于家庭团体,以家庭治疗为根本,家庭治疗可以帮助改善原本不健康的家庭关系[9],目的在于提升亲子沟通与理解,增强青少年的自尊,从而对抑郁症等心理疾病进行治疗。此外,目前欧美国家较为盛行的一种心理治疗方式是艺术治疗,这是一种将绘画、手工、书法、行为艺术、电影等视觉形式用于心理疾病治疗的方式,具有操作简单、易于帮助患者表达、有效性好、实用性强等特点,在我国心理治疗的应用尚不广泛,有待推广[10]。

从心理治疗对青少年抑郁症产生的良好治疗效果来看,反映出青少年成长需要更多的思想沟通与心灵照顾,这也反衬出民主家庭教养方式的意义。

五、结语

综上所述,青少年心理疾病患儿中民主型教育方式占比最低,结合病例中患儿的治疗过程发现,联合心理治疗可以明显改善患儿的心理障碍症状,减少药物依赖性的发生。可见青少年的原生家庭教育方式与青少年心理疾病的产生具有相关性,其中民主型的教育方式对于青少年心理疾病的产生影响最小,因此原生家庭应当注重以科学、民主、健康的方式对孩子进行教育。此外,对于青少年心理疾病的治疗,在临床上应尽量少用药或单一用药,最好联用家庭治疗、行为治疗、积极心理疗法、艺术治疗等心理治疗方式进行治疗,更有助于青少年心理疾病的控制和治愈,降低药物依赖性的发生率,从而促进青少年的心理健康,帮助其成长。

参考文献:

[1]付珊珊.家庭关系与孩子性格形成的关系调查研究[J].成才之路,2020(16):140-141.

[2]刘赪秀.原生家庭视角下的大学生心理健康教育探究[J].科教导刊,2018(17):166-167.

[3]盛青山.青少年心理辅导教育中家庭治疗方法的有效运用[J].心理医生,2017,23(27):341-342.

[4]Human Lauren J,Dirks Melanie A,DeLongis Anita. Congruence and incongruence in adolescents' and parents' per-

ceptions of the family：using response surface analysis to examine links with adolescents' psychological adjustment
［J］. J Youth Adolesc,2016,45（10）:2022-2035.

［5］关祈斌.浅谈家庭教育的方式及其影响［J］.魅力中国,2020(9):47.

［6］Spence Susan H,Sawyer Michael G,Sheffield Jeanie,et al. Does the absence of a supportive family environment influence the outcome of a universal intervention for the prevention of depression? ［J］. Int J Environ Res Public Health,2014,11(5):5113-5132.

［7］琚长虹.心理治疗联合药物治疗对青少年抑郁症的疗效探析［J］.世界最新医学信息文摘(连续型电子期刊),2019,19(14):77-78.

［8］王丽萍,王惠萍.青少年抑郁的三种心理治疗研究新进展［J］.医学与哲学,2019,40(3):51-54.

［9］Gate Michael A,Watkins Edward R,Simmons Julian G,et al. Maternal parenting behaviors and adolescent depression：the mediating role of rumination［J］. J Clin Child Adolesc Psychol,2013,42(3):348-357.

［10］周钦珊.艺术疗法及其在青少年心理健康教育中的运用［J］.中国青年研究,2018(2):115-119.

教师心理健康与职业幸福感：内涵，实践与反思

刘浩然

　　教师是影响学生成功、满意度和成就的最重要的在校因素。在职教师的心理健康和职业幸福感也会对学生的学习产生关键影响。然而，现代教育体系中出现了一些备受关注的问题，比如师资短缺、骨干教师流失、教师工作压力过大、职业吸引力下降等。在许多国家，教师职业压力被认为普遍高于其他职业。在我国，教师职业幸福感总体现状不容乐观。全球疫情期间，教师工作深受影响。为确保同学们在疫情期间的高质量远程学习，学校必须保障教师有充足的资源、培训、安全的教学环境和工作条件，维持其职业安全和身心健康。鉴于疫情带来的新变化，当下急需对教师心理健康和职业幸福感问题及对策进行深入且全面的探讨。本文意在述评国内外相关文献，汇集国际相关的实证结论，为我国的教师心理健康工作提供案例借鉴和理论支持。

一、背景

　　教育大计，教师为本。习近平总书记在 2013 年教师节致广大教师慰问信中写道："教师是立教之本，兴教之源，承担着让每个孩子健康成长、办好人民满意教育的重任。"中共中央国务院 2018 年发布的《关于全面深化新时代教师队伍建设改革的意见》指出："到 2035 年，尊师重教蔚然成风，广大教师在岗位上有幸福感、事业上有成就感、社会上有荣誉感，教师成为让人羡慕的职业。"教师在学生的生活中起着至关重要的作用。作为一线工作者，教师不仅负责传递信息，更需要确保所有学生获得适应和引领社会进步的知识和技能，树立健康的世界观和人生观，使学生成为全面且有能力的公民，以面对 21 世纪的社会和科技的变化与其所带来的挑战。已有的经验证据也已证明教师是影响学生成功、满意度和成就的最重要的在校因素[1]。

　　鉴于教师对儿童的发展和学习至关重要，公众和教育系统对教师的工作寄予厚望。然而，

　　作者简介：刘浩然，厦门大学外文学院助理教授。英国牛津大学博士。主要研究方向为教师教育、高等教育及比较教育研究。

当代社会对教师工作和责任的期望多元且复杂。教师不仅要促进学生的社交和情感技能的发展,尊重学生的个体差异,确保学生的全面发展,还需要适应数字时代的需求,提高信息技术的应用能力和专业素养[2]。随着人们期望值的提高,教师的工作条件和课堂教学要求也在发生变化。然而在适应工作环境变化和应对"数字移民"们的学习需求变化的同时,很多教师所获得的专业支持在数量和质量上参差不齐,且总体较为有限[3]。同时,教师日常活动的工作自主权受到限制,或是行政任务负担过重,都会导致一定的工作压力。教师在工作环境中面临着许多潜在的压力源,包括工作量、人际关系因素和外部环境因素。过多的行政文书工作、家校关系、同事关系、学生行为不端以及学校系统和政策变化,都有可能对教师的心理健康和职业幸福感产生负面影响。

二、我国教师心理健康和教师幸福感的相关文献

自 21 世纪以来,幸福感(well-being)这一概念在世界范围内的公共政策发展中获得了越来越多的关注。大量学术著作开始纳入诸如生活质量和幸福感等概念。近几十年来关于教师幸福感的学术研究论文激增。文献中对幸福的定义各不相同。在我国,有关教师的心理健康和职业幸福感的研究结论各有不同。杨婉秋(2003)采用了《主观幸福感指数量表》对 116 位中小学教师和 113 名非教师群体进行测量,指出中小学教师的主观幸福感高于其他非教师群体[4]。马秀敏(2010)将高校青年教师的职业幸福感归为七个维度,即职业本身、薪资待遇、人际关系、工作成效、工作情感、工作环境和躯体健康,发现薪资待遇成为影响高校青年教师职业幸福感获得的首要因素。其中最不幸福的时段为工龄 15 年以上的老教师和工龄为 1~5 年的青年教师[5]。杨玲等(2015)探究了中小学教师职业倦怠在工作家庭冲突与主观幸福感之间的中介效应,并指出情绪疲惫在职业倦怠中的突出作用[6]。

刘金明(2010)对西南地区的 777 名中小学教师心理健康的现状和特点进行调查,研究发现西南地区中小学教师心理健康总体不容乐观,同时在不同教师群体之间呈现显著差异。研究还探讨了中小学教师心理健康和影响因素(应对方式、自我和谐、社会支持及主管幸福感)之间的密切关系[7]。黄琨(2010)在其硕士论文中探究了中小学教师文化取向的特点,并通过问卷调查和文献分析等方法,发现了中小学教师的文化取向及其主观幸福感各成分存在的显著相关性。总体来说,我国学者对教师心理健康和职业幸福感的探讨多聚焦于教师的主体幸福感,其优势在于体现对教师个体的生活和情感的人文关怀,并系统科学地探究教师主体幸福感的构成和相关因素[8]。然而,现有的研究还缺少对教师职业幸福感这一概念的整体性把握,测评维度相对单一,并不能反映教师职业幸福感的整体情况。

McCallum F 和 D Price(2015)提出了一种关于幸福的整体方法。他们强调,幸福"包括个人、集体和环境因素,在整个生命周期中不断相互影响。幸福是我们所有人的目标,被积极的观

念支撑着,但对我们每个人来说都是独特的,它让我们认识到自己是谁,需要被尊重"[9]。他们进一步提出了幸福感的"五维"模型,其中包括社会化、情感、认知、物质、精神维度。在已有研究的基础上,经济合作与发展组织(OECD)(2015)将个人幸福感分为 11 个维度,并归为两大类,即物质条件(收入和财富、工作和收入、住房)和生活质量(健康状况、工作和生活的平衡、教育和技能、社会联系、公民参与和治理、环境质量、个人安全和主体幸福感)[10]。

三、OECD 教师职业幸福感四要素

提升教师职业幸福感,首先需要我们对幸福感有全面和整体的认识。OECD 的 PISA2021 教师职业幸福感测评标准为我国教师幸福感研究提供了可供借鉴的理论框架。OECD 将教师幸福感分为四个面向进行阐述和分析,即认知幸福感、主体幸福感、身心幸福感和社会幸福感[11]。其中每个核心要素都有其定义和组成部分,具体内容如下。

(一)认知幸福感

其中认知幸福感是指获得事实知识和理解的心理活动或过程。它包括注意、知识形成、判断和评价、问题解决和决策等过程。认知幸福感是指教师有效工作所需要的一整套技能和能力。研究用两个指标衡量认知幸福感,用以捕捉教师工作专注度和自我效能感。

(二)主体幸福感

OECD 将教师的主体幸福感定义为:"一种良好的心理状态,包括人们对其生活的各种评价,积极的和消极的,以及人们对其经历的情感反应。"[12]所谓主体幸福感包含了三个要素:①生活评价,即对个人生活或生活某些特定方面的反思性评价;②情感状态,即某种特殊的感觉或情绪状态;③幸福感,即生活的意义和目的感,或良好的心理功能。

(三)身心幸福感

健康对人来说是最重要的事情之一。它还可能带来许多其他好处,包括更好地获得教育和就业机会,提高生产率和财富,降低医疗成本,良好的社会关系,当然还有更长的寿命。艰苦的工作条件和巨大的压力会改变健康状况。教师所经历的压力可能导致心身症状和抱怨。教师身体健康的好坏可以通过是否存在心身疾病(如头痛和疼痛)来衡量。与压力相关的心身症状可以表现为各种情绪和身体障碍。这些影响包括对身体几个系统的影响:神经系统(释放肾上

腺素和皮质醇)、肌肉骨骼系统(偏头痛、头痛和肌肉紧张)、呼吸系统(呼吸急促或换气过度)、心血管系统(血压和心率升高)和胃肠系统(自我报告的症状,如胃痛)。

(四)社会幸福感

教学并非教师独立的工作,而是整体教育系统的一部分。在这个系统中,教师与其他人互动、工作和配合,所涉及的对象纷繁复杂:一是学生、学生家长;二是其他专业人员,如同事、同辈、校长、支援人员、顾问和心理学家等;三是学校或居住地所在的社区人员。社会幸福感就是指与这些不同利益相关者的社会互动的质量和深度。社会幸福感与影响教师职业幸福感的相关因素关系密切。教师与他人的关系构成了教师社会资本的基础,而社会资本被认为是教师专业化的关键支柱之一[13]。Pil F 和 C Leana[14,15]对多个年级的美国教师进行了研究,发现教师的社会资本与学生绩效存在正相关关系。社会资本也具有聚集效应。一项研究表明,人力资本低的教师(知识和技能)在社会资本高的学校中,比在社会资本低的学校中的教师有更好的教学效果。

四、现行教师职业幸福感干预方法的有效性

无论是在国内还是在国外,现有的研究中对提高教师心理健康和职业幸福感具体做法的评估研究很有限,大部分研究仍集中在心理健康问题的预防策略上。虽有证据表明在一般工作场所中采取心理健康干预措施具有有效性,但用于学校中的具体措施是否有效,现在尚缺少实证研究证据。White J(2020)[16]在英国国家医疗服务体系苏格兰健康分部(NHS Scotland Health)的报告中,总结了有关旨在支持教师心理健康和职业幸福感的方案,并详细阐释了在英国和爱尔兰实施和评估的个别方案的细节。报告的检索策略确定了六项国际研究的元分析。在这些研究中,其中有四项研究了基于正念的干预在改善教师心理健康和/或缓解心理压力方面的有效性,另外两项研究分别关注了减轻教师倦怠的策略以及为提高幸福感和减少工作压力的组织干预。

根据报告,正念干预旨在帮助个人认识和调节他们对压力的反应,从而减轻压力。总的来说,参加以正念为基础的干预对心理健康是有益的[17,18]。例如,一项研究综述发现,44%有焦虑和抑郁的人显示出了统计学上显著的改善[19]。虽然心理健康测量的纳入频率低于心理痛苦测量,但以正念为基础的干预对教师心理健康的影响大体上是积极的。另外,报告根据对教师职业倦怠应对策略的元分析证据,确定了对教师职业幸福感进行干预的六种主要路径,其中包括:认知行为疗法;正念/冥想方法;专业发展,即为教师提供与学生互动和课堂管理技能的相关培训;心理教育方法;集体支持,即运用小组合作,让教师感受到同事的支持;社会情绪技能培训和

其他方法,例如表达写作、体育锻炼和积极心理学方法。总体而言,这些干预措施对情绪衰竭和个人成就都是有效的,但影响很小。其中基于正念的干预研究报告了对情绪耗竭和个人成就的统计显著影响。以认知行为治疗为基础的治疗方法对情绪衰竭有效,而以社会支持为基础的治疗方法对个人成就更有利。

组织干预寻求解决工作环境中的压力源,而不是个人的压力反应。其目标可以是改变组织特征或条件、角色特征或条件、任务特征或条件。相关研究结果也表明,改变任务特征会对压力水平产生中等程度的影响,而改变组织特征对倦怠、工作相关的焦虑和抑郁没有显著影响。最后一项研究考察了多因素干预的有效性,但是没有报告任何精神健康和幸福感的结果。值得注意的是,报告中提到的大部分研究来自北美,那里的教师所经历的学校环境和压力源可能与我国情况不尽相同。同时,参与研究的志愿者教师是否真实经历了倦怠还有待考证。

五、现有文献中的其他方法及其有效性

White J(2020)的报告还针对以下四个项目进行了简单总结:情感书写,教室管理项目,中学教师幸福感试点项目,午餐聊天干预项目。在情感书写干预中,参与者私下写下他们对自己感到压力或创伤的经历的想法和感受。在一项随机对照试验中,英国的研究者邀请了 126 名在英国小学或中学教书的志愿者教师连续三天进行 20 分钟的写作练习,并将其分为两组。其中被试组主要记录其所经历的各类压力或创伤,对照组则记录日常与情绪无关的事件或活动。然而,实验并没有发现对压力或创伤经历的记录对心理或生理健康有统计学上的显著影响。

精彩岁月(Incredible Years)教室管理项目是针对家长、教师和儿童三者相互关联的项目之一,旨在预防和治疗幼儿的行为问题,并提高他们的社交、情感和学术能力。在一项随机对照试验中,Hayes R 等人(2019)也研究了对教师心理健康和职业幸福感的影响[20]。在参加培训的教师和对照组之间,没有发现教师自我报告的"职业倦怠"或幸福感有统计学上的显著差异[21]。同样地,中学教师幸福感试点项目旨在探讨中学教师心理健康急救(MHFA)培训对教师心理健康干预的可行性。研究发现,接受过心理健康急救培训的学校工作人员比其他接受随访的工作人员更了解心理健康,对心理健康的歧视态度也更少。然而,一年后的跟踪调查显示,在干预学校和控制学校之间的学校员工的心理健康和幸福方面没有显著的统计差异。除此之外,研究者还在英国的一所小学进行了为期 8 周的午餐聊天干预[22]。会议由三名主持人在社区发展中心主持。项目提供工作之余的社交场所和放松的机会,包括提供职业健康服务宣传册和三次治疗师按摩服务。每周有 12~16 名员工(40%~50% 的学校员工)接受了放松聊天干预。研究结果显示,参与者将干预视为照顾自己心理健康的机会。他们认为,通过进入干预行动的社交空间,他们能够更好地了解其他同事,这有助于改善同事关系。

六、结语

教师幸福感、师生关系质量、学生幸福与教育成果之间有着错综复杂的关联。幸福感偏低的教师很难与学生形成积极的、支持性的关系或更有效地管理课堂行为。教师的倦怠也会导致课堂教学质量下降，并可能会直接导致学生的不良课堂行为。更高的教师幸福感，可以提升学生幸福感并降低学生心理压力。而社会和情感健康程度较高的孩子，往往在学校表现得更好。通过对国内相关文献简短的梳理回顾和PISA2021教师职业幸福感测评四要素的总结说明，本文旨在阐释教师心理健康和职业幸福感的多维性和复杂性。值得注意的是教师职业幸福感与所处的政策和文化等背景高度相关，而教师心理健康和职业幸福感研究的推广和深化，还需要在具体情境中进一步深化领域内的概念理解，融合中国实践智慧，拓展研究方法和数据来源，进而实现对教师职业幸福感的科学评测、理论建设和切实有效的干预。

参考文献：

[1] OECD. TALIS 2013 Results：an international perspective on teaching and learning[EB/OL]. 2014, TALIS, OECD Publishing, Paris, https://dx.doi.org/10.1787/9789264196261-en.

[2] Schleicher A. Valuing our teachers and raising their status：how communities can help[EB/OL]. 2018, International al Summit on the Teaching Profession, OECD Publishing, Paris, https://dx.doi.org/10.1787/9789264292697-en.

[3] OECD. Effective teacher policies：insights from PISA[EB/OL]. 2018, PISA, OECD Publishing, Paris, https://dx.doi.org/10.1787/9789264301603-en.

[4] 杨婉秋. 中小学教师主观幸福感研究[J]. 健康心理学杂志, 2003, 11(4)：243-244.

[5] 马秀敏. 高校青年教师职业幸福感的调查研究[D]. 大连：辽宁师范大学, 2010.

[6] 杨玲, 付超, 赵鑫, 等. 职业倦怠在中小学教师工作家庭冲突与主观幸福感间的中介效应分析[J]. 中国临床心理学杂志, 2015, 23(2)：330-335.

[7] 刘金明. 西南地区中小学教师心理健康及其相关研究[D]. 重庆：西南大学, 2010.

[8] 黄琨. 中小学教师文化取向的特点及与其主观幸福感的相关研究[D]. 重庆：西南大学, 2010.

[9] McCallum F, D Price. Nurturing wellbeing development in education-from little things, big things grow[M]. New York：Routledge, 2015.

[10] OECD. Teachers' well-being：a framework for data collection and analysis[EB/OL]. OECD Publishing, Paris, 2016, https://dx.doi.org/10.1787/c36fc9d3-en.

[11] Van Horn J. The structure of occupational well-being：a study among dutch teachers[J]. Journal of Occupational and Organizational Psychology, 2010, 77 (3), 365-375.

[12] OECD. OECD guidelines on measuring subjective well-being[EB/OL]. OECD Publishing, Paris, 2013, https://dx.doi.org/10.1787/9789264191655-en.

[13] Hargreaves A, M Fullan. Professional capital：transforming teaching in every school[M]. New York：Teachers

College Press, 2012.

［14］Pil F, C Leana. Applying organizational research to public school reform: the effects of teacher human and social capital on student performance［J］. Academy of Management Journal, 2009, 52(6):1101-1124.

［15］C Leana. The missing link in school reform［J］. Stanford Social Innovation Review, 2011, 9 (4).

［16］White J. Supporting teachers' mental health and wellbeing: evidence review［M］. Edinburgh: NHS Health Scotland, 2020.

［17］Hwang Y, Bartlett B, Greben M, et al. A systematic review of mindfulness interventions for in-service teachers: a tool to enhance teacher wellbeing and performance［J］. Teaching and Teacher Education,2017, 64:26-42.

［18］Klingbeil D A, Renshaw T L. Mindfulness-based interventions for teachers: a meta- analysis of the emerging evidence base［J］. School Psychology Quarterly, 2018, 33(4):501-511.

［19］Emerson L, Leyland A, Hudson K, et al. Teaching mindfulness to teachers: a systematic review and narrative synthesis［J］. Mindfulness, 2017, 8(5):1136-1149.

［20］Hayes R, Titheradge D, Allen K, et al. The Incredible Years® teacher classroom management programme and its impact on teachers' professional self-efficacy, work-related stress, and general wellbeing: results from the STARS randomized controlled trial［J］. The British Journal of Educational Psychology, 2019, http://dx.doi.org/10.1111/bjep.12284.

［21］Kidger J, Stone T, Tilling K, et al. A pilot cluster randomised controlled trial of a support and training intervention to improve the mental health of secondary school teachers and students - the WISE (wellbeing in secondary education) study［EB/OL］. BMC Public Health 2016,2019, http://dx.doi.org/10.1186/s12889-016-3737-y.

［22］Sharrocks L. School staff perceptions of wellbeing and experience of an intervention to promote wellbeing［J］. Educational Psychology in Practice, 2014, 30(1):19-36.

从人与宠物互动中发掘生命力量

侯恒涛

作为宠物训导师，又兼心理咨询及家庭教育工作者，笔者从自身经验出发，探讨狗的世界与人的世界有怎样的不同，从人与狗相互依存的现实需求中发现源自生命本能的基本需求演绎出来的"爱与被爱"早已超越物种本身的差别，因为那是源自生命深处的需求。从人对狗的行为的驯导过程中，不难看出，主导自身生命的方向，强大自身心灵的力量，是生命——包括作为主人的人和作为宠物的狗——获得成长和自我圆满的必有前提和必有逻辑及其秩序。来自生命本身的力量并没有囿于物种不同而有所不同，所以，我们人反而能从狗身上看到生命原有的力量，并且可以通过彼此互动、从中学习而重启我们自身生命原有的力量。

这里，借着狗与人的故事来谈谈笔者的一些思考。

一、狗的世界与人不同

（一）狗的由来

狗的由来众说纷纭。目前比较流行的一种观点，狗是由狼进化而来的。古人为了满足当时的生产、生活需要，把愿意接近人类的狼，经过驯化杂交繁育，培养出了适合不同场景工作的狗，如身材魁梧咬合力强大的猎熊犬马士提夫、身材细长善于追逐长跑的猎犬灵缇、抗寒和力量均强的雪橇犬阿拉斯加、身材短小敏捷的法国斗牛犬，等等。

早期也有一些贵族为了显示身份，会把一些狗当成宠物去饲养。

随着生产工具不断进化，现代化的工具逐渐取代了狗的工作，近些年来家庭主要把狗作为宠物来饲养，只有一少部分的犬种作为工作犬使用，如巡逻用的德牧、马犬、罗威纳，搜索救灾使用的拉布拉多、史宾格等。

作者简介：侯恒涛，国家高级宠物驯导师。2002 年于解放军某部服役，2014 年退役后从事宠物驯导工作，2020 年开始从事心理咨询和家庭教育咨询工作。

(二)狗的追求

马斯洛需要层次理论认为,人的需要有生理的需要、安全的需要、归属与爱的需要、尊重的需要、自我实现的需要五个等级。

而狗的需求相对简单,可以概括为生存和繁殖。当然,现在随着研究深入,也会做一些细分。比如,在驯狗行业,普遍认为狗有十种行为动力:

1)食物动力,即可以获得食物的行为会不断重复出现。

2)探索动力。养狗的人可能都会发现,狗每天出家门后,或到达一个陌生环境,对突然出现的人或物,都会用鼻子嗅闻,这就是狗的探索动力。其实探索动力很好理解,因为在野外狗要不断去探索各种气味,去发现是否有猎物出现,是否有异性出现,是否有危险,等等。

3)捕猎动力。狗在幼犬时期就会和母犬学习,和其他幼犬一起练习追逐和猎杀的能力。捕猎动力最明显的特点,就是对移动物体的敏感反应,从这一点不难看出,为什么狗喜欢追跑动的人和追猫了。

4)族群动力。狼是捕猎者,狼也会有老幼病残,追逐和猎杀的对象往往又是成群成对,因此野外的独狼是很难靠一己之力生存下来的,因此狼与生俱来就会抱团成群,相互依赖。一些狼进化成狗之后,依然保持着对族群的依赖。如果狗从小就生活在人群中,被人抚养,与人相处,在它的眼里,人就成了同类,它对人有很大的依赖性。

5)阶级动力。在狗的族群里,狗领导享有资源的优先权和分配权,如食物、温暖的住所、交配等。除了权利,狗领导还要有义务带领狗寻找食物、避免危险、维护狗群秩序等。狗的阶级动力表现在,两只陌生狗一见面,便开始争夺地位的行为,相互骑跨嗅闻等。如果是两个等级相同的狗,便会出现打斗行为。一旦确定地位后,狗群中彼此之间会遵守秩序。族群位置的高低确定,往往是以气势高低为标准,气势高的狗会表现得抬头挺胸、目光坚定。而自信的狗身上也会散发出一种气味,这种气味来自狗的肛门腺,也可以算作狗的名片,狗的战斗值、年龄、性别等信息,狗和狗之间一闻肛门腺就全都知道了,然后分出地位的高低。只有极少一部分狗,通过气势对比相差无几时才会打架。道理很简单,如果还没去捕猎,就因为争夺地位使得族群内死亡过半,狼这个物种就没法存在了。大自然很神奇,让每个物种都有可以进化以适应环境并生存下来的能力。

6)护卫动力,即对食物、领地和自身安全的保护。当狗遇到威胁时,通过逃跑或攻击行为,来避免威胁。

7)自由动力。狗对空间的拘束很排斥,当狗在狭小空间时间较长,精力得不到释放,狗就会通过啃咬、吠叫等行为来释放内在的不舒服感。

8)舒缓动力。狗在接触式的压力之下,会随着压力改变自己的行为,以此逃避压力。

9）性动力。一般指公狗对母狗追求和交配的能力。

10）孕幼动力。一般指母狗照顾幼崽的能力。

（三）狗的幸福

根据进化论"用进废退"的观点,人类在长期思考中使得大脑获得巨大发展,而感官能力相对于其他动物而言则弱化了。

狗在自然的生存中,没有具备人类思考的能力,还保留着原始感官的能力,比如狗的视觉、听觉、嗅觉都要比人类敏感。

狗的听觉感应力可达 12 万赫兹,是人类的 16 倍,它能听到的最远距离大约是人的 400 倍。狗对于声音方向的辨别能力也是人类的 2 倍,能分辨 32 个方向。它可以区分出节拍器每分钟振动数为 96 次或 100 次,133 次或 144 次。

狗发现气味的能力是人类的 100 万甚至 1000 万倍,分辨气味的能力是人的 1000 多倍,可以分辨出大约 2 万种不同的气味,经过专门训练的优秀警犬能辨别 10 万种以上的不同气味。

狗对移动的物体具有特别的侦视能力;它们能够侦视到每秒钟移动 70 条线的画面,而一般的电视画面线条的移动大约为每秒 60 条。光线暗淡时,狗的视力比人的视力要好,狗是天生的食肉动物,靠着捕猎而生,所以它们在暗处也有相当的视力。

通过狗的进化不难看出,人和狗了解世界的方式是不一样的,一个主要用脑来判断,另一个主要用感官来判断。人类逻辑理性的发达,通过想象创造出了现代文明,同时通过想象也创造出了只有人类才有的独特情绪问题,如对过去的后悔、内疚、惭愧、怨恨,在社会活动中的虚荣、傲慢、自卑,对未来的忧虑和恐惧等。而狗是用感官来了解世界,因此在狗的世界中只有当下,没有对过去的回想和对未来的推理,只有对客观世界刺激的行为反应,没有对客观世界的主观思索,就像被撞伤后手术截肢的狗,从手术台下来就很快会活蹦乱跳地适应断肢的生活,同时会学习到下次遇到什么样的情况要回避,但不会带着后悔、抱怨的情绪,回顾过去断肢的过程,也不会考虑断肢后未来怎么办,能否有食物,是否可以找到异性朋友,更不会考虑狗生的意义。总结一点,狗的幸福很简单,饿了就吃,没食物就找,困了就睡,遇有异性就示好。

二、人与狗相互依存体现着"爱与被爱"的需要和能力

（一）人为什么愿意养狗

目前养狗的群体,基本为老人群体、未婚群体、已婚未孕群体、同性恋群体。

通过对以上养狗人群的分析,可以发现一个共同特点,狗在家庭中伴有陪伴的角色、孩子的

角色、爱与被爱的角色。

每个人的内心深处都有爱与被爱的需求,而宠物狗满足了人们的心理需要。前面谈到,狗与生俱来的动力之一是族群动力,狗天性黏人,就像小孩子一样,爸妈走哪儿跟哪儿,稍微和人离开一会儿,再次见面,狗都会像多年未见的亲朋一样,满心欢喜;不论主人伤心难过还是生气发火,狗都会不离不弃地跟在人后面,就算主人打了狗,狗也会不记仇、不怨恨、不生气,很快再次依偎到主人的身边;每当人遇有不开心时给狗诉说,狗会不辩驳、不否定,只会静静地倾听;人感觉被所有人否定抛弃的孤独的时刻,狗会一如既往地认为主人是最好看的、最棒的、最有能力的,主人回到家,狗会一如既往地热情欢迎和讨好自己的主人;每当主人喂狗时,狗讨好式地想要获得食物的表现,极大地满足了人们释放爱的需求。

在从事驯犬工作中,曾遇到过一位成功的女企业家,事业做得很大,两个孩子从小被保姆带大,后来两个孩子都去了美国读书,她自己也因为商业上取得了成功,不像创业时期那样忙碌,就养了两只狗,送到宠物学校学习。正好是笔者来做她的教练,和她聊天中得知,养狗是在弥补对儿子养育的亏欠,通过养狗来证明自己是有能力爱和教育孩子的。

有一句话说得好,打狗还要看主人。在生活中,常会见到因为狗发生争执的人,主人说:"打我可以,但打我的狗不行!"由此可见狗在人心中的位置有多么重要。

目前,在养狗的家庭中,对于人和狗之间的称呼,常常会见到,称自己为某某(狗名字)爸妈,把狗则称为儿子、女儿。通过人狗之间的相处模式、对狗的称谓及在乎的程度,可以发现,养狗基本都在满足自我内心深处爱与被爱的需求。

(二)狗为什么愿意被人饲养

狼没被驯化成狗之前,是通过捕猎获得食物的。被驯化成狗并经过多代有目的的强化或弱化了其本来的一些特征后,狗基本失去了野外生存的能力,就像一只流浪狗,如果没有人的残羹剩饭,是难以生存的。可以说,人类家庭成为狗可以获得食物的唯一来源,于是,狗每天的想法便是如何获得主人的认可,获得主人手中的食物。

狗每天要学习如何讨主人欢心从而得到食物和玩具。狗必须高度依赖人,因为主人是狗获得生存资源的唯一渠道。

(三)养狗本应快乐,为什么养狗的人却会痛苦不堪

宠物学校会帮助养狗家庭解决因为养狗方式不当带来的困扰。

在野外的狼群,都会遵守群内的秩序,尊重族群首领指示,接受首领的安排,族群成员之间,相互配合并尊重所属成员的族群位置,集中力量一致对外,保证族群最佳战斗力,这样可以提升

捕猎效率,避免外在的威胁。在野外的狼,包括最初由狼驯化出来的狗,都需要工作,通过工作获得食物,在获得食物的过程中,需要大量的运动量,同时要高度集中注意力才可完成工作任务。完成任务后需要有大量的时间进行休整,保证遇到特殊情况可以随时调整到最佳的工作状态。一劳一逸让狗的身心达到最佳的平衡状态。

而目前宠物狗大多都被饲养在楼房中,每天的食物可以不劳而获,运动时间和空间都受到很大的局限,精力过度充盈,狗的身心状态严重失衡。因此,狗为了消除掉身心的不舒适感,便会拆家、吠叫、拽着人疯跑。

除了精力得不到释放外,狗还会和人争夺地位,如果人气势不足,狗为了族群存亡问题,会主动承担起领导者的职责,此时,如果人强迫狗做一些行为,在食物和资源面前,人没有让位,狗就会以攻击行为,让"下属"明白族群秩序,也就是狗会因为护食护物而咬人。

还有一种情况,是关于狗的社会化问题,本来狗在幼犬时期需要被狗妈妈教育,小狗之间会相互玩耍从而习得社会化的交往方式,同时要有不同的人、不同的狗介入,这种成长方式,使狗长大后会懂得正确地和人及其他狗进行社会交往。但往往,很多家庭会在狗很小的时候,就把它们抱到家庭中饲养,让狗失去了最佳的社会化学习机会,狗长大之后,就不懂得和其他人或狗交往,当遇到陌生人或狗,不是兴奋就是害怕,从而发生打架行为。

另外,如果主人气势低,狗感受到威胁,为了保护主人,它们会冲在前面,也就发生了咬人咬狗行为。

以上种种问题都会给养狗家庭带来极大的困扰,究其原因是养狗的家庭不懂狗,满足不了狗的内心需求,导致狗通过另一种方式来减少由于需求未得到满足而带来的不适感。

三、训练狗的根本是训练人的心

(一)驯犬师怎么帮助养狗的人

一般养狗家庭把狗送到宠物学校上学,驯犬师会做一些调查,比如看养狗人的身心状态是自信还是自卑,精神状态良好还是低落;还会询问狗在家庭意味着什么等,从而判断养狗人是否可以领导狗,成为狗的主人;另外,还会问养狗人,狗出现的行为问题是什么?其问题出现的时机是什么?以及出现问题后主人的应对方式是什么?

驯犬师从以上这些问题来确定是养狗的人状态出现问题,还是养狗人的方式不恰当。如果人对生活自信心强,精神状态佳,狗出现的问题就很容易解决,只要把养狗的正确方式告知便可。但如果是养狗人自身出现了问题,精神状态低落,对身边人、事、物充满着无力感,这样帮助起来就会困难很多,因为要从人的心理力量开始培养,让养狗人恢复到可以有力量养狗的水平。

因为养狗人能花钱把狗送到学校求助驯犬师,所以可以判断,他们在其内心深处会有因为狗而改变的意愿和动力。所以,驯犬师会不断地以狗改变后的生活,来刺激养狗人不断寻找最佳的身心状态,比如会让养狗人回想过往的生活中,感到骄傲、自信、开心、快乐、愉悦的时刻,同时不断提醒养狗人抬头挺胸,目光坚定,内心平稳,并带着这种感受和感觉去遛狗和指挥狗。往往养狗人具备了这种自信自豪的感觉和状态去牵狗、驯狗,狗就会被这种领袖气质征服并主动服从。再加上一些正确的养狗和驯狗方式,狗的问题就会得到解决。而人也从驯狗中获得成就感,变得更自信,每次遛狗都会让这种成就感、自信的感觉不断强化,很多养狗人不仅在驯狗时拥有这种自信和自豪的感觉,这种感觉往往也能泛化到养狗人生活的其他方面。

(二)驯犬师怎么驯狗

狗的问题是因为养狗人的饲养方式不恰当造成的,改变人的饲养方式,狗的问题就解决了。

但在实际工作中,很多狗的行为相对严重,以养狗人自身的情况看,完全由养狗人通过训练解决问题,有时不太现实,如狗咬人、与其他狗打架、严重的爆冲、过于敏感胆小等。

出现类似情况,需要专业驯犬师,负责前期的训练,让狗恢复相对正常状态时,再转交给养狗人饲养。

驯狗有个基本流程:驯狗之前,先得得到狗的信任(满足族群动力),让狗对驯犬师产生依赖感,培养人和狗的亲和关系,这是第一个训练阶段。

在这个阶段,驯犬师要给狗足够的安全空间,不给狗任何压力,狗不主动与驯犬师互动,驯犬师不会主动看和触摸狗。根据性格的不同,有的狗有瞬间亲和力,见面后便和驯犬师接触、互动玩耍,而在流浪中成长的狗或在被虐待中成长的狗,驯犬师可能需要几个月的时间来培养狗对驯犬师的信任。对于心理创伤严重、胆小敏感的,驯犬师会降低身姿,蹲着接触狗和喂食,降低狗对庞然大物的恐惧,睡觉会把狗放在身边,狗在狗笼中睡觉休息时,驯犬师会钻进笼子里坐在狗旁边,只是静静地待着,通过长时间近距离接触,让敏感胆小的狗,相信驯犬师是不具有危险性的。

看狗是否相信驯犬师,从狗的几个行为便可得知:第一,狗是否会主动靠近依偎在驯犬师的身边;第二,驯犬师走动,狗是否会主动跟随;第三,驯犬师呼唤后,狗是否会主动前来。

当驯犬师获得狗的依赖和信任之后,开始进入第二个训练阶段。

第二个训练阶段是给狗建立规则,让狗知对错。

这个阶段,驯犬师会通过各种办法让狗做出正确的行为或者驯犬师希望狗出现的行为,并进行奖励,简单而言,创造狗可以获得奖励的机会。

当狗出现错误的行为或者驯犬师不希望的行为时,驯犬师会通过忽视、坚定大声地说"NO"来阻止;当口令依然不见效,便会通过提拉脖圈,让狗感受到触觉的不舒适感来惩罚它。

通过多次奖励和惩罚训练后,狗就会明白什么情况下做什么,不该做什么。在制定规则时,让狗明白地位,谁高谁低,谁说了算。在这个规则训练阶段,通过训练,让狗明白:①驯犬师有资源的分配权和优先权。如吃东西要经过驯犬师的允许;吃东西时驯犬师靠近,狗要自动停止并离开;狗撕咬玩具,驯犬师可以随时制止。②次序的前后。外出散步时的出门进门,狗必须走在驯犬师的后面或一侧,不能在驯犬师的前面。③位置的高低。狗不能扑驯犬师,不能上沙发、床等驯犬师休息的地方,没有经过允许,身姿只能低于驯犬师。通过以上规则的制定,让狗明白地位问题。

第三个训练阶段是训练狗的正确动作。

矫正狗在某种场景下的错误动作前,需要先训练其在某种场景下的正确动作,作为代替。驯犬师会通过多种训练方式,让狗做出正确动作,并及时奖励,通过多次重复性训练,让正确动作成为狗爱做、容易做的动作,成为狗的条件反射行为。

第四个训练阶段叫作场景再现。

顾名思义,让狗在模拟的生活场景中,将之前训练的代替行为进行泛化。在模拟训练阶段,狗依然会出现错误行为,通过错误的行为满足自己的动力需求,此时,驯犬师会让狗的行为得不到奖励,逃避不了压力,狗便会尝试另一种方式来满足自己的需求。

不断地试错学习,会让狗很快明白,哪些行为可以实现预期,哪些行为不可以。

(三)驯犬师的自我训练

在狗的阶级动力中提到过,狗的天性是会在群体中争夺领导地位,同时也会对有能力的领袖绝对服从,狗领导的外在特质,表现在遇事冷静,情绪平稳,而不是遇事惊慌、不知所措。

人和人之间的情绪会相互影响,人和狗之间的情绪也会相互影响。当人的情绪出现时,身上会散发出一种气味,狗会通过气味辨别人的情绪波动。悲伤、愤怒、恐惧对狗来说都是充满危险的,当狗嗅闻到这些情绪的气味,会出现肌肉紧绷、背毛竖起或是逃离情绪气味的范围。

驯犬师每天的自我训练之一,便是训练自己平稳放松的身心状态。驯犬师平稳的身心状态能使狗冷静专注。不论是矫正狗的不良行为,还是训练狗的新行为,狗在冷静和专注的状态下学习会很快习得。

四、学习用狗眼看世界,活在当下

最近网上有一个段子比较火:"如果你觉得一天天累得跟狗一样,那你就错了,其实,狗并没有你这么累。"看到这个段子,大家都会说,狗现在的生活很好,不用工作就有吃的玩的,就以为狗很轻松、很舒服。

其实,通过对狗的了解,会发现,狗的幸福感远远不是我们认为的那样的物质满足。首先,狗吃的食物没有选择性,狗主人喂什么,狗只能吃什么;其次,狗的自由会有限制,不是想去哪儿就可以去哪儿。

如果置换一下,让一个人在食物上没有选择、自由又受限制,他是否还能像狗一样,每天还会拥有活蹦乱跳、遇事好奇、摇头晃尾的开心状态呢?如果遇到不如意,人能否像狗一样,不后悔、不抱怨过去、不忧虑恐惧将来,依然开心地享受当下呢?

所以,不难发现,之所以狗和人遇事时在心理反应上会有较大的区别,究其原因是狗和人看待世界的角度不一样。

狗总是以效果为导向,一个行为之后,不是想要的结果,很快就会换一种行为,直到实现目标为止,因为狗的世界里,没有过往经验,只有当下感受。

人习惯于过有意义的生活,如果发现人生没有意义,就会痛苦不堪。

狗的意义却很简单,就是"活着"。如果遇到异性,就会求偶;没有遇到异性,就会吃喝拉撒睡,并且心安理得,从不后悔遗憾过去,也不担忧恐惧未来。因为狗的世界,没有应该怎么活的文化,只有当下的感受。

狗只专注一件事,专注吃饭、专注排便、专注追逐、专注探索,因为狗的世界只有当下的感受。

用狗的视角去看世界,会让你有不一样的感受!

参考文献:

[1]何斐然.护卫犬训练手册[M].北京:世界图书出版社,2019.

[2]米尔腾伯格尔.行为矫正原理与方法[M].石林,译.北京:轻工业出版社,2000.

蕴含叙事医学与医疗赋权及永续学习之照护模式

——以注意力缺陷多动障碍共同行动模式为例

陈妤嘉　蔡笃坚

一、引言

注意力缺陷多动障碍（Attention Deficit and Hyperactivity Disorder，ADHD）是单靠临床诊断和治疗无法克服的医学与社会议题兼具的难题。ADHD 的成因在于生物因素，患者由于脑部发展较一般孩子慢了三年，因而在执行力、专注力、努力、情绪管理、记忆力与行动力上都受到影响。而由于 ADHD 的孩子在确诊前因有着别人不了解的干扰症状，在与社会及环境互动的过程中，无可避免地产生负面反应，例如亲子与手足关系困难、与老师和同学产生冲突等，这些负面的反应会影响其自尊心、自信心以及安全感。ADHD 孩子的照顾者，尤其是母亲，非常辛苦，加上媒体信息混乱，有关 ADHD 受虐及暴力相向的案件亦常形成新闻焦点。尽管 ADHD 的诊断经多年研究，治疗改善率达 80%，比一些内外科疾病治疗效果要好，但由于社会对于用药的污名化，且因为对 ADHD 是否过度诊断与用药疑虑之报道，使台湾近几年在 ADHD 治疗中存在众多争议，致使 ADHD 找寻专业求助之路比想象中遥远及曲折[1]。本文透过分析 ADHD 的疾病社会成因及现况，并介绍嘉义长庚医院精神科陈锦宏教授所建立之共同行动模式，分析此模式

作者简介：陈妤嘉，台湾中央大学哲学研究所博士生。目前担任台湾屏东基督教医院人体试验委员会委员。曾任台湾生命伦理学会办公室主任、台湾社会改造协会小区化长期照护办公室主任。参与《台湾乳房医学发展史》《台湾胸腔医学发展史》《台湾癌症治疗发展史》等书之访谈与撰写。主要研究领域为临床伦理与生命伦理学。

蔡笃坚，北京东方生命文化研究院特聘研究员。亚洲生命伦理学会副理事长，中山大学医学人文发展咨询委员，台湾阳明大学卫生福利研究院和中央大学哲学研究所兼任教授，台北医学大学和屏东基督教医院讲座教授，印度尼西亚 UGM 大学客座教授。著作学术期刊、专书论文两百余，包括《台湾外科医学史》《协助社群认同发展的口述历史实践》《实践医学人文的可能》《台湾癌症医学史》《一个医师的时代见证：施纯仁回忆录》《人文、医学与疾病叙事》等专书著作三十余本。研究领域涵盖文化研究、比较历史、生命伦理学、医学人文、疾病叙事、智慧健康科技、医务管理和卫生福利政策。

所蕴含叙事医学与医疗赋权之特点,探讨医师如何联结各专业,以病人为中心,与照顾者及患者建立相互支持并永续发展之学习型环境。

二、ADHD 的社会成因与共同行动模式的提出

从研究团队针对 ADHD 照顾者的访谈中发现,大多数的家长由于缺乏相关的医学常识,而将孩子于课堂中的失序行为归咎于孩子的不用心、散漫或是恶意,孩子在受到老师责骂、被同学排挤和霸凌、被家长严厉斥责却束手无策的状况下,"永远只是低着头,抱歉、对不起、不好意思、校长抱歉、老师抱歉、家长抱歉、小朋友抱歉"。而孩子"被贴上标签之后,是无法从他们身上撕掉的,对孩子是非常现实而残酷的事情。还必须要接受学校、其他家长与学生的歧视",被迫转学成为共同的经历。即便是寻求治疗,也往往不容易遇到合适的医师给予适当的治疗,尤其坊间又存在多元昂贵的另类自费疗法,对用药副作用传言的恐惧,媒体混乱报道,使得寻找合适的治疗方式成为每个求助家庭艰辛的历程[2]。

就算顺利服药,有时会被孩子用药后的反应吓到,或因改善无法一步到位,而被周遭亲友与师长质疑,"每个人都责怪我,为什么给孩子吃那么多药!"周遭人在孩子发生状况时就泼冷水,"为什么孩子看这么久还没有好?吃了那么多药为什么不会好?"因此,往往至专业诊间求诊的人为时甚晚,且须面对推迟求治衍生的共病症,超过 70% 的 ADHD 青少年具有其他合并症状,包括 50% 有学习障碍,40% 忧郁,20% 忧郁自我伤害,还有 30%~50% 存在物质滥用行为(包括吸毒、抽烟、酗酒、药物滥用等)障碍。此外,近年来多个重量级期刊纷纷发表因 ADHD 所发生的意外伤害,远超乎一般人 2~4 倍,而整个家庭也在其中一起长期承担症状及共病与未受到有效处理的挫折与破碎,如此对于个人、家庭、社会影响是极大的问题[3,4]。

精神科出身的陈锦宏医师,于十多年前自英国伦敦大学取得博士学位返回台湾后,通过临床的观察发现,ADHD 虽然在实证研究方面已有巨大的发展,但部分知识并未广泛传递到非此相关专业领域外的广大民众或其他学界。随着临床经验累积以及陈医师团队所进行的一系列有关 ADHD 亲子问题的研究进展,ADHD 治疗的重要性被清楚了解,ADHD 照护的核心困难也被描绘出来,即 ADHD 之照护有两方面困难:一方面需照顾者付出长期的心力;另一方面则因有 ADHD 症状的孩子,会给家庭或学校均带来负面的影响,如何使有长期负担的人有能力提供长期照顾?而此时,ADHD 专业治疗者面对此问题又该如何提供协助[5]?差不多在同一时间,由于 ADHD 孩童受虐新闻事件陆续被媒体报道,呈现了对 ADHD 孩子偏颇之信息以及校园与社会弥漫错误之对待方式,在此氛围下,2008 年陈锦宏医师以医院为基础,带着一位社工,召集病友家属们发起心动家族(不专心过动家族)病友团体之成立,这样,就有一个以支持 ADHD 孩子及家庭为初衷的团体,定期举办公众演讲提供卫教信息,定期和家庭们聚会,回答他们就医或照顾的问题,并赴校园进行教育演讲,成立社群网站,定期提供相关知识等。而随着加入家庭的

增多,想提供的支持越来越广泛,在家属的协助下,团队于 2015 年在台中成立了公益组织"社团法人台湾心动家族儿童青少年关怀协会",定期举办亲子课程、家长课程及行为治疗活动等,并由家长主办志工团体及户外活动,一个由专业人员与照顾者双主体的、一种共同合作来开创 ADHD 长期照护支持的社会模式于焉成形[6]。

为了解决 ADHD 照护的核心困难,并提供对 ADHD 孩子完善的照顾,陈锦宏医师提出了共同行动模式(Shared Action Model),此即通过"医疗专业人员"与"精神心理患者之照顾者"彼此长期互相合作,以医疗专业人员、家庭两者为互动主体,互相灌注支持能量并携手成长的长期照护模式。为此,陈医师扩充协会功能,广纳医师、心理师、社工师、职能治疗师、护理师、特殊教育博士、学校教授、特殊教育老师、医学教授、人类学教授及数千个 ADHD 家庭等,并成立了 LINE 群组,让包含小学班级导师之 ADHD 照顾者能及时获得照顾及获得相关知识、专业能力训练以及情感等相关支持系统的供应等专业之协助[7]。此共同行动模式有别于医病共享决策模式(Shared Decision Making Model),由于医病共享决策后,专业治疗者仍是医疗行为的主要执行者,但面对精神心理健康这类须长期照护的疾患,特别如 ADHD,其照顾者必须在患病者的疾病治疗过程中,扮演某种程度的治疗者功能,而共同行动模式的提出,蕴含全面性、专业性、支持性、连续性、长期性、共同参与性六大特点,将能"促进 ADHD 的治疗者与照顾者共同合作,进而建立一长期互相支持与学习成长的模式,并进而以其成果(如 ADHD 儿童亮点作品),吸引更多社会支持的参与,形成从专业(医疗)场所延伸到联结家庭、学校、社会的 ADHD 长期支持链接网络"[8]。

三、蕴含叙事医学的医疗专业赋权

(一)医师专业赋权

治疗者除了应根据孩子的情况提供专业治疗,如诊断评估、药物开立与监测、会谈支持及其他认知行为治疗外,还需鼓励照顾者学习行为治疗技术的机制,使其能面对孩子的实际情形,创造自身应对与克服之模式,如此形成一种专业赋权(empowerment)的支持系统,而后通过每次的回诊会谈,回馈所执行之成果与有疑虑尚需改善的地方,治疗者与照顾者再根据孩子的现况共同合作以修正模式与质量之精进,更重要的是为照顾者提供支持、评估及适时的协助,使得照顾者成为有知识需求、情绪支持的"照顾者"。根据团队过去访谈病友与家属之研究,陈医师的团队,运用缜密的评估工具,加上细心地向家长及病友说明病友的状况,通过倾听以及同理的态度,使得家长及病友能对其畅所欲言,不但能解除心中的疑虑,更可以鉴别是需要强化学习沟通技巧的问题,还是需要调整药物剂量的问题[9,10]。

医师导引照顾者重新赋予 ADHD 病症新的内涵,提醒照顾者认识 ADHD 的特质,了解

ADHD病因的样貌,不要被表象影响,要正视孩子的真实样貌,从心里接纳孩子,才能原谅自己,并接纳自己[9]。针对家长与孩子不同的状况,不再用世俗而盲目的标准要求孩子达标,避免亲子关系陷入僵局。医师倾听照顾者所遇到的困难,协助家长共同创造对个别孩子而言解决难题的务实策略,并在过程中陪伴照顾者,一次次修正,重建信心,累积成功经验,从而建立医疗专业及照顾者之多元与多层次之信赖感。照顾者分享:"他们教导我,在孩子愤怒时,不要跟他们有冲突,尽量找地方让他冷静,自己也冷静,然后过一段时间再好好谈。当初如果我没有接受这么专业的课程及心理咨商,我不会这么做……就是孩子一拳来我一拳去,就是硬碰硬,两败俱伤。"

一位已上中学的青少年病人分享,自己常因为外在刺激而容易情绪失控,与同学、师长甚至自己的父亲发生严重的肢体冲突。除了药物治疗外,在医师和家长耐心的陪伴与磨炼下,他慢慢体会到:"生气是拿别人的罪过来惩罚自己,只会让自己的信用降低,接下来我会失去很多……我觉得在遇到挫折时,我要往另外一个方面想,不去想不切实际的事情,而去想真实发生的事,我就不生气了。"陈医师进一步指导他,给了他"离开、转移、找帮忙"三言诀形式,"离开会让我生气的人、事、物或地方,然后转移话题或转移心情,等气消了,再去找别人帮忙"。在学校生气的时候,告诉自己"要深呼吸,去防空洞",当觉察自己快爆炸时,躲到学校的一间空教室,等情绪炸弹炸过,不再受到干扰后再出来。这样的学习,要经过4~5年,"慢慢试、努力想办法",一路锻炼自己的心,内化成自身的力量。

而最难能可贵的是,医师在专业赋权过程中,时刻反思在谈论ADHD教养时,自身是否不小心失去"同理照顾者的辛苦,反而成为理想化照顾者的指责压力,而当照顾者的辛劳未被看见,这也同步了ADHD孩子被症状影响下那正向可能性被封印的困境"。[11]唯有能感同身受这些照顾者被孩子ADHD症状耗尽心力的辛苦及所面临的挫折,才能真正与照顾者与病友建立信任的治疗性关系,见证与协助照顾者发展自我疗愈的力量。

(二)照顾者赋权

医师予以诊断与医疗处方仅是第一步,由于医师专业的赋权,家长放下对孩子不实际的期待,"我不再要求他们在课业上要表现得很杰出",开始学习尊重并协助他们活出自己的人生。日常生活中,不再纠结孩子生活上的许多缺陷,例如孩子上厕所忘记冲水等事情,不再一味责骂,而是直接在马桶旁边贴上"请冲水"的标志,许多方面以务实的方式取代打压,协助孩子建立信心。照顾者体会到,当孩子有信心,脑子才会沉静,才会去想到他什么东西没做,如果他没有信心,会一直在负面的情绪之下,脑子常常是停止运转的。进而帮孩子准备笔记本,提醒孩子能在慌乱的生活之余,记录一天当中自己做得好或做得不好的事,培养反省的习惯。当孩子与人发生人际冲突或脑袋宕机时,照顾者已习得耐心倾听并发展出抽丝剥茧的功力,会教导孩子如何有条不紊地处理事情或排解愤怒的方法;而当孩子遇到挫折时,在安慰孩子不要气馁及生气之余,一起练习"试试看"及"找别人帮忙的方法",照顾者会陪伴孩子找到适合他的方法[10]。

(三)解除封印活出新的人生意义

由于 ADHD 的孩子在家庭与学校由症状所带来的负面影响,往往让照顾者或师长不自觉被其脱序的行为所淹没,并且不自觉地投以负面的处罚。如何能跳脱这样的情境?陈医师鼓励照顾者能培养"挖掘孩子优点的能力与眼光,并且有效地回馈给孩子",如此:"让孩子知道 ADHD 只是他的一部分,而不是他的全部,他那些不被 ADHD 影响的好的一面,仍然会被这个世界所看见的,而这个世界也是喜欢他这个部分的,甚至相信这部分才是真正的他,如果这样的话,他是一个 ADHD 症状的好孩子,而不是他只是 ADHD 而已。"[11]

我们从过去的访谈中发觉,ADHD 的孩子开始接受治疗,并得到来自专业及家庭的支持后,心情能够平静下来,情绪不再容易被激怒。陈锦宏医师认为,若揭开症状的封印,就能发现孩子的亮点。许多受访者的孩子渐渐在某些领域,例如艺术、表演、文学、下棋等,展露出学习的热情与天分。在学习过程中,由于有兴趣,能主动想办法克服各种困难,发展出恒心与毅力。有位喜欢画画的孩子,在作画过程中,因为"素描铅笔嘶嘶的声音让他非常有安全感",而且在过程中能有耐心和用心去"处理很多事情,他可以安静在椅子上作画,并接受老师的建议"。照顾者体会到,最重要的养分便是这份信心,而不是丢给医生吃了药就了事,要能在医疗专业人员的支持下,助 ADHD 小孩找到让他们心里平静的方式,以借由他们有兴趣的事情来增加他们发展专注的能力,进而发掘孩子被掩盖的本质与亮点,任何人都有能力创造一个自己。

哥伦比亚大学医学院教授丽塔·卡伦(Rita Charon)于 1990 年代提出叙事医学(Narrative Medicine)后,提出借由叙事能力的培养,通过倾听发展认知、理解、诠释并感动于人类病痛故事之能力,如此将能促使医师提供贴近病人需求之照护,提升治病的成效[12]。以此为基础,叙事医学的实践与发展,在实证研究与理论建构方面,有丰富的研究成果。而特里莎·格林哈勒(Trisha Greenhalgh)及布莱恩·赫维茨(Brain Hurwitz)在其 *Narrative Based Medicine* 一书中提及"叙事能带给病人与医护人员反思自己日常经验所得之成果,以及奠基于此经验所衍生之解决问题的能力与创意"[13],医疗专业人员在过程中,不仅要倾听与理解病人所叙说的故事与经验。病人对于疾病所述说的体验与反应的价值观,不再是根深蒂固不得改变的,而是能在情境中因为同情共感而有机会被赋予新意和重新创造,并共同谱写的新篇章[14]。我们在陈锦宏医师的共同行动模式中,看到由医者出发、延伸到家属、最后到病童本身的做法,都是利用倾听来达到感同身受,以信任引领同情共感的理解方式,来发挥支持性的力量。当以信任为基础之增能取向的医病伙伴关系建立后,得以见证患者的力量,内涵多元群己关系的专业,通过再反省,能够理解照顾者与病人的局限,而后通过医疗专业赋权,医师协助照顾者与 ADHD 孩子赋予疾病新的意涵,协助其超越局限,进一步扩大自主的范围,从行动(冲突)中发展解决的策略,并提升生活质量,共同创造新的生命文化价值。

四、永续与支持性学习型环境之营造

ADHD 的诊断,可以由专业医师来做,但是日常生活的陪伴与教导着实需要照顾者与校园老师的共同投入。心动家族协会的设立,即是陈锦宏医师希望能借由协会"联结家庭、医院、学校,把医疗与被医疗的二分法打破"。[15] 在共同行动模式中,陈医师针对病人的需要,整合社工师、心理师与职能治疗师等专业人员,为病人及家属安排包含沟通及咨商之专业课程,在医院的课程之外,陈医师也整合跨院及跨专业团队,周末假日于心动家族儿童青少年关怀协会开设团体课程,教导孩子人际相处。而若有出身中低收入家庭,遇到困难,政府与学校单位互推卸责任而求助无门时,陈医师会主动负起责任,"与其相关单位相互指责,我愿意承担所有的责任;我身为一个医师没有把他治好,与其大家要互相责怪,干脆来怪我",如此谦卑与任事的态度,赢得家长与其他相关人员的信任。

(一)与学校的合作

为了让学校老师能了解 ADHD 孩童的状况及应对方式,陈锦宏医师不收分文,走出诊间,赴学校召开座谈会,与老师们讨论建立标准解决方案;并建议当孩童严重失控时,学校应有一间隔离室,能让孩子先隔离,隔离室里面必须要有泡棉以避免孩子撞头自残,而后再寻求支持。自己孩子曾经在校园中被强制送医的照顾者,对于陈医师这样的用心,非常感动,"他开着一部老爷车,在卫星导航的协助下,找寻前往偏乡小学的路,这样子为孩子付出,我很感动"。他回忆,当时孩子出院时,学校了解到事态的严重性,"学校主任、辅导室主任及助理员跟我来拜访长庚教授,然后教授就跟他们谈这些问题,教他们怎么去处理这些问题,后来教授也慢慢给他们很多咨商的想法和看法",之后"学校也希望教授能到学校一趟,与学校师生详谈,后来他们有问题,便会主动问教授"。陈医师教导学校,当"孩子在愤怒的时候,是不是先带开,找个安全的防空洞让他休息或自我发泄",而非当孩子失控发怒时,老师只能与他硬碰硬,导致后来演变成"孩子打老师、孩子打同学,一发不可收拾"的情形。通过这样的过程,医疗与教育相结合。照顾者也感受到,校园里从校长、主任到老师,心态开放,愿意接受改变,便会形成一种正向的循环。经过陈医师的教导,学校老师也觉得"受益良多",孩子在老师用心对待的环境下,情绪变得比较稳定,日益进步,学校也累积了处理的经验。

(二)三主体相互支持的行动模式

ADHD 共同行动模式通过链接不同专业人员(治疗者)及 ADHD 孩子家庭与学校(照顾

者),以共同合作支持的方式,形成照顾者与治疗者双主体的长期照护模式,进而创造 ADHD 孩子的协助与包容的滋养环境。在这样的过程中,陈医师认为,除了"见证了一种超越原本医疗专业的经验"外,还"丰富了自己的专业能力",因为心动家族的成立,使得照顾者基于"强大的爱与意志",而将自身所习得的知识与技巧,"转换成照顾自己孩子、照顾自己甚至照顾其他相同处境的家庭",如此基于善意所建立之联结,破除了 ADHD 所带来之负面的恶性循环,从而形成了一种善的循环[10]。由 ADHD 照顾者互相支持、学习产生的动能及以自己为主体建立的支持网络,远非纯粹医学专业所提供能量可以企及。照顾者及病友,愿意分享自己的生命故事,试图帮助其他人不要重复经历他们延误求助的辛苦历程,凝聚成一股支持团体的力量,会让家长了解到自己的孩子并不特殊,遇到状况时,能够求助协会社工,或是在家族 Line 群组中求救,群组中的照顾者实时回应安慰,自己一点也不孤单[9]。

一路走来,治疗者带动 ADHD 照顾者通过经验分享,互相支持与学习。而已经走出一条自己道路的 ADHD 孩子,较其他人了解其他 ADHD 孩子悸动的能力,因为他们彼此之间有相同的文化或语言。这中间最重要的是,照顾者观察并鼓励其孩子分享,"当你愿意分享自己的经验,在聚会中帮助别人,就是能够付出,表示已经复原了"。这些孩子经历成长的辛苦旅程,心灵蜕变,成为能体谅与扶持别人的人,以大哥哥、大姐姐的志工身份于家族活动中帮忙,或是于社群媒体撰写自己的经验,试图帮助其他人不要重复经历他们延误求助的辛苦历程,成为 ADHD 共同行动模式的第三个主体[16]。

五、结论

面对当代医疗科技的进展与知识爆炸及治疗模式多元化的情形,伴随大众对于健康议题的关注与生活质量的追求,医疗专业人员体会到自身之局限,必须与其他专业人员合作,并建立医病及社群伙伴关系,以协助患者在遭逢疾病威胁时,能共同从完整生命文化的视角来探索疾病的社会成因与新的医疗模式,赋予疾病新的意涵,从而提升其生命质量。

ADHD 的治疗及协助需长期投入心力,更需要家庭、教育、医疗三方面的合作。陈锦宏医师提出由治疗者、照顾者与已茁壮成长的 ADHD 孩子所组成之崭新策略——共同行动模式,宛如彼得·圣吉(Peter M. Senge)于 1990 年提出的学习型组织的概念,在这样的环境中,参与主体于共同行动中累积知识,在过程中,为了实现更高的目标,必须不断创新、持续蜕变[17]。如此共同行动模式,足以导引社会大众有新的视野,共同营造关系取向和互相尊重的永续学习型环境,建立新的医疗典范。

参考文献:

[1]Chen V C H,Tsai D.ADHD family support group:a hospital-based model in Taiwan[J].International Journal of

Child Development and Mental Health,2014,2(1):21-29.

[2]谢芳宜,陈锦宏,蔡笃坚,等.伦理赋权的医疗与研究之典范转移实践的可能——以注意力不足过动症家属支持团体为例[J].台湾生命伦理学刊,2016(4):67-84.

[3]Liao Y T,Yang Y H,Kuo T Y,et al.Dosage of methylphenidate and traumatic brain injury in ADHD:a population-based study in Taiwan[J].European Child & Adolescent Psychiatry,2018,27(3):279-288.

[4]Liao Y T,Chen C Y,Ng M H,et al.Depression and severity of substance dependence among heroin dependent patients with ADHD symptoms[J].The American Journal on Addictions,2017,26(1):26-33.

[5]Lee P C,Niew W I,Yang H J,et al.A meta-analysis of behavioral parent training for children with attention deficit hyperactivity disorder[J]. Research in Developmental Disabilities(Elsevier BV),2012,33(6):2040-2049.

[6]陈锦宏.心动家族:注意力不足过动症 ADHD 的第三条路[EB/OL].(2016/12/06)[2018/12/27].https://www.commonhealth.com.tw/article/article.action? nid=73700.

[7]吴亮仪.医疗、家庭共同行动过动症治疗新模式[N/OL].自由时报,2018-08-18[2020-10-01].https://health.ltn.com.tw/article/paper/1225435.

[8]台湾英文新闻.注意力不足过动症照护新模式:"共同行动模式"让孩子看见未来[N/OL],台湾英文新闻,2018-08-17[2020-09-30].https://www.taiwannews.com.tw/ch/news/3508975.

[9]陈锦宏.儿童精神心理健康小区长期照护模式:台湾 ADHD 心动家族共同行动模式[EB/OL].(2018-08-26)[2020-09-27].http://www.tc-adhd.com/? p=2815.

[10]陈锦宏,陈妤嘉,卢忻谥,等.倾听、赋权与护持:台湾 ADHD 家属支持团体的口述历史探索[J].文化实践与社会变迁,2020(3):159-180.

[11]陈锦宏.陈锦宏医师手记——关系是开始、过程与终点[EB/OL].(2020-08-19)[2020-09-27].https://www.tc-adhd.com/archives/3499.

[12]Charon R.Narrative medicine:a model for empathy,reflection,profession, and trust[J].Jama,2001,286(15):1897-1902.

[13]Greenhalgh T,Hurwitz B.Narrative based medicine dialogue and discourse in clinical practice[M].London:BMJ,1998.

[14]Blix B H,Berendonk C,Caine V.Theoretical foundations of narrative care:turning towards relational ethics[J].Nursing Ethics,2019,26(7-8):1917-1927.

[15]卢映慈.ADHD 是一种生理疾病! 长庚医师陈锦宏:只用爱是不能治疗的[EB/OL].https://heho.com.tw/archives/20344.

[16]Chen C H,Tsai D J.Ensuring dignities for families of children with ADHD by professor of Chang Gung University[J/OL].The World Dignity Project Bulletin.(2019-08-11)[2020-09-26].https://web.archive.org/web/20190811054832/https://r1.technology-trust-news.org/4XVQ-5DXB-F617S2DG60/cr.aspx? b=4.

[17]彼得·圣吉.第五项修练Ⅳ——学习型学校[M].杨振富,译.台北:天下文化,2002.

用人类学径路探讨生命伦理学困境

——以耶和华见证人拒绝治疗为例

许文凤

一、引言

生命伦理学起源于西方,是一个跨学科的领域,在理论与实践方面比其他学科丰富,为当代医学伦理与道德提供了新的思考框架。但自基因检测、生物数据库、干细胞复制技术等生命科学以及相关科技飞速发展以来,生命伦理学的观点在解决这些新兴科技所带来的问题时,已逐渐受到许多限制与挑战。而这些挑战通常认为,当前的生命伦理学严重受到"原则主义"(Principlism)的影响。

原则主义顾名思义是使用道德原则来解决生命伦理学问题[1],其中,Beauchamp T 和 Childress J[2] 的观点是原则主义中最具有影响力的说法。在其 *Principles of Biomedical Ethics* 一书中,他们提出了自主原则(principle of autonomy)、行善原则(principle of beneficence)、不伤害原则(principle of nonmaleficence)以及公义原则(principle of justice)四大原则,用以解决生命伦理议题。尽管目前原则主义被广泛地使用,但学术界则批判原则主义是"去情境化"(de-contextualize)的道德决策过程。批评者指出,去情境化将会导致生命伦理学对新兴的科技公共政策讨论之贡献有诸多限制[3]。

Petersen A(2013)提出了两个解决生命伦理学缺陷的说法[4]:第一,试图改变实证不足的状况来改善或"解救"生命伦理学。第二,提倡女性主义或女性主义学者的径路。而本文旨在探讨第一提案。广义来说,本文主要研究生命伦理学与人类学直接的可能关系,并认为人类学可以在生命伦理学或道德困境中扮演桥梁的角色。我们将讨论人类学者是如何对生命伦理学发

作者简介:许文凤,台湾中央大学哲学研究所博士候选人。曾于曼谷联合国教育、科学与文化组织实习,其间撰写并出刊两篇研究报告。硕士论文曾被邀请成专题演讲,题目为"由生命伦理学观点剖析跨国商业代理孕母现象"。合译了《临床伦理学》(第八版)等。研究领域为生命伦理学、应用伦理学与环境伦理学。

展感兴趣的,以及两者之间的关系与贡献。此外,借由坦贾(Tanja)的案例——描述 Tanja 为耶和华见证者拒绝德国医师为她输血治疗的医疗冲突情境——勾勒出家长式的医疗环境如何最大化医师方面的自主性。最后作为总结,本文建议采用人类学径路作为 Tanja 案的"和解桥梁"。

二、人类学与生命伦理学之间的关系

尽管多学科(multidisciplinary)是生命伦理学的特征及优点,但社会科学家并没有在推动该领域的发展方面发挥重要的作用。的确,从近期的生命伦理学文献的考察中可以看出,即使到今天,人类学家和其他社会科学家投入在该领域的工作是缺席的。Weisz G[5](1990)的著作中指出,就算人类学家在传统上有研究文化中的行为规范以及道德准则,但有几个原因导致人类学家对生命伦理学缺少兴趣:第一,跟文化相对论(cultural relativity)的概念有关,直到现在,此概念一直没有在生命伦理学的道德思考范畴中占有一席之地。第二,西方生物医学发展引发了广泛的医疗伦理争论。而这种发展并非人类学研究的重点,因为人类学的传统定位是在非西方环境下进行的研究。第三,人类学家与(生命)伦理学家的训练和兴趣不同,并未促进这两门学科之间的交流[6]。

首先,文化相对论概念的关键作用对医学伦理学问题有跨学科交流的深远影响。例如,Shweder R A[7](1990)指出,在"合格的文化相对论"版本中,不同人的道德规范之间存在重大的差异,并且有许多的"合理的"可辩护之道德规范。众所周知,文化相对论与伦理相对论(ethical relativity)的概念直到最近才在生命伦理学领域中占有一席之地。在非西方环境下的道德价值研究中,文化相对论概念在医学伦理学中的影响是有限的[5]。许多文化的医疗道德问题是文化所赋予的,这也许忽略了文化与道德之间可能的关联性。

相对地,Fabrega H[8](1990)提出较为不一样的想法,暗示着对社会科学家而言,道德和医疗实践有着千丝万缕的联系。因此,对康复系统的分析可以被理解为医疗照护层面的道德描述。传统人类学对道德问题的取向,补充了生物伦理学的分析方法应将价值与伦理放在文化领域中思考。

其次,因为人类学领域研究的重点在非西方社会,这减少了人类学家对生命伦理学的研究。如上述,西方生物医学的革命性发展所引发的诸多生命伦理学争议,很少成为人类学研究的焦点。但随着越来越多的人类学家研究医疗照护和西方生物医学的文化及政治层面的伦理问题,这样的情况已经慢慢改变。

最后,阻碍人类学家与医学伦理学家合作的原因,在于他们各自拥有独特的学科训练与兴趣。举例来说,伦理学家倾向把个体视为分析的主要单位,而人类学家则是采用更广泛的视角,将个体设定为更大的文化与历史情境中的一个要素[5]。此外,人类学家与生命伦理学家并没有

"跨学科的能力",也没有使在社会与文化关系之间的分析容易地转换到医疗、哲学以及法律问题的专业支持与动力[5]。但因为这两门学科开始从类似的分析框架中探索伦理问题,上述问题将开始改变。

三、生命伦理学中的四大人类学径路

近年来,人类学与生命伦理学的交集日益浓厚,许多社会科学家认为有必要对医疗保健环境中的道德困境进行文化分析。Muller J H[6](1994)提出人类学四个面向与生命伦理学结合的研究方法:生命伦理学困境的背景脉络、诸多道德体系中的文化镶嵌(embeddedness)、生命伦理学困境中的多元文化特征以及将生命伦理学领域视为一种文化现象审查之挑战。

根据 Muller J H 所言,首先,生命伦理学中的人类学径路在做道德决定时需考虑其背景脉络。在基本的人类学宗旨下,所有文化都有一定程度的内部一致性,而许多行为和习俗形成一种模式和相互关系,陆续构成一个群体的文化壁毯(cultural tapestry)[9]。如果我们应用这样的模式在道德行为的领域,这意味着道德困境的解决方法不能与它们所处的机构、制度、政治、经济、社会以及文化背景区分开来。换言之,从人类学的角度来看,处理道德困境的方法与文化条件密不可分,而这将会影响整体的健康与行为。

人类学径路在生命伦理学中的第二面向,是由于道德体系中具有文化镶嵌性,因此具有比较以及跨文化性。人类学认为不同文化体系具有不同道德规范,在医疗保健领域中的(人际)关系也有不同的行为标准和期望。不同文化群体对什么是道德有不同的观点或见解。同样地,不同文化群体处理道德问题也因文化而异。要探索道德和医疗实践的文化镶嵌性,不只必须将视角扩大到生命伦理学框架中的道德问题,更需广泛地处理比较医学伦理学[8]。人类学迫切地研究非西方社会医疗中的"种族伦理学"(ethnoethics)[5]。种族伦理学不仅告诉我们在医学伦理学中的跨文化差异,而且也告诉我们在社会中被定义为道德地位(morally relevant)或道德上有问题的(morally problematic)差异。

人类学径路在生命伦理学中的第三面向,主要强调文化多元主义(cultural pluralism)所造成的(道德)困境。传统的生命伦理学鲜少去研究文化多元主义和文化交流的道德意涵[10]。举例来说,自主性原则虽然在美国的道德环境中有至关重要的作用,但它未必普遍地被接受为指导性的道德原则。其他文化群体如日本,可能为了群体和睦及社会责任,而强调顺从并且压抑个人主义[11]。

而最后的面向,生命伦理学是社会、文化和智慧现象[6]的命题;这命题需从其本身来探讨。生命伦理学的思想、架构、行为、文化模式和社会特征是值得深入研究的,尤其是它如何支持社会和医疗中的信念、价值与规范。很少有社会科学家将生命伦理学的社会或文化分析视为探究和行为的系统[12]。如果社会科学家成功实现的话,他们将会着重于探讨价值和信念的重要性。

四、Tanja 案例[13]：文化及宗教上的差异

Rajtar M[12]（2013）提出一个有趣的例子：在德国发生的拒绝就医案例。拒绝治疗一直是生命伦理学界常讨论的议题之一，最典型的就是耶和华见证人（Jehovah's Witnesses）：由于他们虔诚的宗教信念而拒绝治疗[13]。原则上，拒绝可能救命的输血是一个有争议的选择，而且这样的选择挑战了最基本的医疗原则——患者的最佳利益。这样的想法隐含了一个预设——医生对拒绝输血治疗的患者采取家长主义（paternalistic）的态度[14]。

在论述医学治疗时，耶和华见证人表明他们拒绝输血的立场，以及支持"无血"的手术，他们认为这是"所有患者的利益"。这种说法暗示了耶和华见证人不仅只是宗教社群中少数的利益关系者，更希望代表相关的患者能得到最佳治疗的立场。但因为德国的生命伦理学深植于康德主义之下，所以其医疗系统跟其他国家相比起来较为"传统式的独裁主义"[15]，家长主义与独裁主义尤其是他们的专长特征。

鉴于耶和华见证人坚持无血治疗，外加德国医疗人员的家长式主义，我们必须来深度探讨这样的案例。完整案例过程如下：

Tanja 出生于 20 世纪 60 年代中期一对苏联农民夫妇家。尽管她父母不迷信，但虔诚的祖母激发了她对宗教问题与《圣经》浓厚的兴趣。在完成 10 年制的初中与 3 年的农业化学课程后，Tanja 有着一个固定的工作。在 20 世纪 90 年代中期，她定居在柏林。经过实际训练后，Tanja 在一家百货公司上班。Tanja 一直在寻找一个可以回答她问题的宗教，她在 2000 年受洗为耶和华见证人。她的一些家庭成员也早她一年受洗。她说"戒血"对她说从来就不是问题，因为在她受洗之前早就非常了解耶和华的诫命。

Tanja 早就有了她所形容的"喉咙里有异块"的状况。从 20 世纪 90 年代开始，这样的状况限制了她的饮食习惯，她不能吃热或辣的食物。很多的检查并没有查出任何医疗状况，而医师认为可能是心理疾病。在 2004 年，她的状况开始严重，必须住院。她被重新诊断，但医师依旧没有找出让她晕眩的原因。她最后被转送到精神病房。精神药物加重了她的恶心情况，所以她避免吃那些药。因此，Tanja 只能接受病情现况继续跟它共存。但是，在 2005 年的时候，她的情况因为冬季寒冷而更加严重，让她无法去上班。她又再次被转送到精神科医院，花了一个月的时间接受了 X 射线、腹部超声等检查，但依然没有找到她病情的原因。一位医师跟她说："Tanja 女士，不要像个小孩一样！赶快回去上班！"2005—2008 年，她陆陆续续去精神科医院，但精神科的药物只让她的情况变本加厉，甚至让她开始怕死。此外，Tanja 不能正常走路，每当她走路时，看起来像喝醉酒。她在 2008 年的时候无法出门，只能吃，并以为自己有精神疾病。在同年春天的某个夜晚，她开始出血，她的描

述是："我意识到我自己快死了。"Tanja 设法打电话给一位耶和华见证人大哥，但她站在门口时已失去知觉。当她在医院醒来的时侯，她被通知身上只剩 1/3 的血，所以必须立马输血。她拒绝了几次，告诉院方她是耶和华见证人。Tanja 拒绝了很多次，她甚至为拥有意识而感到高兴，还向神祈祷不要再让她失去意识，因为她是一个人。医师不允许她的家人或宗教大哥、大姐探望她，因为她可以讲流利的德文。医师也拒绝让耶和华见证人大哥把 Tanja 设立好放在家的预设医疗指示给她。（Rajtar M, 2013）

Tanja 继续回忆如下：

"教授一直派不同的医师过来，他们坐在我旁边，然后说：'Tanja 女士，如果现在你……' 我说：'我求您把我送到另外一家医院。' 我知道 Y 医院是跟耶和华见证人合作的。我不知其他家医院。'你不能这么做。我们需要帮你输血。''不'，我说，'我宁愿死。' 然后另外一位医师过来，然后我说：'我宁愿忠诚于上帝且我不会接受任何捐赠人的血。' 因为……嗯……如果情况很糟糕，我并没有任何家人或小孩，我不怕死。就是如此，而且我不会违反上帝的诫命。因为这是我的愿望……随后医生说：'嗯……Tanja 女士，如果没有红细胞，你活不久。' 他竟然想吓唬我，真的，吓唬我！你知道吗？这是蛮横。我没有多余的力气，我不能抬起头。"

因为下一轮的检查没有显示她的病因，一位教授很生气地告诉她："Tanja 女士，我不清楚这出血是从哪里来，我完全不能理解这个。"

星期五，一位医师跟她说："Tanja 女士，周末即将来临，你知道吗？你可能没办法活到下星期一。"

她允许他们使用任何可以拯救她生命的可能性，除了输血。此外，她知道在柏林有一家医院可以不用输血而治疗她。他们没有响应这件事。

她说："我没有接受任何血。他们甚至停止补铁，而且前一晚全部的东西被停供。他们把我放到一个单人病房。我当时已经发烧了，我感到非常不舒服。我想，我活不过早上。我在三天没有进食的情况下活着。我只有打点滴。我五天没有吃东西，而且当我想使用厕所时，教授说：'当你想要上厕所时，如果你肚子痛，按铃，我想亲自确认你的粪便是否黑色的。嗯……' 他不信任护士。因为他们找不到我哪里有问题。器官上，哪里都没问题。然后……只有黑水。教授进来，脸红了。他默默地离开，大力关门，然后他走了。我再也没有见到这位教授了。那个礼拜过去了，那天是礼拜一……然后我想，这是我的结局。我已经准备好要死了，因为那是礼拜一，然后什么也没有发生，那是第四天。晚上，他们把我放到一个小小的房间，点滴已空。我不断按门铃，但没人进来。没有人进来！"

隔天早上，一位护士进来，在没有任何通知 Tanja 的情况下把数据留在床上，然后告诉她,她会被送到另外一家跟耶和华见证人合作的柏林的医院。当她躺在医院病床上,在走廊等待救护车时,没有任何护士和医生来跟她道别。在第二家医院,腹部超声显示胃后部有 3 千克重的 GIST 肿瘤。她无法相信诊断,因为她一直相信她有心理疾病:"这个肿瘤从哪里来? 我是有心理疾病,不是吗?"隔天,她进行了没有输血的手术。胃被切除了。两周后,Tanja 出院,然后留在疗养院四个礼拜,在那里,她重新学习如何吃喝。(Rajtar, 2013)

五、霸权生命伦理学宣传

随着霸权生命伦理学(hegemonic bioethics)在全球宣传,医师和相关医疗人员必须遵从特定的行为守则(rules of conducts)、准则(guidelines)和道德规范(moral codes),以指导其行为和决定。举例来说,当遇到道德问题时,艾伯特·琼森(Albert Jonsen)等人提议采用四象限方法(four boxes approach)(四大议题)来分析每一个临床案例。四大议题包含医疗适应证(medical indication)、病人偏好(patient preference)、生活质量(quality of life)和情境脉络(contextual features)。后者通常涵盖几个脉络,例如社会、经济、法律和行政管理脉络等。对此,艾伯特·琼森支持一个模拟的(analogical)、修辞的(rhetorical)、主题的(topical)径路,其径路依赖着常识来继续针对简单易懂的"典范"(pragmatic)案例来解决日益复杂的问题。

同样地,比彻姆(Beauchamp)和柴尔德里斯(Childress)发展类似的因果关系探讨径路,强调于单一基础道德理论的局限相关性,然而辩护着对特殊情况的具体响应,通常被在道德辩论中的参加者视为比表明上支持某种特别判断的抽象理论基础与原则更有强大的自信心[16]。尽管批判主义者,如保守主义者和原则主义者,时常互相攻击对方,比彻姆和柴尔德里斯这样的原则主义者还是抛弃了他们原始对道德理论的重视,以此作为他们中层原则的最终证明依据;同时,宣称他们所捍卫的原则可以根据公共理念的概念来辩护。此说法使两位保守主义者蕴含着他们所描述的原则被嵌入在"共有道德"(common morality)里[17]。然而,生命伦理学中的引导形象虽然看似从"蛋糕层面"转移了,但是有着理论来支撑这原则,证明了在特定情况下得出的特定结论的合理性,朝向网络形象,由丰富、"厚实"的格准、规则和规范组成一个共享公共理性[18]。

事实上,保守主义者和原则主义者常常无法辨识词汇标榜之间差异的重要性,例如种族、宗教和文化极可能导致可构成可证成为道德实践、规范与法则的不同见解。以其只关注道德议题,他们过分依赖所谓可以使理性之人使用的共同假设。在此方面,保守主义者与原则主义者屈服于美术历史学家冈布里奇所称为的"无辜眼神之神话"(the myth of the innocent eye)。换言之,他们不反省地和不反身地(unreflectively and un-reflexively)认为他们所认为的常见格准、规范、原则和"典型"案例也将被他者同样看待。其意义是,他们并没有意识到他们的道德想象力取决于社会历史、宗教背景以及社会地位。反之,一个较为纯朴的生命伦理学将会辨识到此背景、默契的知识方式使生命伦理学倾向于特定的规范主张与辩护风格。

六、重新检视 Tanja 案例

Tanja 的故事记录了耶和华见证人拒绝治疗的医疗经验,以及医疗人员忽视了其他代替的治疗方案之可能而直接拒绝提供治疗以及使用了言语威胁。此案例引发了一个有趣的讨论:一方面耶和华见证人是如何努力遵从他们的礼仪习俗;另一方面,医疗专业人员是如何挣扎着遵从与希波克拉底誓词一致和根深蒂固的康德主义之信念。针对此事,我们可以看到文化的概念显然已是人们在遇到困境时可证成地代表和表现自我的一个最初的出发点。区区使用抽象的规则或原则是不充分的,无法掌握出现在道德冲突中所有现实生活中的复杂情况。

如上所述,患者与医生可以居住在不同的社交世界,有着其社交世界所带领他们道德实践的不同见解。医师遵守着他们所受到的专业训练,通常是遵从着霸权的理性与实践。站在相对的角度,患者对他们自己的痛苦、自主性与社会抱着不同的态度。当我们重新来看 Tanja 的案例时,耶和华见证人有着属于他们自己对自主性概念的见解,即作为患者,德国的耶和华见证人有权利控制他们的宗教团体。这种权利有时受到不属于此宗教团体的德国医师的支持且反复发生。从这样的角度来看,患者的人类尊严胜过于医师的良知自由。此外,“如果医师已经获悉患者的决定,即便患者处于无意识状态,此决定的有效性依然不变”。基于这样的观点,患者的选择治疗自由不能因医师的道德立场而受到限制。这解释了以预设医疗指示(advance directive)形式阐明患者之意愿或手术进行前跟患者讨论之重要性。

应用 Muller J H 的径路之生命伦理学,Tanja 案例最能象征德国医疗家长主义这样的主导文化影响下耶和华见证人患者的福利,且使其文化宗教信念被削弱。从案例来看,虽然 Tanja 处于很糟糕的医疗状态,但是足以提出对于她自己的可能与希望的治疗方式,即一个完全不输血的治疗。医师的“拯救生命”感跟沉闷交谈中的“无输血但血腥”之意愿产生矛盾。Tanja 从头到尾一致地表现着她的意愿,而医师从“行善”转向“强制与威胁”。在这样的生命伦理学困境中,德国医生想强调的是自主的重要性只是几种潜在相关但矛盾的道德问题中之一种,而这打扰了医师的良知与他们的道德专业义务。

Tanja 的案例是从生命伦理学之角度根据其文化背景进行详细描述,如果采用人类学方法,整个故事将会被当成材料,用于解释如何接受或拒绝治疗。了解患者的意愿是如何在文化中形成,是值得投入的一项工程。我们建议患者与医师之间在对话时可自由地表达态度,以尽量减少分歧的意识形态。

七、结语

随着越来越多的生命伦理学家开始处理种族在塑造道德推理模式中的角色,以及组织在建构道德议题的角色,文化的概念极可能在生命伦理学中扮演重要的角色。生命伦理学与社会科学之间的牢固关系也可能导致更丰富的探讨着文化模式与道德议论模式之间的关系。由此可表达,生命伦理学者可从更深入理解横向之解释而受益,因为此解释通常是约束道德反省与议论框架的[18]。特别的是,生命伦理学者需欣赏健康、疾病和道德义务之解释模式的重要性,因其解释根深蒂固在患者与家属的文化框架里。对不同的文化规范的关注可提升为何特定的理解、社会实践与政策看似"合理"且"道德",而其他规范、实践和准则被视为"不合理"或"不道德"的意识。不管是研究特定种族团体的主要习俗,或是将一个国家内的公民文化最核心的道德规格跟其他国家或地区的主导社会价值做比较,文化的概念提醒我们对于健康、疾病、痛苦和死亡的看法存在着地区性的不同。

参考文献:

[1]Fox R,Swazey J P.Observing bioethics[M].Oxford:Oxford University Press,2008.

[2]Beauchamp T,Childress J.Principles of biomedical ethics[M].Six Edition.NewYork:Oxford University Press,2009.

[3]López J.How sociology can save bioethics…maybe[J].Sociology of Health and Illness,2004,26(7):875-896.

[4]Petersen A.From bioethics to a sociology of bio-knowledge[J].Social Science and Medicine,2013(98):264-270.

[5]Weisz G. Social science perspectives on medical ethics[M].Philadelphia:University of Pennsylvania Press,1990:222.

[6]Muller J H.Anthropology,bioethics,and nmedicine:a provocative trilogy[J].Medical Anthropology Quarterly,1994,8(4):449.

[7]Shweder R A.Ethical relativism:is there a defensible version[J]. Ethos,1990,18(2):208.

[8]Fabrega H.An ethnomedical perspective of medical ethics[J].Journal of Medicine and Philosophy,1990(15):595.

[9]Rosman A,Rubel P.The tapestry of culture[M].4th ed.New York:McGraw-Hill,1992.

[10]Kunstadter P.Medical ethics in cross-cultural and multi-cultural perspective[J].Social Science & Medicine. Part B:Medical Anthropology,1980,14(4):289-296.

[11]Pellegrino E,Mazzarella P,Corsi P.Transcultural Dimensions in Medical Ethics[M].Frederick:University Publishing Group,1992:145-154.

[12]Rajtar M. Bioethics and religious bodies:refusal of blood transfusions in Germany [J].Social Science and Medicine,2013(98):271-277.

[13]Singelenberg R.The blood transfusion taboo of Jehovah's Witnesses:origin,development and function of a controversial doctrine[J].Social Science & Medicine,1990,31(4):521.

[14]Kottow M. H.Euthanasia after the holocaust—is it possible? a report from the Federal Republic of Germany[J]. Bioethics,1988,2(1):58-69.

[15]Turner L.An anthropological exploration of contemporary bioethics:the variety of common sense[J].Journal of Medical Ethics,1998(24):129.

[16]Gombrich E H.Art and illusion:a study in the psychology of pictorial representation[M].Princeton:Princeton U-

niversity Press,1969.

［17］Dirksen H H.The right of self-determination-why not valid for Jehovah's Witnesses? ［J］.Thoracic and Cardio-
vascular Surgery,2004,(52):252-253.

［18］Ricoeur P.Interpretation theory:discourse and the surplus of meaning［M］.Fort Worth:The Texas Christian Uni-
versity Press,1976.

女性主义生命伦理学视角下的
护患参与临床决策机制探究

袁宇晴　张新庆

女性主义伦理学者强调关系的价值以及关怀的重要性,提出了对在日常决策中传统视角无法面临的问题的解决方法,即通过加强护患信任关系,根据不同个体增加对传统男权社会下边缘化群体(如孕妇、老年人、残障人士等)的关怀,帮助他们表达诉求,从而配合更好地完成医患共同决策。

依照女性主义关爱伦理观点,医护人员和患者之间不仅仅是医疗护理服务提供和被服务的关系,而且还是一种关怀者与被关怀者的关系,是二者在共同行动中形成和发展的一种互惠性关系。笔者还引入了共享决策的理念,考察了患者和护士参与临床决策的机制和影响因素。

一、女性主义关怀伦理解析

(一)女性主义关怀伦理的要义

尽管女性主义伦理学(feminist ethics)尚未形成统一的理论,但女性主义伦理学者普遍认可以下两个观点:一是关系的价值以及做出维持和加强关系的决定的必要性;二是关怀的重要性。在医疗环境中,护患关系体现了这两种价值观。在日常决策中,由于仅仅靠伦理原则和理性决策无法妥善处理好患者面临的诸多问题,护士需要努力寻找改善护患人际关系的方案。

作者简介:袁宇晴,北京协和医学院护理学院2019级本科生。

张新庆,北京协和医学院人文学院教授。北京大学哲学博士。哈佛大学公卫学院访问学者。发表医学人文论文百余篇,《医学工程哲学:一个新兴的研究视域》一文被《新华文摘》转发。出版《基因治疗之伦理审视》《中国医务人员从业状况调查报告》《护理伦理学:理论构建与应用》等八部专著。主持过五次全国医护人员从业状况调研。现任北京东方生命文化研究院学术工作部主任;中国医师协会人文医学专委会副总干事;中国伦理学会健康伦理学专委会副主任;北京协和医院干细胞临床研究伦理委员会副主委;中国生命关怀协会人文护理专业委员会首席跨学科专家。

女性主义关怀伦理学强调关系中的个体,强调情景,强调关怀人的感情、情绪、态度和事件发生的原因、过程、结果及影响因素等。女性主义关怀伦理在理论建构层面试图通过摆脱那种由男性所确立的秩序与等级模式而重塑新的伦理自我,倡导一种能够兼顾女性声音的、凸显现有医学伦理学中没有得到足够重视的关怀、责任的伦理话语。关怀伦理在道德价值取向上偏向关怀和责任,而不是公平与公正,在道德思维方式上偏重于关系性和情境性思维,在道德判断发展模式上倾向于自我保存、自我牺牲和非暴力化,而不是遵从个体化、分离与自主性的发展模式。

(二)诺丁斯的关怀伦理思想

在诺丁斯看来,关怀不仅仅是一种个人美德,还是一种善的、道德的行动。诺丁斯把"关怀"界定为关怀者与被关怀者之间在共同行动中形成和发展的一种互惠性关系;只有在关怀者与被关怀者的关系中,关怀才体现出最深刻的价值。她指出:关怀是人的一种基本需求,所有人都渴望成为被关怀者,同时,也应该以一种关怀的状态准备着,努力去做一个关怀者。每一个人都应该成为关怀者。一个人需要培养和拥有关爱的能力。

诺丁斯以女性主义视角构建无性别差异的关怀伦理思想,将女性的道德体验纳入道德理论中,纠偏和反拨了以男性道德体验为主体、热衷于理性推理和抽象思维的传统伦理学;她强调伦理主体的关系性和相互作用性,超越了现代主流伦理学将伦理主体理解为孤立的、分离的理性个体的思维。诺丁斯将其伦理思想融入家庭、教育和社会政策中,关爱思想教导人们应学会关怀并实践关怀,掌握以理解为前提、以爱为核心、以责任为保证、以道德活动为践行的原则,努力成为一个懂得关怀的人,保持一种关怀的情感面对他人,合理处理人与人、人与社会、人与自然的关系,努力共建充满关爱、和谐温暖的医患人际关系。

(三)女性主义关怀伦理的适用范围与实践意义

女性主义伦理学重视人与人之间的关系,强调关怀人的感情、情绪、态度和事件发生的原因、过程、结果、影响因素,等等。虽然国内和国际上都有许多关怀的实施以及关系加强的成功案例。但是,有些传统上由男性主导的组织结构,往往会加剧权力不平衡,导致边缘化群体的成员(如残疾人和贫困者)的医疗保健更差。因此女权主义理论家认为,有必要承认这些不平衡,并基于关系、关怀努力促进不同个体所需的不同决策。综合以上内容,提倡女性主义关怀伦理具有一定的适用范围以及多方面实践意义。

从女性主义视角来看,医患关系紧张的诱因必然包含着"关怀"因素的缺失,通过人文关怀促进医患和谐。医患关系紧张的诱因大部分来源于沟通不畅。而造成这种沟通问题的,正是

"关怀"因素的缺失。这其中包括医患之间、医生之间、患者之间相互的关怀,其中最主要的是医对患的关怀。患者希望得到医务人员的尊重、关爱,一些家属表示在就医过程中医务人员的医疗作风和服务态度一向"冷""硬""横",并且对医务人员表现出不信任等。因此,医务工作者需要加强对患者及家属的关怀,关注患者情绪,注意自身服务态度,促进医患关系和谐。"关怀"是医患之间相互关怀。患者和患者之间,以及医务工作者同事之间也需要相互关怀,照顾情绪,毕竟人并不是单独的个体。在复杂的社会关系中,每个人都有着复杂的关系网络,每个人也都需要被关怀,也要关爱他人。

建立和谐、互相信任的医患关系有助于缓解患者及其家属的不良情绪,让他们感到被关注、被给予知情权,帮助他们做出更好的决策。患者家属承担了支持、建议甚至是代替决策的工作。因此,在护患双方建立良好、和谐的信任关系的过程中,与家属之间保持信任、关怀的关系是必要的。上述内容已经提及,在临床决策过程中医患之间需要相互关怀,将关怀对象从"一对一"扩展到了"一对多"甚至是"多对多"。也就是说,除了医患之间相互关怀、双向互动以外,关怀对象也扩展到了家属。医护人员对家属做出的"关怀"能够更好地缓解家属的不良情绪,给予他们更多支持,帮助他们认清医疗进程,更好地做出决策。女性主义注重的不是公平性与问责,而是关注患者情绪以及建立和加强良好医患关系。在临床决策过程中,对特殊患者群体加强关怀,有助于帮助患者调整自己的情绪,从而更好地表达自己的诉求。在特殊先兆流产患者就医过程中,人文关怀护理的落实可以明显减轻患者焦虑、抑郁的情绪,帮助患者表达和抒发自己的诉求。这为患者最终能够成功保胎、顺利分娩以及保持良好母婴健康奠定了良好的基础。女性主义理论正是旨在对此类特殊患者加强关怀,帮助调整情绪,从而帮助进行临床决策。

二、护士参与临床决策机制

医护人员和患者之间不仅仅是医疗护理服务提供和被服务的关系,而且还是一种关怀者与被关怀者之间在共同行动中形成和发展的一种互惠性关系。因此,医护人员不仅要把治疗方案、护理措施告知患者,减少潜在的风险,还要允许患者表达个人意见,满足其个性化的医疗护理需求。这才是一种关爱者和被关爱者之间的关系。因此,本文以女性主义关怀伦理的视角对护士参与临床决策的方式进行考察。这也是对临床决策中护士和患者之间建立的关爱与被关爱者关系及对决策过程中护患之间建立关怀关系的调查与研究。

护士参与临床决策的方式和机制有很多种。女性主义视角下,护士在临床决策中担任的更多是引导者、关怀者的角色,是护患关系中"关爱者"的角色,而患者往往扮演的是"被关爱者"的角色。以下我们将以护士为中心进行研究,探讨护士参与临床决策的机制。

(一)护士决策的影响因素

护士的临床判断被发现更多地受先前经验的影响,而不是受做出决定的实际临床情况的影响。经验与信心、直觉和其他对决策以及同事协作的影响有关,并且对护士的决策产生了积极的影响。本节将从信心、协作等方面讨论影响护士参与临床决策的一些因素。

1. 临床经验可以增强护士参与决策的信心

经验增强了自信,这种信心增强了护士的信念,使他们相信自己有能力提出问题,考虑病人护理的选择,实施干预措施,并信任他们在护理实践中的能力。自信心的增强与沟通技巧有关,它支持决策,有助于确定干预措施和管理紧急情况,也增强了护士管理日常角色需求的能力,在决策时确定针对个别病人的干预措施。

护士根据先前的经验,将病人的情况确定为模式或类似的情况,以便于决策。以往经验中的模式匹配对护理实践有一定的影响,有助于确定病人护理情况中的重要特征并识别病人护理情况的差异,以进行决策指导。当病人在住院期间没有取得预期的进展时,可以进行护士评估,对按预期发展的病人进行更广泛的探索,包括病人的支持需求。当然,在确定干预措施、激活团队支持或提高情境意识时,经验仅是临床决策的一个指标。虽然有经验的护士对自己的工作更有信心,但有时这种自信可能不会带来决策的改善。

2. 同事经验分享会促进护士决策能力的提升

经验丰富的护士同事能为其他急症护理护士提供建议和确认。经验在护士决策中的价值是很高的,相比其他资料来源,护士更喜欢有经验的同事或他们自己的经验所提供的资料,同事提供的信息比协议更适用于病人护理情况。在有时间限制的关键决策环境中,护士会发现与同事接触决策效率更高,对病人更有针对性。护士将决策描述为一种社会经验,而决策过程中,向有经验的同事征求意见是支持性的,也是很重要的。事实上,比起证据,护士更喜欢在护理实践中提供决策支持的社会来源。在确定该向谁征求意见时,护士评估同事是否有能力提供有效的信息来支持护理实践。护士用来确定谁将为病人护理提供高质量信息的过程尚不清楚。在急症护理情况下,果断地做出决策是必要的。一个护士能否做到果断与自信心有很大联系。包括同事的信息支持、以往的经验支持,这些都是护士信心来源的一部分。

(二)护士协助患者做出明智的抉择

大多数活产超早产儿(妊娠期少于 25 周)的死亡发生在围产期,即产后一周。父母可能被要求在婴儿出生后的数小时或数天内撤除其生命维持干预系统,比如撤除呼吸机,这对于新手父母来说是非常艰难的决策。尽管母亲表面上让医生做所有的事情,内心里仍觉得他们没有提供适当的治疗。一位母亲抱怨说,母亲们认为诸如疼痛、苦难和希望等问题会影响生命支持决策。因此,父母和医务人员之间的关系可能会影响父母的生命支持决策。此外,父母们需要医务人员满足他们为人父母的愿望,尽可能多地向他们提供婴儿出生前后的信息。而护士在这个过程中的角色,就是信息的提供者、沟通者以及家属的情感支持者。

护士通过给予父母情感支持、帮助父母理解相关的信息、关注父母和婴儿的生理护理需求,在促进父母决策方面发挥着特殊的作用。比如在一个案例中,护士认为母亲知道婴儿无法存活,想要拔掉呼吸机,让婴儿安静地离开。但是对婴儿存活的希望促使母亲下定决心让医生尝试在产房抢救婴儿。虽然这位母亲认为她的女儿活下来的机会不到1%,但她表示,她直到最后一刻都抱有希望。

诚然,让患者父母做出放弃治疗的决策是非常痛苦的,而我们没有过多的权力指导他们做出这样的决策。因为医患共同决策就是建立在双方协调、意见统一的前提下的。在女性主义学者生命伦理学的观点中,护士的职能不是代替患者做出最好的选择,而是与患者进行及时有效的沟通,加强护患之间的信任关系,并且必要的时候给予患者特殊的关怀。这样才能帮助他们理解一些治疗方案和信息,走出情绪带来的决策困境,从而辅助患者表达自己的诉求并进行决策。

(三)小结

护士在参与决策时要理性地考虑所有观点的可行性。可以和同事相互交流合作,向其他医务人员寻求意见或者查阅相关资料,以得到更加完善、全面的观点。然后将同事的建议作为高质量护理信息的一部分,罗列出决策方案,客观地分析不同决策的可能有利处以及后果,然后从中选出最能够达到目标的方案。在整个决策过程中,护士并不是决策的主体,医患共同参与决策的一个重要原则是患者的参与。虽然决策应该根据不同的患者进行灵活的改变,但决策的主体应当是综合考虑了医生意见的患者本人。而护士需要做的则是辅助患者理解可选择的选项以及不同方案的目的,在辅助和疏导的过程中加强护患关系,建立彼此信任的良性关系。同时,应给予特殊患者更多的关怀,帮助他们更好地表达自己的诉求。

三、患者及家属参与临床决策机制

从女性主义角度来看,仅仅靠伦理原则和理性决策无法妥善处理好患者面临的诸多问题,护士努力寻找改善护患人际关系的方案,这其中就包括加强护患之间的关系,加强对患者的关爱,即女性主义伦理学的一个重要方面——女性主义关怀伦理学。基于女性主义伦理学的关怀关系不应该局限于医患之间的"一对一关怀",而是发展和延伸到了医、护、患、家属等多方面的"关怀网"上。因此,本节将以患者为中心讨论患者参与临床决策的机制,同时讨论家属的作用。

（一）患者参与临床决策

在护患共同决策的过程中,患者意见非常重要,但是有些时候因为某些生理条件因素或社会因素导致患者不能有效地表述自己的选择。从下文提到的老年糖尿病患者、阿尔茨海默病患者等参与决策的案例中可以看到,一些特殊的患者可以通过护士的辅助表达自己的诉求,从而参与决策。这种方式保证了患者的话语权,也体现了女性主义生命伦理学观点的优点。

1. 对老年糖尿病患者的特殊关怀

医患共同进行临床决策有很多要求,比如医患两方共同参与,彼此交换信息(包括治疗资讯和患者的个人喜好与价值观念)以及共同建立治疗方案等。女性主义生命伦理学者对此观点加以分析,得出了与基于伦理原则分析方法不同的策略。

老年人生病后常常会有很多问题,他们希望自己能够像年轻人一样接受治疗,但是他们在经济水平、身体机能、代谢情况以及接收信息的能力等方面都和年轻人有很大差距。医务人员需要提供细心又谨慎的服务,给予患者更多的关注,耐心帮助他们了解信息,并建立和加强良好的医患关系。以老年糖尿病为例,在治疗过程中我们应该对患者进行细心谨慎的健康评估。然后根据不同患者的不同健康状况给予相应的、有针对性的支持。比如加强对患者的关怀,多鼓励患者参加康复训练,就可以增强他们的自尊并减轻焦虑和抑郁。关注老年患者起居坐卧,可有效降低机械伤发生的概率。此外,2型糖尿病老年患者往往会出现认知功能障碍的情况,加上抑郁症的恶化,往往会使患者出现依从性降低的情况。

2. 阿尔茨海默病患者参与决策案例讨论

阿尔茨海默病患者一般有参与决策的意愿,但家属及医护人员往往会低估甚至忽视这些意愿。阿尔茨海默病早期患者有能力做出决策,医护人员需对他们未来需要面临的决策进行预判,通过耐心的沟通提前了解和记录患者的诉求及选择。随着患者患病过程的进展,患者的自助行为能力和相应的决策能力会降低。即便如此,如果能够得到医务人员、家属和社会的支持,患者参与决策并非完全不可行。医护人员对照看者加以鼓励、指导和教育,提高其认知,而被照看者有足够的耐心和充分理解,那么阿尔茨海默病晚期的患者也可能有效表达自己的偏好和诉求。护理人员可对患者加强关怀、耐心疏导,辅助他们参与完成临床决策。但是,即便护士可以提供很多关怀和信任,也并不是所有患者都可表达决策意愿,比如新生儿患者,他们的语言系统还未完善,所以在决策过程中就需要家属的介入。家属的角色将由提供意见转变为代理决策,不同的家庭成员在这个过程中又会承担不同的角色。

（二）患者家属参与临床决策

在护患共同决策的过程中,除了护患双方,家属意见也非常重要。某些特殊条件下,即便通过特殊的关怀与引导,患者依然不能有效地表述自己的选择。这就需要患者家属参与临床决策。护士通过沟通和交流,给予患者家属相关的知识和医疗进程,帮助家属支持或代理决策。这种方式保证了患者家属的观点表达,虽然不能更直观地采纳患者意见,但是在这种情况下能够得到相对接近患者意见的结论。这也变相体现了女性主义伦理学观点,即在医生和家属的共同努力下,决策结果也会指向对患者更有利的方向。

1. 患儿父母代理决策

在代替新生儿进行决策的过程中,新生儿的父母是代替新生儿行使死亡选择权利的最佳代理人,在大多数情况下,父母的意愿最能代表患儿的意愿,能代表患儿的最佳利益。尊重患儿双亲的意见是能使家属、公众和社会接受的方式。

所有父母都说,他们参与为婴儿做出生命支持的决定,并且会从他们的伴侣或家人那里得到协助。他们可能是决策的支持者,也可能是决策的代理者。他们可能下定决心,但大多摇摆不定。因此,在临床决策过程中,光有决策代理人是不够的,还需要医护进行引导。引导决策的过程往往遵循了女性主义伦理学的观点——信任关系和相互关怀。

医护人员需要做的是与家属及时沟通,客观如实地告知家属病情,分析患儿远期的生命质量,提出自己的意见,但不应带有个人主观倾向,然后由患儿家属做出选择。案例中还提到"尽管医生给出了所有的信息,并允许父母做出结束生命的决定,但由于父母不会自发地提出放弃治疗的想法,所以医生是主导的决策,即指医生要从专业的角度把有关患儿疾病的一切信息都告知家属,并且提出一些不同的治疗处理方案(包括放弃治疗),但最后做选择的只能是患者家属"。所以,决策过程中医护仅有客观告知的义务,只能指导患儿家属做出明智、科学的选择,但真正的决策权在于患儿父母,也就是说,如果医生实施了家属未曾同意认可的医疗决策,医生是要承担相关法律责任的。同时,家属在做出放弃治疗等决策后,医患双方还要共同签署一份医疗文件,留作具有法律效应的证据。由此能看出,不管是从法律还是伦理角度,家属认可在决策中都起着重要的作用。

2. 其他家庭成员影响决策

父母在决策过程中应占最主导的优先地位,决策权是在父母手中的。而其他家庭成员则可以共同参与有关决策的讨论,给予患儿父母心理、精神等多方面的支持以及劝导。这说明直系亲属等有代理权的亲属,在临床决策的过程中占主导地位。

我国处于儒家文化的背景下,个人是一个以家为核心的有机个体,社会则是一个以家为核心的有机体。家庭具有共同承担医疗费用、医疗后果的职能。所以,其他家庭成员对决策的参与也是必不可少的。他们可以通过精神支持和给出意见来参与临床决策。并且,某些意见和支持由其他家庭成员给出,效果会更优于由医护人员给出。

四、影响护士和患者参与临床决策的因素

医患共享决策,是一种常见的临床决策方式。医患共享决策在循证的前提下提供各种决策的详细介绍,综合患者的价值观以及个人偏好对临床决策进行选择。1982 年,美国生物伦理委员会首次界定了"shared decision-making"的含义:医护人员要善于识别并满足病人需要,尊重病人选择偏好,病人也要勇于清晰表达愿望,共同寻求治疗共识。共享决策中包括平等共享信息、尊重病人偏好、支持鼓励病人参与等内容,符合女性主义伦理学观点。

(一)医疗信息可及性和可信度

缓冲决策压力的关键是医患共同决策对信息提供者的信任,以及护理患者接受和获得关于患者病例的明确信息。患者反映了他们失去控制的感觉,以及在没有足够专业知识的情况下做出决策所面临的挑战。他们需要相信信息提供者是有能力的,并尽最大努力照顾他们所爱的人,一些人承认这存在缺漏,但不得不相信信息提供者做出了正确的决定。

一般来说,护士更有可能成为日常沟通和信息收集的首选纽带,除非需要做出重大决定。患者及家属经常求助于护士,因为他们觉得医生太忙、太含糊,或不能始终如一地提供服务。几乎所有的决策者都认为护士能够提供更多富有同情心的交流,并能够解开难以理解的信息。

(二)了解病人的意愿,尊重患者的选择偏好

大多数情况下,我们不知道患者意愿与治疗偏好或预先指示有关。对一些人来说,不知道病人的意愿给他们的压力很大,因为他们面临着艰难的决定。一些人担心,一旦病人康复,他们可能不会同意医生的决定。另外,少数决策者在病人丧失行为能力之前得到病人的"许可"代表他们做出决定。

(三)护士协助患者参与临床决策的优势

决策中的患者往往没有足够的专业知识,而不同医疗机构和医生提供的诊疗建议又不太一致,让患者感受到混乱和不安,这些因素都限制了患者参与临床决策。若与医护人员的沟通交流不充分、方式不恰当,也会造成焦虑。此外,患者及家属通过社交网络获得了大量的关于疾病及诊疗措施等方面的医疗信息,其间夹杂了大量片面的和误导性的信息及就医观念,也需要咨询医护人员后加以澄清。一般来说,患者会认为医生更忙,且无法有效地进行沟通交流。相比

较于医生,护士和患者的接触更多,患者更愿意首先将信息分享给护士。护士也会更多地了解到患者的意愿,充分发挥好医患之间的沟通桥梁,促进医患共同决策。

五、结语

护理人员只有拥有过硬的专业水平,才能满足病人来医院的根本需要。如果想要提升护理质量,规范的护理专业操作必不可少,专业的护理技能是保证患者身体康复的前提。患者在治愈身体疾病的同时,心理也需要得到治疗。在规范操作的同时,护士也应该注意患者的心理护理。这二者之间的关系是相辅相成,缺一不可的。如果患者只得到专业操作,那么他可能因为疾病留下某些心理创伤,或者在治疗过程中治疗效果不好,对医疗这件事产生畏惧心理。如果患者只得到心理护理,那么他的疾病无法得到根本的治愈,只能起到画饼充饥的效果,但没有得到真正用来充饥的"饼"。这样的不规范操作是医疗过程中的大忌。

从女性主义关怀理论的角度来看,临床决策的过程中少不了护士、患者及患者家属的共同参与。在临床决策中,护士扮演引导者、信息提供者,与患者进行交流,为其提供信息,必要的时候给予关怀,辅助其进行临床决策。患者扮演决策者、信息接纳者,患者家属扮演建议者、支持者,在护士的关怀与帮助下,进行选择和决策。在决策过程中,信息的交流、医患关系的建立与加强、患者情绪的调节都体现了女性主义对关怀的肯定以及对被关怀者情绪的重视。整个过程并不在于强调公平与责任,更多的是关注被关怀者的情绪与体验。

综上所述,专业护士提供的服务应该既有规范的技能操作,又有规范的心理护理。

参考文献:

[1]胡军良.道德的"性别"之思——基于女性主义关怀伦理的视角[J].云南社会科学,2011(6):20-25.

[2]沈蓉,顾晓琪.构建和谐医患关系,争创"平安"医疗环境[J].中国医学伦理学,2007,20(6):29.

[3]周银.完善现代生命关怀体系,促进医患关系和谐[J].中国医学伦理学,2008(4):70-73.

[4]万晓盼.人文关怀护理模式在特殊先兆流产患者中的应用效果[J].实用妇科内分泌电子杂志,2018(35):161.

[5]朱利明.叙事医学助力医患共同决策[J].医学与哲学,2020(2):7-10.

[6]艾伦.对老年糖尿病患者的特殊关怀:迎接挑战[J].糖尿病天地,2008,2(4):167-170.

[7]王雅星,徐蕊芳,关志,等.痴呆患者参与决策及决策辅助的研究进展[J].护理学报,2019,26(13):38-43.

[8]Kim S Y H, Karlawish J, Kim H M, et al.Preservation of the capacity to appoint a proxy decision maker:implications for dementia research[J]. Arch Gen Psychiatry,2015,68(2):214-220.

[9]张新庆.医患"共享决策"核心概念解析[J].医学与哲学,2017(10):12-15.

绝症晚期患者的自我感受负担与心理干预

唐兴怡　张新庆

库勒·罗斯(Kuller Ross)等研究了许多绝症患者的心理变化后,将处于临终状态患者的心理过程分为下列五个阶段:怀疑或否定期、愤恨期、自责期、抑郁期、绝望期[1]。患者在每一个阶段都伴随着不同程度的自我感受负担(self-perceived burden,SPB)。简单说,自我感受负担是患者内疚、抑郁、负担感和自我感觉降低等多种负性情绪的复杂表现,这是由于生理、心理、社会等方面的严重不适和因自身需求被照顾而影响到他人而产生的移情担忧。如果自我认知不当或他人关注和开导不够,很容易诱发患者产生死亡意愿,进而导致加速死亡的恶果。

对于绝症晚期患者来说,自我感受负担是角色身份、家庭氛围、价值观等多方面因素作用于心理而产生的一种负性情绪,正确处理有利于患者正视死亡、理性接受治疗,其指导作用在姑息治疗中扮演重要角色。

自我感受负担主要是心理方面的问题,同时绝症晚期患者面对的是无望的治疗或不可逆转的疾病,心理干预措施的效果明显。

本文将重点讨论自我感受负担对患者的影响,以及如何提高患者生命质量的心理干预措施。

作者简介: 唐兴怡,北京协和医学院护理学院2019级本科生。

张新庆,北京协和医学院人文学院教授。北京大学哲学博士。哈佛大学公卫学院访问学者。发表医学人文论文百余篇,《医学工程哲学:一个新兴的研究视域》一文被《新华文摘》转发。出版《基因治疗之伦理审视》《中国医务人员从业状况调查报告》《护理伦理学:理论构建与应用》等八部专著。主持过五次全国医护人员从业状况调研。现任北京东方生命文化研究院学术工作部主任;中国医师协会人文医学专委会副总干事;中国伦理学会健康伦理学专委会副主任;北京协和医院干细胞临床研究伦理委员会副主委;中国生命关怀协会人文护理专业委员会首席跨学科专家。

一、自我感受负担

(一)"自我感受负担"的概念辨析

自我感受负担是指患者由于自身疾病和因自身需求被照顾而给照顾者带来负性影响而产生的愧疚、痛苦、顾虑、担忧等情感。Christine J McPherson[2]将自我感受负担(SPB)定义为"由于患者认为自身的疾病和护理需求会对照护者产生负性影响,所以常会产生移情性关注并换位思考他人的感受,进而导致患者出现内疚、痛苦、责任感和自我意识减弱的现象"。不论哪种定义,自我感受负担的实质是患者产生的一种将对他人造成负担的感觉。

自我感受负担与内疚感、负罪感存在交叉关系;既有联系,又有不同。内疚感是指个体意识到自己现实的或想象的行为对他人或自己造成了伤害而产生的反省、自责并伴随负性情绪体验的一种心理状态与过程[3]。负罪感是一种主观感觉,是当人做了一件自己觉得违反了良知的事情,而在事后对其行为产生后悔或罪过的情绪。这三种心理现象均在临床上有所体现,同一名患者或其家属有可能同时存在上述三种负性的自我意识情绪。不同的是,自我感受负担倾向于自我感觉的降低,内疚感倾向于惭愧,负罪感倾向于悔过。对于绝症晚期患者来说,自我感受负担是明显的,往往包含内疚感和负罪感,因为他们更容易过分移情于给照顾者带来负性影响而产生多种负性情绪混合的复杂情感。

(二)自我感受负担的表现及消极影响

对于医护人员和照顾者来说,密切关注患者的心理状态,及时发现自我感受负担,才能对症采取措施,尽可能减少消极影响。

1. 自我感受负担的差异性表现

绝症晚期的患者常把自己视为照护者的负担,由此产生强烈的消极情绪,甚至感到无比痛苦。这种负担愧疚感常常表现为焦虑、抑郁、绝望和担心给照顾者添麻烦等。自我感受负担会显著影响患者对于严重疾病的决策,例如决定是否住院、是否采取维持生命的治疗。同时,也会对家庭及社会等人际关系产生影响,是诱发自杀意念和促死行为的重要因素。

但是,也有一些患者会采取各种各样的策略来应对成为他人负担的感觉:他们保持积极、稳定的心态,尤其是面对照顾者。如果有必要,他们会尽量减少自己的需求,隐藏自己的不适,或者避免让其他人看到自己的痛苦。一些患者提到,他们尽可能地减轻护理人员的照顾负担,甚至不惜牺牲自己的健康,比如在实际需要的时候不寻求护理人员的帮助。保持积极心态是很好的措施,但是后者隐藏自己的需求很有可能带来潜在的危险,阻碍治疗的进程。

2. "感到成为他人负担"的消极影响

疾病给身体、心理、日常生活等方面带来的负担日积月累,影响了患者与家人、朋友甚至更广范围内的关系。患者认为自己的能力与付出对平衡人际关系的贡献越来越有限,自己处于弱势且需要被保护的地位。这些患者很担心自己会以各种方式在时间、精力、情感、精神等方面给照顾他们的人带来麻烦。此外,正是由于自己加重了亲友的负担,因而在人际交往中,不再能保持积极、有意义的自我形象。

(三)自我感受负担的影响因素

自我感受负担是多种因素作用的复杂情绪,我们不能片面当作患者的心理问题,需要从以下多个角度去分析。

1)年龄:患者年龄越大,越需要照顾,对照顾者的依赖性就越强。很多老年患者合并多种疾病,自理能力较差,家庭成员的照顾需求大,需要付出大量时间和精力。而老年人普遍不愿意给子女及其他家庭成员添麻烦,因此自我感受负担更重。

2)自理能力:某些患者病情严重,自理能力较差,照护的需求高,生活中的任何事都要依赖家人帮助,而且角色改变带来不适,例如,从家里的顶梁柱变成需要被照顾的人,或者他们认为自己制造了太多麻烦,照顾者需要暂时放下手头重要的工作来照顾患者,使双方原有的生活规律被打破,更容易出现内疚、拖累他人的心理。

3)家庭经济条件:昂贵的治疗费用给患者家庭造成极大的经济负担,患者会认为是自己拖累了家庭,导致患者容易出现悲伤、焦虑、抑郁、痛苦等消极情绪。

4)照顾者的身体状况:患者疾病状态下需要照顾,如果照顾者身体状况差,患者会为照护者身体状况而担心,担心照顾者可能遭受繁重的体力劳动,承担相关的辅助操作,或由于夜间帮助而剥夺睡眠导致疲劳。

5)疾病认知情况:患者如果缺乏疾病相关知识、对疾病认识不到位,尤其是文化程度低的患者,容易产生强烈的不确定感,更容易焦虑、抑郁、恐惧。

6)患者的移情能力:为了照顾患者,家人可能会放下重要的工作,付出更多的精力,情绪受到影响。患者自身的移情能力越强,越能体会到照护者在照护工作中的不容易,从而产生自我感受负担。有的患者甚至过度估计自身疾病给照护者带来的负性影响,感到痛苦。尤其在关系较和谐的家庭中,患者更加关心家人,自我感受负担程度更高。

7)照顾者的情感负担:面对绝症晚期患者不可逆转的疾病,照顾者往往感到悲伤、恐惧失去、痛苦和无助。尤其当某些患者不断重复表达自己是他人负担的言论时,可能会加重照顾者的焦虑、悲伤,导致情绪不稳定,反过来又会激起患者的自我感受负担。双方不断被消极情绪影响,很难认真沟通交流,造成过多的误解,情感负担也随之加深。

8）死亡的负担：一些患者担心病情不断恶化，如果自己不幸离世，身边的人可能会长期哀悼悲伤，产生心理问题。特别是有小孩的患者，他们为缺席孩子的成长而遗憾。

患者自我感受负担的严重程度是以上多方面影响因素综合决定的。例如，肺癌的主要发病群体是老年患者[4]，其年龄较大，身体各项功能较差，导致患者自理能力下降，对于照顾者的依赖性增加，而且老年人对于子女的移情能力较强，担心自己的疾病给子女的情感、工作、经济等带来负担。可以看出，自我感受负担主要是因为患者过多地关心照顾者，他们会经常焦虑给照顾者带来诸如以上所提的负担，会对照顾者的一言一行变得敏感，甚至可能会夸大负担程度。若不及时解决这种现象，一旦发展到患者对照顾者负担产生曲解，自我严重怀疑，则会加重患者"感到成为他人负担"的程度。

二、自我感受负担与死亡意愿

绝症晚期患者的病情往往不可逆转，患者既要遭受治疗和疾病带来的身体不适，又要承受巨大的心理压力。他们可能会认为自己治疗无望，却还需要家人的照顾，自己的存在是对家庭巨大的负担，如果患者的自我感受负担得不到及时疏导，就会整日陷于负性情绪，导致产生"加速死亡"的意念，甚至想通过自杀得到解脱。为了减轻患者的压力、保护患者的生命安全，我们可以从自我感受负担与死亡意愿之间存在的因果关系入手指导临床护理工作。

（一）自我感受负担与死亡意愿的关系考察

自我感受负担是感到成为他人的负担；死亡意愿（wishes to die，WTD）是想要终结生命的意愿。对于不同的患者，自我感受负担对死亡意愿起着积极或消极的不同影响。

1）自我感受负担促进了死亡意愿：患者观察、听说到或预测到自己的病情将会给家人或医护人员带来负担，即家人和医护人员将花费大量的时间、精力和金钱去照顾和医治自己，更有可能不会产生好的治疗效果。由于不希望拖累并给家人带来巨大损失，自我感受负担成为死亡意愿的动机，导致患者认为死亡是一种对自己和照顾者的解脱。

2）自我感受负担抵消了死亡意愿：患者虽然感到自身的被照顾需求对照顾者造成了负担，但出于一些原因，他们主动或被动放弃了死亡意愿，例如他们意识到选择死亡只会给照顾者带来心理、精神上的额外负担；照顾者明确表示其加速死亡的想法或行为只会让照顾者觉得自己连家人都保护不好，挫败而又自责；照顾者认为最好的死亡方式就是自然死亡，坚决反对患者的死亡意愿；患者感受到来自家庭成员的照顾和爱，意识到家人并没有因自己的疾病产生巨大的负担。以上都是源于患者与照顾者之间的积极互动，在此情况下，成为负担的感觉不会加重死亡意愿，反而有所抵消。由于这些担忧，他们决定不一味想着加速死亡，而是积极配合照顾者。

3)自我感受负担使患者陷于矛盾：这一种比较复杂，患者脑海中同时拥有渴望死亡和抵抗死亡两种观念。一些患者被疾病压得喘不过气来，觉得这会加重自己和他人的负担，因此希望结束这种无法忍受的状况。与此同时，他们又担心照顾者无法承受自己选择死亡导致精神崩溃，不敢选择死亡。在这两种矛盾的观念下，患者感到绝望并痛苦挣扎。

综上所述，患者的经历认知、心理状态、对待生活的态度，照顾者的言语行为以及周围的环境等因素均可以导致自我感受负担与死亡意愿的不同关系。其中第二种情况是最好的，双方积极的想法相互平衡，有效促进了治疗。照顾者和患者均应采取有效措施避免第一种和第三种情况的发生，因为即使自我感受负担没有引发死亡，患者的治疗也会受到心理状态的消极影响。

（二）减轻患者自我感受负担，降低死亡意愿

上述提到的三种情况中，我们要重点讨论后果最为严重的第一种情况，需要对此类患者采取极为严格的措施来减轻自我感受负担，降低死亡意愿。

多项研究表明自我感受负担与抑郁、焦虑、绝望、倦怠密切相关，自我感受负担越重，抑郁和焦虑症状越明显，患者越容易产生绝望和倦怠的情绪[5]。长期处于负性情绪中，患者看不到活下去的意义，容易出现自杀想法，一旦具备自杀能力，很有可能导致致命性自杀行为。因此，照顾者需要密切关注患者的自我感受负担，将其看作是死亡意愿的预警。一旦发现患者深受自我感受负担的危害，弊大于利时，照顾者一定不能疏忽，要采取相应措施减轻患者的自我感受负担。当负担感降低时，死亡意愿也会随之缓和。

但是有时患者将死亡的想法埋藏在心里，不易被照顾者觉察。如果定期用 SPB 量表对患者进行负担评估，有利于及时发现并遏制"加速死亡"的苗头。SPB 量表从身体、经济、情感等多维度分析，有利于护理人员理解患者真实的内心想法，从而正向引导，使其逐渐摆脱死亡的想法和困扰，更快地进入接受期并配合治疗，理性接受他人的照顾。例如，当一名患者无意中透露死亡的想法时，照顾者很可能误解为患者没有勇气面对疾病而选择放弃，但如果从自我感受负担的几个维度去分析，会发现患者轻生的念头是因为担心给家人带来负担，并非是消极地放弃生命。照顾者正确评估自我感受负担，可以更好地了解死亡意愿背后的价值观和道德情感，并针对患者的特殊需要和经历提供个性化的护理服务以降低死亡意愿。

三、绝症晚期患者健康的生死观与姑息治疗

中国传统的死亡观认为死亡是不幸和恐惧的象征，因此，对死亡采取消极、逃避的负面态度，尤其忌讳在言语中提及[6]。但对于绝症晚期的患者来说，面对生命的末期，一味回避死亡话题，只会加剧自我感受负担和死亡意愿。因此，在以人文关怀为宗旨的姑息治疗中，帮助患者正

确地认识死亡,减轻自我感受负担,才是提高患者临终生活质量的有效方案。

(一)正视绝症晚期患者的自我感受负担和死亡意愿

客观讲,自我感受负担是一种中性的心理体验,有消极的一面,也可能有积极的一面。积极的一面是让患者看到放弃死亡意愿能给家人带来照顾的动力,消极的一面则是感到成为家人的负担。家人不离不弃且精心呵护,而自己又无望减轻家人的身心负担,为此不少患者感到了内疚、不安。但换个角度来看,患者不想拖累家人的想法恰恰是对家人深情的表现。同时,在家人的关怀下,自我感受负担不仅会阻止死亡的念头,还会促使患者积极配合以免让家人失望。不过,从伦理上讲,在自我感受负担和绝症晚期状态的背景下,死亡意愿也可以是一种面对无法治愈疾病的终结生命的方式[7]。

总之,患者和家属都应知道,产生自我感受负担和死亡意愿是常见现象,不需要刻意回避。回避解决不了问题,即使提供再好的照顾,也只会让患者和照顾者陷入负担和被负担的旋涡中。但如果家庭成员可以坦然地面对和谈论死亡,树立健康的生死观,就能有效减少患者和家属的心理负担。因为坦然可以让双方更冷静、理性地分析并应对疾病治疗,而不是因为压在心底导致双方心理产生隔阂,阻碍治疗过程。

(二)姑息治疗

绝症晚期的患者因疾病无法治愈,只能提供以改善为主的姑息治疗。世界卫生组织对姑息治疗的定义是:姑息治疗医学是对治愈性治疗效果较差的患者提供主动的治疗和护理,控制疼痛及有关症状,并对心理、社会和精神问题予以重视[8]。研究表明,绝症晚期患者往往因为感到成为他人的负担而产生加速死亡的意愿,这从患者的角度来说其实没有什么错,但是这种负担感是患者临终生活的心理负担,违背了姑息治疗提高临终生活质量的目的。因此,如何减轻自我感受负担并阻止它导致死亡意愿是现今绝症晚期患者临终护理的重要工作。

姑息治疗面对的问题是,自我感受负担不仅使患者自身变得抑郁、消沉,而且产生加速死亡的想法。此时,爱与关怀让处于姑息治疗阶段的患者减少了负疚感,弱化了他们厌世的心理,使其在生命的最后阶段减少了恐慌与痛苦,多了坦然处之的良好心态。家属也是姑息治疗的关注对象,当家属正确理解患者的自我感受负担和死亡意愿时,才能更好地与患者交流,鼓励并表明患者作为家庭一员是受到尊重和重视的,家人都愿意与他一起应对处理这种困难的生活状况。

但是,如果一般适用措施都无法平复患者内心的焦虑,很可能导致患者感觉被社会角色、他人期望等周围因素压得喘不过气,或者厌倦了忍受身心的负担感。这对于进行姑息治疗的护理人员都是极大的挑战,每一种情况下,都需要根据实际情况仔细考虑针对性的解决方案。

不论如何,相关人员均应以提高患者的生命质量为前提,尽可能探索如何减轻患者和家属的负担。这个过程需要时间、创造力、理解和信任,以及将理论方法彻底纳入医疗实践。这样才有助于减少患者和家人的负担与不良心理,使患者主动接受姑息治疗,从而提高患者临终的生活质量。

四、心理干预

自我感受负担是绝症晚期患者主要面对的问题,我们需要采取生理、心理等方面的干预,但是由于疾病治愈性差,患者处于生命末期,除心理干预外,大多只是辅助性的,效果不如心理干预明显。因此,应当将心理干预放在护理工作的首位。

(一)针对患者的心理干预措施

心理干预措施的目的是通过以下多方面的护理措施,使患者的心态从忧郁、焦虑、恐惧等负性情绪转为乐观、平和,最终对患者的心理状态变化起到积极的效果。

1)与患者建立顺畅的沟通途径,评估患者的心理状态及自我感受负担的严重程度,引导患者采取积极的应对方式,减少负性情绪,提高患者心理应对能力,必要时可以联系心理医生进行治疗。

2)根据患者疾病不确定感的来源进行针对性的宣教,让患者明白治疗的正性效果和负性作用,使患者明确疾病相关信息,提高患者对自身健康状况的认知能力,保持良好的心理状态,改善患者的疾病感知,提高治疗的依从性,从而减轻患者的自我感受负担。

3)对家属进行宣教,有利于家属对患者的疾病产生共情,可以在日常照顾中理解患者自我感受负担的负性情绪并进行疏导。

4)加强患者的功能锻炼,让患者感受到自身机体功能与生活自理能力的改善,从而产生积极乐观的情绪。

5)将新兴护理模式融入传统护理模式中。研究发现[9],正性音乐的刺激,可使左侧颞下回、右侧顶下小叶、右侧尾状核等部位活性增强,从而产生正性情绪。在不伤害患者的前提下,诸如音乐疗法等新兴模式,或许可以对减轻心理负担起到意想不到的效果。

(二)心理干预效果评价

患者的生活质量除了受本身症状体征的影响外,心理情绪、生活愉快程度也十分重要,规范化心理干预在减轻患者自我感受负担时,能够影响其症候群体验,改善身体功能和心理状况,形成健康的心理防御机制,有效缓解负担感的消极体验,从而间接提高患者的生活质量。例如,对患者加强健康教育可帮助患者获取疾病相关信息,增强对教育内容的信任和理解,有利于患者采取积极的应对方式,降低其心理负担,提高治疗效果,促进患者康复及改善其生活质量[10]。同时对家属实施宣教,提高患者家庭功能,消除其对家庭的负罪感,减轻患者的不良负担感受,最大限度提高治疗的疗效[11]。同时,一组研究发现[10],心理干预后被干预组患者的躯体、精神和心理、社会方面及生活质量总分均高于对照组患者。

目前,心理干预措施缺乏标准化、系统化及科学化的程序及资料,活动内容和形式浮于表面,内容过于简单,时间得不到保证,随意性和盲目性偏大[12]。例如,有些护士没有能力深入宣教或因工作任务重而忽视或没有时间与患者建立良好的信任关系。因此,医疗管理人员要加强对护理人员的培训,同时在面对不同疾病种类患者时,培训内容需要有针对性地强调,医院也要尽可能为护理人员提供实施心理干预的支持政策。

五、结语

绝症晚期患者的心理状态有其特殊性,尤其是表现在本文讨论的自我感受负担。患者因担心给照护者带来负担而产生愧疚、痛苦、抑郁、自我意识减弱等消极影响。自我感受负担在心理、情感、认知等方面对于患者的死亡意愿有着消极或积极两种截然不同的效果。消极表现为患者过于敏感、自我怀疑严重,希望用死亡让照护者摆脱自己带来的负担;积极表现为患者知道自己放弃生命的念头和行为只会增加照护者的打击,自己只有好好活着才是对他们的宽慰。这一理论对于临床护理有很好的指导作用,尤其是在绝症晚期患者的姑息治疗中扮演重要角色。姑息治疗的目的是尊重患者的生命,使其尽可能高质量地走好最后一程,心理护理显得尤为重要,护士需要利用规范化的心理干预将患者产生的自我感受负担向积极方向引导,让患者正确认识自身的疾病,坦然面对生死。

参考文献:

[1]林伙水.试谈"绝症"患者的心身特点及其医护[J].医学与哲学,1987(12):48.

[2]Christine J McPherson. Feeling like a burden to others:a systematic review focusing on the end of life[J].Palliative Medicine, 2007, 21(2):115-128.

[3]冷冰冰,王香玲,高贺明,等.内疚的认知和情绪活动及其脑区调控[J].心理科学进展,2015,23(12):2064-2071.

[4]陈晨,王敏,朱明珍.老年肺癌患者化疗期间给予延续性护理对其心理情绪及生活质量的影响分析[J].心理月刊,2020,15(17):184-185.

[5]欧美军,李乐之,刘晓鑫.患者自我感受负担的研究进展[J].广东医学,2014,35(8):1280-1282.

[6]凌云霞,黄晶,李若惠,等.我国开展临终关怀护理的影响因素[J].解放军护理杂志,2008(3):36-37.

[7]马平.从生命权角度浅析安乐死[J].法制与社会,2019(29):247-250.

[8]本刊编辑部.姑息治疗[J].中国全科医学,2019,22(11):1318.

[9]钟凌云,高中丽,何小马.正性音乐刺激联合认知干预对ICU重症肺炎患者睡眠质量、自我感受负担和焦虑抑郁情绪的影响[J].中外医学研究,2020,18(14):162-164.

[10]徐莉,陈晶,俞颖.规范化健康教育对食管癌放疗患者自我感受负担、应对方式、生活质量的影响[J].癌症进展,2019,17(14):1722-1725.

[11]马艳会,白献红,杜平,等.营养状态和心理因素对食管癌患者放疗期间生活质量的影响[J].中国肿瘤临床与康复,2016,23(7):857-860.

[12]朱晓伟.不同教育管理对甲状腺癌术后患者自我管理行为的影响[J].中国医院统计,2018,25(5):373-375,380.

病人安全隐患及人文护理应对

沈雪莉　张新庆

近年来,患者安全问题始终是一个全球医疗护理管理的热点问题。如何应对病人安全隐患以及提升护理质量也是一个全球性护理管理难题。调查表明,因医疗事故因素所致患者死亡的数量远远多于偶尔死亡或者不可治愈性疾病的数量,若医疗事故得到有效规避,则可以大大减少和降低医疗资源和成本[1]。目前,国内对于患者安全隐患的研究正日臻增多,但其研究范围多聚焦于具体的临床情境,缺乏规律性总结。

本文在对护理缺失、患者安全等进行概念辨析基础上,探究护理实践中护理缺失现象、护理不良事件的表现以及导致患者安全隐患的后果,并在归纳共性影响因素基础上探寻人文护理应对之策。

一、护理缺失

受到护理工作负荷大、护士人手短缺、医护患沟通不畅等因素的影响,不少医疗机构提供的护理服务数量和质量不足,从而导致了一系列的不良后果,如患者满意度降低、患者安全隐患,以及诱发护理不良事件。通过辨析"护理缺失"这一概念,可以从一个全新的视角考察患者安全隐患,及时预测护理不良事件的发生,从而促进医疗护理资源合理配置。

作者简介:沈雪莉,北京协和医学院护理学院 2019 级本科生。

张新庆,北京协和医学院人文学院教授。北京大学哲学博士。哈佛大学公卫学院访问学者。发表医学人文论文百余篇,《医学工程哲学:一个新兴的研究视域》一文被《新华文摘》转发。出版《基因治疗之伦理审视》《中国医务人员从业状况调查报告》《护理伦理学:理论构建与应用》等八部专著。主持过五次全国医护人员从业状况调研。现任北京东方生命文化研究院学术工作部主任;中国医师协会人文医学专委会副总干事;中国伦理学会健康伦理学专委会副主任;北京协和医院干细胞临床研究伦理委员会副主委;中国生命关怀协会人文护理专业委员会首席跨学科专家。

(一) 概念辨析

1. 护理缺失的含义

美国学者 Kalisch BJ 等人[2]将"护理缺失"定义为:患者所需的、具体的护理措施未能落实或被迫延迟执行的护理行为。换而言之,护理缺失是一种遗漏性失误,即未及时护理或护理不当导致护理工作的遗漏。Kalisch BJ 将失误分为两类:一类是造成患者人身损害的医疗事故性质的失误,如选错术眼(选错患者动过手术的眼睛);另一类是由于未落实或延迟执行的护理服务缺失导致的遗漏性失误,如未为躯体移动障碍的患者提供步行帮助[3]。

2. 护理缺失的具体表现

护理缺失的常见表现是护理技术操作不当或护理报告的失误,在护理过程中产生了患者安全隐患。护理缺失在不同的护理环境中均可发生,例如,当护理人员的工作负荷过大或轮班频繁的情况下,同一轮班期间对指定患者的护理缺失概率很大。此外,护理人员不规范的无菌操作、不严格的病房消毒、不当的输液操作及抗菌药物应用等均可导致患者感染甚至死亡。

3. 相关概念辨析

与护理缺失相关的概念包括:护理疏忽(nursing omission)与护理差错(nursing error)。护理疏忽是指:护理工作中对某些造成护理安全隐患因素的忽视或漠视。例如,忽视了急性心肌梗死患者急诊护理过程中的易错环节,又缺乏针对性的护理应对措施,将显著降低患者的急诊救治效率和救治效果。护理差错是指:在护理实践中因违反操作规范、职业倦怠、诊疗方案未随着病情恶化而调整及其他人为因素而带来的过失。护理差错常常会给患者带来身心伤害,延长治疗时间,但不一定会造成患者死亡、残废、组织器官损伤导致功能障碍等严重的不良后果。

在临床护理的很多复杂情况中,护理缺失、护理疏忽与护理差错之间界限模糊,又有重叠部分。不过,三者由于所造成的结果严重程度不同,三个概念之间又存在着区别。护理疏忽指在护理实践中所发生的错误,对于病人安全无大影响或存在隐患,例如漏测生命体征、漏填表格中的签名、打钩。护理差错对病人造成的结果多为较轻的身体或精神伤害,但未造成严重的不良后果,例如出现发错口服药、输错液体但未造成患者明显伤害。护理缺失的结果往往是护理不良事件的发生,严重威胁病人安全,例如未为患者翻身造成压疮发生、发药错误对患者生命造成威胁等。

再分析一下上述概念与护理不良事件的关系。护理不良事件多指由于医疗护理行为造成患者死亡、住院时间延长,或离院时仍带有某种程度的失能的事件。护理不良事件的发生与护理缺失、护理疏忽及护理差错的出现有关。护理缺失多导致严重护理不良事件的发生,如病人的残疾、死亡;而护理疏忽和护理差错未给患者造成伤害或仅造成轻微伤害,造成的护理不良事件程度较轻。

(二)护理缺失的影响因素

结合我国护理实践的发展经验,对于可能造成护理缺失的因素总结如下。

1. 三级医院的临床科室患者数量多,医护比和床护比不协调

《2018 年国家医疗服务与质量安全报告》显示我国医疗机构诊疗人次已增长至 83.08 亿,与之相对的卫生人员及医疗机构数量虽有增加却仍旧远远不足。护士数量的不足及工作安排的不合理导致了护理缺失的发生率居高不下,护理人员在临床工作时经常需要照顾众多病人,因此时常会出现护士无暇顾及的情况。

2. 护理人员缺乏基本的专业知识和技能,加之医护合作不畅

护士的专业知识和技能储备或应用能力不足,致使对于患者症状判断不敏感,难以观察到患者隐性疾病症状,导致后期病情加重。同时,护理缺失被认为是在不良工作环境和不良临床结果之间的因果关系下产生的,恶劣的工作环境会影响护士的工作效率。例如,医生和护士之间的不合作可能会延误沟通和护理决定;没有足够资源或管理支持的护士出现不能完成护理或仓促护理的情况,都可能导致护理质量的降低。然而,促进医护合作也面临着一大难题——如果没有证据表明医护工作受到不良工作环境或人员配备的影响,就很难获得改善这些因素的充分支持,这也给医院管理层带来挑战。

3. 护理服务的实际状况与患者精细化的需求间的供需矛盾

在当今网络信息时代,患者获取医学方面的知识途径增加,患者对于就医护理方面的需求也更加精细化。面对更多客观工作量和更精细护理要求时,护士难免会顾此失彼,时常感到力不从心,护理缺失就在这样的矛盾中产生了。例如,近年来患者对心理护理越来越重视,这在临床护理中对护士提出了更高的要求,然而面对庞大的护理工作量,护士没有充足的时间和精力去实践和钻研心理学,造成很多内容都只是纸上谈兵,很多时候注定无法达到患者理想化的心理护理标准,由此造成患者心理护理的缺失。

随着我国经济发展和医疗水平的进步,患者群体对护理服务的内容和质量有了更加精细化的要求,而与之不相匹配的是护理人员的认知程度及专业知识和技能的掌握程度,护士和患者间的供需矛盾是导致护理缺失的基本因素。此外,许多护理缺失的发生是由于护士职业忠诚度不高,做不到敬业爱岗,没有三查七对,从而发生粗心大意、走神等情况。这些主观因素具有不确定性,发生的概率较高,更加需要及时处理和解决。护士主观因素导致的护理缺失发生率高,也启示护理管理者要注重护士心理素质的培养,不论是在保持良好的工作状态方面,还是护理缺失发生时的心理调适及应变能力方面。

(三)护理缺失的不良后果

护理缺失常伴有较高的患者跌倒风险,增加患者的病死率、感染率、压力性溃疡和跌倒的发生率,对患者安全造成严重的影响。此外,护理缺失也直接影响着患者对护士职业的满意度和护理人员的调整,与护理不良事件的发生率呈正相关[4]。

我国护理工作中护理缺失现象普遍,最常见的是基础护理的缺失,由于护理人员配备不足,护士只能完成日常治疗工作和一些必要的护理操作,有些生活护理、基础护理工作没落实或落实不到位,或者交由护工或家属来做。而家属和陪护去完成的这些护理工作缺乏系统性和专业性,可能对患者的康复产生不良后果[5]。丁冠云[6]对某院2016年度上报的102例护理不良事件研究结果显示:低年资护士(N1护士)的护理不良事件发生率高于高年资护士。李静[7]对246例护理不良事件进行了回顾性分析,结果显示:前3位的护理不良事件分别是非计划性拔管(25.2%)、用药错误(22.4%)及跌倒或坠床(15.0%)事件。从以上数据可以看出,低年资护理人员存在较高的护理安全风险,非计划性拔管、用药错误、坠床跌倒等不良事件发生率高。

二、患者安全

患者安全与护理缺失之间存在密切联系。在患者实际需求和价值观念随着医学模式改革而不断转变的新形势下,护理缺失是影响患者安全和护理质量的重要因素并直接妨碍患者的治疗和康复效果[4]。护理缺失的发生往往伴随着护理不良事件的出现,给患者带来安全隐患,甚至造成严重后果,如医院感染率、患者死亡率的上升。同时,实现患者安全是我们探究和改善护理缺失所要达到的最终目的,针对患者安全的研究对于提升护理质量、降低护理缺失及护理不良事件的发生率具有重要意义。

(一)患者安全的含义

患者安全是将与医疗保健相关的不必要伤害的风险降低到可接受的最低限度的风险控制过程。患者安全要求在患者接受诊疗过程中,不发生医疗法律法规允许范围之外的,对患者心理、机体构成损害、障碍、缺陷或死亡,不发生医护人员在执业允许范围之外的不良执业行为的损害和影响。患者安全应当贯穿在日常护理实践中。在手术完成后,护士以轻柔的动作对患者的手术区域进行冲洗,冲洗过程需要采用加温的生理盐水进行干预,并确保生理盐水温度保持在37℃左右,对临近组织采用37℃左右的盐水纱布进行覆盖。护士要更重视患者个人安全方面的需求。

（二）患者安全隐患与护理不良事件

护理不良事件指因护士责任心不强、不执行操作规程和核心制度,给患者造成或未造成不同程度伤害,引发或未引发投诉纠纷的事件。护理不良事件的外延广泛,不同事件所导致的最终结果存在特异性,但其共性是患者安全受到不同程度的威胁。依据不良事件威胁患者安全的严重程度,可将护理不良事件分为三级:一级护理不良事件是已发生且造成患者死亡、残疾、组织器官损伤导致功能障碍、加重患者病情、延迟康复的事件,对患者安全的威胁极大,如医生医嘱出错,而护士又没有认真核对医嘱,所用药物剂量过大而导致患者死亡;二级护理不良事件是指已发生并增加患者痛苦,但对病情及治疗效果无影响的,如护士输错液及时发现并未对患者造成严重伤害;三级护理不良事件是隐患事件,不良事件未真正发生或累及病人或非护理行为造成的事件,如医疗设备器械事件。

不良事件是患者安全的指标。不论何种护理不良事件的发生,均可能对患者的身心带来不同程度的伤害,降低患者对医疗服务的满意度。用药错误、跌倒、压疮、复苏失败等严重护理不良事件甚至可以造成患者死亡、住院时间延长或离院时仍带有某种程度的失能。医疗保健系统的目标是确保安全和高质量的医疗保健。在这种情况下,患者安全是一个主要问题。护理不良事件的管控对于患者安全的维护发挥着巨大的作用。由于医疗保健中不良事件发生的主因是人的因素,如评估风险的专业能力,以及与系统有关的因素,如医疗体系、医院管理、制度流程、工作环境、团队模式、人员培养等方面,护理管理者可以通过高水平的培训和个人禀赋之间的联系创造更好的工作环境,建立医疗事故处理管理和患者安全管理制度、建立与制度相对应的不良医疗事件处理办法,加强对医务人员的培训等。

（三）患者安全与外科护理风险

护理风险是指医院内存在于整个护理过程中的不确定性危害因素,直接或间接导致病人死亡、损害和伤残事件的不确定性或可能发生的一切不安全事件,如护理事故、护理差错、并发症等。护理工作中风险无处不在,其中外科护理风险对患者安全的危害具有显著性。

外科护理特别是手术患者的护理具有相当大的风险性,不论用药输液还是信息核对,外科护理的每一个环节都可能会增加患者发病率和死亡率。根据对 40 多万名患者和欧洲 26000 名护士调查的数据分析后发现,当护士由于没有时间而导致病人缺少必要的护理时,普通外科手术后的死亡率会增加[8]。护理不良事件的发生在外科护理过程中极其常见,平均每增加 10% 的护理缺失报告就会增加 16% 的患者死亡风险。

患者安全在一定程度上可以通过降低护理风险来实现,其重点就是保证护理质量及护理程序的完整性。以降低外科护理风险为例,WHO 提出了"安全手术拯救生命"挑战,目标是通过确保对已经由各国证明的护理标准的遵从度来提高全世界手术治疗的安全性。50%的并发症可以通过"安全手术挽救生命"等策略来避免。同时,为避免手术出现并发症和不良事件,护理干预应覆盖整个围手术期,即手术前、手术中和手术后,防止不规范的执行操作及不合理的护理措施造成围手术期患者的安全风险。

(四)患者安全问题的诱发因素

通过上述对严重护理不良事件及外科护理风险情境的研究并结合我国护理实践,将偶发患者安全问题的因素总结如下:

1)护理缺失的发生。护理缺失的诱因很多,具体包括护理资源的不足及分配的不合理性、护士自身的知识储备和专业性不足等。从护理缺失的概念分析,护理缺失往往是造成不同程度的患者安全隐患的直接因素,而实际临床护理实践中,护理缺失发生往往伴随着严重的患者安全问题,例如未定时翻身造成患者压疮的发生、发错药导致患者死亡等。

2)患者自身因素。患者安全与患者自身的康复能力及心理因素息息相关。例如,随着年龄增加和组织器官的障碍,患者可能会出现某些生理上的退行性变化,此类患者存在跌倒、坠床等安全隐患。家庭经济条件、精神支持对患者安全也会造成影响,失去有效支持的患者可能会产生自杀等倾向。

3)护士知识储备和专业性不足。发生护理缺失、造成护理不良事件与护士自身的专业性相关联。护士知识储备和职业认同感、责任感的不足,对于临床护理实践的进行及患者的护理效果都会产生不利影响,无形中会降低护理质量。

4)护患纠纷的产生。由于护士能力不足、态度欠妥或患者对护士的不尊重、不配合导致的护患冲突,造成护士的心理压力及患者满意度下降,降低了护理质量。同时,护患纠纷的产生阻碍患者信息的传递,甚至发生错误,对患者安全构成威胁。

5)医院环境不佳。环境包括物理环境和工作时间以及护理专业人员的疲惫程度。恶劣的工作环境如防护设施缺陷或不足、高强度的工作量以及护士的疲惫感都可能造成患者安全问题的出现。

三、对策及建议

维护患者安全是对护理服务提出的最基本要求。消除患者安全隐患会提升护士的职业满意度、赢得患者群体的认可,促进和谐医护患关系。笔者针对护理缺失、护理不良事件的发生以及患者安全隐患等问题提出了相关性的护理应对措施。

（一）改善护理质量

良好的护理质量是患者安全的重要保证,可以通过护理方式和护理环境的改善来提升护理质量。运用高标准的集束化治疗方式,即根据治疗指南,在严重感染和感染性休克确诊后立即开始并在短期内(如6~24小时内)必须迅速完成的治疗措施,可以减少患者的感染率。科室可通过制定不同形式的宣教材料、实施护士弹性排班、不定时查看责任护士对核心制度及各种工作流程执行情况、科学应用新兴设备及护理技术等方式营造良好的护理环境,帮助患者安全目标的实现。

（二）提升护士的职业素养和职业认同

护患纠纷是造成患者安全隐患的一大因素,而护患纠纷问题的解决需要护士具备热爱护理事业、高度的责任心、富有同情心和爱心等良好的职业素养。因此,需要重视入职护士的定期职业培养和教育,建立并实行赏罚制度。同时,护士的职业认同感对于护士的工作热情及维护患者安全也极其重要。当前护士的职业认同感还远远不足,以社区护理为例:目前社区护士的职业认同感普遍较低,其原因是工资待遇不高、接受培训以及晋升的机会少。管理者可以通过增加社区护士培训、晋升的机会,以此来激发社区护士的职业认同感,进而提供高质量的护理服务。对于社区护士薪资水平低的情况,相关部门应加大对社区护理的资金投入来提高社区护士的薪资。此外,要完善社区护士的人身安全保障制度与体系,以降低社区护士的工作风险,增加社区医院的基础设施,制定工作激励制度,改善工作环境,完善人身安全保障制度等,以稳定社区护理服务的队伍。

（三）重塑护理价值观

护理价值观受到多种因素的影响,包括临床教学的特殊性、患者对护理人员的态度、管理层的领导方式、医院环境和各种利益冲突等。正是这些因素的不断变化,要求护理价值观从“以疾病为中心”向“以病人为中心”转变。重构护理价值观首先需要对护理工作进行重构,需要解决护理工作中的隐性工作问题。护士要在临床中将护理心理学知识与实践相结合。护士的工作主体是病人,要更多对病人进行人文关怀,视病人为亲人。

（四）增强护士的安全防护意识和能力

职业认同感能够使护士保持良好的工作状态,提升护士的责任感、耐心和爱心,对于减少护理缺失及不良事件发生、消除患者安全隐患有重要作用。提升护士的专业性和职业认同感,需要在前期学校教育和后期培训上下功夫。护生作为护理事业发展的后备军,却广泛存在着专业性和职业认同感不足的情况。实习护生职业认同普遍偏低,主要受护生学历、是否为独生子女、是否有宗教信仰、对护理专业的态度以及是否目睹医务场所暴力等多种因素的影响。同时,刚进入临床的护生,虽然系统地学习了护理学相关知识,但缺乏临床实践,对从事护理工作缺乏深入思考[9]。科室可以加强对年轻护士的患者安全培训,包括各种制度、工作流程、各种评估工具的使用、专科疾病相关知识,药品的作用及不良反应等,降低护理不良事件的发生率。

四、结语

良好的护理质量始终是保证患者安全的关键,服务患者始终是护理工作的重点。本文对护理缺失、患者安全等概念及其诱因进行分析并提出了相关对策,以期帮助我国护理实践的发展。患者安全应当始终贯穿我国护理实践的发展过程,患者安全隐患的研究及解决对于我国医疗护理的发展及健康中国建设具有巨大的价值意义。

参考文献:

[1] 曲昕.医务人员患者安全文化认知现状及管理对策研究[J].中外企业家,2020(20):232.

[2] Kalisch BJ,Landstrom GL,Hinshaw AS.Missed nursing care:a concept analysis[J].J Adv Nurs,2009,65(7):1509-1517.

[3] 李铮,崔香淑.应用 Rodgers 演化概念分析方法界定护理缺失[J].中华护理教育,2016(10):789-791.

[4] 张琪,赵晓甦,朴丽,等.护理缺失的国内外研究现状及启示[J].中华现代护理杂志,2015(19):2347-2349.

[5] 陈洪波,刘义兰,冯晓敏,等.三级甲等综合性医院护理缺失现状及其原因调查[J].护理学杂志,2011(6):6-8.

[6] 丁冠云.基层医院临床护理不良事件的原因分析及防范措施[J].江苏卫生事业管理,2018,29(4):467-470.

[7] 李静.246 例护理不良事件原因分析及护理对策[J].护理研究,2017,31(36):4688-4691.

[8] 吴丹.临床护理缺失与患者护理安全[J].世界最新医学信息文摘,2019(69):275-276.

[9] 王欣,田畅.实习护生职业认同现状及其影响因素分析[J].天津护理,2019(6):663-667.

癌症引发的社会文化思考

王　爽

　　社会学是系统地研究社会行为与人类群体的学科。它是一门具有多重研究方式的学科,主要涉及科学主义实证论的定量方法和人文主义的理解方法,并以运用这些知识去寻求或改善社会福利为目标。医学社会学长期关注疾病尤其是慢性病和身体的研究,它强调疾病的发生发展过程,不仅要关注临床表现和疾病带来的痛苦,还需要关注患者的身份认同及对其的护理。癌症相关的社会学问题可以概括为两个主题:癌症患者的身份与主观性变化及对癌症患者的治理与照护工作。癌症患者在患病期间会发生身份主观性的变化,经历身份的重新定位,原本生活轨迹被打乱,需要重新认识自我,对其带来积极抑或消极影响。医学社会学关注于减轻疾病对病人的负面影响。当前有大量文章关注癌症诊断、治疗和癌症转移或复发过程的问题,医学社会学着眼于如何重新调整癌症患者的个人身份,保持人格完整性,并在一定程度上保证癌症患者的生活质量。

一、癌症给患者带来的影响

(一)癌症患者及其家属的角色变化

　　随着人类寿命的延长,肿瘤、高血压、糖尿病等慢性病的患病率逐年上升。尤其是某些恶性肿瘤,预后较差,不仅严重威胁着人类的身心健康而且影响着患者的社会角色。癌症患者患病后,工作能力和参加社会活动的能力逐渐降低甚至丧失,与家属的联系和共同活动逐渐减少,由于疾病对患者造成的过多同情和怜悯也可能导致患者抑郁。疼痛和不适作为大部分末期癌症患者主要的身体症状,给他们的临终生活带来了不可估量的影响,这些均导致一些原本积极开朗的人患癌后变得寡言少语,甚至抑郁,由原本的健康人变得每日卧病在床,无法再做出贡献,

作者简介:王爽,北京协和医学院人文和社会科学学院 2020 级硕士研究生。

甚至要增加家庭负担,患者会因此而感到沮丧、抑郁甚至轻生,这是癌症导致的患者社会角色的转化。由于社会角色的变化反作用于疾病,因而加剧病情的恶化,是癌症患者角色变化所带来的不利影响。也有一些"抗癌明星",勇于同病魔抗争,在生命最后的日子里,实现了生命价值、探索到生命的真谛,甚至有患者因强大的精神力量病愈出院,创造了生命奇迹,此乃社会角色变化的积极影响。

癌症同时也造成了患者家属的角色变化,如乳腺癌患者的配偶。乳腺癌切除术后乳房缺失,患者会发生自我认同的改变、强烈的不确定感以及社会适应能力的改变,而其配偶发生的变化主要包括对疾病的不确定感、经济压力、精力和体力不支、被当作发泄的对象等。癌症患者配偶还会发生社会适应能力的改变,患者配偶常常感到孤立无援、无处倾诉,因此在临床诊疗中认识到癌症对患者家属造成的社会学影响并重视这种影响十分重要。

(二)由癌症带来的内化改变

在疾病的应对中,癌症也可能促成患者的个人成长或带来积极的改变。癌症治疗及其不确定的存活率给人带来长期的影响,患者治疗后很长时间依旧需要持续地进行意义追寻。癌症患者往往需要长期治疗,患者的身体和心理面临巨大挑战。在这个过程中,癌症患者不断经历着自我身份认知的重塑。患者生活受到限制,人生历程被打断,自己熟悉的身份和认同感受到威胁,甚至可能因为癌症的污名化让患者感到羞耻,导致一些患者无法承担这种痛苦选择自杀。也有相反的情形,即患癌让一部分病人找到了人生真正的意义,生命得到了升华。协和医院老楼一层是放疗中心,每次路过,都能看到准备进去治疗的癌症病人互相鼓励甚至说说笑笑。他们经过痛苦的纠结,重塑了强大的自我。患者术后会采取措施以调整适应新的自我,学着与癌症相处。不论有着怎样的改变,都是患者内在状态的一种改变。

随着人口老龄化、致癌行为增加以及环境恶化,癌症患者日益增多。与此同时,随着医学的发展,新型抗肿瘤药物不断出现,治疗策略不断优化,很多癌症患者往往能生存 5 年以上,癌症开始成为我国最大的慢性病之一。

对于医务工作者来说,也应该关注癌症治疗的体验,如很多患者对化疗痛苦的道德解读,认为忍受越大的痛苦会换来越好的治疗效果,然而这个观点与临床结果并不一定相符。因此应该关注患者个体的疾病应对。

二、照护癌症患者

(一)有关照护癌症患者的研究

帕森斯等人整理了骨癌患者在治疗和康复过程中所涉及的不同类型的疾病、身份和职业工作,并呼吁举办支持这些患者重返工作岗位的活动。这当中就包括临床医生需要"以不同的方式倾听患者的陈述,并根据个人情况提出更契合的方案"。莫法特和诺伯还探讨了福利污名化,并呼吁对受癌症影响的福利索赔人应采取基于合法权利索赔的方法。这种对主流癌症治疗方法的挑战在关注疏离感的研究中也很明显。布莱克斯特利用她自己的癌症经历来强调医生在没有她参与的情况下给出医学影像报告结论以及治疗决定,她感受到一种疏离感(alienation)。霍利克·琼斯探讨了他对复发的恐惧,讲述了这些感觉是如何影响具体化的经历和情绪健康的。

关于关怀和应对的文章主要侧重于改善心理、社会关系和采取关怀行动。有几篇文章讨论了心理支持团体的作用,既有面对面的,也有在线的,还有人讨论了精神、虔诚(spirituality)。这些作者中的许多人试图了解有信仰的人的不同文化背景及其经历,以努力改善关怀和应对策略。托斯利等人研究癌症幸存者如何"学会生活"的问题,将他们的经历作为心理支持服务的典范。

关于患者与关怀给予者(care-giver)的互动和接受服务的文章主要集中在了解、改善或支持患者对风险和责任以及他们与关怀给予者之间的互动的理解,强调影响决策、披露和解释结果的社会过程。

一系列研究探索了患有癌症和不患癌的人如何体会癌症关怀并发现不足,以使癌症关怀的接触和体验更符合癌症患者的需求。透过这项研究,社会学家积极参与并发挥作用,刺激了对癌症幸存者感受或行为方式提出要求的霸权主义的批评,进一步暴露出癌症后生活的风险与责任。

(二)对于癌症患者的照护与关怀

社会学家应当多维度地积极参与癌症康复阶段的心理、生理支持并发挥作用;关注癌症治疗和康复工作对相关的身份认同带来的负面影响,探讨生病和康复所涉及的各种工作,并主张改变临床实践和福利政策;呼吁赞赏那些支持患者重返工作岗位的活动。这当中就包括临床医生需要"以不同的方式倾听患者的陈述,并根据个人情况提出个性化诊疗的方案";了解患者对癌症复发的恐惧以及这些感觉是如何影响其体验和情绪健康的;通过与患者之间的沟通、信任、理解和尊重来自患者的合理的非专业决策。对于癌症康复期的关怀应侧重于改善心理、社会关系的安排。社会学家应当批评那些不当的观点,让患者明白癌症后生活的风险和责任,摸索更符合癌症患者关怀需求的方式。

癌症治疗的过程在以往多是医学-科学范畴。现在加入社会对癌症康复阶段的作用与反作用,则是增加了科学技术与社会的互动。随着医学的进步,癌症幸存者越来越多。放疗、化疗和手术对他们的身体和心理等各方面都造成影响。中山大学附属第六医院的"守望玫瑰"造口

(瘘)志愿服务队,是一支由造口康复病友组成的志愿者队伍,从 2010 年开始,他们每两周一次,参与造口病友的探访服务,对广大的造口患者及家属进行探访、慰问;为新造口人传授日常护理造口经验,鼓励他们积极调整心态、接纳自己、享受生活;以同路人的身份"现身说法",让病友们重拾生活的勇气和信心。这就是很好的社会对医学支持的典范,国内社会学家也应当着手研究和推进相应的支持机制。患者的疾痛体验受到诸多因素的影响,尤其是照护提供者。癌症患者对于自身的身份认同,很大程度上是建立在被聆听、被尊重的基础上。为了让患者拥有更多的身份认同,社会及医务人员应该将患者的体验置于研究的中心,不仅关注患者在医院里的经历,也要关注他们出院回家后的情况。

癌症患者在得知自己患病,到接受结果,再到治疗,是一个很漫长的过程。在这一过程中,作为医生,不仅应该做到因人而异的个体化治疗,更应关注患者的一系列心理变化,包括患者对自己的否定、放弃以及再认识。应该做好患者的心理疏导,让他们从一片黑暗中看到光明,勇于回到正常生活。全社会应该耐心、细致地对待癌症患者,关心癌症患者,温暖癌症患者,重拾他们生活的勇气和信心;不应苛责或者无视他们提出的要求。社会学家应该与医生联手,共同探索帮助患者提升幸福的道路。

三、癌症的风险与责任

(一)社会文化因素对癌症的影响

应从个人和社会的双重角度分析癌症的风险和责任,关注如何识别和管理癌症发生的风险。例如,从宫颈癌、乳腺癌筛查及筛查如何被概念化并与生命和文化相联系来探讨群体所在的家庭、社会文化环境对于人们对癌症发生风险及预防策略认识的影响。如英国妇女以分娩和更年期得出的"世俗理解"来理解宫颈癌筛查和罹癌风险,还有研究者通过传统医学与健康教育信息构建了赞比亚妇女的宫颈癌风险与世俗文化之间的因果模型,并试图用世俗信仰来解释其逃避筛查的原因。除此之外,个人对于疾病症状不确定性的主观感受可能也会导致癌症诊断延迟。分析受访者将感觉识别为症状的复杂性,当出现衰老、更年期或个人压力过大等偏离正常状态的因素时,个人的主观意愿常常将其正常化,而只有日常生活受限或当身边人表示担忧的情况下,明显的世俗感觉才会转化为疾病的症状。同时,心理上的恐惧可阻止女性寻求医学帮助。因此,应着重考虑个体的躯体化感受,分析社会因素对其的影响,正确应对癌症风险的不确定性,制订合理的个人方案。

（二）个人文化背景对癌症的影响

结合妇科肿瘤专业以及相关材料的学习，从个人层面上来看，不确定性在癌症治疗中有待得到认识，人们对疾病诊断标准的认识往往表现出不确定性、不平衡性。患者的主诉在问诊过程中起关键性的作用，症状描述不清往往导致鉴别诊断不明确，从而耽误患者的治疗过程。同一类型的肿瘤如卵巢癌对不同患者而言，症状也不尽相同，有的可能以腹痛为主，有的则以盆腔包块为主，这也反映了本质与现象的辩证关系。本质是事物的根本性质，而现象是事物的外部联系和表面特征，可以直接为人的感官所感知。作为临床医生，则需要把握辩证思维，从个别的、具体的现象抽象出一般的、普遍的本质，从千差万别的患者主诉中辨识患者的疾病特征。

个人的癌症风险及诊断是一个由文化和制度实践所塑造的过程。因此，治疗过程中更要考虑环境因素，充分考虑患者的社会文化背景。相比西方国家而言，我国的宫颈癌患者多为 55 岁及以上女性，这个年龄段宫颈癌发病率明显较高，可能与我国未能广泛普及宫颈癌的筛查政策等有关。在推进健康中国战略中，更应该注重社会层面的把控，做好制度的顶层设计，健全公共卫生治理体系，从社会和个人两个层面把控癌症风险和强化责任落实，从而更好地改善患者预后。

（三）其他因素对癌症的影响

癌症的发展、诊断与风险不仅是医学问题，更是社会文化、国家制度、公共卫生政策综合作用的结果。首先，作为医务人员，利用既往医学知识不难解释癌症为何成为健康的第一杀手，其症状的多样性、不典型性、复杂性使各位医生谈癌色变。其次，跳出专业知识的限制，会发现癌症的发展受到许多其他因素影响：一方面，从个人心理层面看，个人的主观意愿和自由意志往往将身体出现的异常信号正常化，就如同观察渗透理论一样，我们的观察中渗透着主观经历的影子，我们对于身体状态的判断也同样受限于个人的经验与情感意愿，不能做到完全的客观公正。对此，利用科技观与方法论，最大化达到相对客观的状态，便显得至关重要。另一方面，从社会全局来说，由于我国人口众多、医疗资源有限，且医学相关科普工作并不完善成熟，所以在疾病的早期筛查方面与发达国家相比仍存在差距。对此，利用医学化提高诊断阈值，以更有效率、更大范围保障人民健康便显得十分重要。但不可否认，这一过程必然会导致生命的商品化，但不可因其弊端而忽视其带来的优势，因此，最大化避免这一负面结果，提高癌症诊治过程中的人文关怀，既是癌症诊疗中的必修课，又是今后需继续努力的方向。总之，癌症除了是一种病理状态，更是一种社会心理问题，这对于医务人员，对于社会上的每一位个体成员，对于国家顶层方针政策，都是一门必须达到及格甚至优秀的必修课。

四、特殊群体的癌症应对

(一)边缘人群所面临的障碍

应着眼于筛查和预防结构性不平等,了解少数民族或社会经济弱势群体在获得个人癌症风险干预措施方面所面临的障碍——边缘人群对医疗系统的不信任,对筛查测试目的的误解,对国家医疗保健系统筛查的知识匮乏以及文化和宗教传统所带来的影响。国外某些学者强调了残疾人与其他人群在获得宫颈癌、乳腺癌和结直肠癌筛查方面以及全科医生和护士护理方面的差距。他们发现,这些差异不是由于认知能力或身体能力造成的,而是受到社会经济因素的严重影响。他们提出要改变社会经济不平等,倡导采取相关措施增加社会支持力度,以改善残疾人参与筛查的情况。

(二)科技发展对弱势群体癌症筛查所带来的影响

社会群落是由人所形成的集合体,是某一阶级或某些范围的人所形成的集合体。其组合分子具有一定的关系。科学技术的发展对社会有重大的影响,而社会对科学技术又有反作用,在癌症的筛查和预防中,由于科学技术的持续发展,开发了具有检测早期肿瘤的指标,如 AFP、CA-199、宫颈癌 HPV 高危风险筛查等,可以提高早癌的筛查率。早发现,早治疗,提高肿瘤患者的生存率及生存质量,对社会发展具有积极的意义。然而,由于性别、经济条件、残疾人、信仰等各方面差异,人们对医疗服务支付能力各有差异,例如经济条件差的人群因为负担不起检测费用,因而直到肿瘤晚期症状明显时才来医院就诊,其生存期和生活质量都很差。有些情况可以通过教育、改善经济、提供国家基本医疗投入等改善,这说明社会对于科学技术的作用是相互的,彼此之间相互影响。

科技的进步无疑是会给大众带来福祉的,然而科技是否能够辐射到每一个个体,是有待商榷的。经济因素、教育程度、政策福祉等都是影响因素,在利用科技促进医疗水平发展的同时,也应考虑是否有被边缘化人群,尤其对癌症患者的关怀。

五、癌症所带来的社会影响

(一)社会学视角下的分析

过去十年间,社会学家追踪调查了大量与癌症相关的案例,探究对象包括参与治疗与研究的患者、医护人员与监管机构人员,还包括与身份、组织形式、监管有关的社会和技术变革,并得出了三个结论。

首先,这一时期的新生物医学知识和人的身份与组织实践是通过复杂的过程形成的。生物医学的进步引入了新的不确定性,癌症患者与专业人员的责任与工作与日俱增。因此,最好将癌症相关的生物医学领域创新,以及对癌症的认知变化,包括患者对风险的感知变化、医患关系改变以及新的法规和组织结构形成,理解为社会广泛变化过程的一部分,而不是本就复杂的社会安排和癌症身份转变的驱动力。

其次,在癌症研究和护理的身份和组织等方面的社会研究进展以及生物医学创新,对于总结癌症易感人群、癌症患者家属和癌症治愈人群的经验,以及癌症研究者和护理人员的专业经验非常重要。对癌症易感人群、癌症患者/癌症治愈人群身份变化的认识也是发展的。这些身份变化是由支持者通过社会学研究发展和传播的,它挑战了刻板的叙事和传统的与癌症对抗的英雄主义,患者可能因癌症而成为一个更好的人。

最后,揭示了社会学家和社会研究者在这些过程中的作用。我们发现,社会学家和社会研究人员有时会在自己的工作中重复主流的研究,例如,关注特定的癌症或社区,特别是高收入国家的乳腺癌和白人妇女,而忽略其他人,如肺癌和边缘化人群。但是,也有文献记载相关领域的社会学家在某些情况下参与了反身份的开发,这些反身份拒绝主流叙事,而对可能面临癌症的发生、发展或上升的不确定性有更严格和复杂的理解。

人文道德关怀是对抗疾病可喜的解药,然而,对被研究群体的社会学分析,对于我们理解癌症作为一种疾病实体的构成,也至关重要。只有将患者和公众在风险、责任和参与研究、治疗、监测方面的经验与专业技术、科学、理论联系起来,我们才能全面探究癌症及其带来的影响。

(二)对于全社会的影响

癌症作为当下致死率最高的疾病之一,对患者、家属及整个社会都带来很大的影响。癌症不仅带来了健康问题,更是带来了社会学问题。大量社会学研究分析了癌症相关的患者身份认知与人格改变、科技发展对癌症相关人群的影响,以及进一步对监管者和组织者的影响。与其说癌症改变了社会,不如说癌症带来的影响本来就是社会广泛变化的一部分。社会工作者的意志也会部分影响研究方向,人们可能由于过于关注特定群体,而忽略了最常见的群体,这也是我们需要反思的。总之,我们不能将癌症仅仅作为一种重大疾病来看待,而是要将它作为影响社会的重要因素之一来研究。

对于专业的医护人员来说,癌症是一组以治愈率或延长生存期为目标的疾病,而对大多数普通人来说,癌症不仅仅是一种危及亲人的疾病,更是一份生活负担。癌症的治疗、患者的看护以及随之而来的失业、家庭责任的转移等,让人谈"癌"色变,是一件容易理解的事情。但是,对于癌症的恐惧,会带来的不仅是争吵、疲惫、贫穷等家庭问题,更可能导致贫富不均、自杀率增高等社会问题,因此对癌症带来的社会影响的研究迫在眉睫。对于癌症患者,医护人员不仅仅要关注他们的生理健康状况,还要关注心理健康状况。

同时,社会学家的研究对象存在主观选择,也值得关注。科学研究总是着眼于社会热点话题,或者特殊病例,有一些边缘人群的生存状况可能会被忽视,这部分群体也应当受到关注,如核工作者的职业危害,因为其身份具有代表性及特殊性,做好这方面的相关防控及防护更有利于社会的进步。

鸣谢:本文成文过程中,得到北京协和医学院协和医院2020级研究生李博、杨宇帆、苗俊珂、师佳、朱盈等人的帮助,特此感谢!

参考文献:

[1]Anne Kerr, Emily Ross, Gwen Jacques, et al. The sociology of cancer: a decade of research[J].Sociology of Health & Illness, 2018, 40(3): 552-576.

[2]张琴, 陈方平. 血液系统恶性肿瘤患者相关疲劳的生物-心理-社会模式探讨[J]. 医学与哲学(临床决策论坛版),2010, 31(1): 78-80.

[3]王静. 叙述、形塑与纾解:末期癌症患者的疼痛研究——身体社会学的视角[D]. 上海:华东理工大学, 2017.

[4]谭思敏, 谭小芳, 严谨. 乳腺癌患者与配偶对疾病反应差异的社会心理学研究进展[J]. 中国全科医学, 2015, 18(6): 615-619.

实践应用篇

找回心灵圆满的力量

刘忱谦　　刘　明

本文重点讨论心灵的缺失与圆满的因由。基于主客观对立的两个方面对应的心身内容却又是统一一体的内容,在二元对立概念体系中,客观的身体是有限的,而可以超越二元对立概念的心灵原本是圆满无限的,却也因由二元概念的缘故,在主客观互动的过程中变为残缺的,并由此造就出生命里所有的苦痛。出路则在于,克服二元概念体系的影响,对生命真实感受给予足够的尊重,由此重新认识并体会先于二元概念诞生的纯粹感觉,并确立起对生命本身或生命伟力的至高信仰,于现实中则要捕获"家人"支持系统的抱持,以重获心灵的连接与滋养,使得心灵于安宁中重获蓬勃生机,最终让心灵做主,使得生命因由心灵圆满而获得圆满。

一、生命苦痛源于心灵残缺

当生命意识诞生后,自然的结果就是要追问:人从哪里来? 世界由谁创造?

爱恨情仇,喜怒哀惧。自古以来,外有天灾人祸,内有五感七情,每个人不是被名利所趋,就是被贫病所扰,没有人能一生平安无忧。正如释迦牟尼所说:人生皆苦。

如果人是由神创造的,神创造出总是要经历苦痛的人,显然其创造是带着深深的恶意的。尽管有偷食禁果的说法,但万能的神为什么不能预料到亚当和夏娃的行为并予以阻止呢?

如果人之诞生是宇宙演化的自然结果,为什么要演化出总能感知到苦痛的自我意识呢? 为

作者简介: 刘忱谦,北京协和医学院护理学院 2018 级本科生。

刘明,北京东方生命文化研究院特聘研究员。浑沌心理学创立者,曾以此身份至美国宾夕法尼亚大学、哥伦比亚大学和英国伦敦大学学院(UCL)演讲与交流。北京大学国际政治专业本科、中国社会科学院研究生院货币银行学专业硕士研究生毕业,兼修北京师范大学研究生院心理学硕士课程及中国科学院心理研究所心理学博士课程。曾任或现任中国协和医科大学教师、庆泰信托投资有限责任公司董秘、太原工业学院客座教授、北京心理卫生协会理事、ASSC(the Association for the Scientific Study of Consciousness)终身会员以及中央电视台、中央人民广播电台、《中国经济时报》等媒体心理栏目专家。出版专著《让心起舞》(中国水利水电出版社,2006 年)、《心醉神怡》(北京师范大学出版社,2010 年)、《心境漫步》(六卷)(西安出版社,2015 年)、《我本浑沌》(九州出版社,2018 年)等。

什么又能演化出自我意识呢？宇宙又是谁创造的呢？宇宙又为什么要存在呢？其存在又有什么意义呢？

人从哪里来，世界由谁创造，无论答案是什么，有着生命感知的人总是会于仰望星空的时候感受到自身的渺小，并在哪怕是喧嚣的人群中体味着孤独。

当孤独存在的时候，生命一定不是圆满的。孤独是一种心灵体验，是当生命处于残缺状态时的一种心灵体验。与之对应的，获得爱成为一种根本的需求，并同时成为圆满生命的心灵体验方式。

在生理层面上，不能说生命是残缺的，只能说相对于宇宙大道而言生命是渺小的。说生命残缺，是相对于无边、无际、无量的浑沌意识（或称理性）而言，在二元概念中诞生的自我意识是残缺的。也正是这个自我意识作为心灵的一部分觉悟了心灵的存在，并同时以残缺的心灵充任全部心灵的内容去体验生命。

可以说，生命中所有的苦痛都源于心灵的残缺，又或者说是对于自我意识的执着。

二、理性与爱是如何丧失的

观察婴幼儿，常常会发现其天赋的非同凡响的能力。

（一）首先是注意力问题

婴幼儿在堆积木的时候，是极其专注的，并且是极快乐的，而其快乐，不仅仅在造型（形）造物的过程，还在于最终他把所造的一切毁掉的那一刻。或许在他的心里，还没有得失，只有玩耍的快乐。

最让人惊异的，他明明全神贯注地在堆积木，完全没有关注旁边聊天的大人们，但却会时不时恰如其分地接一两句话。不禁让人怀疑，他的注意力模式与成年人完全不同。成年人专注于一件事的时候，是没有办法同一时刻兼顾其他事情的。婴幼儿的表现，说明其注意力既是专注于一点的，同时又是弥散着笼罩在一切时空里的。

我们常常要谈到理性，总是不得要领。如果对应婴幼儿的注意力特点，我们不难发现，成年人的大脑活动可以叫作理智，婴幼儿的那种既能专注于当下一点又同时弥散着笼括一切时空的意识状态才是真正的理性。

可以说，随着理智的出现与成长，理性慢慢丧失了其光芒，乃至消亡。

（二）婴幼儿的爱也是异于成年人的

新闻里时不时爆出的夫妻恋人杀掉对方的情仇事件，虽然极端，却也说明成人的爱常常是以占有为目的的。

占有,意味着"对立双方"概念的存在。成人的理智正是起于对立统一的二元概念的建立。

二元概念带来的问题是必须有所选择,于是,理性只能陷入理智的轨道而丧失活力。

与此伴生的是,利害成为人生存的最主要内容。

成人的爱无不与利害相伴。最能说明这个问题的是,成人的爱需要法律和道德加以规范和维护。

如同成人的注意力特点一样,成人的爱也只能是专注于一点或一人身上,难以旁顾。如果旁顾,则需要从先前的人身上转移开来,这又常常被法律和道德所不容。

与成人被理智所圈养的"不可分割"的爱不同,婴幼儿的爱是纯粹的,不涉及利害,而且是既可以专情于当下所爱的人又同时无分别地全情爱着所有人的。

严格来说,成人的爱是爱欲,因为它已是理智选择之后的爱的残余部分,婴幼儿的爱才是真正的爱,是不受限的,是完整无限的,既是专一、专注于一人一点的,又同时弥散着笼括在一切处。

(三)理性与爱的丧失与找回

当二元概念诞生,理智出现,利害也成为生命的主题内容,爱就不断被消磨,直至彻底丧失。

生命流逝,流逝的不是岁月,是理性与爱。当理性与爱消亡了,生命也就结束了。

世界一定是有理性与爱的,否则其存在没有任何意义。

或许,理性与爱一直都在,只是我们忘却了,只剩下了冰冷的理智以及象征着生命残缺的欲望。

理性与爱,是浑沌应有之意。

浑沌力量是创造世界的本源,并以全息的方式在一切时空中存在,其形式表现为绝对运动。绝对运动创生万物并存在于其中,且最终将浑沌力量表现为全息于生命基因中的浑沌意识。

浑沌意识是原始而完整的,其完整不仅体现在个体内心世界的起始处,还体现在对主客观世界的超越上。

三、尊重生命的真实感受

找回圆满的爱,找回天赋的理性,首先是要克服二元概念体系的影响,最容易入手的方式是把注意力放在生命的真实感受上,尤其是感觉上。

生命的真实感受,从其发生的情形看,或许因为有二元认知的因缘在,感受已不再真实,也不好确认。

但若回到最初最真实的感觉上看,生命的真实感受是发生在二元概念之前的。

因为二元随之而来,生命的真实感受就有了可以被表达和不可以被表达(或者也可以分为可以被接受和不允许被接受)两个部分。生命的感受从此不再完整。

当爱都不被允许自由表达时,苦痛欲求等生命感受就更不被允许自由表达,甚至不被允许存在。

每个人的生命历程里都有一些艰难时刻。有人会觉得那是难以摆脱的苦难,也有人会于度过苦难之后感觉幸福,觉得自己能有那些艰难时刻是一种幸福。他们会说,假如没有那些艰难时刻,现在也就没有什么可以回忆的,更体会不到生命在其中挣扎并最终得以成长的滋味。在他们的世界里,所有的痛苦仿佛都变成了人生资本。

至于如何把痛苦变成幸福和人生的资本,我们先来看一位达人的分享:

> 不管别人如何看我,我自己心里很清楚,在内心世界里一直有一股暴戾的气息。我不知道那是先天的攻击性力量,还是因为从小遭受痛苦挤压而变形的内心反弹,但它一直都在。
>
> 有许多时间,我不自觉地去寻求正性的力量,也积极地锻炼自己正性的力量,成效比较显著,但那暴戾之气仍然会时不时地在意想不到的地方显现出来,有时候还会因为向外修养不得抒发的缘故转而向内攻击自己。
>
> 直到有一刻,我想明白一个问题:即使是爱,也是有限制的,不能随意表达。那一刻,似乎有一道光照进心底,从朦胧处慢慢清晰起来一个认知,生命的真实感受需要被尊重。
>
> 而我现在觉得自己真正尊重了生命中的"暴戾之气",是有切实体会的,就是我发现当自己有了这样的认识后,当天晚上睡得香极了,并且做了一场超级春梦。似乎当它(暴戾之气)得到尊重以后,也不再折磨我,而是变成愉悦我了。

这里面的第一个重点是承认自己有"暴戾之气"。事实上,当他能公开讲自己有"暴戾之气"时,至少已经是在一定程度上有勇气面对自己的"暴戾之气",或者可以进一步说,他在一定程度上接纳了自己有"暴戾之气"这一点,而他更是不惮把它公开出来,则是表明自己已经可以尊重这份生命的真实感受。

第二个值得注意的内容是其所言"即使是爱,也是有限制的,不能随意表达"。如果把"暴戾之气"看作是负性的内容,爱显然是正性的内容。当爱发生时,生命会经验美好,事实上,爱正是生命趋于圆满时的一种体验。而如果这种爱的体验是在人际互动中获得的,又恰好是在异性之间的互动中获得的,那么,有关"爱"的真实感觉是不能随意表达的,因为有文化禁忌的内容存在。

如果说,爱是生命趋于圆满时的体验,那么,爱可以说是一种"超越的纯粹的爱"。但基于二元概念的缘故,爱已不是那个"纯粹的,不涉及利害,而且是既可以专情于当下所爱的人又同时无分别地全情爱着所有人的"爱,而是成为二元概念下偏于一边的爱。如果文化再把这二元下的爱划分归属为"阴""阳"之列,这爱就成为某种禁忌,由此"不被允许自由表达"。

也就是说,爱本来仅仅是爱,没有其他的利益诉求,只是需要让生命里的美好感觉得以呈现,但因为文化禁忌和道德约束,爱并不能自然表达,也不被允许自然表达。因为在特定的文化氛围中,爱的自然表达容易被转认为欲望的诉求,让人生出戒备之心和防备之意。

在二元的世界里,有黑就有白,有左即有右……一切都是对应的,当然也是可以相互转化和对应交易的。均衡是其中重要的原则。

在其中,爱不再是纯粹的爱,而是欲。

当爱不被允许自由表达,爱是分属"阴"或"阳"时,也就是说,爱不再圆满。生命也因残缺而遭受伤痛。

生命真实感受,尤其是负性的生命感受,之所以经常"作祟",是因为它们总是不被允许存在,并总是遭到打击、压制或扼杀,但有阳必有阴,有阴必有阳,孤阴不生,孤阳不长,作为二元概念中的一端,是"哪里有压迫,哪里就有反抗"。

可以想象,当"达人"想把自己修炼成一个平和的人时,除非他一步到位,真的就成了一个平和的人,否则,难以避免的,或者出于下意识的选择,他会一直掩盖自己有暴戾之气,不愿意承认自己有暴戾之气,更是想把暴戾之气修没了。但他会发现,道高一尺魔高一丈,越修,他必然越能感受到暴戾之气的存在和增长。

当我要"阳"的时候,我就必须得接受"阴"。如果说"阳"是需要被赞赏的,那么,"阴"至少也是需要被尊重的。

问题豁然而解,"超越的纯粹的爱"也好,"暴戾之气"也罢,乃至所有生命真实感受,所要的无非是被允许存在,并被充分的尊重。

有了"尊重",是不是表达出来,只不过是个形式问题而已。反过来,即使要表达出来,也仅仅是为了表明对生命真实感受的"尊重",与其他无关。不是为了建立友好关系,不是为了被别人看见,不是为了宣泄,不是为了显摆,不是为了自己谋求利益……

这种"尊重",是自己内心世界的事情,是自己跟自己的游戏!

另一位达人分享:

> 我一直以为过去的一切都已过去,但是,当我承认了自己曾经受到过伤害,仅仅是"承认了"这一点,我感觉完全不同了,人轻松许多。当我不承认自己曾经受过伤害,当我努力让自己变得坚强,我忽略了来自生命深处的呐喊,我只是用一种似乎更强的感受覆盖了创伤的感受。当我要自己尊重生命的真实感受时,心境似乎撑开二元壁垒,一下子豁然开朗起来。

当我们能够真正尊重生命的真实感受,允许它存在,并自由表达,生命就可以重获浑沌力量的加持。

允许生命的真实感受存在并自由表达,似乎成为重要的行为指南。但这不是重点所在。

重点不在"表达"的操作策略上,而在于内心真正地"尊重"自己的生命感受。这种"尊重"首先表现为允许,而"表达"是对允许的确认和夯实,也就是说,当"表达"发生时,是在表明自己对生命真实感受的"尊重",这就如我们总是会把好事拿出来宣扬一样。

也就是说,如果"表达"是有目的的,目的不是为了让自己的情绪得以宣泄,也不是为了表达而表达。为了表达而表达,其目的更多的是为了让别人看见自己。我们现在要强调的不是为了让别人看见,而是如果"表达"是有目的的,目的只是为了表明自己已经允许生命的真实感受存在并给予充分的"尊重"。

四、感悟并确立生命信仰

当注意力回到了生命体验上,回到了生命的真实感受上,回到了尚未形成二元概念的感觉上,生命本身得到最好的尊重。但这还不够。

生命若得最好的成长,还需要形成对于生命本身又或者生命伟力的信仰,以此造就心灵趋向圆满的力量,并成为生命成长最自然的取向和最高指引。

人都活在自己的概念世界中。

人受到敌人的伤害,虽然会很受伤,但不会无法接受;而受到自己人的伤害,则痛彻心扉,难以接受,甚至会导致精神彻底崩溃。

伤害,是一样的,不一样的是伤害实施者的身份,不一样的是被伤害者内心关于伤害实施者身份的概念。

对敌人,要的是斗争。被伤害,只是输赢问题,有恨,有沮丧,但会"认"了,没有委屈。

对自己人,要的是保护和被保护。被伤害,则是背叛问题,有恨,有悲哀,但"认不了",也气不过,有的是冤屈。

在生活里,我们在外面受到伤害,并不总是记得,但是,在家里,尤其是受到父母爱人的伤害,则耿耿于怀,纠结不已。

看过柳云龙主演的电视连续剧《风筝》,有很多让人感动的情景。

柳云龙主演的郑耀先,是潜伏在国民党军统中的中共地下工作者,为了完成潜伏以获取情报的任务,有的同志(曾墨怡)死在他的手里,有的同志(江心、陆汉卿)因他而死,也有叛徒(吴福)被他处决,在这个过程中,他一方面要与国民党内部的军统和中统特务周旋,一方面要应对不知情的中共地下工作者、游击队等的误解和追杀,屡次遇险,死里逃生。

剧情的高潮出现在中华人民共和国成立后,正当大家都享受胜利果实的时候,他却因为反特的工作需要,继续隐瞒身份,过着过街老鼠一般的日子,为此家破人亡,妻离子散。原来那些他在国民党队伍中的过命兄弟也都被他算计而死,因为他要坚守自己的信仰,要履行自己的职责。

关于信仰,剧中有明确的交代,他对自己的徒弟马小五说:"按理说,你已经是一个出类拔萃的侦查员了。可在我看来,你确实还缺少了点什么。这就是我说你不合格的原因。"

当小五问自己缺少了点什么时,他说:"对理想的执着,也可以说是一种信仰,那是一种甘愿为理想献身的信念,情报人员如果缺少了这一点,就等于没有了灵魂。"

他还跟小五说过:"要敢常人所不敢,能常人所不能,为常人所不愿,忍常人所不能忍,甚至行常人所不齿,做常人所不屑,这个事业,最重要的还有忍受,忍受失去一切常人应该得到的,忍受家人、朋友终身的误解,忍受职业所带给你的家破人亡、妻离子散,但在国家需要你面前,你有选择吗?没有!不是每个人都有资格为国家牺牲,你做到了,这本身就说明了你的价值。和这种价值相比,还有什么比它更完美的回报。"

在他看来:"大丈夫顶天立地,命可轻抛,义不能绝。这个义不是别的,是信仰,没有什么可以凌驾它之上了。"

剧中有个情节,袁农作为中共山城地下工作者的负责人,被捕后在渣滓洞的严酷环境下能挺过来,是因为他有坚定的信仰,但是,在面对造反派的斗争时,他的信仰崩溃了,结果自杀。在这点上,他显然没有郑耀先信仰坚定。

郑耀先的信仰是信到骨子里的。信仰于他而言,不仅仅是政治选择上的信念,更是关于生命意义的理解和诠释,是一种生命信仰。

他潜伏敌营十八年,出生入死,为敌我所不容,能支持他的是他的信仰;中华人民共和国成立后,算计昔日国民党阵营那些兄弟时,也是因为他要坚守敌我概念下的政治信仰;而后来,在自己人的误解和迫害下能无怨无悔,安之若素,则是因为其信仰已经成为超越敌我概念的生命自觉和生命信仰了。

虽然也常有人说:"我不下地狱,谁下地狱?"但真正能做到,实在不可想象。能够超越一切荣辱,忘却自我概念,甚至无有概念,却不忘初心,在一切境中安之若素、甘之如饴,毫不动摇地活出生命的滋味儿,大概只有郑耀先那样的人做到了。正如剧中他那句台词说的:"和那些牺牲的同志们比,我没有什么可委屈的。九死一生活过来的人,生死早就看开了。"

这是整部电视剧最深刻、最感人的地方所在,也是超越了以往所有谍战剧的地方所在,即完成了党性和人性在生命意义上的完美统一。

《风筝》是一部文艺作品,一部有关信仰的文艺作品。我们知道,文艺创作源于生活,高于生活,却又要回到生活。

如果回到生活,我们又如何看待信仰问题呢?在如今经济发达的时代,我们又有什么样的生命信仰呢？我们是不是每天为利害得失苦恼不已呢？还是我们也有自己的生命信仰？

在现在这么好的和平发展时期，我们不需要出生入死，不需要斗得你死我活，那我们是不是更容易做到超越一切荣辱，忘却自我概念，甚至无有概念，却不忘初心，在一切境中安之若素、甘之如饴，毫不动摇地活出生命的滋味儿？还是每天为了一些鸡毛蒜皮的事情伤心悲痛、焦虑抑郁？

回到生命过程中，我们是不是有着对生命成长的信仰呢？对生命的深刻理解，尤其是对生命的来处与去处以及全过程的意义与价值的深刻理解，最终形成对于生命成长实践并行不悖的最高指引，可以称之为生命信仰。

随着"生物-心理-社会"医学模式的提出和发展，我们看到社会活动和心理因素对健康有着非常重要的意义和价值。从许多临床研究来看，尤其是肿瘤、癌症的治疗过程中，重新调整家庭和社会人际互动模式，改变心理活动模式，建立积极的生活态度，特别是激活和强化求生意志，会大大影响治疗效果，甚至成为治愈的决定因素。而在这其中，生命信仰是至关重要的内容。

五、让心灵得以安放

有了对生命真实感受的尊重，心灵重获圆满有了可能；有了进一步的生命信仰，心灵重获圆满有了方向和指引。下一步，还需要找到可以让尚处于残缺而飘荡状态的心灵得以安放的处所，亦即让飘荡的灵魂回家休养以便茁壮成长。

有朋友说过一段话："有时会有深刻的孤独感，无论环境喧嚣还是寂静。像在黑暗潮冷的洞穴里行走，想出去，但不知道方向，感受不到伙伴。这里爱的源头会需要有强大的心力吧，如一把火炬照亮黑暗与持续温暖，看到自己接纳自己，然后引领自己。"

孤独似乎成为许多朋友内心无法言说的痛。或许要归罪于现代科技发达，多少人午夜难以入眠。然而，笔者以为，除了生理上的神经出现了问题之外，多数人的难以入眠是因为紧绷的心弦难以松弛。

前文提到电视剧《风筝》里的郑耀先因为有信仰，使得他可以度过一切困难时期，尤其是在受到冤屈时可以安之若素、甘之如饴，毫不动摇地活出生命的滋味。其实，认真想想，除了信仰，能让郑耀先在中华人民共和国成立后的艰难环境中安心以对的，还因其找到了回家的感觉。正如他自己说的："有你这句话，我就安心了。我终于回家了。"

家是什么？

在中国人的概念里，家是特别重要的，重要到家和国并提，比如常说"家国天下""家国情怀"，又会说"成家立业""修身、齐家、治国、平天下"。

自古以来，中国人都会为了家而奋斗，原因就是要寻求一份安心的感觉，使得自己的心灵不再孤寂地漂泊流浪。

哪怕是出家,看起来是要摆脱家的羁绊,但实际上也是为了寻求一份安心的感觉。他要出的家,是那个不能让他安心的地方;要摆脱的羁绊,是那些不是同伴的家人。他出家是为了找到家,一个有着同伴(道侣)、可以安心的地方。

禅宗公案里有段故事,说达摩祖师在少林寺面壁,神光大和尚前去求法,达摩不理不睬。神光为表真心求法,在大雪里一动不动,一站就是一夜,后又斩断自己左臂表示求法的决心,达摩始见他,并为他改名叫慧可。于是有了一段对话:

> 可曰:"诸佛法印,可得闻乎?"
>
> (慧可问:"所有的佛所传的这个最高的真理,我有没有资格听闻和得到呢?")
>
> 祖曰:"诸佛法印,匪从人得。"
>
> (达摩祖师说:"所有的佛所传的最高的真理,并不是向别人那里求得一个东西的。")
>
> 可曰:"我心未宁,乞师与安。"
>
> (慧可说:"我的心得不到安宁,请你帮助将我的心安定下来。")
>
> 祖曰:"将心来,与汝安。"
>
> (达摩祖师说:"把你的心拿来,我给你安。")
>
> 可良久,曰:"觅心了不可得。"
>
> (慧可呆住了,过了很久,说:"我找不到这颗心,那根本是了无迹象可得的啊。")
>
> 祖曰:"我与汝安心竟。"
>
> (达摩祖师说:"既然找不到心,那么我已经给你的心安定好了。")

不管在家,还是出家,都是要找一个可以安心的地方,本质上都是要有一个可以安心的家。

"成家立业",先成家,后立业,不是说先要结婚生子,然后就可以创立事业了,而是说要将自己的心先安了,才能真正成就事业。

同样,"修身、齐家、治国、平天下",也是要先把自己的心安定好,才可能治国平天下,否则就不是治国平天下,而是乱天下了。

现代社会,大家把方向弄反了,不再先向内安心,而是急着向外去寻找可以证明自己的东西,于是有了大房子,心却越来越不安了,正所谓有了房子,却睡不着觉,一个个都成了孤家寡人。

本来,家是一个有着同伴、可以安心的地方。如果一个人不断修身,并有了同伴且安心,可以说是"齐家"了;而进一步,可以不需要同伴,也可以安心,就是"大家"了。

但现在社会上已经不见"大家",而只有"大咖"了。所谓"大咖",这个说法很形象,就是指那些不断嘚啵嘚啵嘴的人,嘴上花花的,心却不知道在哪个"爪哇国"里孤寂地飘荡着。

家是什么？家在哪里？

六、心灵力量于安宁中生起

有了对生命本身的尊重，有了生命信仰，也有了可以安心的"家人"支持，心灵的力量就会于安宁中自然生起。

工作室中，咨询师等着对方话毕，并不接口，只是安静地坐着，对方也安静地坐着，时光仿佛停驻一般，思绪犹如水滴偶尔掉落水面激起一丝微澜，飘来又荡去。宁静安详，生机盎然。

对话中并不容易出现沉默的时刻，因为大家都受不了尴尬。然而，那静默时刻的心灵静谧体验是极重要的经验，生机常常在那个时刻不经意发生，生命也由此变得不一样。

《阴符经》云："天性人也，人心机也。立天之道，以定人也。"

科学一直在问一个问题：推动宇宙发生发展的第一力到底是什么？

我们的认识是，不管第一力到底是什么，可以明确的是，有那么一种力推动着宇宙发生发展。

哲学和心理学也一再问：意识到底是怎么来的？

我们的认识是，不管意识到底是怎么来的，可以明确的是，有那么一种力量推动着意识发生发展。

生物学、生理学和医学总是要追问：生命是如何发生又到底是怎么维系其存在的？

我们的认识是，不管生命是如何产生和维系其生存、发展历程的，可以明确的是，有一种机制使得生命存在并发展。

天地万物，人心与身，凡事凡物，使得其可以发生发展的力量，我们统称之为生机。反之，使得事物发生改变乃至终结的力量，我们统称之为杀机。

《阴符经》云："天发杀机，移星易宿；地发杀机，龙蛇起陆；人发杀机，天地反覆。"

《阴符经》继续有云："天人合发，万化定基。"

生命之成长，有赖于天人之机合发。心理工作最神秘也最难把握的地方就在于寻获天人合发之机。

这实际上是一个系统工程，也是一个大数据处理过程。从目前人类理智和认知的发展程度来看，尚不足以完成这样的大数据处理过程，所以，目前所有心理学理论支撑起来的心理工作的成效实际上很大程度上有赖于数据处理成功的偶然性。

然而，人脑之精妙复杂及其运算能力，显然又类似于量子计算机一般难以思议。问题是，这个不可思议的能力并不能经常显现出来。

《阴符经》云："人知其神之神，不知不神之所以神也。"

我们现在过于依赖对大脑的开发，过于看重二元知识体系的获得和建立，却忽略了生机之所在及其推动事物发生发展的巨大力量。

《阴符经》的说法是："心生于物,死于物,机在于目。"关键在于一个要点上,即是否知道"不神"。人们容易看见和知道"神",不容易看见或知道"不神"。

生机恰恰在于"不神"之处,亦即在宁静安详的时刻,大脑不"神"、不起作用乃至停摆的时刻。

《阴符经》亦如此说:"自然之理静,天地万物生。""至静之道,律历所不能契。"能静片刻,可以攒簇一年之气候,这是律历所不能规定的。

不妨闭着眼睛,靠在某处,体会着浑身懒懒散散的感觉,听闻着窗户内外的声音。那一刻,或许就感受到了宁静安详,生机盎然。

七、让心灵做主

生命得到尊重,心灵指向内在世界,且确立起对生命本身和生命伟力的信仰,借由"家人"支持系统的抱持而形成的心灵连接与滋养,心灵得以安住,并于静谧中生起源源不断的力量,自然的结果是心灵获得圆满,成为生命的主宰,又或者说,心灵成为生命的主宰,圆满是其自然结果。

《坛经》中云:"时有风吹幡动。一僧曰风动,一僧曰幡动。议论不已。"惠能进曰:"非风动,非幡动,仁者心动。"

故事说:六祖惠能大师从五祖弘忍门下得到传承之后,在深山潜行十六年,然后出山,到了广州法性寺,见到两位和尚对着寺前的旗子在争论,一个和尚说:"你看旗子在动。"另一个说:"是风在动。"惠能说:"你们两个都错了,既不是风在动,也不是幡在动,是你们的心在动。"

对习惯于科学思维的现代人来讲,很不容易理解这段故事。明明是风在动,旗在动,怎么成了心在动?

对于人类共同认识来讲,必须建立起共同的认识标准,否则难以沟通。这个共同的标准往往被叫作客观标准。

事实上,客观标准的建立起初仍然是依赖于主观的感觉和知觉能力。

所以,客观标准并不是真正的客观标准。它只是对应于主客观范畴对立概念而产生的认识角度。

人的认识的发生离不开主观感觉,生命体验就更离不开主观感受。

从主客观的角度理解"风动、幡动和心动"问题,其实并不是特别难的事情,无非涉及一个认识习惯的改变问题。

人们或者采用客观现实的立场,或者沾点主观唯心主义的色彩,也由此可能沾沾自喜以为高人一等,又或者被批评一番。

我们更关心的是生命体验如何可以自主。这或许也关乎人类的共同认识问题,但更多的是个人的生命经验问题。

尤其是我们身处信息时代,每时每刻都有大量的信息刺激着我们的心灵,我们的头脑也无一刻可以得到休憩。

如果着眼于风动、幡动的立场,则风不息,旗要动,心就不得自主。

反之,当我们看到、看清自己的心绪如何生起和飘动,又坚定地"不离"感觉、"不忘"初心,则心灵朗彻自由且自在。

正如风拂杨柳,根不动不摇,"他强由他强,清风拂山冈。他横任他横,明月照大江。"外来的信息来了则应,去了不留。不着外事,不着外物,不着他人。我自守本心,深根固柢,咬定青山不放松。

最后,让我们以本文第二作者的一段心灵小文来结束本文:

> 窗开着,窗帘阵阵飘起,风吹到身上,汗毛律动,仿佛心缝亦随之拉开,那风就凉爽到了心底,清净朗明。
>
> 儿子坐在一边看着动漫,时不时自言自语几句。
>
> 思绪偶尔飘动几下,只觉得格外的惬意滋润。
>
> 同样的情境,发生在我还是儿子这么大的时候。
>
> 父亲躺在我身边,我们一起午睡。
>
> 父亲很忙,很少有时间陪我,那是我记忆中唯一一次父亲陪我睡觉。
>
> 窗在我的左手侧,父亲在我的右手侧,夏日的晴空即使透过北侧的窗户看去也依然明媚,风从窗外拂来,一直吹到心里,凉爽了整个世界。
>
> 我并没有睡午觉的习惯,睡不着,于是,就在父亲的鼾声中,体会着风吹拂到心底里的惬意。
>
> 时光划过四十年,那感觉依旧清新,就如此时此刻一般无二。
>
> 不同的是,父亲只陪过我极少的几次,我却每日跟儿子泡在一起,尤其是疫情这段时间,我们全家每天都泡在一起。
>
> 想来幸福不过如此吧!
>
> 父亲陪着我,清风朗彻了我的心。如今父亲不在,我的心同样朗彻了清风。
>
> 我的清风未必朗彻到儿子的心里,但他一定有自己朗彻的世界。

让生命绽放光芒

——"助人自助"的心理临床实践及思考

李　彦

心理咨询是一个咨询师助人自助的心理过程。何为助人自助？有很多种解释。有人说，是咨询师通过助人的理论和技术帮助来访者实现自助的过程。也有人说，是咨询师自己完成助人，同时也实现自助的过程。这里面解读的角度不同，含义就不同。但无论怎么解读，都包含两个角色：一个是咨询师，另一个是来访者。也就是说，心理咨询的过程是对咨询师和来访者都有深刻影响的过程，是自我成长的过程，也是关系发展的过程。简单来说，是彼此影响、双方都获得心理成长的过程。

既然说是两个角色的相互影响，到底影响的层面在哪里？影响的过程又是什么样的？参与的双方如何让影响发生，且能够持续发生？如何让咨询中发生的影响更长久地延伸到火热的现实中呢？

听起来真是美妙的心灵之旅！

一、咨询室里的柳暗花明

做了十多年心理咨询工作，主要是青少年心理健康工作。常常在新学期开始，见到带来人际关系课题的孩子。

"我同学常批评我不要那样做，我努力地改了，可是他们还不停地批评我，我不知道怎么做才是对的！"

"我妈妈说我是个开朗的人，不让我总是这么哭哭啼啼的，可是我就是开心不起来。我到底是个什么样的人？"

作者简介：李彦，独立执业心理咨询师，有十余年临床经验。国家二级心理咨询师；家庭治疗师。主要研究领域：青少年心理健康咨询。

"我不想跟他们有言语或行动上的冲突,我觉得那样不好,就只好压抑,压着压着,到了一个临界点,我就爆发了.我也不想这样!"

"我就要自己安排自己的时间,包括我什么时候用手机,要见什么人,我不想他们总唠叨我!"

……

听孩子们讲着自己跟老师、跟同学、跟父母、跟自己、跟不同的人群形式各异的矛盾和冲突,也看到他们面色苍白、神情呆滞、眼含泪光、深抿嘴唇的样子,感受他们痛苦、纠结、难过、恐惧、压抑、愤怒、委屈、焦虑的情绪。每一双眼睛背后,都饱含着现实的困顿与纠缠以及内心能量的悸动与澎湃。

尽管反映问题的形式各有各的样子,但核心其实都是青春期孩子自我意识发展的主题。也就是说,青春期都要完成这个任务——从一个"被他人定义"的人,到"我是我的主人"的心理成长的过程。

孩子从出生起,被身边的人照顾,同时也被身边的人塑造。身边的人,作为"重要的他人",像雕塑师,在日日夜夜的相处中,慢慢形塑了这个孩子的样子。这个过程被称为是人类社会化的过程,也是一个人自我形成的初级阶段。在《让心起舞》一书中,作者说到"一个人是一群人"的观点,初生的婴儿就像一张白纸一样,抚养者和教育者以及环境在上面写了什么、画了什么,就会留下什么样的内容。在孩子的内心世界不知不觉住进了父母、兄弟姐妹、老师、朋友乃至故事中的各种人物,就像一个城堡中住着各种人,每个人都发表着自己的言论,表达自己的观点。

青春期,孩子就要从这些声音中慢慢找到自己的声音,发出自己的声音,最终让别人都能听到自己的声音。这过程很长,要经历艰难的整合。整合得好,就如城堡中开了公民联席会议,大家各抒己见,会议的决策人能最终裁定。内心有了这样的决策人,孩子的行为就会和内心保持一致,并且能高效行动。或者我们说,这孩子不再是孩子,他长大了,成熟了,长成可以负责任的独立青年了。

如果整合得不好,那心里必是乱成一团,难有决断,就在犹豫中虚度了时光。甚至不同的声音此起彼伏,忽东忽西,或有一两个高声的,占了主体,淹没了孩子自己的声音,孩子就生活在纠结中,心无所驻,度日如年。不是在痛苦中爆发(力比多向外攻击),就是在痛苦中抑郁(力比多向内攻击)。

如此说来,帮助孩子顺利度过青春期的人际关系问题,并不仅在于解决现实的人际关系课题,更在于帮助他完成内心的整合,调和内部声音,从各唱各的调调,转变为由孩子自主指挥的乐谱。

也就是说,做孩子的心理工作,更重要的是与他一起完成内心的探索,倾听心里的声音,发现内心里的人物关系、处世规则、价值取向,慢慢找到自己的"定盘星"。

"我能不能不听妈妈的话？我不开心就是不开心，等我哭过了，就好了，但我想哭就要哭，不能因为怕被人笑话还装成开心的样子。"

"我觉得打架比较粗俗，虽然骂他一顿可能挺痛快，但我觉得骂了他，他也不一定明白，索性我就离他远点。虽然看起来当时我有点委屈，可是跟糊涂人较个什么劲呢！省点力气，我还是干点我想干的事吧。"

"我想自己的事自己做主，但生活还是要爸妈帮忙。这事不容易谈，我得好好想想。"

……

随着被慢慢开放性地、探索性地询问，释放了更多的思考及行动空间，来访者有了更多去体会、去思考、去尝试的自由。

二、与你同行，守护、支持与激发

心理咨询的助人自助是咨询师协助来访者完成咨询目标的过程。这里，来访者是主体，咨询师是协助者。双方为了一个共同的目标协同合作，经历心理咨询的各个阶段。

"来访者"，原来被称作"求助者"，有"我求助""我不行"的样子。一个带着咨询目标来的人，跟咨询师形成了被指导者与指导者、求助与帮助的高下位置。现在极少有人再称其为"求助者"，而是称其为"来访者"——带着咨询目标到咨询室来访、邀请咨询师一起共赴自己心灵之旅的人。

那咨询师是怎样的身份呢？我以为，非专家，非指导者。咨询师是一个有专业背景的、与来访者共同在心灵世界探索的伙伴。专业背景是资源，不是高人一等的资本。

伙伴，意味着"尽管我也不知道前面会遇到什么，但我愿意跟你一起经历"。仿佛探险，咨询师与来访者各自装备好自己，相互信任，相互支持，一起挑战目标，完成心灵之旅。

每一位来访者都带着自己独特的气息，也带着整合的难题。如何面对，对双方来说，都是全新的考验。如何从危机中探索出路，如何从来访者的故事中发现潜在的动力，考验着咨询师的胜任力及灵活性，也挑战来访者的领悟力和执行力。如果非要更明确角色的话，来访者是旅行的主体，咨询师是协助来访者探险的守护者。

《英雄之旅：自我发现的旅程》中有一段话说得非常好："作为以咨询师为职业的人来说，意识到那是你客户的旅程而不是你的，这点非常重要。请记住，你有你自己的英雄之旅，你的伙伴和客户也有他们自己的英雄之旅。你的任务不是在他们的旅程中去扮演英雄，而是一个好的守护者和资源。"

《庄子·德充符》有言："夫保始之征，不惧之实，勇士一人，雄入于九军。"带着目标前行的勇士，带着最初的起心动念，咨询师陪伴来访者共同踏上英雄之旅。为了实现咨询目标，各自面对各自的困难和挑战,同时也相互信任和扶持,一路披荆斩棘。

前不久有一对夫妻治疗的个案,两夫妻希望有更多的良性沟通,避免剑拔弩张的恶性循环。

在前几次的会谈中,夫妻二人你方唱罢我登场,演的是十年的离合悲欢,背后尽是夫妻间纠缠的舞步。夫妻相互指责、批评,然后是丈夫的退缩和妻子的追赶。妻子觉得自己是婚姻中的受害者,委屈又愤懑,丈夫一脸不知所以,只好表达不着边际的歉意,期待"一笑泯恩仇",却引来妻子更加充满速度与激情的辩驳,常常把振振有词的丈夫说得张口结舌。但当丈夫表现无助与压抑时,妻子又表现出理解与安抚。每当丈夫鼓起勇气有了些微变化,总能迎来妻子不满意的嘲笑。这夫妻间的互补,纠结得要命,裹挟着戾气、轻蔑、否定等,甚至把孩子也卷入其中,困顿凝滞,难逃生天。

躲在一旁忠心的女儿不时悄悄地拭泪,暗暗地使力。问她,她说:"我担心他们这样吵着吵着会真的离婚。""看妈妈都生气了,爸爸还一副笑脸,不懂得安慰妈妈,特别想帮妈妈打爸爸,可是又不能打,只好默默地一直看着他们。"

咨询的过程就是探险的过程,在夫妻的"枪林弹雨"中发现互动的模式,不仅咨询师要看到,还要夫妻双方都看到,不仅一次能看到,还要在以后出现的时候都能认得出来。接下来才好有"知幻即离"的可能,或者说有开始新的互动模式的可能。在这过程中,咨询师不只作为专业的守护者和资源投入咨询中,还要分离出"第三只眼"看到咨询的过程,思考咨询关系以及咨询的发展。

咨询师与来访者,在同样的个案中,完成共同目标的同时,也执行着不同的旅行任务。

咨询的过程,不只是解决问题的过程,更要发现来访者是怎样的人,要明白他/她如何看待和解释遇到的难题,要理解来访者的关系环境如何,要让他/她明了咨询联盟是怎样的;还要清楚咨询师是怎样的人,有着什么样的咨询风格,咨询师如何在咨询中使用自己这个人,咨询进程完成度怎样;等等。

所有一切,都是在探索的过程中完成的,都基于"人"的层面。生命就以其本来的样子,释放着自己的光芒,也相互激发,绽放出更丰富的颜色。

心理咨询的本质是助人自助,是借助专业助人的理论与技巧,咨询师与来访者共同启动自己内在的力量,也相互激发,共同面对挑战,实现成长的目标。

三、生命的智慧,大道无形

在咨询的过程中,越来越能看到来访者带来的觉醒的力量,也更让我相信:人本具足。

咨询,不只是帮助来访者解决现实问题,如果只是停留在技能上,还是在"术"的层面。

咨询,更需要回到"道"中,依循天道的规律,相信来访者自身的力量,将咨询带入浑沌的状态,通过创设咨询的环境,创造领悟的氛围,调动来访自身及周围支持力量的能量,最终"功成事遂,百姓皆谓我自然"。

这与来访者的动机似乎形成一个悖论。一方面,他们困于当下的问题,为寻求解脱而来访;另一方面,却要让他们发掘自身解决问题的能力,自主解决。不禁要问,咨询师要如何行事?

我们常说,来访者是自己的问题的专家,所以,发现问题、解决问题的主体,是来访者自身。而咨询师要做的,就是启动他的动力,跟他一起探索发现。探索来访者发现问题的角度、规律和信念,也探索来访者解决问题的方法、视框和入口。以无为而为,不断松动来访者的确定性,与来访者一起拓展时空。

在我带领的家长自助学习小组里,常常只设讨论主题,大家自由参与,主动发言。我只提供安全的环境和温暖的场域。在这样开放且安全的环境中,家长常有难得的领悟,也愿意尝试新的行动。

在某一次讨论"夫妻关系对亲子关系的影响"主题时,有一位家长谈道:夫妻的性关系不和谐,常会引发双方的糟糕情绪。家庭成员间的情绪传递,常常让孩子成了替罪羔羊。

这样的反思获得很多家长的赞同,纷纷举例认可这样的观点。大家的讨论也激发了家长们的认同:要先回到夫妻的系统中修复关系,再讨论亲子教育。

接下来大家相互间的讨论和支持就转向如何采取有效的行动上。

咨询的形式,并不局限于个体咨询,还有家庭治疗、团体治疗,因时、因地、因需制宜,可以发展出很多。

还有,咨询师参与的过程,也可以是积极参与,热情支持,甚至可以是以退为进。

最近一个家庭咨询,是一对离婚的夫妻要尝试做能教孩子的好父母。

过往的爱恨情仇实在太过厚实,这分离的怨偶,依然重复着旧时的情绪化和超理智。好几次打断他们争执不下的谈话方式,但始终难停下来。夫妻间相互指责不断升级,血脉偾张地诉说着婚姻里的苦与痛。但字字血泪里,却包含着各自难以言说的爱与付出。甚至离婚协议上,都写满了"我想跟你一起过日子"的隐情。原来当初离婚乃是一时冲动,后来也想复婚,但积怨过深,难开悔口,只好各藏深情,离婚不离家。谁想日子久了,新怨旧恨越积越多,复婚更难。一对冤家,逼出一个问题孩子。为了孩子,双方愿意重修旧好,至少能和平地谈孩子的教育。

这是夫妻的咨询目标,但在咨询过程中,却极难回到目标的初心。情绪淹了理性,拖着壁钟的指针转了多半个圈。几经尝试,未果。我索性说:"看妈妈辛苦带孩子十几年,太艰难了!听爸爸说打着几份工,顶着债,忍着苦,太压抑了!你们都想说说自己的不容易给对方听,希望获得对方的理解。可是你们说了又说,我打断不了你们任何一方,能让你听听对方到底说了什么。我无能为力了!我投降!"

这两夫妻反而停了下来,开始疑惑地看看我,看看对方。

咨询时间到,咨询结束。

真的结束了吗?

我认为刚刚开始。

也许我在他们心里留下一颗种子:

"我们的问题真到了连咨询师都觉得束手无策了吗?"

"我们要不要真的想想怎么改变呢?"

《庄子·天地篇》有一个"黄帝遗珠"的故事。大意是说:黄帝在赤水河北,沿着河登上昆仑山向南望,回来时很开心,却把珍贵的玄珠丢了。因为太宝贵了,一定要找。他开始派知去找,知是个充满智慧的人,特别聪明,可是没找到;接着派离朱去找,他是眼力最好的人,百步之外能看到秋毫之末,也没找到;后来又派吃诟去找,这是位能言善辩的人,也没找到;后来派象罔去找,他是个什么样的人呢,他是"若有形,若无形"稀里糊涂的人,结果他找到了那颗遗珠。

这故事在说什么呢?有智慧的人、眼力好的人、能言善辩的人,都是我们平常所说的聪明人,都没找到宝贵的玄珠,最后那个"若有形,若无形"稀里糊涂的人倒是达成所愿。

根据《道德经》所说,那若有形、若无形、不皎不昧的恍惚状态,才是"道"的状态。也就是"复归于婴儿""复归于无极""复归于朴"的状态。

而咨询师在这样思想的指导下,要做的不就是"知雄守雌""知白守黑""知荣守辱"吗?

参考文献:

[1]郭象,成玄英.庄子注疏[M].北京:中华书局,2015.

[2]老子.道德经[M].高文方,译.北京:北京联合出版有限公司,2015.

[3]刘明.让心起舞[M].北京:中国水利水电出版社,2006.

[4]刘明.我本浑沌[M].北京:九州出版社,2018.

[5]斯蒂芬·吉利根,罗伯特·迪尔茨.英雄之旅:自我发现的旅程[M].伍立恒,译.北京:世界图书出版公司,2012.

论原生家庭对一个人的影响

李月凤

一个人小时候的经历对其成年生活影响巨大！

在十多年的心理咨询临床实践中，不管遇到恋爱问题、婚姻问题、亲子问题，还是职业或其他人际关系问题，在与来访者一起深入讨论、回顾其成长经历，特别是了解他们与父母的互动情况时，不得不感慨原生家庭总是有形无形地影响着一个人成年以后的生活。

原生家庭是指自己出生和成长的家庭。家庭中的氛围、传统习惯、子女在家庭角色上的效仿对象、与家人互动的关系等，都影响着子女日后在自己新家庭中的表现。所以，人要认识自己原生家庭对自身的影响，把好的影响更好地带到恋爱、婚姻生活乃至工作中，同时也要避免负面的影响对日后生活的影响。

这里，我们从恋爱与婚姻、人际关系、工作或事业方面、自我评价这几个方面来讨论原生家庭对一个人的负面影响。

一、影响恋爱与婚姻关系

多年前接到一个案例。

来访者小丽（化名）36 岁，某公司总经理，长相、品位、学历、职业、收入都在中上水平，她的问题是：很难谈成一段恋爱，每段恋爱最短半个月，最长不会超过三个月。

从后面的咨询中了解到，小丽虽然各方面条件都很好，身边从不缺人追求或有别人介绍，特别是从大学毕业到来咨询前，她至少谈过 20 个男友，但几乎都是男方主动提出分手或者后面就不跟她联系了。

作者简介：李月凤，福建悦心田心理咨询机构创始人。中国心理卫生协会会员，国家二级心理咨询师，福建省优秀心理咨询师。曾于中国科学院心理研究所"医学心理与心理咨询治疗"研究生班深造。专职心理咨询行业 16 年。

在咨询中,她说道:"我眼光很高,能让我看得上的男人也不多。幸运的是我身边大部分人条件都比较好,所以认识的男人也蛮多的。但不知为什么,谈到最后,要分手,也应该是我主动才对,怎么最后都变成他们主动提分手了呢?我真的非常生气与无奈……"

在后面咨询中,谈到她的原生家庭时,小丽说道:"我妈是单位领导,在我读小学六年级时跟我爸离婚了,原因是我爸出轨。很过分的是,我爸还带那个女的到我家,被我看见了,当时我还骂那个女的不要脸,结果被我爸狠狠地扇了一巴掌,到现在我还记得那一巴掌在我脸上火辣辣的、心里很痛很痛的感觉。他们离婚以后,我妈也没再嫁,经常在我面前说'天底下没一个男人是好东西,你以后要睁大眼看清楚了再嫁。你看我离婚以后,工作越来越好,职位也越升越高,那些想跟我结婚的男人,哪一个不是冲着我现在的职业能给他们带来好处才来的?'离婚以后,我妈对婚姻、对男人都不信任,也正因为如此,她一直没有再嫁。说实话,在我内心,也不相信男人。"

小丽生命中最重要的第一个男人是父亲,但在她青春期阶段却发生了父亲出轨被她亲眼看见的事情,为此还被打了一个耳光,这在小丽对男人的信任问题上种下了一颗不良的种子。另一方面,母亲无法真正从婚姻的伤害中走出来,特别是在离婚以后,母亲在新的感情中,觉得男人接近自己都是有目的的,也就是说,母亲对婚姻、对感情的态度,很直接地影响了小丽对感情与婚姻的态度。另外,由于工作性质,小丽所接触的男性当中,有很大一部分都是在工作中认识的,他们有更多的利益关系,这也让小丽更加强化了感情都是跟利益有关的想法,从而更加无法相信感情。

从原生家庭的经历中得到最初的情感认知模式,又在后来工作环境中得到强化,而她自己的职位又比较高,所以在小丽内心,她始终觉得喜欢她的男人都是因为她的职位高,能给他们带来便利。所以,每次在恋爱中,小丽都是防备心很重,表面是谈恋爱,其实则是在不断地试探男人是不是在利用自己。

心理学上有个概念叫"自我实现预言",指的是直接或间接导致预言本身实现的一种预测。

这一理论出自 1968 年美国著名心理学家罗森塔尔和雅各布森做过的实验。

首先,他们给一个中学的所有学生做一个 IQ 测试,然后告诉老师,一些学生的智商(IQ)非常高,并让老师相信,这样的高智商足以让这些学生在来年的学习成绩中有个很好的飞跃。

但事实上,这些所谓的"高智商"学生,并非真的高智商,他们是被随机抽取的。

随后的实验结果是惊人的:那些被老师认为"高智商"的学生,在来年的学习成绩确实突飞猛进。

原本智力表现相当的一群人,却因为老师对他们的期待不同,而有不同的成长速度。实验者把这个现象称为"自我实现预言",也叫"罗森塔尔效应"。又因有远古时候塞浦路斯国王皮格马利翁的故事,这个现象也被叫作"皮格马利翁效应"。

把自我实现预言应用到恋爱或婚姻当中,就会像小丽一样,当她觉得对方是有目的时,就会在内心构建一个对方是坏人的模型。于是越看越像,而且她会经常追问或做各种试探,最终,对方实在受不了,就会选择分手。

所以,不管是在恋爱当中,还是婚姻当中,有时难的不是跟对方沟通,而是无形中在与对方的"原生家庭"沟通。事实上,每个人身上都多多少少带有原生家庭对自己的各种影响。一旦负面的影响严重影响到亲密关系时,就得反思,甚至要学习和成长,有条件的话,还可以请心理咨询师帮助。

二、影响人际关系

来访者小刚(化名)是一位大三的学生。他的问题是人际关系问题。不管是在宿舍,还是在班里,他经常会因为别人一句无心的话而感到抑郁、生气、暴怒,甚至曾几次与同学大打出手。

从后面的了解中得知,小刚初中之前与父母在一起生活。小学四年级时,父亲因为生意上的失败,欠了很多债务,从此经常喝到烂醉才回家,为此,母亲经常会因为钱的问题和喝酒的问题与父亲吵架,曾有过几次两人打到被邻居报警。让小刚印象深刻的是,有一次父亲当着他的面把妈妈打到住院,这让小刚既愤怒又体验到深深的无力感,因为他知道父亲的暴怒很大一部分原因在于妈妈长年的唠叨,同时也理解妈妈因为家里经常没钱,有时连买菜的钱都得向亲戚借的那种无奈。为此他曾劝父母离婚,却被父亲破口大骂。而他也知道,不管怎么吵架,母亲也不会想到要离婚,因为母亲经常说,都是因为他,希望给他一个完整的家庭。但母亲不知道的是,一个看起来像完整的家庭带给他的感觉却是天天像活在阴森森的水沟里。

小刚虽然一直成绩还可以,但用他的话说:"其实,我可以说是全靠我舅舅他们养活长大的。在我读高中以后,我妈到外地打工,我就住外婆家,是两个舅舅的支持,使得我才能坚持到现在。一直以来,我总是感觉内心有一股很大的愤怒,而这股愤怒也成为我努力学习的动力,但不知为什么,在初中、高中还好,到大学以后,我就非常容易因为一点小事暴怒,甚至想打人……"

从后面详细的了解中发现,小刚一直对家里的贫穷感到羞耻,特别是对父亲没能力赚钱养家还嗜酒又经常跟妈妈吵架而感到深深的愤怒。但他却一直不敢吭声,可以说他对家是厌恶的,对爸爸是愤怒的,内心的情绪垃圾一点一滴地累积,一直到读大学,就很难自我控制了,这才会经常因为一点小事就导致情绪爆发。

人的情绪就像是一座房子。家里每天都买菜做饭,如果今天垃圾不倒,明天不倒,后天也不倒，不用一个礼拜，整个家里就会臭烘烘的，如果持续到一个月、一年、十年，不用说人住不下去，连整套房子里的沙发、窗帘、墙皮等都会变得破烂不堪。

人的情绪来源，有当下发生的问题，也有过往不良经历没有得到及时处理遗留下来的问题，特别是有些童年与青少年时期发生的负面事件，有的表面上看好像已经忘记，但其实是出于自我保护而选择压抑或遗忘。有的人积压十年、二十年，甚至是三四十年。这些情绪在表面上看不出来，但却会一直在内心发酵、发臭，时间一长，情绪就不自觉地想寻找出口。可以说，当情绪积压太久，就很容易因为一件小事而引爆出来。

原生家庭是最容易对一个人造成影响的地方。我们从家庭得到健康的爱、理解和包容，身心就能更好地成长；反之，经历的是争吵、被指责等带来的愤怒、恐惧等方面的情绪体验，内心的情绪垃圾就会不断积累，时间一久，要么通过身体病痛来表达，要么通过破坏人际关系来发泄。

三、影响事业发展

来访者小刘，42 岁，从大学毕业五年后开始创业，有 12 年了。在这 12 年里，小刘创业有七次，每次都失败。但从他的能力到资源，再到他的为人处世来看，都很不错，他不知道哪里出了问题。

他的太太说了一句话："我好像看过一句类似的话，如果一个人经常失败，除了事业与外界的原因以外，还有一种可能就是个人内在的原因，比如，心理层面问题。你要不要试着跟心理咨询师讨论讨论？或许会有新的发现。"

小刘在太太的提醒下前来咨询。从咨询中了解到，小刘的原生家庭是这样的：他从小就很少看到父亲。从他记事开始，父亲一直在省外工作，一年才回家一次。在他的印象中，父亲很有能力，但很严肃，就算回到家，也很少跟他与姐姐互动。可以说，小刘与姐姐一直跟妈妈还有外婆一起生活。一直到小学五年级，父亲辞职回家开始创业，创业了三年，换了五个项目一直没有成功。由于创业向亲戚朋友借了不少钱，压力太大，在小刘读初二、姐姐读高一时，父亲选择了自杀。不到一年，外婆去世，姐姐辍学，开始打零工，从此以后，小刘就跟姐姐还有妈妈三个人相依为命。

从后面的咨询中发现，小刘对于父亲有着很复杂的情感，一方面感觉自己像没有父亲一样，因为从小就很少在一起；另一方面，与父亲因创业失败选择自杀让他感觉恐惧、愤怒与羞耻相对应的，是他又在内心虚构了一个理想父亲的形象，即父亲是无所不能的，像英雄一样。这样复杂的情绪与情感，在很大程度上，左右了他对创业的选择以及相应的经历。

在心理咨询临床实践中，我们经常发现，那些表面不断换工作或只要有升职的机会，总会以各种理由让自己不"成功"或创业不断失败的人心里，是害怕成功的。

害怕成功通常有以下几种表现：

1）成功需要付出太多，因为害怕失去太多，所以不敢争取。

2）害怕成功后需要担任更大的责任。

3）害怕成功之后会不会有什么风险等着自己。比如，被当作目标被嫉妒或攻击等。

4）担心成为工作狂，变成工作狂就等于不再是原来的自己。

5）认为成功是危险的，总有人会受伤，而自己不能伤害别人。

6）自卑，觉得自己不配得到成功，等等。

这样的心理现象被心理学家称为"约拿情结"。

约拿情结（Jonah complex）是美国著名心理学家马斯洛提出的一个心理学名词。约拿是基督教故事里的一个人，他总是想成功，最后神给了他机会，他却选择了逃避成功的体验。简单地说，约拿情结就是对成长的恐惧。它来源于心理动力学理论上的一个假设："人不仅害怕失败，也害怕成功。"其代表的是一种机遇面前自我逃避、退后畏缩的心理，是一种情绪状态，并导致我们不敢去做自己能做得很好的事，甚至逃避发掘自己的潜力。

在精神分析的理论中，约拿情结的深层原因又与"俄狄浦斯情结"有关。

俄狄浦斯情结，是心理学最重要的概念之一，它来自希腊神话中的人物俄狄浦斯，他在不知情的情况下杀死了自己的父亲，娶了母亲。所以，在俄狄浦斯情结中，除了有"恋母"的部分，还有"弑父"的部分。

在俄狄浦斯情结中，"弑父"是象征意义，并不是现实中杀害自己父亲的真实行为。

处在俄狄浦斯情结下的男孩子，既渴望打败父亲，又害怕打败父亲，因为打败父亲会唤起自己强烈的内疚与罪恶感以及被父亲惩罚与报复的恐惧。比如：孩子取得了成功，比父亲厉害，超越了父亲，象征意义是打败了父亲，"杀死"了父亲。

这样的恐惧是在潜意识里的，平时很难自我觉察，但会体现在长大以后的内心纠结上。如果"取得了学业上或事业上的成功"，从象征意义上，就是代表了俄狄浦斯愿望的达成，即"弑父"愿望的达成，也就会因此唤起被惩罚的恐惧以及相应的内疚与罪恶的情感体验。

有俄狄浦斯情结的人，虽然意识上渴望成功，但在潜意识里却逃避成功。于是，就会出现屡屡失败的经历。哪怕明明很努力或表面上有各种合理的原因，但结果都是相似的，那就是挣不到钱或"不让"自己成功，其潜意识里就是在避免体验到俄狄浦斯冲突状态下的痛苦。这对于一个男性成年人来讲，特别在其事业上，往往会起着很重要的负面影响。就像小刘，他对父亲多少有着俄狄浦斯情结，深层次害怕成功，于是潜意识自动引导他创业失败。

有些人总是挣不到钱或不成功，看起来跟运气或性格有关，但从深度心理学的角度来看，跟内在的"密码"有关，亦即跟原生家庭的影响、亲子关系的教养、父母的人格甚至是内心的约拿情结、俄狄浦斯情结有关。

四、影响自己与自己的关系

在十多年的心理咨询临床实践中,我发现,那些深受原生家庭影响的人,其中有一部分人,在自我评价中,负面的自我评价往往比正面评价多,甚至会多很多。

说到这里,我们不得不说一下"健全人格"。

健全人格的简单定义可理解为:人格的正常、和谐的发展。

心理学对于健全人格的相关特征有学术角度的定义,认为可以从五个维度来定义一个人的人格是否健全:①性格(内外倾);②人格品质(善恶);③责任感;④情绪稳定性;⑤思维开放性。

换成容易理解的概念,健全人格一般具有以下一些特质:①爱心;②忍耐;③宽容;④乐观;⑤平和;⑥节制;⑦谦逊;⑧守信;⑨责任感;⑩自省。

这些特质相对稳定,同时会因为某种事件而变得不平衡与不协调。

可以说,健全人格是一个相对的概念。它的反面是不健全人格。当一个人的人格发展出现了偏离或称障碍时,就需要纠正与调整,这个过程就是人格的健全过程。

而让人格相对健全与稳定的重要的原因,除了有自身的性格、成长环境、接受教育水平等因素以外,还有一个很重要的原因:原生家庭的滋养与父母人格的影响。

来访者小梦(化名)在一次聊天中说道:"我真不知道自己为什么这么不自信,真的!在外人看来,我长得很漂亮,身材也很好,工作能力也很好,人际关系也不错,还有很多男人追我,但说实话,我真觉得自己没有别人说的那么好,甚至觉得自己很糟糕……"

后面我问她:"如果一个人对自己整体评价是 100 分,有 85 到 95 就非常高了,那你给自己打几分?"

小梦说道:"我给自己最多 25 分。"

说实话,这分数超出了我的想象,我给她的至少是 85 分,我觉得她最少也会给自己 75 分,结果她只打了最多 25 分。

从后面的咨询中了解到,小梦从小到大与父母生活在一起,家里还有一个哥哥。父亲只知道工作,什么也不管,同时父母关系也不好。由于母亲重男轻女,所以,母亲很宠溺哥哥,对她则像小丫鬟一样地使唤。比如,放假的时候,哥哥跟小朋友玩,她得做饭,做家务,甚至到田里帮忙。有时做不好,母亲还会骂她,经常给她白眼,说她一无是处,什么也不会。母亲这样的对待与评价,让小梦在家里吃饭时都不敢主动夹菜。

母亲的不爱,甚至有点"虐待",让她一直到初中都在战战兢兢中度过,同时她也暗下决心,一定要努力学习,尽快离开这个家庭。所幸,小梦高中考到一所好学校,后面一直住校,然后考进大学,毕业后选择留在大学所在的城市工作。

虽然事情经过很多年，但原生家庭的成长经历与母亲的不恰当对待，以及父亲的不闻不问，让小梦对母亲有恨，对父亲疏离，对哥哥更是没什么内在的情感连结，更严重的是，对自己的评价，一直停留在小时候母亲对她的所有的负面评价当中。

一个孩子的自信，首先是从健康的自恋上得到。健康的自恋离不开重要抚养人，特别需要在很小的时候有来自母亲发自内心、两眼看着孩子发光的感觉。这样的状态投射给孩子言语与非言语的感觉是：哇，我的宝贝真可爱，眼睛好美，头发真好看，等等。等到孩子大一点，会帮助做家务，母亲还会说：宝贝会帮妈妈洗碗，说明你有这个能力哦。你能帮同学，说明你有爱心哦，有责任感啊。

父母在平时生活中、一点一滴的行为中，都能真心感受到孩子，并给予孩子具体的肯定，而在孩子做错的事情时，则给予适当的帮助与分析，而不是指责、谩骂与否定，对孩子形成良好的自我评价帮助极大。

自我评价高的孩子往往比较自信。自信的孩子是父母从小到大一点一滴帮助孩子建构起来的。对于孩子来说，父母就是他们的宇宙，是建立自信、自尊、自爱与爱他人能力最开始的地方。

五、让爱充满家庭

有人说：终其一生，我们只在做一件事情，重复与超越我们的原生家庭。

哈佛大学医学院曾开展了一项"人怎样才能健康、成功、幸福"的调查研究，称为"格兰特研究"。

整个团队追踪了两组人员，一组是 268 名哈佛大二学生，另一组是 456 名波士顿贫民窟男孩。每两年，研究人员就寻访调查他们的健康状况、家庭氛围、个人成长等情况。这项调查一直持续了 75 年时间，整理了几万页调查报告。

直到有一天，调查小组第四任领导人罗伯特到 TED 做演讲时，向世人宣告了这项重要研究的成果。在几组数据显示：

在受访者中，与母亲关系亲密的人，每年的收入要多出 87000 美元；与兄弟姐妹相亲相爱的人，每年的收入要多出 51000 美元；在"亲密关系"这个类目上得分最高的 58 人，平均年薪是 243000 美元，而得分最低的 31 人，平均年薪不足 102000 美元；并且，只要你找到了人生"真爱"，无论友情、爱情还是亲情，都能够大大增加你成为"人生赢家"的概率。

罗伯特教授说：拥有良好人际关系的人，更容易获得幸福和成功。而能够拥有良好的人际关系的人，都是懂得爱与被爱的。所以，这项历时 75 年的研究，向人们揭示了一个简单的道理："爱商"决定一切。

"爱商"高的人背后因为有原生家庭的支持,让他在学校能相对好地适应环境,也能与老师、同学更好地相处。

所谓"爱商",就是爱的智慧,是懂得爱与被爱,同时也善于"两手都要抓,两手都要硬",即一手用来努力提升自己,一手用来馈赠他人。

"爱商"高不高,很大程度上取决于原生家庭。

心理学家阿德勒曾说过一句话:"幸运的人一生都被童年治愈,不幸的人一生都在治愈童年。"

所以,理解自己,了解原生家庭,理解父母,不断学习,不断成长,就是最好地爱自己,同时也是对自己的伴侣甚至是下一代最大的负责。

参考文献:

[1]金伯莉·达夫.社会心理学[M].宋文,李颖珊,译.北京:中国人民大学出版社,2013.

[2]车文博.当代西方心理学新词典[M].长春:吉林人民出版社,2001.

[3]葛明贵.健全人格的内涵及其教育[J].安徽师范大学学报(人文社会科学版),2003(4):469-473.

[4]韦志中,赵春秀.原生家庭文化的传承与超越[J].生命世界,2019(12):48-53.

精神病人家族的生命自觉与文化咨询

黄嫒龄

随着经济发展与社会变迁,精神与神经性疾病、自杀、物质滥用等直接及间接产生的社会成本,在全球非致命性疾病负担的比重逐渐攀升[1]。伴随人口老化与科技发展,科学家们尝试区辨可归因于生物性的精神与神经疾病,以及与生活环境相关的社会心理适应问题,针对不同问题诱发的原因,研发治疗与处置策略。在全球化的脉络下,精神健康被视为一个国家发展的重要社会资本,有效的精神疾病防治与社会复原,实现全民心理健康,是所有科学家共同努力的目标,也是全球经济投资决策的重要指标之一[2]。

科学家们致力运用精密科学技术研究大脑疾病的致病原因,开发有效药物,以解决精神疾病的问题,相对地,反精神医疗的运动[3]以及质疑无所不包的将人类思考行为纳入精神疾病诊断分类的论述也持续存在[4]。值得重视的是,目前仍有超过170个国家约40亿人口,依赖传统医疗或者使用西医并用传统医疗[5,6]。使用传统医疗的民族,数千年来都有一套理解自己身体与心灵关系的文化逻辑[7],深根在民众的日常文化生活中。

在西方医学兴起以前,精神病、神经疾病始终与神秘经验及巫医有关[8-10],直到生物医学做出了对疾病的理解诠释。对于人类复杂行为与大脑认知思考相关的疾病,特别是无法精确诊断、只能透过症状描述与行为观察的精神疾病,生物医学的理解与带病生活者的经验往往存在着理解上的文化落差[11],医疗人员常苦于患者缺乏病识感拒绝服药,精神疾病患者本身则觉得外人不能了解他,以过度防卫的行为方式来自我保护,并造成社会伤害。因此,如何针对不同文化的生命逻辑,去了解以及因应精神疾病,促进全民身心健康,是当代社会的重要课题。

本文拟透过两个临床上被视为顽疾型的严重精神疾病(refractory mental illness)家族的生命故事,从病人与家属的叙事中,尝试了解转念(insightful experience)如何发生,病人与家属如

作者简介:黄嫒龄,台北荣民总医院玉里分院社会工作师。1986年辅仁大学社会学系毕业即从事精神医疗社会工作迄今。其间两度带职进修硕、博士班,2007年取得博士学位,并于台北医学大学医学人文所兼任助理教授(2007—2014)。著有《倾听旷野里的声音——精神复健玉里模式》《日久他乡是故乡——治疗性小区玉里模式》;有数篇论文分别收入《21世纪的家:台湾的家何去何从》《不正常的人、精神医学与台湾现代性的治理》。

何体验疾病,又如何在传统文化的生活脉络与诠释中与疾病共存。本文希望有助于在东方文化的价值体系中,找寻诠释理解与生活顺应的方式;在未来面对精神疾病的精准医疗(precision psychiatry)时代趋势中,能有助于医疗人员与患者的沟通,克服社会大众对于精神疾病的集体恐惧与污名化。

一、家庭作为精神病患照顾的主体

在精神健康基础设施缺乏的时代,传统家庭被赋予精神病患照顾的责任,许多国家都有精神病患被关在家里或者限制行动以免走失或攻击他人的历史经验[12-14]。台湾在社会福利制度尚未健全的时代,许多家庭选择把罹患精神疾病的女儿嫁给"荣誉国民"。由于特殊的历史背景,L与Z两家的父亲在离乡背井颠沛流离的过程中,因缘际会娶了与自己年龄相差悬殊的台湾当地的太太。即使他们知道太太有一点精神方面的疾病,但由于历经战乱与失落,他们非常珍惜在台湾成立的家庭[15]。

L 家族

L家爸爸自幼失怙,在基督教会的孤儿院长大,在学时凭借着对民族兴亡的热情,参加了"青年军",之后随部队到了台湾。在日后的生活里,信仰的力量支撑着他,对他而言,每一个孩子都是上天的恩赐,即使太太跟孩子都有一些状况,他都坦然接受。他相信上帝自有安排,会引领他们全家走向主的身边。L家爸爸98岁高龄,如果不是儿子行为太过混乱在他无法控制中,他一个也舍不得送去机构照顾。

L的核心家庭有3位患者,分别是母亲与一子一女发病。母亲智能稍弱,但能做简单家事,自己照顾小孩,等先生下班回家;女儿临床诊断为情感性精神疾患(mood disorder),智慧稍弱,可以自己乘车往返日间留院;儿子就读五年制专科以前,学业成绩表现与人际关系都不错,但是在服兵役时,开始出现明显的性格改变、自言自语与怪异行为,就医后诊断为思觉失调症(schizophrenia,精神分裂症);他21岁开始进出医院,至47岁进入机构长期疗养。至2019年,精确诊断的病因为MECP2变异相关的雷特氏症(Rett syndrome)[16]。

Z 家族

Z家爸爸信奉道教的民间信仰,17~18岁在家乡刚成亲,次日就在外出的路上被抓去当兵,从此与家人及新婚的妻子离别,辗转来到台湾。他乐天知命,经常帮助穷苦又子女众多的邻居,在48岁时娶了邻居年仅17岁的大女儿为妻。婚后他与台湾的妻子陆续生了两男三女,他每日辛勤工作,照养这充满生气的年轻家庭。年轻的妻子是他看着长大的,妻子个性内向,人际关系退缩,但是能够照顾小孩,他非常满意。只是没想到,进入青春期后的儿女陆续生病。由于信命也认命,他坚毅地守护着妻儿,七十几岁了仍持续工作养家。两岸开放探亲以后,他联络上大陆的亲人,得知前任妻子还在。Z家爸爸原本已经订好返乡日,在故乡等他的伊人说亲手编了一个花环要给他戴上,但不知何事耽搁使Z家爸爸无法回去,年事已高且身体不佳的伊人伤心病故。得知伊人病故,Z家爸爸次年也病故。Z家爸爸17~18岁时离家,至终没再回去家乡。Z家失去爸爸的守护,只好全家一起搬到长期照顾机构安置。

Z的核心家庭有5位患者,分别是母亲与两子两女发病。母亲病前,因家贫,小学六年级学业中断,到工厂担任作业员,婚后做饭、做家事等日常生活基本功能还能胜任。她五个孩子中的四位,都在20~22岁发病,母亲与孩子五人的临床诊断为思觉失调症(schizophrenia),至2020年精确诊断的病因为KMT2C变异相关的Kleefstra症候群(Kleefstra syndrome)[17]。

文献上雷特氏症与Kleefstra症候群大多有智能不足的状况[18],但本文的L家跟Z家在临床表现上都以精神症状为主,难能可贵的是,在病情稳定之后,他们有能力从自身经验叙说他们对幻觉的理解与因应方式。

在大众对于精神疾病仍充满集体恐惧与污名的现代社会,家有精神病患是一个让人难以启齿的事,特别是一个家庭有一位以上的患者发病时。除了病患本身,有着血缘关系的其他家庭成员,内在压力并不亚于已发病者。家族治疗相关研究常提到,精神疾病患者家庭的高情绪表达,家庭成员间过度情感的投入,被人认为与精神疾病的复发有关[19-21]。在东方社会的价值体系中,家庭为多元社会福利的主体,强调家庭为精神疾病主要照顾者,因而常有过度使用家庭能力的情况发生。对家庭成员而言,他们不仅要照顾生病的家人,还要因应生活中各种突发的危机;但更沉重的,莫过于自我疑问,比如我会不会发病?什么时候会轮到我?我能不能结婚生子?此等心理压力,不是统计概率解释就能让人释怀的疑惑与恐惧。笔者服务过的个案中,遇到多位家庭主要照顾者无法承受长期的压力,选择自我结束生命的憾事[22]。

LCG跟ZCG两人恰好都是家里唯一没生病的那一个,她们都曾经历:过了这一秒,不知道下一秒该怎么过?也曾有过自我结束生命的念头。但是,在一个奇妙的感觉经验中,她们转念,再度鼓起勇气承担起照顾家人的责任。

"那时候我自己租房子在外面住,实在没有勇气再回去那个家。夜深人静,我站在8楼的阳台上望着黑夜星空,不知道下一秒该怎么过。想着,只要跳下去就一了百了……突然,内在一个声音叫住我:你跳下去,阿爸怎么办?我放声大哭,打电话给朋友,请他送我去医院。爸爸八十几岁了,我走了,留给他一家子病人,阿爸怎么办?"

LCG说,她放不下父亲,不了解父亲哪来的意志力,看着妻子与儿子、女儿陆续发病,还能支撑到现在。她活着,因为舍不得年迈的父亲。

"我跟我女儿说,妈妈也曾不知不觉地就一直拿东西刮自己的手,夏天很热都不敢穿短袖,怕别人问,你的手怎么会那样?……那时候弟弟打电话回来,平常我们两个很有话讲,那天我就支支吾吾。他问我怎么了?我说没什么,只说大家都很好。他在当兵,还剩几个月就要退伍了,我不敢跟他说二姐也发病了。可是我想,他一定知道家里有事情,我说话跟以前聊天的时候不太一样。……隔一周他又打电话回来,我听得出来弟弟在哭的声音,他问家里到底发生什么事了,我只好告诉他二姐也生病了!他哭着跟我说,你要替我守着这个家,等我退伍回来!"

ZCG 答应弟弟,一定会替他守着家人,只是没想到,跟她年龄最接近、最有话说的弟弟,退伍前也发病了。

LCG 与 ZCG 分别在父亲年迈与手足陆续发病之后,成为家里的主要照顾者。她们不仅要照顾生病的家人,内心最沉重的压力与恐惧莫过于:我会不会发病?她们分别提到对精神疾病遗传的恐惧,并很想了解他们家族的病。因此经过逐一跟个别家庭成员征询的程序,她们先后参与一个跨机构的精神疾病病因研究计划。多年后,确切的病因在 2020 年初有所发现[23]。

LCG 与 ZCG 的经验提醒我们,心理健康关怀的不只是生病的个体,复原关心的更是整个家族的心理健康与情感联结。

二、行为主体的生命自觉

LCA 年轻时长得高壮帅气,个性很内向温和,20 岁当兵之前担任保全工作,做得还挺称职。服兵役时,每次写信回家都说他很好,但是他退伍回来以后,家人就觉得他怪怪的,也不知道发生了什么事情。退伍后他在工厂担任品管工作,在厂里他工作态度很好,但是工作表现不好,因此被主管调换几次工作岗位,这与他原本的个性以及工作能力明显的不同。

"生活上我能照顾自己,就只有人际关系还不太行。我不喜欢人家摸我身体,这样像话吗?我是基督徒,不喜欢他们抱我。……可能我是基督徒的原因,有人看我不顺眼,可能我是基督徒的原因,有人看我不顺眼……都是这里面的人,他们真是的,唉!他们就是看我不顺眼,可能我是基督徒的原因,他们看我的眼神就怪怪的,就骂我是石头、骂我姐姐是婊子,说我爸爸是土匪,骂我跟我弟弟是石头,我们全家人都被他们骂遍了[24]。"

就医后诊断为思觉失调症(schizophrenia),诚如 LCA 所诉,他生长在基督教家庭,他一直以基督徒的信念洁身自好,在为人处世跟工作上,他都尽心尽力、自我要求。品管工作做不下去了,只好转换回到熟悉的大楼保全工作,工作约 10 年期间,他的情绪起起伏伏。

"他们会用我里面的声音骂我,叫我咬舌头。你看,我的舌头是平的,舌尖都被咬掉了。晚上睡觉的时候,他们就叫我躲在棉被里抓脸,抓到流血。他们说:抓啊!抓啊!不会流血,流血也看不到。还挖我的眼睛,挖得很深很深,还捏我的鼻子,挖我的耳朵。……睡觉的时候,他们把我脖子一掐,我这儿(脖子)一口气儿就上不来,气喘不过来,他们就开始了。他们当我是什么啊,在我身上横冲直撞的,(摸着肚子)当我是垃圾桶,饭菜往我身上倒,垃圾也通通往我身上倒。我吃饭他们也吃饭,我敲便当盒倒垃圾,他们也倒垃圾。你说有这样的人吗?!到了晚上就开始,又随随便便地就把我身上的东西都清掉了。我的内脏都不知道被拿到哪里去了!"

他摆脱不了内在那些声音,以及后来自己辨识出来的四个人物在他身心上的辱骂与作乱。信仰的意志力抗拒不了精神疾病产生的幻觉,让他忍不住以言语及暴力攻击的方式开始反击。生病 13 年之后,LCA 又出现癫痫、手脚无力与妄想的精神症状交互出现的状况。家人来探视或者写信给他时,不断地为他祷告,也提醒及鼓励他祷告。

"他是有点意见,他就是一直叫我快点,快快快,跟不上脚步了,就会跌倒。他说我出院病就会好,我不出院其他人也跟着不能出院。他一直说可出院了,可出院了,out! out! out! 用英文讲!不过大部分是讲当地话,就是用当地话说可出院了!可出院了。很烦!我就说!好啦!好啦!别吵了,敷衍一下!可是他说没得商量!那个女的比较温和!男的有时候很凶的哦!好烦,好吵!"

LCA 开始坐轮椅以后,他自己可以辨识的内在声音有四个,温和的女性声音给他支持,但是比较凶的那个男的声音在他旁边的时间比较多。LCA 说他精神最舒服的时候,就是他们都暂时告退了。他用"暂时"两个字,他知道他们会再回来。撰文之日,65 岁的 LCA 因为肺炎并发败血症,刚从加护病房转到普通病房。他从 23 岁诊断为思觉失调症至今,已经跟精神疾病相处42 年,幻听里出现的人又增加了,但是他已经虚弱得没力气,也懒得再跟他们争辩了。

L 家爸爸高龄 98 岁卧病在床,他总觉得自己随时会离开人世,但想着 89 岁已经失智的太太与两个生病的孩子,心里还是放不下。笔者在 L 家爸爸及 LCA 身上,感受到信仰融入生活的力量,支撑着一个家庭走过了近半个世纪带病生活的时光。身为精神医疗临床工作人员,除了精神药物的协助,在日常生活中,社会及心理治疗能够提供的支持有限。此省思让本文尝试在不同文化的生活信念中,寻找让人可活下去的理由与信念,亦即,这些长期支撑病人与家庭带病生活的信念,以及遭遇生命重大威胁时,一念之间的那个"转念"是如何发生的?这些信念的内涵是什么?

现代医学以生物模式解释精神疾病发生的原因,以精神分析与心理学理解病患的认知与行为模式。然而,大多数的病患在寻求精神医疗的协助之前,都采用过民俗医疗的经验与协助。在病患发病初期与漫长的带病生活过程中,精神分析与心理学理解病患的认知与行为模式能提供的协助有限,特别是精神分析,被认为不适用于思觉失调症患者。如前所述,在西方医学兴起以前,不同的文化有其对精神疾病的理解以及因应精神疾病的行为模式。

LCA 的家庭以敬拜、赞美、祷告与期待神迹能治病的方式,获得心灵慰藉。相对地,Z 家是国人较为熟悉的传统道教民间信仰家庭,他们以祖先不高兴或者其他不认识的亡魂干扰,来理解精神疾病的行为。最先察觉到 Z 家有人生病的是孩子舅舅。

> "有一次放暑假回家,看到大姐在家门口自言自语好像在跟人家交谈,那时候她还是很稳定地做代工,平时我住校,她还会写信给我,怕我想家。但是慢慢地,每次回家都觉得大姐的行为越来越奇怪。印象很深刻的是要结婚前一天,大姐一个人躲在房间哭,她后悔答应嫁给一个年龄这么大的男人,虽然长期以来姐夫一直很照顾我们一家人。"

Z 家的舅舅是最反对生病的家人结婚的人,但传统家庭认为,有人愿意娶她、照顾她就很好了。Z 家妈妈 17~18 岁就结婚了,婚后接连生了五个小孩。有一次 Z 家爸爸回家,看到大儿子一个人玩,但是看起来好像有人在逗他玩。还有一次,Z 家爸爸看到儿子在挣扎,好像有人在掐他脖子。他们认为是新搬家的房子不干净,有另一个空间的灵魂在这里游走,小孩天庭尚未关闭看得到,大人看不到。于是,他们张罗找道士来家里做法事,超度前屋主的亡魂。

Z 家妈妈跟一儿一女先后发病,Z 家爸爸跟 Z 家妈妈娘家父母都认为,这房子的阴灵太强了,他们花了很多钱,甚至不惜将房子拿去抵押贷款来处理这件事。后来因为还不出贷款,房子被法院拍卖。房子没了,一家人只好另外租房子住。

> "没什么,就是不想去学校而已。功课哦,数学、语文成绩十几分,只有健康教育比较好,八十几分。同学、老师都对我不错,就只是很不想去学校而已。初中时也是不想去学校,一年级就不去了,没去学校以后,就去打撞球或者去打电动,喜欢打太空战士。"

ZJN 从小习惯家里很多人,上学后有很多小朋友一起玩。他跟同学相处还不错,但是对功课一直不感兴趣。他说不想去学校,父母、老师也都不勉强他。

"20 岁去当兵,当一年十个月的炮兵。刚开始去的时候很不习惯,战友对我都很好,后来习惯就好了。当兵的时候没有,是退伍几个月以后才有,就听到有人跟我讲话,男的女的都有,都是讲玉皇大帝的事。经常都可以听到,那个声音会骂我,说有人想要害我。我知道那个不是我自己的声音,有的时候就不理他,也不会怎么样。"

大多时候 ZJN 可以很清楚地分辨出,那不是他自己的声音,不要理他们就好。

"我爸爸到年纪很大都还在工作,他做那种保护板的工作是很辛苦的,每天下班身上都是白白的粉,都要先洗澡,不然皮肤会痒。后来爸爸生病了,就有人介绍我们去清洁外包公司做清洁跟打蜡的工作,我们都是大夜班的时候做清洁打蜡,工作的时候都要放一个牌子,才不会让人家跌倒。有时候有些人就会故意踩脏,你就要重做一次。ZJN 就很生气,常常在发脾气,我跟 ZUH 就说,没关系啦,重做一次就好,可是 ZJN 还是很生气,他常常会暴怒,觉得人家在找他麻烦。"

"有时候,ZJN 还是会害怕,怕他们真的会采取对他不利的行动。有个声音给他出主意,建议他要自我保护,所以他在厨房拿了一把菜刀带在身上。ZJN 这举动把弟弟妹妹吓坏了!"

"那个地方常常有外国客人往来,我们要进去工作的时候都要安检,身上不能有打火机或者其他违禁的东西,否则会被罚一万块。有一次要进去安检的时候,ZJN 衣服翻起来,我看到他裤头这边怎么放着一把菜刀,我吓死了,就赶快把它拿起来用衣服包一包拿到外面藏起来,还好还没有踏进那个安检的门,要不然就会被罚一万块。那一阵子,我们家里的菜刀都藏起来。"

随着内心的恐惧加深,ZJN 内心的害怕使他的行为举止变得越来越怪异。他跑到不认识的高级住宅大楼底下大叫,要叫某个人出来。弟弟妹妹讨论着要怎么保护他。

"我说,人家又不认识你。后来我跟弟弟讨论,要怎么保护 ZJN。我们两个晚上就轮流睡在客厅的沙发上,门还用一个很粗的棍子顶住,我想他要出去一定要先把柱子拿开,我们就会听到声音。轮流照顾了几天以后,我跟弟弟太累了,有一天我们两个都睡着了,我醒来怎么脸上凉凉的,一看门怎么是开的,ZJN 也不在了。我就跟弟弟两个人出去找,我们找了很多地方,后来找到××中学,然后看到屋顶一块小小的地方,ZJN 站在那里,不知道他是怎么上去的,也不知道从哪里可以下来。后来弟弟去搬来一个东西垫着,顶着他下来,他们两个就一起跌倒了。"

ZCG 在家排行老四,是家里三个女孩中的小妹,她眼睁睁地看着哥哥、姐姐们一个个发病,ZJN 发病的时候,老五弟弟还能跟她一起照顾哥哥。

"那时候 ZJN 的样子就是很失落的样子,问他怎么上去的,他说他也不记得了。我跟弟弟就陪他坐在操场中间,坐到天亮,我才说我们回家好吗?因为天亮了,等一下就会有人来学校了。那时候 ZJN 很瘦,他已经几天没吃饭了,他吃东西疑心病很重,都会怀疑里面有人下毒。像我买铝箔纸的饮料给他喝,吸管要让他自己插,不能先帮他插好,不然他会怀疑给他下毒他就不喝了。"

继 ZJN 之后,ZUM 发病时,ZCG 心里已经有数了!

"ZUM 是倒数第二个发病的,她很害怕别人看到妈妈发病的样子。ZUM 很活泼外向,人缘很好,长得又漂亮,有很多男生追她。那时候我们一起在游乐场工作,有一次我回家看到她跟前一天穿一样的衣服,隔一天回家还是穿同一件衣服,那表示她没洗澡没换衣服。一个礼拜以后,那件本来是白色的衣服已变成黑的了,我就说你为什么不洗澡?她说有人在偷看她洗澡,窗户那边有一个人一直在偷看她洗澡。我说怎么可能?我家那个浴室,除非要爬到很高的地方看下来,否则怎么看得到。ZUM 说真的,你没看到吗?那个人一直跟着她,一直盯着她看。有一次我骑机车载她回家,到家门口时,她说,你有没有看见,门口那边站着一排人。我说哪有?她说有啦,穿黑衣服的,你仔细看。那时候,我心里已经有数了。"

ZUM 发病时,弟弟 ZUH 正在服兵役。由于父亲年纪很大了,妈妈、大哥、大姐都生病了,ZUH 要去当兵前,他就很不想去。三姐跟他说,一年十个月很快就会过去的,更何况当兵的地点离家不远,每个周末都可以回来。

"ZUH 是当兵退伍前一个月发病的。他很不想去当兵,那时候爸爸很老了。ZUH 一直觉得,这个家只剩他一个男生了,他要保护这个家。他常说我们家人都要在一起。那一天我骑机车要送他去部队,发现家里的门打不开,我敲门敲了很久,听到里面问:是谁?我说了很久,他才把门缝打开一点看,我说你把门开大一点,要不然我怎么进去?他才又把门打开一点,然后很快地把我拉进去,就很快把门又关上。我问他你干吗啊?ZUH 说,你没看到前面有很多人拿着枪要对付我们吗?我说哪有?怎么可能拿枪对着我们家?他就说:你是谁?你是不是假冒我姐姐来骗我?以前我说话我姐都会相信,现在怎么不相信我了?他认为有人把我换掉了,说:你把我姐姐藏到哪里去了,为什么要假冒我姐姐来骗我?"

"后来我就慢慢地跟他谈我们小时候的事,他才开始有一点相信我。我就跟他说,你不是要回部队吗? 是你自己打电话要我来载你的,你忘了吗? 你还剩一个月就退伍了,一个月很快就过去了,你就可以回家保护我们了,你不是要我帮你好好守着这个家吗?"

姐弟俩谈了许久,ZCG 借故口渴要去买饮料,打电话给部队长。队长说:"你不是医师,你怎么知道他发病了?"ZCG 说:"我妈妈、两个姐姐、一个哥哥都发病了,不必问医师,我一看就知道他病了。"

"……后来跟 ZUH 比较熟的班长来接他,班长先问他的战友,他们说 ZUH 在部队人际关系还不错,但是有两个人在不同的晚上、在天很黑的时候,看到 ZUH 面对着墙,两次都是面对着墙,一次是他在哭,一次是好像在跟人说话,他一直在求那个人说:你不要欺侮我的家人。所以班长到我家来接他的时候,心里就有数了。"

诚如 ZCG 所说的,她经历过五个家人发病的过程,不必问医师,她可以从妈妈、哥哥、姐姐、弟弟的话语中,听出谁生病了,谁是正常时候的他或她。Z 家爸爸过世以后,幸好 ZCG 的先生很体谅她,然而她内心一直存在着"只剩我一个了,我会不会发病"的恐惧。无形的压力与恐惧,曾让 ZCG 不由自主地伤害自己;与她最亲的弟弟 ZUH 哭着要 ZCG 替他守着这个家、说全家人要在一起时,又让她鼓起勇气,接了好几个人力派遣的工作把时间填满,让自己没有时间想太多,也让自己把时间精力转移到赚钱上。先生同意她自己工作所赚的钱,可以任她支配给妈妈及哥哥、姐姐、弟弟买东西,寄零用钱。

三、社会文化因素对精神疾病的影响

随着科学技术的突飞猛进,生物医学对于精神疾病的研究有进一步的发现与理解。医学研究多认为严重精神疾病倾向与遗传及生物因素有关,却苦于缺乏直接的科学证据[25]。随着免疫学突破性的发展,科学家们发现与大脑相关的疾病并非可以决然清楚地划分,大脑相关疾病像一个连续性光谱,对于那些难以直接解释病因的复杂疾病,表观遗传(epigenetics)扮演重要的调控角色[26]。亦即在不改变 DNA 序列的前提下,透过可调控基因活性的机制,可以改变基因的表现方式,并且可以代代相传。例如长期的饮食习惯使平均寿命延长,某些地区的居民比较能够承受寒冷气候,阿尔茨海默病与人体免疫调节机制相关,人体免疫调节机制又与日常饮食及文化生活相关等[27,28]。此外,专业学科分离长达半个世纪的神经科与精神科疾病,再度携手合作[29];大脑相关的精神疾病,被认为与免疫调节机制有关[30,31];最新修订的国际疾病分类诊断 ICD-11 指引,指出文化因素对于精神疾病诊断与治疗有显著影响[32]。凡此均指出,精神疾病致病原因与生理、心理、社会、历史与文化生活因素等密切相关,此趋势促使临床工作者需要有更高的文化敏感度,去协助病患与家属了解精神疾病,发展适应不同生活文化逻辑的复原模式[33]。然而,如哲学家康德所言,光凭直觉没有概念是盲目的,只有概念没有直觉是空的[34],文化敏感度的培养,需要理论与认识论的基础,才能真正落实在日常生活的实践中。

关于增进文化敏感度对于精神疾病的认识,体质与文化人类学者塞姆等从生物演化的历史脉络出发,认为精神疾病是个人与环境互动过程中复杂因素产生的结果。精神疾病的理解,需包含分子生物学角度的基因遗传,与代代相传的文化传递等多面向的互动。因而,精神与心理疾病的认识可分为,较高遗传穿透性的、心理防卫性的、老化过程性的以及环境适应性的等连续性光谱,跨越生理与心灵的关系的理解。

塞姆等将精神疾病归类为,较高遗传穿透性的、心理防卫性的、老化过程性的以及环境适应性的四个类群理论的解释,并从遗传性(heritable)差异程度,看到精神与心理疾病连续性光谱(spectum)与心灵(mind)的关系[35]。

笔者参考塞姆等的理论与其方法后设的认识论指引,试图在生物精神医学对严重精神病患的诊断分类与病患自身主观经验的理解中,寻找文化咨询的可能。亦即,在西方认识论与方法学上,从精神医学的病理诊断分类、精神分析的诠释,与许多传统医疗的疾病观、问题解决与调和身心灵的仪式上,寻找可对话的逻辑,希望对病人与家属所提供的咨询,可以更贴近生活与文化。

本文 L 家与后来的 Z 家,在 2020 年初确认致病基因后,基因检测结果与长期临床观察有明显的一致性。根据塞姆等的观点,精神思觉失调症是较高遗传穿透性的大脑疾病,较适合用生物病理学的理论来理解;而在日常生活中,心理防卫性机制与环境适应性也扮演着重要的角色。LCA 以基督徒生活信念,克制幻觉对自己身体主观感觉经验的挑衅。他不断地诉说,我是基督徒,我不喜欢他们抱我、不喜欢人家(那些幻觉)在我身上所做的事。Z 家刚开始也是以亡魂没有获得安顿来解理 Z 家妈妈的自言自语以及 ZCA 独自玩耍时不寻常的对话举动,因此花费超过家庭经济能力所及的费用,多次招来道士作法,试图寻求家人与亡魂之间的沟通与和解。《西藏度亡经》是民间解释在世之人与亡魂沟通的一部重要经典[36],台湾民间信仰中许多关于临终以及人与灵魂的关系,均可以在这本典籍中找到典故。著名的心理学家荣格曾为此书德文版做评释。本文稍后会再提及,关于荣格精神分析的集体潜意识理念,与东方心理学的关系。

LCG 与 ZCG 都是手足中事后病因检测正常者,至撰文之日,LCG 正值 65 岁退休年龄,ZCG 也已经 40 岁了。

由于 LCA 是家里的长子同时也是家族中的长孙,他与父亲商议之后,曾专程回大陆重修祖坟,期待获得祖先的谅解与保佑。LCG 从基督徒的角度安慰并且鼓励 LCA 透过祷告获得心灵的平静;她自身则从量子能量学的角度认为,上辈子既然约定成为家人,就注定这辈子要照顾他们,那她就尽力完成这辈子的功课。

另一方面,ZCG 在面对弟弟 ZUH 说很多人拿着枪要对付家人以及质疑眼前的姐姐是不是他人假冒来骗他时,她就已经可以区分弟弟生病的叙事逻辑以及可以正常沟通的逻辑,并以此跟弟弟谈话,透过回想小时候共同的经验,带弟弟回到他熟悉的感觉,化解 ZUH 当下的恐惧,以免采取过度防卫的行为。过去,精神病人常因为被幻觉所误导的认知,而采取过度防卫的行为,因此常被误以为精神病人都有攻击性。ZCG 从照顾生病的家人经验中,学习到区分生物性精神疾病的幻觉,与面对恐惧情境时的心理防卫机制,有效地引导弟弟就医,这是非常珍贵的知识经验[37]。

从 L 家与 Z 家家族的生活经验中可发现,同样的环境压力、同样的面临发病的心理危机处境,病因检测带有突变基因者,似乎很难凭借个人的信仰与意志力,抵抗疾病的发生;病因检测正常者,个人的信仰与意志力确实提供了支持的力量,让他们有机会与能力,从心理的危机边缘回到常轨,进而展现生命的韧性与能量。L 家与 Z 家家族的疾病经验,提供给我们深刻的思考:在长期面对如此重大的身心压力环境下,此生命韧性与心理能量如何发生与维系?身为临床服务工作者,我们如何在不同文化脉络下,寻找生命逻辑与疾病因应方式?

四、文化理解与文化咨询

西方精神医学兴起以前,精神疾病始终与神秘经验有关;文明古国数千年来,也都有一套理解自己身体与心灵关系的文化逻辑。21 世纪国际疾病分类诊断 ICD-11 指引强调文化影响力,塞姆等从精神疾病史所归纳的四个疾病理解面向,以及本文 L 家与 Z 家家族的疾病经验,指出了认识论与研究方法影响精神疾病的认知行为,乃至应对的方式。

精神病病因诊断代表生物医学对疾病发生原因的了解,目前能做精确病因诊断的病人仍非常有限。临床医师大多依据症状的描述做鉴别诊断,以此告知病人生病的可能原因与预后。但是,对于发病的病人以及照顾的家人来说,他们需要一个合理化的理由,来面对漫长的带病生活,以及因应疾病对家庭所带来的冲击与影响。因此,在精确科学无法确定与病人及家属期待确定理由之间,传统文化带给精神与心理疾病一个理解与诠释的广大空间。

前文提到荣格集体潜意识理念与东方心理学的关系,精神分析学家荣格在他的自传中提到,他体验到的潜意识经验跟传统中国典籍提到的经验相呼应。笔者认为,理解荣格对集体潜意识的体验,以及对中国哲学有关意识本体的方法论之间的关系,确实是连贯中西哲学中有关精神与心理文化的一个桥梁。

精神分析学是近代西方精神医学兴起的一个分支。精神分析的创始者弗洛伊德是一位神经医学科医师,他从精神官能症的患者身上,看到无明显生理因素却产生身体症状的现象,因而提出了潜意识心理与防卫机制理念假说,并且开创了精神分析会谈的治疗方法。从精神分析学发展的历程来看,荣格与弗洛伊德在关于潜意识的观念上意见分歧,然而精神分析理论对于意识与潜意识经验的探讨,从生物趋力(drive)走向客体关系(object relation),发展到自体心理学

(self psychology)时,科胡特所描述的统整自体(cohesive self),对东方禅宗或者佛教修行者来说,都是很熟悉的体验[38]。

东西方哲学由于哲学认识论的不同,对于精神与心理理解的意识结构或有差别,但毕竟都是试图理解人类大脑如何运作,因此,仍有其相互会通之处。然而,也因为哲学认识论的不同,衍生出不同的理论,以及不同的因应方式。

弗洛伊德对精神分析的重要贡献是,他提出了人类意识结构的理念型,将人的心理解构分为意识、前意识与潜意识三个层次。弗洛伊德透过独创的精神分析技术,亦即独特的会谈治疗方式,深入潜意识。他的理论认为,透过谈话方式,把压抑在潜意识里的心理冲突带到意识层面,人类的心理防卫机制,就有能力化解意识与潜意识的冲突,进而消解心理的压力;心理压力的释放,是使精神官能症不药而医的一个有效方式,因此他独创的精神分析技术,也被认为是一种心理会谈治疗。

对于人类意识结构的理解,并非西方国家独有。国人耳熟能详的《般若心经》,其方法论知识基础即是唯识学。在佛教典籍中,唯识学是引导初学者学习更高深精神体悟的一个知识基础。唯识学将人类意识分为八个层级,分别是眼、耳、鼻、舌、身等识,前五识是感识,是认识具体的对象。意识是第六识,具有抽象概念认知的功能;意识与前五识一起作用,联结五种感官与潜意识的功能。若与西方现代心理学相比,心理学只谈到前六识为止;而在佛法的分析中,则有第七末那识与第八阿赖耶识的存在。末那识是意识的根本,使意识生起自我意识。阿赖耶识是藏识,又称如来藏识。

从佛学研究的观点,认为西方的知识论是在主客相对的关系中认识,佛家的知识论则把感受纳入,因此有所谓的情识。亦即,佛学唯识学所谈论的意识,是带有个人主观情感的认识论。末那识以阿赖耶识为连续性的依存境界,也是个人潜意识情感执着的来源。因此,唯识哲学认为,需去除对潜意识的执着,停止潜意识自我与现实世界的联结,才能转念成智[39]。

佛学唯识学对于意识的阐述与实践经验,比弗洛伊德精神分析的意识结构区分得更为精细。笔者认为第六识意识相当于弗洛伊德意识结构里的前意识,具有转化意识与潜意识作用的功能。第七识与第八识如来藏识相当于潜意识。但是唯识学的第八识比弗洛伊德潜意识更深入,如来藏识通达本体,亦即,其作用是能超越物我的纯粹精神体验的部分。或许这是荣格如此热衷中国哲学的缘故,他思考的集体潜意识,与佛家如来藏识的理念相通,只是中国哲学付诸直觉体验的顿悟,那种意境很难客观地描述。

同时,唯识学所体现的心理学是很平易的生活实践哲学,《般若心经》是一般民众都能朗朗上口的经文。唯识心理学对于人们从身体、心理到整体生活经验,是一个细致的学说,可作为日常生活实践的依据。

对于唯识学的日常实践,清末高僧印顺与新儒学宗师熊十力有过精彩的辩论[40,41]。两人对于意识跟潜意识共同认同的是,梦境与潜意识经验都是虚妄的意识,既然是虚妄意识,便不需要执着于其有或无。牟宗三归纳佛学修行的方法有"渐""顿""别""圆"四种实践进路[42]，此四种进路都是为了停止对于虚妄意识的执着，唯有停"止"纷乱的思绪，才能获得内心的平静与洞识力"观"，因此，"止观"是修行能达到身心灵境界提升的一个方式。

有别于唯识学将梦境与潜意识经验认为是虚妄意识，精神分析则把梦当成与潜意识沟通的媒介加以分析[43]。从弗洛伊德关于潜意识与防卫机制的假说，以及透过会谈深入潜意识的精神分析技术，对照唯识学第七末那识的转依及止观修行，东西方哲学对于人类意识结构，有类似的学说，但是在安顿身心灵技巧方面，则有不同的因应方式。

精神分析理论认为，透过会谈技巧，导引心理疾病患者释放压抑在潜意识的经验，能使人获得洞识(insight)，并且有能力面对冲突与压力，有助于人们的身心对环境的适应。精神分析的会谈治疗，是不断把潜意识深层经验带到意识层面并加以诠释的过程，此过程恰好与佛学唯识学的因应方式相悖。唯识学理论认为，潜意识是虚妄意识，语言符号象征都是虚妄意识，执着潜意识经验只会带来痛苦，唯有停止对潜意识经验的思考，忽视潜意识跟情境的联结，才能从不愉快经验中跳脱出来，无我执才能获得身心灵的平静与智慧。

如前述精神分析师荣格从他的经验体会到，他认为的潜意识经验与中国哲学许多经验是相呼应的。弗洛伊德初次见到荣格时，两人相谈甚欢，两位杰出的精神分析学家均认同意识与潜意识结构，然而，最终两人在对于潜意识与灵魂的观点上，出现不可妥协的意见分歧。荣格试图从东方古老文化的经验中，寻找他对潜意识以及灵魂经验的理解。如果佛学的如来藏识是通达集体潜意识之门，《西藏度亡经》则是诉说亡灵如何从现实的人世间，走向冥界的一套典籍，这是古老知识的记载。由于无法以科学实验证实，因此受西方医学科学训练的精神科医师与心理分析师，较少注意古老文化对于潜意识与灵魂的理解。

美国的人类学者温兹对于东方文明的精神世界深感兴趣，他在收购的西藏文物中获得《中阴得度》(又称《西藏度亡经》)手抄本，并透过英国行政官找到兼通西藏密学和西方科学的格西喇嘛达瓦桑珠，将其翻译成英文，并于1927年在牛津大学出版[44]。此书译介出版的重要性在于《西藏度亡经》的内容，除了高深的哲学之外，尚含有经验性的知识。荣格提到他从《西藏度亡经》这本书中得到洞见，他对于从这本书中发现与自己思考灵魂与人类潜意识关系的经验而感动不已。

《西藏度亡经》提供了一种人人都可以理解的哲学，它向人的心灵说话，引导人类灵魂从生到死的一种通过仪式，使死者明白灵魂的重要性，使生者凝视死亡而不会害怕。荣格认为，东方宗教有这仪式，是因为东方宗教的教义开展的原出处即包含了终极的内在原理，荣格认为这是最高级的经验心理学。他认为业力是一种心灵的遗传学说，这种心灵可以再生的假说，建立在超越时性的灵魂不灭上面，荣格认为精神疾病与心灵的遗传性有关。荣格被中国的《易经》跟禅学所吸引，将《易经》视为中国的心理学，他在东方冥想心理学中，寻找集体潜意识的对话。荣格大约在20世纪20年代对《易经》有兴趣，并且自己做实验，20世纪30年代中期他有机会遇到胡适,并请教对于《易经》的看法,但胡适说:"那本书不算什么,只是一本巫术魔法选辑。"荣格显然很在意,在信函及有关《易经》与中国精神的文章中都提到此事。

笔者分别从清末民初熊十力等的新唯识辩论,到荣格及弗洛伊德对精神分析的意见分歧,乃至胡适对荣格的敷衍性回答,看到20世纪初心理学的处境。西方心理学符合科学化思维的时代趋势,但是对人心灵说话的中国心理学,才是普遍的日常生活心理学。如前述,中国哲学所涉及的心理学,从唯识学的意识结构,至《西藏度亡经》对人类面对生死时的心灵对话,中国哲学原初思考就蕴含潜意识的深层体验,同时也是实践的经验知识,而非纯粹客观的知识。

临床实务上,许多精神病人及其家属,是内化了唯识学及《西藏度亡经》的文化心理逻辑的,而不是西方的精神分析理论所阐释的心理状态。精神病人及家属常通过民俗的仪式化行为,进行精神与心灵的调和,寻求疾病与灵魂的和解。荣格从中国心理学体会到的心灵遗传与精神疾病的关系,或者可以从表观遗传的观点,重新审视其意义。本文个案的经验或许还不足以说明其意义,但从临床咨询角度,它确实提供了文化咨询的哲学基础。由此观点,荣格晚期提出的集体潜意识观念,可作为理解意识与心理的认识论与研究方法的一个重要桥梁。本文通过此一桥梁,找出符合东方文化思维逻辑的诠释架构,希望有助于病人与照顾者心理健康的维护与促进。

五、病人自觉与文化咨询

一位与思觉失调症共存43年的病人跟笔者说:"我觉得科学应该跟佛学结合,这样心里会舒服一点。心理师却对我说:'不要跟我传教,我相信弗洛伊德。'"此话让笔者非常震撼:一者,意思表达的主体分别被标示为"病人"与"心理治疗师"。二者,病人的相信跟心理师的相信之间,涉及行动主体的认知与价值。三者,病人与心理师,是否存在着认识论的知识霸权,如弗洛伊德的意识结构理念型(ideal type)凌驾于佛学唯识学的意识结构?这是精神科临床常遇到的问题,精神医疗专业人员经常需要说服病人接受科学语言所归纳的疾病分类诊断;但是,精神医疗专业人员能否接受病人所相信的经验跟诠释?精神病人的相信跟专业人员的相信,是否有共通的语言?在面对精神病人光怪陆离的主观经验时,病人是依循日常生活文化逻辑的诠释与理解而行动;专业人员则依循方法上化约的数理逻辑所建构的知识理论,对病患给出建议与处置。然而,过度化约的心理学理论,是让病人觉得不舒服的[45]。

如前述,文化敏感度的培养需要理论与认识论的基础,直觉没有概念是盲目的,概念没有直觉是空的。对于精神疾病的理解与治疗而言,科学理论与概念提供参照的基础,文化提供了直觉的内涵。生物遗传学提供精神病因理解的科学依据,文化直觉提供病人与家属带病生活的基础[46]。本文认为建立在文化基础上的心理咨询,更贴近病人与家属心理的需要。

对精神医疗临床工作人员而言,西方精神分析学跟东方心理学最能对话的是荣格[47,48]。荣格在精神潜意识的探索过程中,着重于《易经》卜筮时的直觉与共时性。笔者认为感而遂通的直觉,是东方哲学智慧的精华[49]。感而遂通的直觉,也是笔者尝试在西方精神分析跟佛学唯识学的认识论基础上,探讨病人与家属转念(insightful experience)如何可能的一个理解。精神分析技术透过会谈深入潜意识,解析潜意识隐藏的压抑,以此协助病人获得洞识或者病识感(insight);而唯识学的认知理念认为,潜意识(意识、末那识)带出来的是虚幻意识,因此透过学习止观,不要把虚妄意识当真,以此获得心理的平静。本文认为,精神病人跟家属学会区分虚假意识,知道如何不受幻觉影响,这是临床上可以实践的咨询技术。

临床上很多带着残余精神症状的思觉失调症病人,他们最常使用的心理防卫,就是不要理它。当他们可以区分什么是幻觉、什么是自己的意思时,他们常说:不要理他(幻听或者幻觉中的人物)就好了! ZJN 说:"我知道那个不是我自己的声音,有的时候就不理他,也不会怎么样。"家属 LCG 与 ZCG,她们刚开始都是寻求与祖先的和解,或者驱逐不干净灵魂的靠近,逐渐转变成区分虚妄意识与自我感觉经验。过程中,她们都发生过个人心理的危机,个人心理的转念如何发生不得而知,但后来她们习得区分虚妄意识与自我感觉经验,有效地作为跟家里病人沟通的方式。从 L 家与 Z 家的经验可见,她们并未拒绝生物精神医学对她们的帮助;与此同时,她们在文化生活的土地上,为自己找到生活得下去的合理化理解与因应方式。

本文肯定生物医学对精神疾病诊断与治疗的努力与贡献,同时尝试在精神分析理论的理解与唯识学的认识架构中,寻找病人与家属理解自己身体与心灵关系的文化逻辑;在能跟心灵对话的中国哲学与经验知识中,探索文化咨询的技术。而兼具知识理念与文化心理内涵的临床咨询技术,需要结合科学知识与具有文化敏感度的知识基础,让医病关系更和谐,让精神疾病的治疗与因应,更具文化亲近性,才能让精神健康落实在日常生活的实践中。

参考文献:

[1]WHO.10 facts on mental health[EB/OL].(2018-11-29)[2020-08-30]. https://www.who.int/news-room/fact-sheets/detail/mental-disorders.

[2]WHO.Investing in mental health-evidence for action[M/OL].Geneva:World Health Organization,2013[2020-08-30]. https://apps.who.int/iris/bitstream/handle/10665/87232/9789241564618_eng.pdf?sequence=1&ua=1.

[3]Rissmiller D J,Rissmiller J H.Evolution of the antipsychiatry movement into mental health consumerism[J].Psychiatric Services,2006,7(6):863-866.

[4]Phillips J,Frances A,Cerullo M A,et al.The six most essential questions in psychiatric diagnosis:a pluralogue part 1:conceptual and definitional issues in psychiatric diagnosis[J].Philosophy,Ethics and Humanities in Medicine,2012,7(1):1-29.

[5]Oyebode O,Kandala N B,Chilton P J,et al.Use of traditional medicine in middle-income countries:a WHO-SAGE study[J].Health Policy and Planning,2016,31(8):984-991.

[6]Martins Ekor.The growing use of herbal medicines:issues relating to adverse reactions and challenges in monitoring safety[J].Front Pharmacol,2013(4):177.

［7］WHO.Global report on traditional and complementary medicine［M/OL］.Geneva：World Health Organization，2019［2020-08-30］. https：//www.who.int/traditional-complementary-integrative-medicine/WhoGlobalReportOnTraditionalAndComplementaryMedicine2019.pdf？ ua＝1.

［8］杨宇勋.降妖与幽禁——宋人对精神病患的处置［J］.台湾师大历史学报，2003（31）：37-89.

［9］Cardeña E，Lynn S J，Krippner S.Dissociation，trauma，memory and hypnosis series.Varieties of anomalous experience：examining the scientific evidence［M］.Washington DC：American Psychological Association，2014：369-408.

［10］Kundi S.Characteristics of mystical experiences and impact of meditation［J］.International Journal of Social Sciences，2013，2（2）：141-146.

［11］安·法第曼.黎亚：从医病冲突到跨文化误解的伤害［M］.汤丽明，刘建台，杨佳蓉，译.台北：大家出版社，2016.

［12］Minas H，Diatri H. Pasung：physical restraint and confinement of the mentally ill in the community［J］.International Journal of Mental Health Systems，2008，2（1）：8.

［13］Puteh I，Marthoenis M，Minas H.Aceh free pasung：releasing the mentally ill from physical restraint［J］.International Journal of Mental Health Systems，2011，5（1）：1-5.

［14］Guan L，Liu J，Wu X M，et al.Unlocking patients with mental disorders who were in restraints at home：a national follow-up study of China's new public mental health initiatives［J］.PLoS One，2015，10（4）.

［15］黄应贵.21 世纪的家：台湾的家何去何从？［M］.台北：群学，2014：67-126.

［16］Gadalla K K，Bailey M E，Cobb S R.MeCP2 and Rett syndrome：reversibility and potential avenues for therapy［J］.Biochemical Journal，2011，439（1）：1-14.

［17］Koemans T S，Kleefstra T，Chubak M C，et al.Functional convergence of histone methyltransferases EHMT1 and KMT2C involved in intellectual disability and autism spectrum disorder［J］.PLoS genetics，2017，13（10）.

［18］Richetto J，Meyer U.Epigenetic modifications in schizophrenia and related disorders：molecular scars of environmental exposures and source of phenotypic variability［J］.Biological Psychiatry，2021，89（3）：215-226.

［19］Goldenberg I，Goldenberg H.Family therapy：an overview［M］.Monterey：Brooks，1980.

［20］Lippi G.Schizophrenia in a member of the family：burden，expressed emotion and addressing the needs of the whole family［J］.South African Journal of Psychiatry，2016，22（1）：1-7.

［21］Wang X，Chen Q，Yang M.Effect of caregivers' expressed emotion on the care burden and rehospitalization rate of schizophrenia［J］.Patient Preference and Adherence，2017（11）：1505-1511.

［22］黄嫒龄.家庭系统作为慢性精神病患照顾主体的省思——论过度使用家庭能力与建构替代性家庭功能［J］.中华心理卫生学刊，2020，13（3）：89-122.

［23］Chen C H，Cheng M C，Huang A，et al.Detection of rare missense mutations of methyl-CpG binding protein 2 gene（MECP2）in patients with schizophrenia［J］.Frontiers in Genetics，2020（11）：476.

［24］黄嫒龄.日久他乡是故乡——治疗性小区玉里模式［M］.台北：记忆工程出版社，2008：56-59.

［25］Bassett A S，Scherer S W，Brzustowicz L M.Copy number variations in schizophrenia：critical review and new perspectives on concepts of genetics and disease［J］.American Journal of Psychiatry，2010，167（8）：899-914.

［26］Kuehner J N，Bruggeman E C，Wen Z.Epigenetic regulations in neuropsychiatric disorders［J］.Frontiers in Genetics,2019(10):268.

[27]Kinney J W,Bemiller S M,Murtishaw A S, et al.Inflammation as a central mechanism in Alzheimer's disease [J].Alzheimer's & Dementia:Translational Research & Clinical Interventions,2018(4):575-590.

[28]Hampel H,Caraci F,Cuello A C, et al.A path toward precision medicine for neuroinflammatory mechanisms in Alzheimer's disease[J].Frontiers in Immunology,2020,11:456.

[29]Keshavan M S,Price B H,Martin J B.The convergence of neurology and psychiatry:the importance of cross-disciplinary education[J].JAMA,2020,324(6):554-555.

[30]Turvey S E, Broide D H. Innate immunity[J]. Journal of Allergy and Clinical Immunology, 2010, 125(2): S24-S32.

[31]Fabiana Novellino,Valeria Saccà,Annalidia Donato, et al.Innate immunity:a common denominator between neurodegenerative and neuropsychiatric diseases[J].International Journal of Molecular Sciences,2020,21(3):1115.

[32]Gureje O,Lewis-Fernandez R,Hall B J, et al.Cultural considerations in the classification of mental disorders:why and how in ICD-11[J].BMC Medicine,2020,18(1):1-2.

[33]Whitley R,Drake R E.Recovery:a dimensional approach[J].Psychiatric Services,2010,61(12):1248-1250.

[34]Bubner R,Bubner R R.Modern German philosophy[M].Cambridge:Cambridge University Press,1981.

[35]Syme K L,Hagen E H.Mental health is biological health:why tackling "diseases of the mind" is an imperative for biological anthropology in the 21st century[J].American Journal of Physical Anthropology,2020(171):87-117.

[36]莲花生大士.西藏度亡经[M].徐进夫,译.台北:天华出版社,1983.

[37]黄嫒龄.回到根本之处思考——在拟象真实跟常规社会之间重建精神病患的生活结构[J].中华心理卫生学刊,2001,13(4):109-130.

[38]Eagle M N.Recent developments in psychoanalysis:A critical evaluation[M].New York:McGraw-Hill,1984.

[39]吴汝钧.唯识哲学——关于转识成智理论问题之研究[M].台北:佛光出版社,1986.

[40]熊十力.新唯识论[M].台北:学生出版社,1983.

[41]熊十力,太虚,印顺,等. 林安梧选辑:当代儒佛之争——熊十力新维识论论战选集[M].台北:全国出版社,1981.

[42]牟宗三.佛性与般若:下册[M].4版.台北:学生出版社,1984.

[43]西格蒙德·弗洛伊德.梦的解析[M].孙名之,译.台北:左岸出版社,2010.

[44]Lopez D S.The Tibetan book of the dead:or the after-death experiences on the Bardo plane,according to Lama Kazi Dawa-Samdup's English rendering[M].Cambridge:Oxford University Press,2000.

[45]胡赛尔.欧洲科学危机和超验现象学[M].张庆熊,译.台北:唐山出版社,1990.

[46]Ingham J M, Feeney D. Psychological anthropology reconsidered[M]. Cambridge: Cambridge University Press, 1996:223-251.

[47]赖贵三.《易》学东西译解同——德儒卫礼贤的《易经》翻译[J].台北大学中文学报,2014:29-65.

[48]汪新建,俞容龄.荣格与《易经》:沟通东西文化的心理学尝试[J].南京师大学报(社会科学版),2006:107-110.

[49]牟宗三.智的直觉与中国哲学[M].北京:中国社会科学出版社,1993.

运用高智能化的生物反馈身心
测疗系统进行心理健康管理

朱凤勤　林　音

"没有全民健康，就没有全面小康。"在全面建设小康社会的进程中，国家一直将人民群众的健康管理摆在优先地位。党的十九大强调了"健康中国"的国家战略，2019 年政府工作报告也明确指出要加强重大疾病防治，推进预防筛查和早诊早治。而在亚健康、慢性病成为人类健康首要问题的今天，健康管理进入了监测预警亚健康、管控慢性病的时代，特别是随着移动物联网、大数据、云计算、人工智能、5G 等新技术的发展与赋能，通过远程监控、及时干预等手段，健康管理由"治已病"转变为"治未病"，"健康物联""早筛早诊""康复管理"等智慧健康管理理念成为未来发展新趋势。

虽然当前对于慢性病的监测干预手段已经慢慢成熟，但目前临床医学科技的发展还不能完全"治愈"或控制慢性病，所以，大多慢性病一经诊断，需长期或终身服药，这就使得当代健康管理的一大核心任务应该是防止慢性病的发生。

经研究，慢性病存在"最后的掉头点"，即在被确诊前往往经历数个高指标、高风险时期，在这个时期加以干预，能有效避免或延缓"确诊"发生。

人的健康状况处于持续变化中，健康风险诊断依赖于持续的健康数据收集和即时判断。在过去，人们的身体检查极度依赖于医院，而由于种种原因，人们又并不会经常去医院，常见的场

作者简介：朱凤勤，北京瑞蜜达国际生物科技有限公司董事长。美国亚利桑那大学管理学毕业。加拿大自然医学协会自然疗法专家；加拿大生命科学研究院自然医学导师。R.M.D.自然医学品牌创始人。中央电视台《对话新时代》栏目自然医学健康管理合作伙伴。积极从事预防医学，引进国际领先的人工智能身心检测和干预体系——SCIO，并根据中国人的需求进行再次研发，取得药监局认证及各项创新发明和专利。此系统已成功运用于上百家医院、体检中心及医疗美容医院等高端的健康管理中心。

林音，北京瑞蜜达国际生物科技有限公司首席健康顾问。加拿大生命科学研究院院长。2008 年北京奥运会中国体育代表团健康管理专家。加拿大理工学院计算机工程及应用学士；荷兰国际环境学院卫生工程硕士；匈牙利 IMUNE 大学（International Medical University of Natual Education）自然医学博士；台湾大学卫生保健课程主修营养学。长期从事自然医学、营养学和计算机大数据管理在人体健康评估方面的应用研究，并将预防医学、能量医学和自然疗法等和西方医学有机结合。研发的检测及加权运算方法申请了中国发明专利。

景是"忙碌的人们因为受不了反复出现的症状困扰,抽空去了趟医院",然而这时往往早已过了"最后的掉头点",直接面临慢性病的确诊。运用"不治已病,治未病"的中医健康理念,从精准预防的角度,通过移动物联网、大数据、云计算、人工智能、5G 等支持的健康监测手段,能够抓到"最后的掉头点",将患病风险扼杀在萌芽状态。

一、心理健康管理的重要性

随着我国经济的快速发展,医疗体系日臻完善,社会公众对健康需求不断提高,越来越关注自己的身心健康。

"健康"不仅是指没有疾病或是身体虚弱,也包括心理健康和社会适应良好。联合国卫生组织认为,健康不但指没有身体疾患,而且指有完整的生理、心理状态和社会适应能力。

有关研究证明,人的生理与心理的关系非常密切,一些生理变化或疾病对人的心理活动有着明显的影响;反过来,心理状况对人的身体健康也有着不可忽视的影响。有研究显示,在生活节奏快、压力大的城市,例如北京,高血压比例远大于其他城市。

在医院有个神经科,专治由于心理原因而非身体原因形成的疾病,例如神经性胃炎、偏头痛、神经衰弱等,但药物治疗只能缓解症状或起一定的暗示作用。大多数人的情况是"心病还需心药医"。

此外,我国目前人群中有 86.4% 的人存在不同程度的心理问题,患有心理障碍的病人像患有感冒的病人一样普遍。我国每年有 20 万人以自杀的方式结束生命,而其中 80% 的自杀者患有抑郁症。更有资料显示:近几年,青少年问题越来越多,学生厌学、离家出走、偷窃、抢劫,还有亲手杀死父母等极其严重的骇人听闻的事情发生。

感觉、知觉、记忆、想象、思维,都是心理活动,每个活动还包括更细的分支,例如感觉里还包括注意等,这些都有科学研究成果,是有规律可循的。掌握知识、形成技能和道德品质的学习过程,就是学生们在这些心理活动的调节和支配下的实践活动。认识这些规律不仅可以避免日常的误区,而且,可以运用这些规律更大限度地开发学习效能。另外,每个年龄阶段都有其身心特点,比如青春期的高中生情绪产生的频率和幅度普遍较大,如果青少年不认识到这点,就会极端地想是不是自己突然不正常了,还有部分可能会转为言行,引起冲突,造成人际困难,最终由于影响学习心境而影响学习效率。

现在心理学家们普遍认为,情商水平的高低对一个人能否取得成功也有着重大的影响作用,甚至超过智力水平。情商包括:一是认识自身的情绪。因为只有认识自己,才能成为自己生活的主宰。二是能妥善管理自己的情绪,即能调控自己。三是自我激励,它能够使人走出生命中的低潮,重新出发。四是认知他人的情绪。这是与他人正常交往,实现顺利沟通的基础。五是人际关系的管理,即领导和管理能力。在团队合作越来越得到重视的当今,企业领导者要的是能最大限度调动员工工作积极性和才能的人才,而非阳春白雪式的才子、才女。因此,开发情商不仅对促进个人成功是必要的,对推动社会进步也是迫在眉睫的。因此,无论从数量方面看,还是从结果方面、性质方面看,足见心理健康的重要性。

每个人在不同的成长阶段,心理健康常见的问题也有所不同。

儿童阶段的心理健康常见问题主要有:优生优育,进行科学胎教;抓住"关键期",促进心理发展;为儿童提供充满关爱的生活环境;端正家长的养育态度,创建健康的社会环境。

到青少年阶段,心理问题就又不一样了,常见问题主要有:青春期发育和性教育问题;帮助青少年度过"危机期",促进健康人格的形成;树立正确人生观、价值观;尊重他人,学会建立良好的人际关系。

人到中年后,随着角色越来越多,担负的责任越来越大,心理问题也会有很大的改变,比如:担负好自身角色,保持家庭稳定和幸福;量力而行,避免过多压力和超负荷工作;矫正不良行为,培养健康行为。

当慢慢变老,退出工作,子女离开身边,行动能力减弱,随着一切发生改变,老年阶段又会面临不一样的心理问题。首先就是要适应退休生活,享受老年生活。有些老年人,退休后自我价值感降低,情绪低落。对于这类老年人,要指导其把退休看作是生活历程的一部分;坚持学习,活到老,学到老;培养和坚持各种兴趣爱好,做到老有所乐;保持必要的人际交往,积极投身社会生活。然后帮助其消除对疾病和死亡的恐惧,以坦然的心态正确面对。

国家高度重视精神卫生工作。习近平总书记在2016年全国卫生与健康大会上提出,要做好心理健康知识和心理疾病的科普工作,规范发展心理治疗、咨询等心理健康服务。做好精神疾病综合管理工作,重点加强严重精神障碍患者登记报告和救治救助。2016年底,国家卫生计生委、中宣部等22个部门印发《关于加强心理健康服务的指导意见》,首次全面、系统地提出了加强心理健康服务的具体政策措施。近年来,在有关部门的支持和配合下,各级卫生计生部门都在积极开展精神卫生工作。

二、传统健康检测及其不足之处

(一)健康体检与心理健康检测

健康体检是指通过医学手段和方法对受检者进行身体检查,了解受检者健康状况、早期发现疾病线索和健康隐患的诊疗行为。健康体检用于了解受检者健康状况,根据检查结果,明确有无异常体征,进一步分析异常体征的性质。有些异常体征本身只是生理性变异,可以定期复查;有些异常体征可能是疾病危险因素,需要通过健康促进手段去干预和纠正;而有些体征则是疾病的诊断依据,需要进一步检查和确诊。

心理健康检测,大家习惯性称之为心理健康"体检",可以诊断受检者的心理健康状况,为其调整心理状态提供依据,如果受检者的心理状态严重偏离心理健康标准,就要及时求医,以便早期诊断与早期治疗。心理健康检测可以从个体的智力、能力倾向、创造力、人格、心理健康等方面对个体进行全面描述,说明个体的心理特性和行为。心理健康检测可以评价个体在学习或能力上的差异、人格的特点以及相对长处和弱点,评价儿童已达到的发展阶段等。

(二)传统的健康体检与心理健康检测存在的不足之处

常规健康体检重视客观结果,若身体没有明显的器官组织病变,那可能就查不出来,但查不出来并不代表身体健康。尤其是在身体代谢性、功能性及结构性代偿作用的影响下有些器质性的身体疾病被掩盖住了,而无法在第一时间透过传统医学手段筛查出来。此外,有些已经确诊了的疾病或是有了明显的不适症状却找不到病因或原因的,只能使用药物对症状进行压抑或默默承受。这又会造成因过量服药而损及其他器官或降低生活质量的问题。

在心理健康检测方面,目前业界绝大部分是采用主观测试的方式进行,即以回答问卷和计算量表方式进行,例如 SCL-90、EPQ、MMPI、FAD、LES、SDS、SAS、BPRS、BRMS 等。心理测量量表是依据心理学的理论,使用一定的操作程序,通过观察人的少数有代表性的行为,根据心理特点做出推论和数量化分析的一种手段。但此种方式的缺点如下:

1)受测者对于分数评估的感受程度,是否合理准确。没做过量表,或者对量表不熟悉的,经常会导致做问卷时对于评估的程度出现夸大或者缩小的情况,导致结果不准确。

2)不同的受测者对问卷选项的理解程度不同,造成许多人理解困难。选项模棱两可的,或者拗口的句子,有些人觉得反正我也看不懂,然后随意填一个就完事,如此一来,也会导致问卷效度出现问题,出现偏差的结果。

3)每个受测者可能有自己的回答风格。有些人就是喜欢极端的选项"非常""极其",另外一些人常常以理性客观自诩,从来只选择最中间的选项"中立"。

4)个人对于量表填写的意愿和理解能力又各有不同,也会导致结果出现差误。

5)主观因素影响,受测者本身可能会有意地操纵问卷结果。比如说想确诊抑郁的人会故意填写相应的答案,看出实验设计的受测者可能故意填写有利于或有悖于假设的结果。

(三)小结

综上所述,不论是传统的身体健康体检或是心理健康检测都存在较明显的短板,有些检测无法在疾病发生或是达到不可逆的程度之前及早发现,有些检测只能诊断出疾病的存在但是无法找到疾病发生的根本原因。而心理健康检测光凭量表的分数结果,也很难判断一个人的真实心理健康情况。

三、生物反馈疗法之兴起与发展

(一)什么是生物反馈疗法

生物反馈疗法,又称生物回授疗法(biofeedback therapy),是 20 世纪 60 年代开展起来的一种心理行为治疗技术,是利用现代生理科学仪器,通过人体内生理或病理信息的自身反馈,使患者经过特殊训练后,进行有意识或无意识的控制和训练,从而消除病理过程、恢复身心健康的新型生理和心理治疗方法。

(二)生物反馈疗法的机理

骨骼肌的活动是由中枢神经系统复杂的冲动引起的。这种冲动从脑、脊髓通过运动神经通路最终达到肌肉纤维,出现相继的肌肉收缩,当神经冲动减少后便出现肌肉松弛。伴随肌肉活动产生的电活动称为肌电。肌电可以通过贴附在该部皮肤表面的电极测得。肌肉的紧张程度是与肌电的高低呈比例的,因此,肌电是肌肉收缩或松弛的一个直接的生理指标。

20 世纪 30 年代,科学家罗伊·莱福发现,所有生命普遍存在的形态共振或振动的特定频率都是可测量的。后来,莱茵霍尔德(1909—1989)博士发现人体在特定的穴位上施以不同的化合物后,人体的电阻会发生改变。这种"电反应"表明,物质(例如毒性化合物或者过敏原)刺激会使机体产生负面的反应或者有益的作用(例如营养品)。这个信息扩大了能量检测仪器测量人体电阻的应用范围。而科学家汉斯·詹尼和皮特·曼纳斯博士在生物能量领域的研究显示,人体是导电的,不仅可以用电阻来表示,也可通过对其阻抗,对电压、电流、电容、电感和频率等方面进行测量。根据牛顿的生物波理论及电磁共振的理论,通过施加大小相等的但是反向的波,就可以使原来的波受到干扰、发生改变,甚至被抵消。

(三)SCIO 生物反馈身心测疗系统

经过近一个世纪的探索,许多不同形式的生物波疗法已经流行于世,但都应用特定频率或磁场对身体作用的理论。这些装置和治疗的基本理论都是建立在一个潜在的理论基础之上,即一切物质都具有谐振频率,而身体中每个细胞都有某一特定的共振频率,电磁场和器官或系统中的细胞都具有各自独一无二的频率模式。整个身体的频率则比较复杂,当人体被疾病影响后,频率就会发生改变或扭曲。当病原体作用于细胞时,细胞频率就会发生微妙的扭曲甚至被阻断。这种病原体包括毒素、细菌、病毒、真菌、有毒金属过敏原或其他内部或外部因素的影响。基于这一概念,可以说控制人体细胞的微妙的电磁场作用会被疾病影响。按照此理论,我们也可以通过对人体发送健康频率,以重新恢复平衡,为人体细胞提供自我愈合的环境。当这些细胞健康时,细胞、组织、器官、系统发出的电磁频率可以更加自由,轻易地与其他细胞发生共振。这也是针灸疗法依靠能量流动来治疗疾病的理论依据。

训练之所以能够提升一个人的运动表现是基于身体对压力的反应能力,匈牙利裔的加拿大心理学家汉斯·塞利曾对活体在环境中对压力的反应发表过一个后来被广泛使用的模型,称为一般适应综合征(General Adaptation Syndrome,GAS)。由于这个模型能够很适当地描述身体对训练的反应状况,这个模型现在已成为训练理论的基础。

一般适应综合征,就是生物体在接收到压力时,为了维持它的稳定,对压力做出的反应。可分为以下三个阶段:

1)报警(alarm):受到压力的最一开始,生物会产生所谓战或逃(fight or flight)反应,或是麻痹。在报警阶段,身体会暂时降低对压力的抵抗能力,并通知身体进入抵抗阶段(resistance)。

2)抵抗(resistance):身体开始抵抗压力源,并增加对压力源的耐受性。

3)疲惫(exhaustion):若压力源持续过长或强度大过身体所能负荷,身体的抵抗能力就会下降,进入疲惫期。这个阶段过久,就会对身体产生伤害,甚至造成死亡。

汉斯·塞利首次创造了"压力"这个概念。他的理论是,压力是所有疾病的始因。当压力首次出现,它会引起警报反应,这就是"症状",这是报警期。如果压力持续,那么这个症状消失,而身体健康问题实际上更加严重。这就是众所周知的适应阶段。如果压力继续,最后生物体就会精力枯竭,而发生严重的疾病。因此,塞利的理论认为,早期的压力检测和缓解以及持续的压力管理,无论是对局部的还是整体的健康,都是至关重要的,同时也可以大大延缓枯竭期的长度。

匈牙利科学家发明了获取液体混合物全息数据或者伏安法电信号的方法。按其方法制成的设备由一系列不同金属电极组成。不同金属产生的电位不同。电位的变化,可以反映出物质的种类不同,并由此形成相应的比例范围。设备向当前被测物发送一系列的低水平变量,测量出现的电位的变化,再通过这个比例范围来进行衡量。其次通过改变电压来测量当前变量,电场中的变化是可以被测量的。电解质和静态磁场的变化也可以体现出来。从而一个静态电磁场的照片将在测试中逐渐形成。这样,液态物质结晶体的结构就可以被三维立体地测量出来。这个三维立体测量的方式就是三向量测量法。

三向量分析仪器包括:处理器;一个和处理器结合的第一储存设备,第一存储设备包括一个可编程序只读存储器,储存很多用于控制程序的电化学电池;与处理器结合的输出和输入设备;和处理器结合的第二储存设备;一个和处理器结合的电化学电池。处理器用于分析输入设备所输入的各种数据,检索相对应的控制系统的电化学电池,指示电池控制器发出指示,扫描正在使用的电池控制器的电压。如图 1 所示。

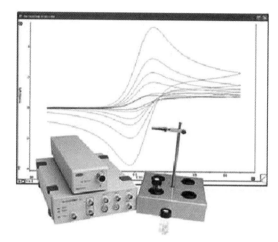

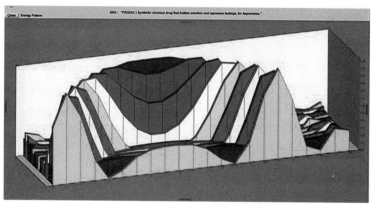

图 1 治疗抑郁症的药物——百忧解（Prozac）的三向量数据图

基于前述生物反馈、生物能量波检测、生物波疗法及三向量分析物质全息数据等之上，SCIO 生物反馈身心测疗系统（Scientific Consciousness Interface Operations System，SCIO 系统）终于问世。

SCIO 是一种自动由计算机操作、非侵入性的仪器，通过接触额头、手腕和脚腕的十二个传感器测量人体不同的电学指标和身体能量流动的情况。根据这些获取的信息加上人工智能的运算及分析，系统将提示操作者运用被测者最需要的声音、影像或肌电刺激，以达到帮助被测者最佳的调理及干预效果。在调理及干预后，SCIO 系统还会智能地将比较效果以百分比方式提示操作者是否需要更多的调理及干预。

三、SCIO 生物反馈身心测疗系统对身心的智能化管理优势

SCIO 系统的三维全息数据库中有不同物质——西药、中药、草药、营养素、方剂等的频率，这些三维全息频率在每次的测试中都会重新进行比对。测试的结果，会在被列出后再以颜色分类标明反应较高的异常反应的位置，和正常的反应会有一两个或三个标准差。每个测试的反应，都可能提示十分重要的意义。重要项目的循环检测结果可以通过可能性的统计学处理显示出发生的概率。

相较于一般的生物反馈系统，SCIO 系统的灵敏度极高。一般的肌电生物反馈设备灵敏度在毫伏（mV）级，就算是灵敏度较高的脑电波记录仪也仅在 20~50 微伏（μV），而 SCIO 系统的灵敏度高达 0.2 微伏（μV）。这不仅仅在提升疾病风险检测的准确性方面大有帮助，在情绪的检测及干预上更是提升到了一个崭新的层次。

自动校对功能是 SCIO 系统在进一步提升检测的准确性及调理的有效性上开发出来的一项特殊的功能。自动校对功能分为两部分：环境校对和人机校对。环境校对将通过外接天线对外部环境进行检测，以得到背景电磁波的干扰程度，以便在实际检测时能排除背景干扰，得到被测者实际的肌电反应值。人机校对测量被测者的电生理反应性（electro-physiological-reactivity）——反应被测者的 22 次已知的伏安指数。其中 18 次指标是已知的活性最小的物质：蒸馏水。最高的反应指标是 4 种例如蚊子毒液等常见的过敏原。被测者在1/110秒的时间内对 22 项进行检测。如果被测者的其中 4 项比其他 18 项有明显反应，频率就将设为1/110秒。否则 SCIO 就减去百分之一，并且重复这个过程，直到人机校对完成。而所得到的被测者电生理反应时间将被设定为接下来实际检测的取样间隔时间。

SCIO 系统可以在任何的 12 个传感器点上测量电学指标，通过利用微电流的刺激来测量被测者的电阻和相应的电信号。SCIO 可以在接触点上测量振动的速度以及测量信号的电学可能性。这个系统因此能作为一个频率计数器和发生器，发送从 0 加速到 25 千赫兹的信号。所输入波形是正弦波、矩形波、锯齿波等。自动校正功能还贯穿了整个治疗过程，因为在治疗开始，被测者的数据就已经发生了改变。这使得 SCIO 生物反馈系统覆盖了电生理测量的各种可能性和微电流刺激措施。

当 5 到 7 分钟（依被测者电生理反应时间的差异而不同）检测完成后，SCIO 系统将被测者对一万余项物质——西药、中药、草药、营养素、方剂等的反应性结果输入。而经过由国人独立开发并拥有自主知识产权的数学模式运算后，按下列各项目分别或组合输出：①疾病风险评估；②20 种亚健康原因筛查；③72 种表层情绪压力检测；④常见中草药及中成药适用性评估；⑤维生素、矿物质及氨基酸需求性评估；⑥十二经络通畅程度检测；⑦二十三对染色体畸变风险评估；⑧常见过敏原反应性检测；⑨对各疾病和亚健康症状建议附加调理频率；⑩其他专项检测；

等等。

SCIO 系统,简言之,是将大量三维全息数据,以生物反馈的原理,经过极高灵敏度的设备辅以人工智能的数学模型,透过多视角、多学科、多层次的各种报告,来找出身体和心理疾病的风险、原因及发展趋势,并给予相应的视觉、听觉或肌电刺激以达到调理和干预的目的。SCIO 系统有以下几个特点:

1)未病先知。当身心处于报警(alarm)阶段,SCIO 系统经由极高灵敏度和智能的数学模型就能反映出身心健康的短板,并及早示警。

2)彻查病因。当身心已经出现疾病或是亚健康的症状时,SCIO 系统可以分析一万余项物质——西药、中药、草药、营养素、方剂等的反应性,从而找出引起疾病或症状的真正原因,并且对症下药或从生活、营养及饮食习惯进行改变,达到真正的治愈而非仅仅是症状的压抑。

3)情绪检测。现行的心理健康量表式检测因为受测者对评估试题的感受程度不同、理解程度的区别、回答风格的不同、主观态度的影响等因素,光凭量表的分数结果,很难判断一个人的真实心理健康情况。SCIO 系统则以一种客观且直接量测的方法,将被测者表层的 72 种情绪压力、情绪创伤的年龄、潜意识的情绪压力等真实且实时地呈现出来,不仅让操作者更清楚地了解被测者的心理健康状态,而且对于被测者身心健康状态的关联性也更加明白。

4)量身订制,深度调理。因为每位被测者的先天因素和后天的生活、饮食、环境等都不尽相同,因此在找到引起疾病或症状的真正原因后,SCIO 系统就能以被测者最需要的声音、影像或肌电进行刺激,如此量身订制、身心相辅、测疗一体,可以达到最佳的调理及干预效果。

5)安全性高。自问世数十年来,SCIO 系统有着极佳的安全记录,这不仅因 SCIO 系统极低的电压输出——最高不超过 5 伏特,也因为在整个检测和调理及干预过程都处于系统实时的观测之中,若是有超过设定值的电涌现象、电磁干扰或是操作异常发生将自动停机。

6)历史悠久,证照齐全。SCIO 系统自问世以来已近 30 年,做过许多国际、多中心、大样本的双盲临床实验,并获得了包括欧盟的 CE、美国的 FDA、中国的 NMPA 等医疗设备的资质认证。

SCIO 生物反馈身心测疗系统,相对于身体健康部分的心理健康测疗部分是最能让被测者惊讶且其检测的准确性及调理的有效性也是最能增加被测者"黏着度"的一部分。

四、SCIO 生物反馈身心测疗系统在心理管理方面的应用

(一)SCIO 系统在心理评估方面的应用

如前所述,SCIO 系统是以一种客观且直接量测的方法,将被测者表层的 72 种情绪压力、情绪创伤的年龄、潜意识的情绪压力等真实且实时地呈现出来,不仅让操作者更清楚地了解被测

者的心理健康状态,而且对于被测者身心健康状态的关联性也更加明白。而情绪压力检测的准确性也架构于自动校对功能、超高的 0.2 微伏(μV)灵敏度、庞大的比对数据库和智能的数据筛选。

当 SCIO 系统对被测者进行心理健康的检测时,系统首先对被测者的表层 72 种情绪压力进行检测,当值高于 100 时,提示目前或近期内存在影响健康的情绪压力;当值低于 50 时,提示存在长期的、还没有解决或释放的情绪失衡或引起某个情绪反应的事件。情绪的检测并不是要判断和评估被测者的个性,而是检视被测者的情绪,理解情绪,进而消除情绪造成的对身体健康的负面影响。

下面以两个实际被测者的表层 72 种情绪压力检测结果(只节录部分报告)来具体说明一下。如图 2 所示。

实际案例-1

项目	指数	项目	指数	项目	指数
Frustration(挫折,失败)	45	Shock(震撼,震惊,震动)	122	Identity Conflict(分身乏术)	74
Abandoned(被遗弃的,孤独)	93	Delusion(妄想,错觉)	74	Careless(粗心的,疏忽的;草率的)	74
Confusion(困惑,迷茫)	66	Easily Distracted(容易分散,心烦意乱)	28	ESP(超感知觉,有第六感觉)	91
Apathy(无兴趣,冷淡,漠不关心)	88	Observant(观察力敏锐的)	105	Hopeless Despair(丧失信心)	60
Steadfast Loyal(坚定不移的忠诚的)	74	Obsessive(使人着迷;过分关心)	77	Curiosity(好奇心)	23
Greed(渴望)	54	Passivity(被动;顺从,顺从)	55	Self Doubt(缺少自信,否定自我)	77
Compulsive(强迫性)	40	Ecstasy(出神;入迷)	34	Perfectionistic(追求完美)	33
Lust(欲望强烈)	53	Inadequacy(不充分,力不从)	91	Desire for things to be different(希望事情有所改变)	54
Religious Conflict(隔阂,代沟)	76	Jealosy(妒忌;猜忌,羡慕)	96	Dominating(专横的,好于拿主意替别人做主)	73
Hesitation(犹豫)	63	Enthusiasm(热心,热情,热忱)	78	Aggression(侵略;侵犯,侵入)	67
Sadness(悲哀,悲伤)	94	Misunderstood(被误解的)	43	Guilt(内疚)	50
PsychicPain(精神痛苦)	69	Depression(沮丧,意气消沉)	61	Antagonism(对抗,敌对,对立;敌意)	58
Unaware(未觉察到的,不经意的)	71	Reckless(不在乎;鲁莽)	74	Need to change(需要改变)	44
Focusmind(注意力集中)	90	Projection(预测,推测;估计)	40	Judgemental(判断;断定)	44
UnRealistic(不真实的,不切实际)	75	Shame(不好意思,羞愧)	51	Resistance To Change(抵抗变动的,拒绝改变;保守)	42
Denial(拒绝相信,否认)	89	Monotony(单调;无变化)	72	Pride(自豪,得意)	42
Addictive(沉溺,着迷)	50	Spirituality(精神上的事情;灵性)	76	Rejection(拒绝;退回;剔除)	68
Resentment(怨恨,埋怨)	47	Impulsive(冲动的;易冲动的)	62	Anxiety(焦虑,挂念,渴望)	76
Sensuality(感性)	56	Rationalization(合理化;理性化)	91	Power(操纵,权力,充满力量)	71

实际案例-2

项目	指数	项目	指数	项目	指数
Frustration(挫折,失败)	96	Shock(震撼,震惊,震动)	68	Identity Conflict(分身乏术)	67
Betrayal(背叛,辜负)	101	Manic Uncontrollable(狂躁,易怒的,顺从)	40	Submissive(服从的;柔顺的,顺从)	75
Confusion(困惑,迷茫)	108	Easily Distracted(容易分散,心烦意乱)	109	ESP(超感知觉,有第六感觉)	66
Apathy(无兴趣,冷淡,漠不关心)	35	Observant(观察力敏锐的)	106	Hopeless Despair(丧失信心)	107
Steadfast Loyal(坚定不移的忠诚的)	51	Obsessive(使人着迷;过分关心)	108	Curiosity(好奇心)	85
Greed(渴望)	80	Passivity(被动;顺从,顺从)	79	Self Doubt(缺少自信,否定自我)	73
Compulsive(强迫性)	94	Ecstasy(出神;入迷)	108	Perfectionistic(追求完美)	75
Lust(欲望强烈)	67	Inadequacy(不充分,力不从)	120	Desire for things to be different(希望事情有所改变)	96
Religious Conflict(隔阂,代沟)	114	Jealosy(妒忌;猜忌,羡慕)	102	Dominating(专横的,好于拿主意替别人做主)	127
Hesitation(犹豫)	67	Enthusiasm(热心,热情,热忱)	90	Aggression(侵略;侵犯,侵入)	120
Sadness(悲哀,悲伤)	72	Misunderstood(被误解的)	111	Guilt(内疚)	56
PsychicPain(精神痛苦)	84	Depression(沮丧,意气消沉)	77	Antagonism(对抗,敌对,对立;敌意)	89
Bargaining(协商)	95	Awe(敬畏,畏怯)	107	Worry(担心,发愁)	115
Focusmind(注意力集中)	69	Projection(预测,推测;估计)	79	Judgemental(判断;断定)	113
UnRealistic(不真实的,不切实际)	84	Shame(不好意思,羞愧)	90	Resistance To Change(抵抗变动的,拒绝改变;保守)	134
Denial(拒绝相信,否认)	67	Monotony(单调;无变化)	60	Pride(自豪,得意)	117
Addictive(沉溺,着迷)	85	Spirituality(精神上的事情;灵性)	75	Rejection(拒绝;退回;剔除)	35
Sensuality(感性)	89	Rationalization(合理化;理性化)	91	Power(操纵,权力,充满力量)	130

图 2　实际案例-1,实际案例-2

在图 2 左方"实际案例-1"中,被测者低于 50 的情绪压力要明显多于高于 100 的情绪压力,这代表了这位被测者比较不容易把自己的情绪压力表现于外,而是倾向于自己消化压力。相反地,在右方的实际案例-2 中,被测者低于 50 的情绪压力要明显少于高于 100 的情绪压力,这代表了这位被测者比较容易把自己的情绪压力表现于外,喜怒哀乐常常写在脸上。

如果从细部来看,图 2 左方"实际案例-1"的被测者 Curiosity(好奇心)、Easily Distracted(容易分心,心烦意乱)、Perfectionistic(追求完美)、Ecstasy(出神、入迷)、Compulsive(强迫性)数值是低于 50 的情绪压力中相对低的,表明这些情绪的压力相对较高(离 50～100 的正常值较远);也可以看出这位被测者是位能接受新生事物、学习力强、具强迫性的完美主义者,他重视细节,喜欢精益求精,做事情非常投入,能做到浑然忘我,但是容易被外界事物干扰,不容易集中注意力做一件事情。而这位被测者在生活中也确实是一位不善表达的计算机编程工程师。

图 2 右方"实际案例-2"的被测者 Resistance To Change(抵抗变动的,拒绝改变,保守)、Power(操纵,权力,充满力量)、Dominating(专横的,好拿主意替别人做主)、Aggression(侵略;侵犯,侵入)、Inadequacy(不充分,力不从心)、Pride(自豪,得意)、Worry(担心,发愁) 数值是高于 100 的情绪压力中相对高的,表明这些情绪的压力相对较高(离 50～100 的正常值较远),表明这位被测者比较有人格魅力、容易感染其他人、有领导力,做事经常身先士卒,责任心强,希望事情能由自己掌控,强势,主动性强,积极进取,有开拓能力,对于自己自信心满满,做事果断,有时不易接受别人的意见,对自己要求高,决定的事情不太容易改变,个性保守,不想改变现状,为许多事情担忧、担心,有种力不从心或使不上力的感觉。而这位被测者在生活中是位公司的总经理,领导风格果断、强势,但是常感觉团队跟不上节奏、不够给力。

在实际应用中显示,如果被测者的情绪压力项目同时出现 Hopeless Despair(丧失信心、绝望)、Depression(沮丧、意气消沉、抑郁)、Psychic Pain(精神痛苦、找不到出口)、Sadness(悲哀、悲伤)时,容易出现轻生念头。尤其是这四项情绪压力项目的数值特别高或是特别低时。当数值特别低时,因比较不把自己的情绪压力表现于外,也就是日常生活中不易被发现的隐性易轻生者。在不同的年龄、性别、职业领域都有个别被测者因感情问题、财务问题、健康问题、过往创伤、人际关系甚至没有明显原因而有轻生念头的。这些被测者的特别处在于检测之前从外表并无任何异常,也没有任何抑郁病史。但在分析其心理健康检测的结果后均有明显的情绪反应,并且希望得到协助。

(二)SCIO 系统在心理干预方面的应用

SCIO 系统在找到引起情绪波动或压力的真正原因后,它能以最适合被测者的声音、影像或肌电刺激进行干预调理。

但是,每一位被测者情绪波动的真正原因常常受被测者的生活环境、个性、原生家庭或者是社会关系等影响,所以,很多时候,我们必须要再一次地深入追究情绪压力的更深层的原因。SCIO 系统提供了许多不同层次和方向的检测和干预手段。

1. 从资料库中进行检索

调理时,可以根据被测者检测后对治疗情绪压力需要的西药、中药、方剂甚至精油等的反应情形,来找出被测者情绪压力的根本原因。

举例来说,从下面这位被测者(实际案例-3,见图3)的检测报告当中,我们可以看得出来,他对于北美升麻、PROZAC(百优解)、LITHIUM CARBONATE(碳酸锂)反应是比较明显的,所以我们推断出他应该有抑郁的倾向。而在 GABA(γ-氨基丁酸)、DHEA(脱氢表雄酮)的反应上也显现出缺乏的趋势。因此,在帮这位被测者进行调理干预的时候,主要以平衡神经递质激素,尤其是血清素为主,并建议被测者补充富含 GABAa 以及 DHEA 的食物。

代号	数值	分类	叙述
3775	135	方剂	北美升麻 —— 用于改善沮丧的中草药。 帮助身心松弛
3053	132	药物	PROZAC —— 百优解(含fluoxetine,抗抑郁药),合成化学药物,用于消除沮丧
2561	125	激素	TESTOSTERONE(睾丸酮)—— 男性激素,辨识侵犯和过敏性,男性特征
6326	120	药物	LITHIUM CARBONATE —— 抗抑郁剂,精神病患者。 ALO
154	118	方剂	GINKGO BILOBA —— 银杏,对记忆力非常有好处,消除精神疲乏,加强集中力
160	118	方剂	HAWAIIAN LILY —— 夏威夷百合,情感释放过度
409	118	激素	GABA —— 大脑神经传递素镇定和控制大脑
527	118	营养	NADP —— 和能量有关联,提示疲乏,和动机有关的情感问题
2509	118	激素	GASTRIN(胃泌素) II (SULFATED)—— 辨识胃肠疾病。(肠道、结肠、肠、胃) 胃肠肽
2529	118	激素	SOMATOSTATIN(生长抑素) 25 —— 生长激素炼的一部分,辨识生长疾病。阿片肽
2803	118	激素	PARATHYROID HORMONE —— 甲状旁腺素, 激素,通过把钙从骨骼取出来调节钙
5251	117	激素	DHEA —— 脱氢表雄酮,可使你的身体充满活力,恢复性能力,改善记忆力
2472	112	激素	HYPOTHALAMIC HORMONES ALL —— 下丘脑激素 原生质
143	111	方剂	FORSYTHIA FRUCTUS —— 连翘用于发热、头疼、工作焦虑带来的情绪紧张
1436	110	酶	GABASE —— 酶,用于调节GABA,它是大脑的电稳定器

图3 实际案例-3

2. 搜寻过去所受创伤的年龄

心理创伤是由非常紧张的事件造成的结果。这些事件会破坏人的安全感,使其在危险的世界中感到无助。创伤经历通常会对生命或安全构成威胁,而任何让人感到不堪重负和孤立的情况都可能导致创伤,即使它不涉及身体伤害。

决定事件是否是创伤源的客观环境,常常因为人对事件的主观情感体验而对人的影响有所不同。越是于其中感受到恐惧和无助,就越有可能受到创伤。而任何破坏孩子安全感的事件都可能导致童年创伤,包括不稳定或不安全的环境、与父母分离、严重疾病、侵入性的医疗程序、性虐待、身体虐待或辱骂、家庭暴力、忽略,等等。

在下面这个例子中,被测者(实际案例-4)是一位 55 岁的女士,她在情绪方面的压力表现为经常感觉到悲伤、恐惧、绝望、不愿意信任别人;在身体方面表现的症状是经常性莫名地疼痛、失眠、噩梦、肌肉紧张、疲劳;等等。这些心理和生理方面的症状,在生活中却找不到明显的原因,经过 SCIO 系统搜寻过去的创伤年龄时发现,这位被测者在 14 岁青春期时受到过比较明显的情绪创伤。经过和被测者沟通后了解到,原来这位被测者在 14 岁的时候,不论在课业及交友上都遇到过挫折,但是从父母身上又得不到足够的理解及关爱,于是对自己也就越发地不自信。童年所留下的心理创伤没有得到很好的解决,以至于对她成年时期的心理及生理都造成了一定的影响,而她在更年期及失业的双重影响之下,这些症状又更加严重了。在经过 SCIO 系统的调理干预以及适当的心理疏导之后,这位被测者的心理及生理方面的症状很快得到明显改善。

3. 搜寻潜意识中的情绪压力

在日常生活中,管理和控制情绪,对于每一个人都是非常必要的功课。许多人将控制情绪等同于压抑情绪,尤其是愤怒、生气、难过、悲伤等所谓的"负面"情绪,似乎不去理它、不去表达,它就会自动消失。但事实是,情绪的能量不被处理,它就会累积、转化,并且可能在人最不想要的时候爆发出来。所以,我们有的时候会看到一个平日里待人温和的人,忽然因为一点小事而情绪失控,甚至挥起了拳头。这其实是一个人的潜意识在释放自己过度压抑的情绪,不过这种宣泄的方式经常伤人伤己。

在下面这个例子中,被测者(实际案例-5)是一位年近 50 岁的女性,并且是一位事业成功的企业家。在情绪方面,她经常感觉情绪的起伏、莫名的愤怒,并且不容易相信别人,平常容易失眠、多梦以及慢性疲劳。在表层的 72 种情绪压力当中,并没有看到特别明显的愤怒以及相关的情绪压力。但是,在以 SCIO 系统搜寻潜意识的情绪压力时,却看到有一些比较明显的情绪压力,包括 Unable to forgive(无法原谅)、Lack of family feelings(缺乏家的感觉)、Struggle with life and disappointment with the path they have chosen(和生活奋斗,但是对于所选择的路径却是失望的)、Need for stability(需要安全感)、Need for unconditional love(需要无条件的爱)等。尤其 Unable to forgive(无法原谅)更是重复了三次之多。

和这位被测者详谈之后才发觉,原来她出身贫寒,但是夫家的经济条件却好得多,所以婚后经常受到包括自己先生在内的夫家人的欺负。在她决定出来创业之后,甚至还遭受夫家人的各种阻挠,她都以忍气吞声、逆来顺受回应。现在她已事业有成,并且在几年前结束了这一段不愉快的婚姻,所以表层的 72 种情绪压力当中并没有看到特别明显的愤怒以及相关的情绪压力,但是,在潜意识当中,这些尚未表达的负面情绪一直存在着。

在被测者了解到这些潜意识中的负面情绪一直在影响自己的生理和心理之后,她决定面对并且彻底解决。她办了一桌酒席并邀请了前夫以及前夫的家人,在酒席当中,她提到了过去所发生的那些不愉快的事,并且表示愿意放下心里的负担,忘记过去所发生的事情。宴会之后,她感到无比轻松,而身心症状也得到非常明显的改善。

4. 寻找情绪压力的主要来源

一般而言,SCIO 系统把情绪压力分成 4 个主要的来源:第 1 个是 SELF(对自己的要求过高);第 2 个是 The Game(来自工作);第 3 个是 The Team(来自团队);第 4 个是 Other(其他来源)。

对自己要求过高的人经常会有完美主义、强迫性甚至控制欲等特点,相应而生的情绪有焦虑、不自信、被误解、挫折感等情绪;情绪压力来自工作的人,经常会有分身乏术、左右为难、有挫折感、忍气吞声等情绪;情绪压力来自团队的人,经常会有埋怨、怨恨、愤怒、沟通困难、被动顺从等情绪;至于其他的情绪压力来源,大部分都是家人、朋友等。

在以 SCIO 系统进行企业员工的身心健康筛查时,大多是以部门为单位,如果发现大部分员工的情绪压力都来自对自己的要求过高,我们就大致能推断出这个部门的业绩一般都很出色;而如果大部分员工的情绪压力都来自工作时,我们就能推断出这个部门应该需要增加更多的人手;如果大部分员工的情绪压力都来自团队,那么显然这个部门的内部凝聚力有待加强;很少发生企业员工的情绪压力大部分来自其他来源。

曾经某省的女子曲棍球队比赛成绩出现突然下滑,但是却又没有明显原因。我们以 SCIO 系统进行球员的身心健康筛查时意外发现,大部分球员的情绪压力来自其他来源。但是球员来自各个地方,不可能会有共同的亲友,而且成绩的下滑是非常突然的。当我们把这个检测的结果和领队报告后才了解到,原来这情绪压力的其他来源是"教练"。这位新教练是从男子曲棍球队调过来的,他习惯用跟男队员的沟通方式和女队员沟通,所以很多女队员觉得心里受创,也直接影响了成绩。教练改善了和女队员的沟通方式后,比赛成绩有了明显的提升。

(三) SCIO 调理实例

下面举几个用 SCIO 调理抑郁情绪及抑郁症的具体案例。

1. "实际案例-6"——抑郁情绪

基本情况:

兰某,女,45 岁,多年不开心,原因是纠结于夫妻感情不和,抱怨丈夫过于关注原生家庭,总是往父母身边凑,甚至大事小情都请示父母,对自己不够关心,缺少必要的夫妻之爱。

此前,多方学习和求助。

2017 年 3 月 17 日前往北京,做了 SCIO 情绪反应检测。如图 4 所示。

SCIO 调理前:

情绪部分有孤独、恐惧、愤怒、绝望、沉溺、误解、纠结以及希望事情有所改变等得分,可以判断为有抑郁情绪。

情绪与心理反应性检测

项目	指数	项目	指数	项目	指数
Frustration(挫折,失败)	77	Shock(震撼,震惊,震动)	67	Identity Conflict(分身乏术)	42
Betrayal(背叛,辜负)	86	Manic Uncontrollable(狂躁,易怒)	58	Submissive(服从的;柔顺的,顺从)	48
Abandoned(被遗弃的,孤独)	66	Delusion(妄想,错觉)	84	Careless(粗心的,疏忽的;草率的)	50
Confusion(困惑,迷茫)	109	Easily Distracted(容易分散心烦意乱)	75	ESP(超感知觉,有第六感觉)	83
Autistic(自我中心的,孤僻的)	147	Vaniety(自负;自信)	74	Laughter(笑;笑声)	77
Apathy(无兴趣,冷淡;漠不关心)	64	Observant(观察力敏锐)	87	Hopeless Despair(丧失信心)	29
Steadfast Loyal(坚定不移的忠诚的)	51	Obsessive(使人着迷过分关心)	81	Curiosity(好奇心)	44
Greed(渴望)	73	Passivity(被动;顺从,顺从)	65	Self Doubt(缺少自信,否定自我)	75
Compulsive(强迫性)	78	Ecstasy(出神;入迷)	67	Perfectionistic(追求完美)	55
Lust(欲望强烈)	69	Inadequacy(不充分,力不从心)	94	Desire for things to be different(希望事情有所改变)	38
Religious Conflict(隔阂代沟)	96	Jealosy(妒忌;猜忌,羡慕)	58	Dominating(专横的,好于拿主意替别人做主)	93
Hesitation(犹豫)	53	Enthusiasm(热心,热情,热忱)	80	Aggression(侵略;侵犯,侵入)	66
Sadness(悲哀,悲伤)	62	Misunderstood(被误解)	40	Guilt(内疚)	74
PsychicPain(精神痛苦)	85	Depression(沮丧,意气消沉)	71	Antagonism(对抗,敌对,对立;故意)	80
Bargaining(协商)	61	Awe(敬畏;惊怕)	34	Worry(担心,发愁)	80
Unaware(未觉察到的,不经意的)	83	Reckless(不在乎;鲁莽)	47	Need to change(需要改变)	80
Focusmind(注意力集中)	85	Projection(预测,推测估计)	62	Judgemental(判断;断定)	77
UnRealistic(不真实的,不切实际)	76	Shame(不好意思,羞愧)	67	Resistance To Change(抵抗变动的,拒绝改变,保守)	92
Denial(拒绝相信,否认)	93	Monotony(单调;无变化)	48	Pride(自豪,得意)	83
Addictive(沉溺,着迷)	43	Spirituality(精神上的事情;灵性)	53	Rejection(拒绝,退回;剔除)	92
Resentment(怨恨,埋怨)	74	Impulsive(冲动的;易冲动的)	—	Anxiety(焦虑,挂念,渴望)	85
Sensuality(感性)	49	Rationalization(合理化,理性化)	70	Power(操纵,权力,充满力量)	67
Anger(愤怒,生气)	108	Awareness(察觉,觉悟)	71	Fear(害怕,恐惧)	119
Nervous(神经紧张)	69	Joy(欢乐,高兴)	54	Embaressed(左右为难)	46

图 4　实际案例-6

于 3 月 17 日进行 SCIO 检测之后,进行调理。

此后,分别于 3 月 18 日、3 月 19 日进行 SCIO 调理,共计 3 次。

SCIO 调理方向:抑郁情绪调理。其间,SCIO 检测,调理师与被测者亦有深度沟通。

SCIO 调理后:

3 月 17 日第一次调理后,情绪舒缓;

3 月 18 日第二次调理后,情绪明显改善;

3 月 19 日第三次调理后,自感心情平和,对生活充满信心。

3 月 19 日,SCIO 检测,还有孤独、恐惧、愤怒、绝望等情绪,但整体情绪状态有所改变,尤其是增加了自豪、攻击和掌控的内容,可以理解为被测者内心力量有所增长。

SCIO 情绪与心理反应检测比较如图 5 所示。

调理前

情绪与心理反应性检测

项目	指数	项目	指数	项目	指数
Frustration(挫折,失败)	95	Shock(震撼,震惊,震动)	84	Identity Conflict(分身艺术)	41
Betrayal(背叛,辜负)	89	Manic Uncontrollable(狂躁,易怒)	71	Submissive(服从的,柔顺的,顺从)	51
Abandoned(被遗弃的,孤独)	112	Delusion(妄想,错觉)	52	Careless(粗心的,疏忽的,草率的)	92
Confusion(困惑,迷茫)	130	Easily Distracted(容易分散,心烦意乱)	72	ESP(超感知觉,有第六感觉)	78
Autistic(自我中心的,孤僻的)	124	Vaniety(自负;自信)	78	Laughter(笑;笑声)	87
Apathy(无兴趣,冷淡;漠不关心)	117	Observant(观察力敏锐的)	55	Hopeless Despair(丧失信心)	48
Steadfast Loyal(坚定不移的忠诚的)	78	Obsessive(使人着迷;过分关心)	70	Curiosity(好奇心)	49
Greed(渴望)	78	Passivity(被动;顺从,顺从)	104	Self Doubt(缺少自信,否定自我)	93
Compulsive(强迫性)	72	Ecstasy(出神;入迷)	64	Perfectionistic(追求完美)	73
Lust(欲望强烈)	82	Inadequacy(不充分,力不从心)	89	Desire for things to be different(希望事情有所改变)	81
Religious Conflict(隔阂,代沟)	64	Jealosy(妒忌;猜忌,羡慕)	79	Dominating(专横的,好于拿主意替别人做主)	38
Hesitation(犹豫)	87	Enthusiasm(热心,热情,热忱)	78	Agression(侵略;侵犯,侵入)	44
Sadness(悲哀,悲伤)	77	Misunderstood(被误解)	82	Guilt(内疚)	54
PsychicPain(精神痛苦)	79	Depression(沮丧,意气消沉)	95	Antagonism(对抗,敌对;对立;敌意)	85
Bargaining(协商)	69	Awe(敬畏;畏怯)	52	Worry(担心,发愁)	71
Unaware(未觉察到的,不经意的)	89	Reckless(不在乎;鲁莽)	74	Need to change(需要改变)	56
Focusmind(注意力集中)	82	Projection(预测,推测;估计)	73	Judgemental(判断;断定)	66
UnRealistic(不真实的,不切实际)	79	Shame(不好意思,羞愧)	68	Resistance To Change(抵抗变动的,拒绝改变,保守)	99
Denial(拒绝相信,否认)	74	Monotony(单调;无变化)	76	Pride(自豪,得意)	109
Addictive(沉溺,着迷)	73	Spirituality(精神上的事情;灵性)	71	Rejection(拒绝;退回;剔除)	75
Resentment(怨恨,埋怨)	69	Impulsive(冲动的;易冲动)	79	Anxiety(焦虑,挂念,渴望)	59
Sensuality(感性)	99	Rationalization(合理化;理性化)	92	Power(操纵,权力,充满力量)	87
Anger(愤怒,生气)	130	Awareness(察觉,觉悟)	75	Fear(害怕,恐惧)	116
Nervous(神经紧张)	62	Joy(欢乐,高兴)	51	Embaressed(左右为难)	78

2017 年 3 月 17 日

调理后

情绪与心理反应性检测

项目	指数	项目	指数	项目	指数
Frustration(挫折,失败)	77	Shock(震撼,震惊,震动)	67	Identity Conflict(分身艺术)	42
Betrayal(背叛,辜负)	86	Manic Uncontrollable(狂躁,易怒)	58	Submissive(服从的,柔顺的,顺从)	48
Abandoned(被遗弃的,孤独)	66	Delusion(妄想,错觉)	84	Careless(粗心的,疏忽的,草率的)	50
Confusion(困惑,迷茫)	109	Easily Distracted(容易分散,心烦意乱)	75	ESP(超感知觉,有第六感觉)	83
Autistic(自我中心的,孤僻的)	147	Vaniety(自负;自信)	74	Laughter(笑;笑声)	77
Apathy(无兴趣,冷淡;漠不关心)	64	Observant(观察力敏锐的)	87	Hopeless Despair(丧失信心)	29
Steadfast Loyal(坚定不移的忠诚的)	51	Obsessive(使人着迷;过分关心)	81	Curiosity(好奇心)	44
Greed(渴望)	73	Passivity(被动;顺从,顺从)	34	Self Doubt(缺少自信,否定自我)	75
Compulsive(强迫性)	78	Ecstasy(出神;入迷)	67	Perfectionistic(追求完美)	55
Lust(欲望强烈)	69	Inadequacy(不充分,力不从心)	94	Desire for things to be different(希望事情有所改变)	38
Religious Conflict(隔阂,代沟)	96	Jealosy(妒忌;猜忌,羡慕)	58	Dominating(专横的,好于拿主意替别人做主)	93
Hesitation(犹豫)		Enthusiasm(热心,热情,热忱)	34	Agression(侵略;侵犯,侵入)	66
Sadness(悲哀,悲伤)	62	Misunderstood(被误解)	40	Guilt(内疚)	74
PsychicPain(精神痛苦)	85	Depression(沮丧,意气消沉)	71	Antagonism(对抗,敌对;对立;敌意)	80
Bargaining(协商)	61	Awe(敬畏;畏怯)	34	Worry(担心,发愁)	80
Unaware(未觉察到的,不经意的)	83	Reckless(不在乎;鲁莽)	47	Need to change(需要改变)	80
Focusmind(注意力集中)	85	Projection(预测,推测;估计)	62	Judgemental(判断;断定)	77
UnRealistic(不真实的,不切实际)	76	Shame(不好意思,羞愧)	66	Resistance To Change(抵抗变动的,拒绝改变,保守)	92
Denial(拒绝相信,否认)	93	Monotony(单调;无变化)	48	Pride(自豪,得意)	83
Addictive(沉溺,着迷)	43	Spirituality(精神上的事情;灵性)	53	Rejection(拒绝;退回;剔除)	92
Resentment(怨恨,埋怨)	74	Impulsive(冲动的;易冲动)	58	Anxiety(焦虑,挂念,渴望)	85
Sensuality(感性)	49	Rationalization(合理化;理性化)	70	Power(操纵,权力,充满力量)	67
Anger(愤怒,生气)	108	Awareness(察觉,觉悟)	71	Fear(害怕,恐惧)	119
Nervous(神经紧张)	69	Joy(欢乐,高兴)	54	Embaressed(左右为难)	46

2017 年 3 月 19 日

图 5　实际案例-6 SCIO 情绪与心理反应检测比较

随访:

被测者回到当地,给调理师回消息,说:自己一下飞机,就特别想老公,然后就给他打电话,他也感觉自己有点不一样。接下来的日子,两个人的感情迅速好转。

2019 年 4 月和 5 月,被测者再次反馈消息,说自己夫妻感情良好。

2. "实际案例-7"—— 抑郁情绪

基本情况:

张某,女,25 岁。曾数次试图自杀,抑郁症两年,服用百忧解 8 个月。体重肥胖,1.6 米,170 斤,不爱洗漱。治疗前期,身体伴有异味。家人反映很久没见过孩子有笑脸了,很难沟通。

2017 年 9 月 5 日到机构进行 SCIO 检测,报告中显示有:丧失信心、悲伤、精神痛苦、沮丧、焦虑、隔阂代沟、强迫性等,并在报告中发现缺乏维生素 B 族及矿物质钙、镁等。如图 6 所示。

情绪与心理反应性检测

项目	指数	项目	指数	项目	指数
Frustration(挫折,失败)	69	Shock(震撼,震惊,震动)	57	Identity Conflict(分身乏术)	75
Betrayal(背叛,辜负)	54	Manic Uncontrollable(狂躁,易怒)	92	Submissive(服从的,柔顺的,顺从)	75
Abandoned(被遗弃的,孤独)	100	Delusion(妄想,错觉)	72	Careless(粗心的,疏忽的;草率的)	82
Confusion(困惑,迷茫)	81	Easily Distracted(容易分散心烦意乱)	65	ESP(超感知觉,有第六感觉)	54
Autistic(自我中心的,孤僻的)	77	Vaniety(自负;自信)	66	Laughter(笑;笑声)	64
Apathy(无兴趣,冷淡,漠不关心)	57	Observant(观察力敏锐的)	74	Hopeless Despair(丧失信心)	-21
Steadfast Loyal(坚定不移的忠诚的)	65	Obsessive(使人着迷过分关心)	70	Curiosity(好奇心)	88
Greed(渴望)	58	Passivity(被动;顺从)	81	Self Doubt(缺少自信,否定自我)	60
Compulsive(强迫性)	35	Ecstasy(出神;入迷)	59	Perfectionistic(追求完美)	65
Lust(欲望强烈)	74	Inadequacy(不充分,力不从心)	73	Desire for things to be different(希望情有所改变)	96
Religious Conflict(隔阂代沟)	15	Jealosy(妒忌;猜忌,羡慕)	99	Dominating(专横的,好于拿主意替别人做主)	73
Hesitation(犹豫)	68	Enthusiasm(热心,热情,热忱)	62	Aggression(侵略;侵犯,侵入)	77
Sadness(悲哀,悲伤)	19	Misunderstood(被误解)	72	Guilt(内疚)	79
PsychicPain(精神痛苦)	7	Depression(沮丧,意气消沉)	-7	Antagonism(对抗;敌对,对立;敌意)	54
Bargaining(协商)	74	Awe(敬畏;畏怯)	58	Worry(担心,发愁)	72
Unaware(未觉察到的，不经意的)	71	Reckless(不在乎;鲁莽)	88	Need to change(需要改变)	76
Focusmind(注意力集中)	88	Projection(预测,推测;估计)	79	Judgemental(判断;断定)	72
UnRealistic(不真实的,不切实际)	69	Shame(不好意思,羞愧)	54	Resistance To Change(抵抗变动的,拒绝改变,保守)	50
Denial(拒绝相信,否认)	86	Monotony(单调;无变化)	67	Pride(自豪,得意)	68
Addictive(沉溺,着迷)	75	Spirituality(精神上的事情,灵性)	74	Rejection(拒绝;退回;删除)	84
Resentment(怨恨,埋怨)	75	Impulsive(冲动的;易冲动的)	76	Anxiety(焦虑,挂念,渴望)	15
Sensuality(感性)	77	Rationalization(合理化;理性化)	76	Power(操纵,权力,充满力量)	75
Anger(愤怒，生气)	71	Awareness(察觉,觉悟)	77	Fear(害怕,恐惧)	68
Nervous(神经紧张)	74	Joy(欢乐,高兴)	70	Embaressed(左右为难)	51

图 6 实际案例-7

第一次调理:针对情绪释放、压力来源调理,并建议被测者补充维生素 B 族,矿物质镁、钙。9 月 5 日第一次调理过程中,被测者反映感觉从脚底有股暖流涌入全身,就像春天和煦的阳光下轻轻拂过的风,让人舒服。调理结束后,被测者走出调理室后,见到爸爸在门外,给了爸爸一个微笑,爸爸瞬间落泪,说有三年没见过女儿笑了。

9 月 7 日回访被测者家人反映,女儿早上起来后主动去洗漱、洗澡。

第二次调理:9 月 10 日。被测者会主动聊天,并开始讲述她的情况。

第三次调理:9 月 15 日。调理后停药百忧解,并未影响睡眠质量,只是入睡时困难。

SCIO 情绪与心理反应检测比较如图 7 所示。

调理前

情绪与心理反应性检测

项目	指数	项目	指数	项目	指数
Frustration(挫折,失败)	69	Shock(震撼,震惊,震动)	57	Identity Conflict(分身乏术)	75
Betrayal(背叛,辜负)	54	Manic Uncontrollable(狂躁,易怒)	92	Submissive(服从的,柔顺的,顺从)	75
Abandoned(被遗弃的,孤独)	100	Delusion(妄想,错觉)	72	Careless(粗心的,疏忽的;草率的)	82
Confusion(困惑;迷茫)	81	Easily Distracted(容易分散心烦意乱)	65	ESP(超感知觉,有第六感觉)	54
Autistic(自我中心的,孤僻的)	77	Vaniety(自负;自信)	66	Laughter(笑;笑声)	64
Apathy(无兴趣,冷淡,漠不关心)	57	Observant(观察力敏锐的)	74	Hopeless Despair(丧失信心)	-21
Steadfast Loyal(坚定不移的忠诚的)	65	Obsessive(使人着迷;过分关心)	70	Curiosity(好奇心)	88
Greed(渴望)	58	Passivity(被动;顺从)	81	Self Doubt(缺少自信,否定自我)	60
Compulsive(强迫性)	35	Ecstasy(出神;入迷)	59	Perfectionistic(追求完美)	65
Lust(欲望强烈)	74	Inadequacy(不充分,力不从心)	73	Desire for things to be different(希望事情有所改变)	96
Religious Conflict(隔阂代沟)	15	Jealosy(妒忌;猜忌,羡慕)	99	Dominating(专横的,好于拿主意替别人做事)	73
Hesitation(犹豫)	68	Enthusiasm(热心,热情,热忱)	62	Agression(侵略;侵犯,侵入)	77
Sadness(悲哀,悲伤)	19	Misunderstood(被误解)	72	Guilt(内疚)	79
PsychicPain(精神痛苦)	7	Depression(沮丧,意气消沉)	-7	Antagonism(对抗,敌对,对立;敌意)	54
Bargaining(协商)	74	Awe(敬畏;畏惧)	58	Worry(担心,发愁)	72
Unaware(未觉察到的,不经意的)	71	Reckless(不在乎;鲁莽)	88	Need to change(需要改变)	76
Focusmind(注意力集中)	88	Projection(预测,推测,估计)	79	Judgemental(判断;断定)	72
UnRealistic(不真实的,不切实际)	69	Shame(不好意思,羞愧)	54	Resistance To Change(抵抗变动的,拒绝改变,保守)	50
Denial(拒绝相信,否认)	86	Monotony(单调;无变化)	67	Pride(自豪,得意)	68
Addictive(沉溺,着迷)	75	Spirituality(精神上的事情;灵性)	74	Rejection(拒绝;退回;剔除)	84
Resentment(怨恨,埋怨)	75	Impulsive(冲动的,易冲动的)	76	Anxiety(焦虑,挂念,渴望)	15
Sensuality(感性)	77	Rationalization(合理化;理性化)	76	Power(操纵,权力,充满力量)	75
Anger(愤怒,生气)	71	Awareness(察觉;觉悟)	77	Fear(害怕,恐惧)	68
Nervous(神经紧张)	74	Joy(欢乐,高兴)	70	Embaressed(左右为难)	51

2017 年 9 月 5 日

调理后

情绪与心理反应性检测

项目	指数	项目	指数	项目	指数
Frustration(挫折,失败)	69	Shock(震撼,震惊,震动)	57	Identity Conflict(分身乏术)	75
Betrayal(背叛,辜负)	54	Manic Uncontrollable(狂躁,易怒)	92	Submissive(服从的,柔顺的,顺从)	75
Abandoned(被遗弃的,孤独)	100	Delusion(妄想,错觉)	72	Careless(粗心的,疏忽的;草率的)	82
Confusion(困惑;迷茫)	81	Easily Distracted(容易分散心烦意乱)	65	ESP(超感知觉,有第六感觉)	54
Autistic(自我中心的,孤僻的)	77	Vaniety(自负;自信)	66	Laughter(笑;笑声)	64
Apathy(无兴趣,冷淡,漠不关心)	68	Observant(观察力敏锐的)	74	Hopeless Despair(丧失信心)	65
Steadfast Loyal(坚定不移的忠诚的)	65	Obsessive(使人着迷;过分关心)	70	Curiosity(好奇心)	51
Greed(渴望)	58	Passivity(被动;顺从)	81	Self Doubt(缺少自信,否定自我)	60
Compulsive(强迫性)	44	Ecstasy(出神;入迷)	59	Perfectionistic(追求完美)	22
Lust(欲望强烈)	74	Inadequacy(不充分,力不从心)	73	Desire for things to be different(希望事情有所改变)	96
Religious Conflict(隔阂代沟)	61	Jealosy(妒忌;猜忌,羡慕)	90	Dominating(专横的,好于拿主意替别人做事)	73
Hesitation(犹豫)	68	Enthusiasm(热心,热情,热忱)	62	Agression(侵略;侵犯,侵入)	77
Sadness(悲哀,悲伤)	45	Misunderstood(被误解)	72	Guilt(内疚)	79
PsychicPain(精神痛苦)	38	Depression(沮丧,意气消沉)	32	Antagonism(对抗,敌对,对立;敌意)	54
Bargaining(协商)	74	Awe(敬畏;畏惧)	58	Worry(担心,发愁)	72
Unaware(未觉察到的,不经意的)	71	Reckless(不在乎;鲁莽)	64	Need to change(需要改变)	76
Focusmind(注意力集中)	88	Projection(预测,推测,估计)	79	Judgemental(判断;断定)	72
UnRealistic(不真实的,不切实际)	69	Shame(不好意思,羞愧)	54	Resistance To Change(抵抗变动的,拒绝改变,保守)	50
Denial(拒绝相信,否认)	65	Monotony(单调;无变化)	67	Pride(自豪,得意)	67
Addictive(沉溺,着迷)	75	Spirituality(精神上的事情;灵性)	74	Rejection(拒绝;退回;剔除)	84
Resentment(怨恨,埋怨)	75	Impulsive(冲动的,易冲动的)	76	Anxiety(焦虑,挂念,渴望)	45
Sensuality(感性)	77	Rationalization(合理化;理性化)	76	Power(操纵,权力,充满力量)	75
Anger(愤怒,生气)	71	Awareness(察觉;觉悟)	77	Fear(害怕,恐惧)	68
Nervous(神经紧张)	74	Joy(欢乐,高兴)	70	Embaressed(左右为难)	51

2017 年 9 月 15 日

图 7　实际案例-7 SCIO 情绪与心理反应检测比较

调理 2 个月后:被测者去健身房锻炼身体,减肥理发,改变形象。

11 月 27 日,她再次来进行 SCIO 测试。报告显示,情绪有明显变化,会有积极向上的情绪及肯定、接受自我的情绪;欢乐高兴的乐观心态。如图 8 所示。

第一次报告中显示的丧失信心、悲伤、沮丧、焦虑、隔阂代沟都已调整至正常,精神痛苦、强迫性等均改善明显。

第四次调理:11 月 27 日,测试后调理。

随访:

12 月 3 日,调理结束后第 6 天:已独自出去旅游,并开始结交新朋友。

12 月 30 日回访:主动开始参加社交活动,并邀请新朋友到家中做客。

2018 年 2 月 1 日回访:家人反映其心态积极,已经不需要再为她担心。家人万分感激,感谢我们帮他们找回了当初那个女儿。

情绪与心理反应性检测

项目	指数	项目	指数	项目	指数
Frustration(挫折,失败)	69	Shock(震撼,震惊,震动)	57	Identity Conflict(分身乏术)	75
Betrayal(背叛,辜负)	54	Manic Uncontrollable(狂躁,易怒)	92	Submissive(服从的;柔顺的,顺从)	75
Abandoned(被遗弃的,孤独)	100	Delusion(妄想,错觉)	72	Careless(粗心的,疏忽的;草率的)	82
Confusion(困惑;迷茫)	81	Easily Distracted(容易分散心,烦意乱)	65	ESP(超感知觉,有第六感觉)	54
Autistic(自我中心的,孤僻的)	77	Vaniety(自负;自信)	66	Laughter(笑;笑声)	64
Apathy(无兴趣,冷淡;漠不关心)	68	Observant(观察力敏锐的)	74	Hopeless Despair(丧失信心)	65
Steadfast Loyal(坚定不移的忠诚的)	65	Obsessive(使人着迷;过分关心)	70	Curiosity(好奇心)	51
Greed(渴望)	58	Passivity(被动顺从,顺从)	81	Self Doubt(缺少自信,否定自我)	60
Compulsive(强迫性)	49	Ecstasy(出神;入迷)	59	Perfectionistic(追求完美)	45
Lust(欲望强烈)	74	Inadequacy(不充分,力不从心)	73	Desire for things to be different(希望事情有所改变)	96
Religious Conflict(隔阂代沟)	61	Jealosy(妒忌;猜忌,羡慕)	90	Dominating(专横的,好于拿主意替别人做主)	73
Hesitation(犹豫)	68	Enthusiasm(热心,热情,热忱)	62	Agression(侵略;侵犯,侵入)	77
Sadness(悲哀,悲伤)	53	Misunderstood(被误解)	72	Guilt(内疚)	79
PsychicPain(精神痛苦)	47	Depression(沮丧,意气消沉)	50	Antagonism(对抗;敌对,对立;敌意)	54
Bargaining(协商)	74	Awe(敬畏;畏怯)	58	Worry(担心,发愁)	72
Unaware(未觉察到的,不经意的)	71	Reckless(不在乎;鲁莽)	64	Need to change(需要改变)	76
Focusmind(注意力集中)	88	Projection(预测,推测;估计)	79	Judgemental(判断;断定)	72
UnRealistic(不真实的,不切实际)	69	Shame(不好意思,羞愧)	54	Resistance To Change(抵抗变动的,拒绝改变;保守)	50
Denial(拒绝相信,否认)	65	Monotony(单调;无变化)	67	Pride(自豪,得意)	67
Addictive(沉溺,着迷)	75	Spirituality(精神上的事情;灵性)	74	Rejection(拒绝;退回;剔除)	84
Resentment(怨恨,埋怨)	75	Impulsive(冲动的;易冲动的)	76	Anxiety(焦虑,挂念,渴望)	51
Sensuality(感性)	77	Rationalization(合理化;理性化)	76	Power(操纵,权力,充满力量)	75
Anger(愤怒，生气)	71	Awareness(察觉;觉悟)	77	Fear(害怕,恐惧)	68
Nervous(神经紧张)	74	Joy(欢乐,高兴)	118	Embaressed(左右为难)	51

2017 年 11 月 27 日

图 8 实际案例-7 再次 SCIO 测试

3. "实际案例-8"——抑郁症

基本情况:

海某,女,16 岁,高一学生。

调理前:被测者自述,在学校学习期间,遇到考试时右手手臂麻、抬不起来。老师进行沟通,发现是心理问题。学校心理老师沟通后,通知家长,建议去心理门诊就医,经某医院心理科诊断为:双向情感障碍——混合。

SCIO 调理:

被测者于 2020 年 8 月 7 日开始进行 SCIO 调理,分别于 8 月 7 日、10 日、12 日、14 日、17日、19 日、21 日共进行了 7 次。

第一次调理:有了进食欲望。调理前即使准备满桌她喜欢的食物,她也依然一口都不动。调理完,当天晚饭就吃了一小锅香辣蟹。此外,当日调理前,呆滞木讷;调理完成后,主动与调理师用微笑告别。

第二次调理:进食状况从每日一餐变成每日三餐,且都有进食。调理前已经不与家人、朋友、外人做交流,调理完第二天与母亲进行了一次两三分钟的简单通话。此外,当日调理完成后,主动与调理师微笑告别并挥手致意。

第三次调理:情绪有所改变。调理前,情绪易激动,不能被人责怪、埋怨,每次都会独自默默流泪不止,调理后,虽然被父亲无意识责备她这不吃那不吃,但是没有之前的情绪表现,并且面容开始经常出现笑容。此外,当日调理完成后,会主动和亲人及调理师之外的人打招呼告别并露出笑容。

第四次调理:有了主动沟通行为。每日三餐进食状况持续稳定保持,日常笑容逐渐增多,并开始向调理师倾诉父亲及家人对自己的责备和埋怨。当日调理时,与调理师有了持续性的一问一答交流。

经过 7 次 SCIO 调理后:被测者状态良好,进食及交流顺畅,情绪基本稳定。

SCIO 情绪与心理反应检测比较如图 9 所示。

调理前

2020 年 8 月 7 日

调理后

2020 年 8 月 21 日

图 9　实际案例-8 SCIO 情绪与心理反应检测比较

随访:

被测者于 9 月 6 号开学,入学时家长陪同,见被测者在校园与同学主动打招呼,情绪问题与进食正常,入睡良好。10 月 1 日放假回家,和家人交流顺畅,简单描述在校的学习、生活状态,家人和她开玩笑也没有生气。家长和学校心理老师沟通,得到反馈:情绪稳定,无异常表现。

五、结语

作为智慧健康管理的典型代表,高智能化的 SCIO 生物反馈身心测疗系统的出现及应用有着非凡的意义和价值,它以汉斯·塞利提出的"压力"理论为指导,通过高灵敏度的信号捕捉方式以及智能运算实现人机匹配,将大量三维全息数据,以生物反馈的原理,辅以人工智能的数学模型,透过多视角、多学科、多层次的各种报告,来找出身体和心理疾病的风险、原因及发展趋势,从而在"报警期"就能对疾病风险进行检测和干预,以减少疾病的发生。尤其是在慢性病"最后的掉头点"前实现对其的风险评估和干预,从而能有效避免或延缓慢性病的"确诊"发生。而其中对于"压力"的认识以及心理健康检测与干预又成为其最具特色的内容。

从多年实践情况来看,高智能化的 SCIO 生物反馈身心测疗系统确实能够在心理健康管理乃至心身健康管理方面提供卓有成效的贡献。

高智能化的 SCIO 生物反馈身心测疗系统的出现及应用,可以说是,一改以往心理健康检测主要通过主观测评的方式,它使得心理健康检测从此有了客观的测评工具;也一改心理治疗仅仅靠药物和人际沟通的方式,使得心理治疗从此有了非人工的物理沟通方式。这对临床心理学的临床实践和理论发展有着至关重要的作用和意义。

其意义还不仅如此,可能比我们想象的更为深远。

事实上,从目前情况看,以 SCIO 系统为代表的高智能化生物反馈身心测疗设备及测疗方式的应用,不仅能够让一般民众无须去医院就可以了解到自己的身心健康状态、症状或疾病的根本原因,并知道该如何去预防或改善,经过这些大数据的不断累积,还能够让民众看到自己健康的趋势,减轻了社会的医疗支出,不仅有利于避免一些心理疾病所造成的社会治安问题的发生,对于国家未来卫生大计也有巨大价值。

最后,截至目前,虽然以 SCIO 系统为代表的高智能化生物反馈身心测疗设备及测疗方式还在进一步发展之中,但其所代表的测疗方向是毋庸置疑的,甚至在某种程度上会引发医学体系的重大变革,比如重建中医理论研究和实践的新思维、新方法,届时势必会引发业内业外对健康管理和医疗体系的概念和操作方式进行重新审视。

以生命文化电影课程形式为孩子们
开展生命教育与生命文化教育

张光富　雷　霆　任　涌　安红娟　雷祯孝

习近平主席提出"人民至上,生命至上"。

由北京东方生命文化研究院指导,中国教育技术协会电影教育专业委员会与深圳市南山区西丽学校(原名西丽小学)合作开发了生命文化电影课程。2018 年开始,生命文化电影课程在西丽学校被编进五六年级课表,每周开设一节生命文化电影课程。

截至 2020 年夏,已经有 10 名老师及 25 个班计 1000 多名学生比较系统地学习了生命文化电影课程。这对学生、教师和学生家长面对新冠疫情起到了积极的作用。

一、开设生命文化电影课程的意义

如何认识生命,从而更好地让自己的生命获得成长,是人一生的任务。但是,在生命教育及生命文化教育这个领域,目前国内尚处于薄弱状态甚至是空白状态。而这种关于一生的生命教育及生命文化教育,最应该在人一生的早期就获得,换句话说,生命教育及生命文化教育对孩子们来说,影响深远,尤其是对其树立和建设起相应的生命精神与文化,尤为重要。

作者简介: 张光富,广东省深圳市南山区西丽学校校长。中国教育技术协会电影教育专业委员会副会长轮值主席。《生命文化(众生篇)》主编。

雷霆,北京东方生命文化研究院电影课研发中心主任,研究员。中国教育技术协会电影教育专业委员会副会长兼秘书长。副编审职称。毕业于武汉大学。著有《电影中的世界文明史》,合著有《上善古文观指》等。统筹生命文化电影课。

任涌,中国教育技术协会电影教育专业委员会副秘书长。《生命文化(众生篇)》执行主编,《生命文化(植物篇)》主编。

安红娟,广东省深圳市南山区西丽学校道德与法治学院院长,生命文化进课堂负责人。在多个全国会议上执教生命文化课程,获得多个特等奖和一等奖。

雷祯孝,北京东方生命文化研究院特聘研究员。中国教育技术协会电影教育专业委员会常务副会长。教授职称。自康养新健康生命文化顾问;生命文化电影课策划顾问。

人的一生,不单需要有物质生命的自由生长,更需要有精神生命的自由生长。可以说,生命文化课程,是浸润孩子生命底色、帮助他们自由生长的最重要的课程。

《中国教育报》2016 年 11 月 10 日发表本文作者张光富文章,提出了"精神首位,能力第二,知识第三"的观点。

生命文化课程已经提上日程,只是要使其成为更符合孩子学习特点的具适宜性、可操作性、时代性和整体性的课程。

2017 年 3 月 15 日教育部发布《义务教育小学科学课程标准》通知。通知说:小学科学教育对从小激发和保护孩子的好奇心和求知欲,培养学生的科学精神和实践创新能力具有重要意义。教育部通知说:2001 年启动新一轮基础教育课程改革以来,经过十余年的实践探索,小学科学课程对培养学生科学素养发挥了重要作用。但在实践中也存在课程适宜性、可操作性、时代性和整体性有待增强等问题。

正是鉴于此,生命文化电影课程应运而生。

在 2017 年 5 月北京师范大学全国生命教育会议及 2017 年 8 月北京社会科学界联合会组织的专场学术前沿论坛上,本文作者张光富就生命文化教育的理念和研究成果做了发言演讲。

2017 年 9 月,生命文化电影课程的主编张光富、执行主编任涌、学校课程发展中心主任肖姗姗应日本方面邀请,作为中国教育技术协会代表团成员,代表中国在中日教育技术论坛发言,并和日本八尾市市长和学校进行热情交流。

2017 年 12 月,生命文化课程的老师方可安,在第一届粤港澳大湾区教育现代化论坛上执教生命文化电影纪录片样课"小生命的初来乍到",获得特等奖。

2018 年开始,生命文化电影课程在西丽学校被编进五六年级课表,每周开设一节生命文化电影课程。

生命文化电影课程得到兄弟学校的响应。西丽学校原校长杨少林调任蛇口学校校长后,引进西丽学校的生命文化电影课程,由蛇口学校的老师和学生在此基础上开课改编,成为蛇口版的生命文化学材。

北京东方生命文化研究院院长陆莉娜说:"生命文化与生命科学是有区别也有联系的。生命科学更多研究物质的生命,生命文化则更多研究精神的生命。如果说生命科学是普遍如此,那么生命文化就是个体选择。人类惊奇地发现,原来动物也有生命意志,也有生命艺术;有生命的智慧,也有生命的情怀。"

"如果法布尔还在世,他一定会充分利用现代高科技的摄影技术,来续写他的《电影昆虫记》。BBC 的大卫·艾登堡禄,就是现代的法布尔的总代表。他解说的片名里含有'生命'的纪录片已经有很多套集。有无数的摄影师,守望在我们去不了的地方,凭着坚持和运气,拍摄下来以前人类并不知道的自然界的生命奇迹。

"我们以前认识的生命,或许有些看法要有所改变了。这些高清的纪录片,是人类对世界的进一步发现。以前认为使用工具是人类才有的,现在看来要质疑了。以前认为文化只是人类才有的,现在看来也要质疑了。"

二、生命文化课程的学习模式

生命文化电影课程是将原有小学科学课本中关于生命的所有课文,单列出来,重新建构课程。编排的整体性、连贯性在本课程中有所提高。近二十年,世界高清纪录片对地球生命有很多新发现,在本课程中有比较充分的吸收。本课程要求学生通过行动、电影、书本等多种课程形式,了解和体验多种生命的艰难和精彩,从而激发自身生命的正能量,焕发生命的活力。

目前,生命文化电影课程的学习模式有以下三种:

第一种模式是传统教学模式。教师主导,标准答案;教师问,学生答;教师讲,学生听;考知识,背书本。

第二种模式可以简称为学习服务员课堂模式。学生是主体,教师为辅导。把博物馆当成课堂,共同面对学习资源,师生成为学习共同体,开始了在电影课博物馆上课的博物馆课程。学生问,学生答,正确的答案不止一个。在第二种模式中,教师是学生的学习服务员。

第三种模式是自主合作探究学习模式。生命文化电影课使学校出现了学生研学员。他们自己号召组成团队,自己选择学习主题,自己寻找并求助教师帮助寻找学习资源,自己分工,在自己班上或者邻近的班上演讲自己的研究成果。这种学习形式,就好像中子撞击原子核一样,形成了连锁反应,一撞出三,三撞出九。研学小组如雨后春笋。例如在 2019 年,学生研究员自选主题"人类四次濒临灭绝",讲到黑死病、彗星撞地球、原子弹等。在这种模式中,学生自主学习,合作学习,探究式学习。

你很难预测,这些学生当中一定不会出现大学者、大领袖。自主合作探究的学习模式,被教育部写进国家规划纲要很久了。电影课的出现,生命文化的出现,可能促进了它的具体实现,或者说,找到了实现的道路。

三、生命文化课程的创新点

几个新词:学材、生命文化、电影课、交响课程。

(一)为什么是学材,而不是教材

不叫教材,叫学材,这是什么意思?第一让人联想,现在大多叫"幼教"的东西,以前叫"幼学",比如《幼学琼林》,比如荀子写了《劝学篇》,就不再写《劝教篇》。比如现在的"督学",为什么不叫"督教"？学生是主体,是不是有那么一点意思在内？

当学生可以直接面对这样丰富多彩、打动人心的学习资源时,教师还可以去教育学生吗？顶多当一个学习服务员,或者同学生合作学习,成为学习共同体。

现在汇编的生命文化电影学材《生命》分8个单元40课。每人一台电脑自由点播这40课的高清纪录片。当学生可以直接面对学习资源自由点播的时候,教师讲课这种形式就不成为唯一的方式了。所以,《生命》不再称为教材,而是"校本学材"。

(二) 为什么是生命文化,而不是生命科学

或许有人说,你不要把本能当作文化。我们说,捕食是动物的本能,但是捕食的智慧并不是每一匹狼都有,也不是同一匹狼在不同状态下都有同样的智慧。这里有选择,有个体情感因素。例如织巢鸟,有的织得又牢固又美观,才能获得雌鸟的爱情。那么雌鸟的欣赏也有个体因素,它的挑选就是文化。

生命是个很神奇的东西。一粒小小的种子就可以把生命凝聚在其中,只等待必要的条件,等待一个合适的机会,萌发,长成一株植物。一个受精的卵子也可以发育成一个小动物。

动物进食是一种本能,这不是文化。但进食前的捕捉活动不仅需要本能,更需要智慧,也需要相互之间的合作与配合。这个合作可以是同类之间的,也可以是不同类之间的。《生命》第7集中的豹子三兄弟与瓶鼻海豚的齐心协力是同类之间的相互合作。《沙丁鱼大会餐》中的海豚和鲨鱼、鲣鸟之间是不同类之间的相互协调与配合。

这些动物的捕食活动,都具有价值取向,都具有文化的雏形。因为,不是所有的海豚都会拍打海底的泥沙来捉鱼,鲸鱼母子捕捉海豹也是急中生智,大鳄龟用来钓鱼的舌头也是经过很长时间的不断选择、不断淘汰、不断进化,才最终留下最像虫子的那一支。

文化具有价值取向。以前有人说动物和人的最大区别就是对工具的使用,但这一说法随着更多高清纪录片的展示,正不断遭到质疑。动物使用工具这一现象已经超出了本能,目的性和价值取向相当明显。

动物的筑巢和求偶更是精彩。相同种类的天堂鸟,布置出来的婚房各式各样。除了受环境条件的制约之外,更有自己审美价值的具体体现。

(三) 为什么是电影课,而不是书本课

从全世界一百多年拍摄的30多万部电影中,由"学生奥斯卡"评选出全球当年和前一年的新电影,反复筛选出经久不衰、百看不厌的精品电影,按照年龄编排成每周一部的电影课程。电影课的研究分为三部曲:整部好片周周看;学科电影课对课;交响课程新开发。这是教育部的规

划课题,已经陆续在全国 27 个省(市、自治区)的 580 所中小学、幼儿园实验实证了 26 年。2012 年 CCTV 来深圳五所学校拍摄《电影课之旅》,拍了 7 集,每集 50 分钟。

2010 年 12 月,深圳市南山区教育局合作举办了全国电影课第六次研讨会。2016 年 12 月,南山区的五所电影课实验学校联合承办了全国电影课第九次研讨会。2018 年 12 月,西丽学校独自承办了全国电影课第十次研讨会,并开办了第一家电影课博物馆。

2018 年 11 月,教育部、中共中央宣传部联合下文《关于加强中小学影视教育的指导意见》。

我们对生命的发现,日新月异,我们学生学习的学材,也应该跟随改变。鲁迅说:"用活动电影来教学生,一定比教员的讲义好。将来恐怕会变成这样的。"现在好像真的就要变成这样了。

(四)为什么是交响课程,而不是单一课程

人类课程已经经历了两个时代,正在走进第三个时代。第一个时代是行动课程时代;第二个时代是书本课程占统治地位兼有行动课程的时代;第三个时代是行动课程、书本课程、电影课程交相辉映的时代,简称为交响课程新时代。《中国教育报》2010 年 4 月 30 日曾经发表文章《电影课催生交响课程新时代》。

人类在发明文字之前,在文字引进课程之前,学习用的是行动课程。我们自己在幼儿时期,在识字之前,在读书之前,也在学习,用的是行动课程。学生从学校进入社会后,仍然在继续学习,除了读书之外,更多用的是行动课程。荀子说:"学莫便乎近其人。"名师出高徒。

《易传》解说《易经·蒙卦》:"山下出泉,蒙。君子以果行育德。"用"果行",当课程。什么是"果行"? 就是体现了人类文明成果的行动。生产果实的行动、捕猎、驾车、酿酒、弹琴,这是最早的行动课程。王阳明专门写《知行录》说道:"天下岂有不行而学者邪?"彭端叔写一个穷和尚游南海,题目却是《为学》。教育部等十一个部委在 2016 年底发出一个文件,要求大家把"研学旅行"开展起来。在旅行中研究学习,这是一种必要的学习体验。电影和读书可以帮助学生充分体验。

四、生命文化课程的内容安排

生命文化课程的内容包括八个单元的纪录片点播,让我们对生命奇迹另眼相看。

《生命》学材,翻开里面,图多于文,全是高清纪录片的精美截图。和截图对应的是一个高清电影纪录片库,片长短则两三分钟,长则十多分钟,精彩无比,惊奇无比。

第一单元　小生命的诞生

卵生,像透视一样,看得到小鸡在蛋壳内一天天成长,直到破壳而出。那是用什么光线拍摄的呢?到养鸡场领养几只鸡蛋或鸭蛋,回家当一回孵蛋的妈妈。

胎生,只有花生米大的小袋鼠,没有后脚,没有睁开眼睛,就开始了在母亲肚皮上的长征。它艰难地爬向育儿袋。为什么熊、北极熊、熊猫生下来都很小很小?为什么驯鹿、羚羊、野牛生下来很大,马上就能站起来跑路?

湿生,章鱼妈妈就像把葡萄挂在大衣内侧一样,一串串紫色的卵。眼看着妈妈的营养帮助小章鱼孵化出来,妈妈就结束了生命。

化生,帝王蝶、蚕,都是从小毛毛虫,到结茧,再长出翅膀,变化着出生。

人生,我们自己是怎样生出来的呢?学生从纪录片看了别人的妈妈如何生出小宝宝,再回去采访自己的妈妈。要找到一张自己最小的照片,和自己现在的照片贴在一起,看看自己长得多快。

第二单元　艰难地存活

在悬崖石柱顶部筑巢孵蛋的黑雁,小雁刚孵出两天,就得冒险跳下悬崖,因为崖顶没有吃的。它们垂直下落,连环摔到石头上,九死一生。三只幸运小雁与父母汇合,学生们正在为它们庆幸,突然狐狸出现了。学生们感叹众生无常之后,冷静下来,发现狐狸也要喂养孩子。

小海鸦的命运好多了。当它们从悬崖顶上往下跳的时候,爸爸都会陪伴在身边,一起跳下。运气好的话,海里有好吃的。运气不好,没有跳进海里,跌落海边,狐狸来了。

牛娃爸爸负责照顾刚生下来的蝌蚪宝宝。眼看着水池的水快要干涸,牛娃爸爸急中生智,用后腿挖出一条通道,通往地势略低的另一个池塘。树蛙妈妈遇到干水危机时,采用了背起蝌蚪另找家的策略。非洲水塘被晒得一天比一天水少,鲇鱼无法逃跑,只能在无可奈何的情况下,顽强挣扎,用坚强的意志等待三个月后下雨。

黑颈鹤妈妈在烈日骄阳之下,用嗉囊装水来为宝宝淋浴,还会张开翅膀挡住阳光为孩子遮阴。沙漠里的蜥蜴,在烈日沙面上,手舞足蹈。原来是沙面太烫,不可久停。

北极狐宝宝长大了,父母亲已经无能力提供那么多食物,只好狠心逼迫孩子独立。小狐狸要在雪地偷听旅鼠的轻微移动声音,然后跳到空中,俯冲破雪抓鼠,勉强存活下来。

海马把卵生在爸爸的肚皮上,成为游动的孵化温床。蛤蟆爸爸把孩子卵绑在大腿上寸步不离。亲子陪护,它们对孩子是"陪养",而不是"培养"。一个偏旁的变化,突出了父母亲对孩子的陪伴和倾听。

第三单元　捕捉食物和不当食物

一个刚出生不满七天的小野山羊,在悬崖绝壁上与狐狸玩追与逃的游戏。小小的脑袋,怎么转的,它逃到一个狐狸上不去、下不来的微小石坎上,看着狐狸无可奈何的样子,说不定后怕之余也有一点沾沾自喜。

老虎追羊,盯着一只追。盯准一个目标,小羊、老羊、落单的羊,锲而不舍,直到把目标追得精疲力竭,方可束手就擒。老虎入羊群,羊群四散逃。老虎必须盯着一只追,即便在追的过程中,身旁出现更近的羊,也不能改换目标。因为在追羊时,你累,羊也累,盯着一只追,累羊无喘息之机。如果追一只又换追一只,这后一只精力饱满,羊不累,爆发力气,瞬间甩开距离。最后,一只也追不着。

阿拉斯加的棕熊,每年都会在瀑布里守株待兔,守瀑待鱼。当鲑鱼跳瀑布时,有时就会自动跳进熊的大口。

一只非洲豹,遇上了一只豪猪。豪猪比刺猬大,长着管状硬毛,尖尖的刺。豹子绕行一圈,找不到下口的地方。豪猪则只是原地转动身体,把头藏在浑身的刺中,从容地让豹子刺伤了脚,放弃了吃它的努力。

杀人鲸母子发现了浅水海边的幼海豹。水浅,它们游不过去。它们拍水制造水浪想把海豹冲下来。没有成功。一计不成,又生一计。在一次次努力中,突然出现对方失误"送分",一只小海豹自己不小心滑进深水。鲸鱼母子,喜出望外。从此,这一家鲸鱼会把这次的经验传下去。

第四单元　做窝筑巢和求偶求爱

原来,给异性献花,动物早于人类。华高哥造园鸟,搭好棚屋后,开始装饰。它把鲜花整堆摆放,又收集颜色鲜艳的物品当作收藏。高歌一曲邀请雌鸟。每个棚屋盖得各有千秋,很有个性。雌鸟挑选,又是不同的眼光。

织巢鸟要用一千多根草,用嘴当针,一万多针,在树枝上织出一个吊着的巢。有不聪明的鸟,总是打不好最初的结。织到一半,整个巢掉了下来。笨鸟的巢不被雌鸟选中,一天天发黄。它只好再一针针拆掉这个巢,另建新巢。直到有雌鸟看中为止。有学生发表感言说:"老师,我发现做窝筑巢为什么总是男生的事?"逗得全班哄堂大笑。

鹧鹏是一种水鸟。它们订婚以后,要举行水上热婚艳舞,这是一种仪式。雄鸟要从水中临时抓住一条鲜活的鱼,当作戒指那样献给新娘。然后它们用脚蹼当船桨,在水上踏浪,肩并肩前行。据说,它们终身不离不弃,从一而终。它们这也是本能吗?

信天翁夫妇总是白头偕老。它们终生不渝的爱情非常打动人心。

从这些真实的记录里,学生发现了动物有生命的意志,有生命的艺术,还有生命的情怀。

第五单元　动物的族群与社会

蚂蚁是农民,它们用青草生产霉菌作为食物。但是霉菌产生不良气体。于是它们又开挖通气的管道。除了兵蚁和工蚁,现在发现还有蜜蚁。蜜蚁的肚子装满蜜糖,晶莹剔透,活像一个气球,挂在蚂蚁宫殿的顶上,就像我们家里挂腊肉。蚂蚁搬家,兵蚁守护在道路两侧,活像军队夹道护行。它们当中一定有发布命令的,有传达命令的,有执行命令的。不能把生命奇迹,简单笼统地归结为本能,那是人类认识力不足的偷懒的做法。

峨眉山上,导演长时间盯住猴群拍摄了纪录片《猴王传奇》。那里有三代猴王:一个前猴王,下台后规规矩矩生活在下层;一个刚刚下台的老猴王,正被新猴王带领群猴驱赶到水里,而且紧盯堵截不让上岸,老猴王最后精疲力竭淹死在水中。一个学生看完写道:"我看了《猴王传奇》之后,感觉猴子们的老国王很可怜。但是可怜之人必有可恨之处。老猴王生前无恶不作。什么最好的东西都是它的,处处压榨国人,让国人对它的怨恨越来越深。最后有一个叫小强的猴子,忍不住抓住了好时机,把老国王逼到了湖里。之后小强就当上了国王。老国王想上岸,可因为之前做了太多坏事,猴子们不让它上岸,还对它撕咬。不久之后老国王死了。如果老猴王生前理解民心,做好国王,也不用遭受如此下场。这部纪录片电影是真的。告诉我们做人(动物)一定要将心比心。"

第六单元　动物的情怀与智慧

使用工具不再是人类的专有属性。大猩猩用石头当工具砸破坚果。拿着的石头顺手好用,说不定是它发现或者加工过的。一个猩猩妈妈带着孩子,找到了坚果,但是没有合适的工具。它走向那一只雄猩猩,不知道如何表达,雄猩猩把自己的石头工具借给了猩猩妈妈。这让当时拍摄的女摄影师感动不已。

在小河的水面上,烈日当空。黑鹭非常滑稽地突然张开双翅,在水面上搭了一个凉棚,活像芭蕾舞演员那优美的动作。原来,它知道鱼儿会向阴影游来,它便可以美餐一顿。

屎壳郎推着粪球,给全家做大餐。但是它看不到路,所以总是走错路。这在它看来是常态,故而能屡败屡战,百折不挠。怎么啦?粪球推不动了。它的小脑袋开始思考:第一计,举重,没成;第二计,挖坑,还是没成;第三计,我到后面调查研究一下。哦,原来是地上的一根树枝扎进了粪球。这一下好了,倒推,成功了。

突兀鹫专门收拾其他动物吃不了的大骨,飞上天空,抛下大骨,让其摔碎,然后囫囵吞枣。

马达加斯加的一个海龟妈妈居然使用了概率论,它号召四十万海龟妈妈同时去下蛋,小海龟孵化时千军万马,排山倒海,让食客们吃不了也不能兜着走。于是,平时小海龟的存活率为1%,现在提高到99%。这件事情并不是任一只海龟妈妈都能想得出来的。这是摄影师的运气,拍到了。那些号称科学家,尤其是海龟科学家的人们,是不是也在正视和研究这些事实呢?

狮子妈妈在捍卫地盘的战斗中负了重伤,可是它的女儿还没有成年。于是,它开始了托孤计划。它去和姐妹们商量,让其答应照顾它的女儿。它和女儿依依惜别之后,自己找了一个地方,安静地躺下来迎接死亡。

大象妈妈在一阵龙卷风之后,发现自己的小儿子躺在地上不动了。象群等待母子。当妈妈确认儿子不能醒来后,仍然呆立不动,不肯走开。用现在的话说,它在默哀。

第七单元　植物也动脑筋

六种食虫草的暗道机关差不多胜过了诸葛亮。在巴西罗拉玛山上,四周都是悬崖。千万年来大雨冲刷,泥土流失,没有上游的补充。没有泥土,山上的草,多数灭绝了。捕蝇草存活了下来。它长出的叶子里有六个细毛,香甜的液汁吸引苍蝇来吃。苍蝇碰到第一根细毛,圈套机关进入预备状态。20秒内碰到第二根,叶子闪电般合拢,把苍蝇关住,消化。但是到了开花繁殖季节,需要苍蝇传授花粉。它聪明地把花梗离开叶子很远,让苍蝇感到安全。授粉期过了,下方的叶子又开始吃苍蝇了。这可是摄影师等了一年才拍摄下来的珍贵镜头。

学生问:"捕蝇草简直就像有脑筋似的。那么它的脑筋长在什么地方呢?"

第八单元　动植物与人类的关系

动植物是人类的伙伴,比如猪、牛、羊、鸡、马、狗、猎鹰、大象、鸬鹚;也是人类的氧气制造工厂和人类的食物、衣物、宠物、药物、器物。

转基因食品出现,成为人类食物的忧患。

日本非法渔民捕杀海豚,每年23000头。生割鱼翅,每年7300万头。姚明广告:"没有买卖,就没有杀害!"

姜太公的兵法是仿生的产物。他说:"鸷鸟将击,卑飞敛翼;猛兽将搏,弭耳俯伏;圣人将动,必有愚色。"

动物也有精神,植物也动脑筋,人类经常仿生。

庄子有言:"天地与我并生,而万物与我为一。"有学者对联:"植物动物人物,众生齐世;黑人白人黄人,全球一村。"最近国际上的一部纪录片,片名就叫《万物一体》。解说词的标题是:"请善待一切形态的生命!"

五、结语

我们的生命文化电影课资源库,日新月异,每天都在更新升级,而且已经开通了网络课程,同时建成了电影课博物馆。若干台电脑终端,本校学生、教师通过密码自主、自助使用。好比,弱水三千,取一瓢饮。任取一瓢,都很干净,都很甘甜。

这一套学材是学生、学者、教师、校长联袂编写的。同时也是动态的。每一个学校、每一个学生都可以改编成自己的课本。不管别人评论你改编的水平如何,你已经学习了。今后,其他兄弟学校再进一步提高升级,又可以形成他们学校自己的版本。

生命文化的课本,每一课都是一座电影金字塔,它分为五个层级:塔尖是电影极品。我们在课程中只介绍塔尖极品。上课时,一般只学习极品塔尖。塔二、塔三、塔四更多的是同一主题的纪录片电影片段。塔五是整部纪录片或者同一主题的汇编。如果某一个学生对某一个主题特别有兴趣,他可以沿着金字塔一直往底座深入研究。这时他们说,还有金字塔第六层,也就是底座,那就是地球上还没有被拍摄的更新的生命奇迹。就像西丽学校编辑此书时,《蓝色星球2》《七个世界一个星球》还没有拍摄出来一样。今后,我们的学生可能成为那个时候的生命文化学者,或者成为推动社会进步的人物。

对于学生来说,生命文化电影课程主要不是用来学习和考试知识的。知识对于学生的成长,只是第三位的东西。第二位的是技能,第一位的是精神成长。当他们直观地体验到地球上丰富多彩的生命那种艰难和精彩之后,会焕发出对自身生命的珍惜,并焕发出生命的潜能、创造的精彩。而他们首先成长的是绝不当一个坏人,他们有强大的个人意志,要为人类社会进步尽一份自己的责任。

职业教育中的生命成长

孙 青

在生命成长的内容中有一个环节是非常重要的,那就是有关职业教育的心灵成长的内容。笔者从事职业教育二十年,亲身体验并不断思考,深有感触。

本文通过对笔者亲身经历的事件的记录和总结,试图阐述职业教育中有关心灵成长的一些要点:职业教育中的被教育者不应该是被忽略、被遗忘的一群人,反而应该是要给予更多关注和关心的一群人。这就要求教育者能够始终有着一颗爱心,全身心地投入被教育者的世界中去,认真体察他们的内心世界,真心为他们设想,重塑他们的生命价值。

为方便表述,后面行文使用第一人称"我"替代"笔者"。

一、职业教育,我生命之所系

自2000年开始步入职业教育的行列,我的生命成长也就与它有了不解之缘。

职教二十年,我有刚刚步入教师队伍的激情与热情,有为了更好地当一名好老师而放弃工作独自一人到大学读书的执着,有为了解开自己对职教学生的不解而选择学习心理学的使然,当然更多的是在职教事业中的追求与收获。

二十年,我职业生涯的一多半时间,我的生命成长轨迹中刻上了职教教师的烙印,而我也在体验自己生命的过程中融通了一部分学生的生命成长。

二、与孩子们一同成长

(一)生死相依中感悟到的生命教育的重要性

从2000年我第一次当班主任时的两个男孩子说起吧。

作者简介:孙青,山东省德州市智科技工学校校长。

中秋节是孩子们入学后的第一个节日,"每逢佳节倍思亲",为了让孩子们开心地度过这个节日,学校决定当晚所有的班主任老师留下来与孩子们一起联欢。

主题节目结束后,三三两两的学生离开教室,有的去操场打球玩耍了,有的去宿舍里洗衣服了,很多女生叽叽喳喳地围坐在我的身旁问东问西。

我正享受初为人师的骄傲与兴奋,窗外一声大喊:"孙老师,你们班的学生打起来了!"

我什么也没想,快速跟那位报信的学生跑到操场。可不,我们班两个最高个子——超过1.8米——的男学生正在厮打。一个抢着铁床架,一个抢着拖把杆。

我的大喊大叫根本没入任何一方的法耳,战斗仍在继续。

我不知道是我的逻辑思维的作用还是我已经吓傻了,我抱住其中拿着拖把杆的孩子的腰,脚都被他甩得自然离地。因为我的阻断让他没有办法继续,他大喊着,急速地转动着身体,我死一般地抱住,就是不撒手,早已不知转了几圈……

当我有了意识后,我躺在臭脚丫子味很浓的男生宿舍里。两个打架的男生跪在床边,里三层外三层的男生拥挤在这个小宿舍和楼道里。我慢慢地睁开眼睛,听到了掌声,听到了一个学生权威说:"这是孙老师醒了,要不非弄死你俩!"

两个1.8米以上的男孩子一人拉着我的一只手,虽说在工作中我一直把他们当成孩子,这一刻我似乎有些难为情了。

老公推开众人,没好气地说:"你傻啊!为了这些孩子拼命不值得!"

我没有力气反驳他,懂得他看到我后的心疼,可我心里想说:"你没有看到那一幕,我相信如果换作是你,你也会这么做的。"

不知多少老师和学生送我们离开学校,只记得孩子们在身后喊:"老师,你好了之后快点回来!"

与这批学生相处的两年时光里,仍然有因为这原因那原因而起的冲突与矛盾,我也是尽全力用我的勇敢挡住危险,用我的苦口婆心讲解我理解认识下的道理、原则、标准,我——民办职业学校初当班主任的英语老师——对学生的培养目标很简单,就是安全地陪他们完成两年的学习生活,使他们走向社会的那一刻是个合格的公民,是个合格的员工。

两个男孩子毕业后都去部队当了兵,其中一个复员后分配到当地的执法局,他来学校看我,把我"壁咚"到墙上,用手摸了摸我戴在脖颈上的项链,说道:"老师,没遇到您就没有我的今天。"

我也随口一说:"没有你们这些捣蛋鬼,也没有我的今天,我都当上副校长了。"

回想那个初为人师的我,没有什么太多的职业责任与梦想,只是以一个成年人的视角不想让任何一个孩子受伤,也许我的做法让两个孩子觉察到了生命的重要,在他们未来生命过程中的某一个节点,他们也会倍加珍惜自己和他人的生命价值。

（二）关于职责与情感困惑的反思

说说班里的"小偷"吧。

初接一个班级没几日，就不断有学生反映丢东西，小到几片饼干，大到十元八元。

我在班会上反复强调偷拿人家东西可耻的道理，讲小时候偷针，大了会偷金的反面教材。

即便这样，班里终究还是发展到有人偷了同学的数字 BP 机，价值 570 元。他刚买了两天，在班级炫耀，想不到就丢了。

丢东西的学生不依不饶非要打 110 报警，偷东西的人又没有找到。我心里很忐忑，既怕警察把学生都带走审问，又怕找不到丢的东西，如何来赔偿。

我先是向丢东西的学生承诺，给我一天的时间找出人或者物。然后，就在班里拉出几个线索头，让班干部帮我一起找，同时提醒他们一定要保密。

晚自习的时候有了目标，我跟"小偷"聊到凌晨三点，而且是一直站在校园的角落里。当我们俩并排坐下的时候，他撑不住了。他恳求我不要把他交到派出所，不要告诉家长，他答应每个月省出生活费来还钱（因为第一时间他已经把 BP 机以 150 元的价格变卖给校外的人，并还了之前的账）。500 多元不是小数，我答应了他的请求并告诉他，我是班主任，我也会承担一部分责任，我们俩每月各还 30 元，毕业前大概可以还完。丢东西的学生虽有不满，可在我的"威逼利诱"和征得他家长的同意下，他勉强同意。

事情到这个时候并没有结束。大概是在这件事后的第六年，有在外地就业的学生探家，邀请我聚会，谈到了这个"小偷"，说他因在工厂里偷原材料被判入狱三年，就快释放了。那一刻我怔住了，"我是不是做错了什么？""是不是我的处理办法反而毁了他？""难道说这个孩子的天性里就是带着拿别人东西的基因，我所谓的理解、包容、仁慈没有给孩子做出一个正面的引导？"

回想起来，从那夜深聊以后，我又陪伴了他一年半，可是我没有足够关注到他偷盗背后的心理需求，实属遗憾。

现在想起来埃瑞克森提到的"六岁精灵"的案例，就有许多感触。我没有埃瑞克森的智慧，没有像他一样拥有丰富的心理学知识，应该也没有足够的爱心与耐心，只是在那一刻解决了需要解决的现实问题，而就孩子的未来生命的成长，我当时还没有足够的能量帮到他。

多年职业教育工作的摸索与总结，让我在这项事业中越来越体会到了多数普通农民家庭以及少部分城镇家庭的家长们在与孩子一起成长过程中的无力与无助；让我越来越意识到家庭关系的和谐带给孩子们安全感以及情绪平和的重要性；让我越来越感觉到职业教育工作者的不易与使命。

民办职业教育在夹缝中生存，我以家人的态度与方式理解、感谢我的伙伴们，老师们是为了工作、为了养家来到我们学校，可他们对学生付出的精力与爱是学生们最大的人生财富，也是学校最好的社会口碑。

(三)每个心灵都含蕴着不为人知的故事

2011年,我来到以女生为主的职业学校,看到了更多加入职业教育大军中的女孩子的样子。她们大多数生活和学习上没有目标,没有动力,没有方法,学习不好,多数家长没有一丝办法,只是强调和抱怨在拼命挣钱养活她们。

我们职校的学生多数是农村或城乡接合部的留守儿童,不安于现状的年轻父母弃孩在家让她们与祖辈一起生活,一年半载回不了一趟家,有些女孩子与父亲的感情几乎冷漠到冰点。

在2015年前,学校每届学生不多,我可以用个别谈心、行为习惯养成等落地的方法去关心和陪护她们,同时学校采用封闭式管理的模式,家长对此认同、放心。那时节,我白天正常教学,夜晚去网吧、小旅馆找个别学生,我就是这样度过了我在职教生涯中最艰难的几年。

从2015年起,我们的生源多了起来,职业教育经过漫长的寒冬终于见到了春天的曙光。我们由之前的小校区扩建到一个稍大的校区里,两个校区的管理加重了我的工作任务,我也逐渐从一线走向幕后。学生人数骤增,我已经难以记清每一个孩子的名字了。

2015年暑假后开学时,我认识了这位我要描述的主人公。初中毕业的她不想再读书了。那个时候我们这种小城市里很多农民家的女孩子初中毕业后就不读书了,打工,嫁人,好似顺理成章。父母由于愧疚,才"强迫"她来到没有男生的学校读书。

愧疚的原因是她在临上小学前因为同村一个年龄相仿的男孩子抢夺她的棒棒糖,为了捍卫自己的东西,她拼命争抢,男孩子用手中的小棍捅进了她的眼球里。父母都在外面打工,穷乡僻壤,等到了医院后,眼睛里的内部组织已经混浊。从那天开始这家人便走上了告状之路。据说对方家有点权势,以势压人,让本来痛苦的家庭又布满了阴霾。

这个女孩子不但痛恨那个男孩一家,同时也更痛恨自己窝囊的一家,在她幼小的心灵中种下了仇恨的种子。在家中她能交流的只有她父亲,因为她受伤后父亲不再出门打工。父亲几次到男孩家争吵理论,几次到乡里、县里讨说法,还在酒后拿着菜刀砍伤了那家孩子的爷爷,让这个不幸的家庭雪上加霜。

对方也因感觉亏欠,只是要了医药费而没有报案。可她认为,父亲所做的这一切都是应该的,只有不断地去报复才可以让她心里痛快,无论付出多大的代价。在她口中我第一次听到"鞭尸"这个词,起初我不了解,当她咬牙切齿地告诉我,她要把爷爷的尸体从坟墓中挖出来反复抽打才会开心的那一刻,我毛骨悚然。

孩子在校的两年里我们用文字交流的更多。我鼓励她用文字发泄自己的愤怒,当然更多的是鼓励她在文字中平静下来以及对自己未来的畅想。

那个皮肤黝黑,有一股子蛮力气的父亲曾几次到校接送闺女,跟我聊天的时候更多的是叹气;那个说话似打架,有一股子不服输劲头的母亲跟我见面的时候更多的是抱怨,闺女这不好、那不好,老公这不行、那不行,学校这不对、那不对。不知那时我是否理解这两口子,我只是明白女孩的不幸已经发生,在她自卑、愤怒、执拗中如何调试和缓解能让她舒畅一点更重要。

毕业实习的时候,我把她安排在与我熟悉程度高的园长的幼儿园里工作。

后来,她很快跟一个愿意与她交往的健康男生相识,回到老家,离开了我的视线。

现在再也难以接触到她,但是,我相信这两年的陪伴和呵护会给予她温暖和力量,并且在以后遇到人生低谷时会照亮她前行的长路。

生命中的突发事件常常让我们措手不及,即便是成年人、家长,况且是一个尚未懂事的孩子。她经历了十年的身体尤其是心灵上的折磨,我的两年短暂、断续陪伴尚不足以支撑她,我没有能量解开她的人生密码,而只是让她跟我在一起的日子里愿意交流分享,无论是悲伤还是一丝窃喜。

(四)在行动中体现爱与支持

职业教育是让学生们掌握一门手艺或者技能,以后可以自食其力。

职业教育的大前途、大发展在我们这片小小的天地里不能充分施展出来。当下中国农村经济的大力发展,加上可以打工挣钱,足以给孩子们温饱,可家长的位置缺位以及责任缺位又让下一代没有足够的安全感,也就是说没有足够的勇气和自信面对未来的事业与人生。我们职校的学生十五六岁,普遍缺乏自信,家长无能为力,还担心他们学坏。

我总是在心里想:"还能坏到哪里去?"我认为在小学、初中不被待见的孩子来到职校首先是先用心看到他们,发现他们身上哪怕一丁点的优点;接下来把这个优点让孩子尽情表现或者展示出来,给予肯定,不但是老师们的认可,还让孩子们之间相互认可;让他们认识到,以往每届学生用自己的实际行动构筑起来的学校良好口碑,在他们即将毕业的时候会让他们都受益,那就是社会用人单位会纷纷抛出橄榄枝,这个认识会大大提升他们的自信,从而让他们可以坚定地走向高一级的人生成长阶段。

2018年,学校招收了两名身体上有残疾的男孩子。在入校的时候学校给家长说明了,我们可以接收孩子,孩子可以安全地在学校学习和生活,毕业时我们会极力推荐单位,但不承诺一定会有中意的企业接收。

这两年随着家长对孩子期望的提高,这两个男生所在班级的一半学生决定留下来再学一年参加山东省的春季高考。为了快速给这些孩子补习之前落下的功课,我利用晚自习时间给他们补习英语。好几年没给自己学生上小课的我再进入课堂,依然是少年。

当我在教室里看到这两个孩子的时候,去实习的学生早已离开了学校。他俩没有高考的意愿,之所以没有离校是因为没有单位愿意接收他们,他们也不想回家。

学校可以一年不收费用让他们再学,那一年后呢?

其中有一个天生聋哑的孩子母亲非常焦急,盼着自己的孩子也可以如健康的那些孩子一样走向实习岗位,哪怕没有实习工资。土生土长的农民,没有一点社会关系,又不愿说出赖着学校的话语,总之是又苦又难。

班级里自发组织的有这两个孩子的使者,多次找学校就业办,希望学校可以帮到他们。

起初,我没有完全介入,一是想看看我们的老师会采取什么样的行动去帮助孩子们,二是也想看看这两个孩子内心有多大的愿望和决心可以自食其力。

我团队的伙伴们在这个班级实习的单位请求了三次,老板依然斩钉截铁地答复不要。伙伴们给我解释之所以愿意把他安排在有同学的地方是便于继续照顾他,而我则不是这么认为的,他早晚要独立担当,别说是同学,即便是父母也不可能跟他一辈子。

我通过市义工协会的朋友,联系了当地政府推出的首个社区服务中心。当我带着家长和孩子来到他即将工作、住宿的地方时,我似乎要放心的那一刻,孩子的拒绝,家长的担心也在我的意料之中。而超出我意料的是与我年龄相仿的女老板,她不仅拥有温暖的话语,博大的爱,更让我钦佩的是她对孩子拒绝的理解与接下来采取的方法。她提出让男孩子舅舅家的表弟陪他一段时间,不但陪他工作、休息,还免费提供就餐(因在暑假,表弟暂时不去上学)。这时候男孩子噘着的嘴不那么凸起了,母亲的身体姿态也舒缓了一些,看上去轻松了不少。

我自认为有爱心、有耐心、有方法,可当利益与麻烦碰撞到一起的时候,我又会做出怎样的选择?

这两个男孩子在学校学习的两年里给我留下最深印象的是,无论他们如何难以开口,在见到我的时候都会艰难但开心地露出后槽牙与我打招呼,一句含混不清的"老师好!"让我每次都异常欢欣鼓舞。趁两个孩子都没在教室,我问其他学生"你们照顾了他们俩两年,他们又为你们做了什么?"孩子们摇摇头说:"他们什么也没为我们做,可是他们让我们励志,让我们清醒!"

我们总是用身残志坚的优秀个案向学生们做励志演讲,那些真实的存在与傲人成绩在学生们眼前呈现的时候他们泪流满面,可这两个孩子目前连自己都养活不了,学习成绩也极其一般,就因为他们同样生活、学习在健康孩子们中间,就让这些身体健康的孩子们看到了真实的勇气与力量。虽然他们没为班级做多少看得见、摸得着的实际的事,可终归有一天,他们和他们的相互影响、相互帮助都会成为他们一生中的宝贵财富。

三、心之所至,获得生命成长的不仅仅是被教育者

从事职业教育的二十年,让我从而立之年走到了知天命的人生阶段。职业教育,终身教育,时刻萦绕在我的脑海里,有爬坡后的劳累与骄傲,有在平台看风景的淡然与欣慰,有在滑坡无力时的无奈与坚持。每一步走过留下的或深或浅的痕迹都是我们生命成长的见证。是职业教育

中的学生们滋养了我的历程？还是我有机会看到了更多鲜活生命的逐渐成长？

这二十年间我树立了很多做人做事的信念，也推翻了很多固着的不二法则，我也似乎摘掉了有色眼镜去评价我的学生、我的伙伴以及我的生活环境。之前的自以为是也逐渐向踏实走去，此刻的平和、平静、专注都得感谢我过往的人生经历。

当我十五岁因为家境窘迫进入很难录取的中专学校读书时，我就与职业教育有了一点渊源，我对老师的敬畏、崇拜让那个环境打击得一塌糊涂，我除了认真上课外，还阅读了大量我喜欢的读物，有了我喜欢的科目并在为人妻为人母后放弃工作去大学继续学习，不惧得失，不畏艰难，更是圆了我从小要当老师的梦想。

"梦想在哪一刻起飞都不晚！"当下职教的学生基本都是因为中考的"失利"，这在人生的长河中又算得了什么？当我们每一位职教教师可以帮他们挖掘到自己优势的时候，他们自然就会如汩汩泉水般喷涌而出，随后或如潺潺小溪或如大江大河流淌，汇入大海，以自己的姿态展现自己的人生魅力与价值。

新高考改革与志愿填报选择心法

仲凤行　张晓涵　李　静

个人作为茫茫社会和浩渺时空中的一点,不可避免地受到诸多因素的影响,而个体的幸福感,人生的深度与广度也被"生物-心理-社会"三方面的多种因素共同影响着、塑造着,这三个方面当中的重大事件,常常是影响人、塑造人的关键。而面对每一次选择,如何拨开迷雾、规避风险、趋利避害,如何促进自我教育、自我升华乃至于家庭、家族这一"命运共同体"的自我实现?

这就需要以人生幸福为旨归的选择智慧。

这种选择智慧表现为,不仅有宏观的视野,看清个人发展、专业发展、行业发展、国家发展的趋势,也能以发展的眼光看清自己和家庭过去的轨迹和势能,从而因势利导,探索出量身定做的成长方案。

站在十字路口的人,可知未来的遭遇、福祸从此而始,你与家人是离多聚少,还是朝夕相处,你的经济状况以及衣食住行花费上是否自由宽裕,微观到种种生活的细节乃至一生中半数甚至更多的时间如何花费,你将遇到的另一半是大概什么样的……都在你此时此刻的选择中默默埋下了伏笔。

而在这些十字路口,起到决定性作用的为数不多,高考就算一个。

一、高考与新高考

(一)高考对不同人群的意义

就社会而言,高考是筛选机制。在这个机制中,在开放、公平的基础上,实现社会纵向流动

作者简介:仲凤行,中国中医科学院博士。北京东方生命文化研究院学术工作部副主任。研究方向:中医心理,中医文化,中医人类学,健康态势客观测评,大学生职业生涯规划等。

张晓涵,山东省潍坊市子路教育咨询有限公司办公室主任。研究方向:人类学、中国传统文化、文物与博物馆学。

李静,潍坊学院文学与新闻传播学院教师。研究方向:大学生职业生涯规划、大学生思想政治教育。

的主要功能,兼而实现选拔人才、反映阶层利益诉求、实现产业发展的附加功能。

1977 年恢复高考,至今已有 43 年。时间流逝,高考的"游戏规则"也随着时代的车轮不断更新演进,如何完善高考制度,使高考的考试和录取能够更加公平地选拔出优秀人才,让各地的考生能够享有更加平等的机会,是关乎社会稳定的重大举措。

就高校而言,高考提供了科研的新鲜血液。高考获胜者即是被教育的对象,同时也是高校未来科研的中坚力量。作为服务提供方的高校,无论是先天历史,还是后天引财引智或是特殊招生政策,专业设置技巧,都是为了吸引高素质考生,实现考生与高校的彼此成就。

就家庭而言,高考志愿决定了一个家庭的发展走向,考生的未来承载着家庭的希望,考生的专业和上学城市极有可能是将来从事专业和工作的城市,同时也是父母养老的城市,考生选择的专业奠定了考生的知识结构地基,专业带来的思维方式也进一步影响了考生下一代的视野。

就个人而言,高考,承载了每位考生十多年的汗水与梦想,其重要性不言而喻。它不仅是一次重要的选拔考试,一次对小学、中学学习成果的集中检验,更是一次重要的人生选择,考生要根据自己的分数,以高考志愿填报这种形式,选择自己未来四年或七年,甚至十年的学习方向和人生之路。它既预示着一个阶段的结束,同时又是人生新篇章的开始。

(二)新高考改革带来的机遇与挑战

1. 新高考改革带来的机遇

新高考,为了给学生更大、更多的自主权,也为了最大限度因材施教、定制化培养,取消了调剂,将选择权下放到考生,实际是将市场供需关系引入高考,将高校放到被选择的地位上,倒逼高校和考生与时俱进,促进两者与社会需求接轨。

原高考选科模式是简单的文理分科,没办法满足人文素养与理学思维的综合性培养。新高考政策可以进行多元化的自主选择,以山东为例,实行 6 选 3 模式,出现了 20 种选课模式。同时还增加了多种选拔模式、综合评价、强基计划,其核心目的就是真正改变"唯分数论""一考定终身"的情况。教育部陈宝生部长说:高考改革给学校、中学以及我们每个同学和家长都带来了新的挑战。

2. 高考改革也带来了一定的弊端

(1)新高考带来选考科目失衡

在政策一开始实施的几年,高校并未形成主动改革的意识,在专业设置、招生规模上跟不上快速变化的选课情况,因而在招生工作中就会运用很多技巧,比如热门专业和冷门专业合并招生,入校后分班,热门专业转投不进行高考改革的地区等,这就需要考生和家长都能有效甄别判断。其次,当自主选择权下放到考生手中时,考生无法理智判断。选课避难就易,选专业追逐热门,无论是早改革的浙江、上海地区,还是 2017 年开始改革的山东地区,都有将近六成的学生弃考物理,又有超过半数的同学选择地理。

"学好数理化,走遍天下都不怕",物理学科作为国家实业发展必需的学科,是与国家创新和社会发展息息相关的重要科目,却因学习难度大,学习兴趣不高,被大多数考生打入"冷宫"。而地理因为学习容易,教学简单,却被捧成了"香饽饽"。根据山东省 2017 年的选课数据,2017 级山东省考生总数为 54.7 万人,其中,选择人数从多到少依次是地理,36.1 万人,占比 67.86%;生物,30.8 万人,占比 57.83%;化学,共 26.5 万人,占比 49.79%;历史,26.4 万人,占比 49.61%。物理,全省共 21.1 万人选考,占比 39.52%;选考人数最少的科目是政治,共 18.9 万人选择,占比 35.34%。

这些数据从宏观上看,是无关痛痒的数据。就本科高校而言,永远能够招到学生。但在微观上,却大大打破了考生的命运,同等分数不再意味着同等价值,微观的战役要制定特别的战术。而决定高考分数价值的核心参数,就是选考人数和实际招生名额。

以越来越多的考生放弃的物理为例,弃考物理,一系列的问题也会随之而来:放弃物理,如果想报取一些排名靠前的理工科大学,被录取的机会受限,因为许多的理工科大学都把物理设置为选专业必考的科目。放弃物理,也将失去与"学神"一决高下的机会,因为高分段的考生,都是理科考生。

咱们看一下"头部"学校的数据:清华大学、浙江大学、上海交通大学等工科名校单限物理的专业数量均达到 70% 以上。也就是说,只要组合科目里有物理这一项,就可以报考大部分学校的专业,特别是名校的理工类专业。

而根据 2020 年山东本科招生指南,2020 年山东 67.86% 的考生选地理,全省单科限选地理的招生名额为 137 人。这导致出现了严重的供过于求的现象,按照地理选课,分数不再值钱。而实际上,按照山东过去的文理比例以及高校招生比例来推算,面向山东招生的文科类专业不但没有增多,反而减少了。而山东考生在选择学科的时候,有极大部分的考生掺杂了文科专业。

(2)新高考改革带来"走班制"问题

新高考 3+3 模式让高中生的上课模式发生了非常大的变化,以往是固定的班级、同学、老师、课程,学生们基本上在一个固定的教室和一群固定的同学度过自己的高中时代,相对来讲较为稳定,同时,因为存在一群相对稳定的参考对象,学生们承担的压力是有一定上限的,这种稳定的集体面对的压力是随着年级增长而递增的,高三压力最大,同学们也基本习惯了这种变化。而高考改革后,走班制改变了这种稳定变化的环境,虽然 3+3 增加了同学们的选择空间,但绝大多数孩子在不明确自身优势科目的情况下,不清晰自己未来择业方向的情况下,有可能会做出错误的选择,且他们从高一开始就面临着前所未有的学习压力,他们普遍感觉自身的压力比之前的高一阶段要大很多。

另外,走班制对学校的师资、管理都提出了更高的要求。今年的山东新高考,走班教学其实并不太乐观。除少数规模大、师资力量充足的学校能够做到走班以外,大多数学校原本的模式并没有打破,只是可供选择的组合多了两三种而已。以潍坊市为例,20种组合全部开设的仅有潍坊一中一所中学,潍坊中学8种组合,诸城龙城中学14种组合,目前这类学校多数采取的是"小走班"的模式,是部分学生或者科目走班,将三门或者两门选科相同的学生优先组成班级,其他科目或者学生走班教学。这种方案的学校比较多,是主流的选择。

与此同时,选课组合增多,意味着需要的教室更多。在既有教室一定的情况下,有的学校需要周末或者晚上上课。而打破文理分科后,学校对个别学科的老师需求量会增大,一定程度上出现了教师结构性失衡,有些学科老师稀缺、有些学科老师过剩。

因为走班,少了老师的管束,孩子的自制能力不够强导致管不住自己,成绩下滑怎么办?这个"锅"谁背?所有学校都能具备走班所需要的师资和场地吗?心理辅导和学业规划能力能达到吗?也许城市里能行,那么县市呢?这些都是摆在我们面前亟待解决的问题。

二、正确认识新高考与人生规划

"有规划的人生叫蓝图,没有规划的人生叫拼图。"

新高考试点学校北京十四中校长张琳认为:新高考改革对学校的影响主要有三方面,一是选科给学生带来的选专业、填报志愿的思考前置;二是大大增加了老师的压力;三是对学校课程设置提出了挑战。在传统高考中,学生在高考前只需要努力学习,争取考个好成绩,高考后才会考虑院校和专业。新高考迫使生涯规划前置,但是传统教育下的学生和家长都缺乏相关知识,他们通常会选择向高中老师求助,而中学生涯教育不充足的情况,使得学校、学生、家长面临着巨大压力。新高考背景下,怎样做好人生规划便变得至关重要。

(一)专业+院校的录取模式,让专业选择更加重要

传统高考模式下,中学生"两耳不闻窗外事,一心只读圣贤书"。学生们通常在高考后才会考虑专业和学校的问题,这种模式导致考生填报志愿时,往往只认大学招牌,只求分数利用最大化,只关注专业是否热门,而不管专业是否适合,笔者在高校工作18年,每年因为专业不合适申请调专业的学生不在少数。而新高考"专业+院校"的录取模式把报考专业与选考科目是否匹配作为录取的前置条件,在报考专业与选考科目匹配的前提下,再按总分高低分专业录取。所以专业的重要性在高考的比重会越来越大。高考是否选择好适合的专业,将会更加凸显。

(二)3+3的考录模式将生涯规划的时间前置

山东新高考采取的是3+3的考录模式,取消了文理科。这也就意味着,未来的高考文理不

分科了,可以让学生有更大的选择面,避免偏科,导致知识结构出现偏差。更重要的是学业水平考试科目选考3科,且可以文理组合,让学生有大的选择余地。但这个时间节点也会前置到高一,亦即在高一时就要有针对性地选择将来高考选考哪几个科目,相应地会对未来想学什么专业、去什么样的大学、到哪个地区上大学开始规划,这时候生涯规划就能帮助到这些孩子和家长们。

在当前的高中群体中,往往都是等到孩子上高三了,甚至快到填报高考志愿时,才想起升学与生涯规划,新政改革后,这个时间点将会大大提前,提前到了高一,甚至初中。这就需要将生涯规划在中学进行大力普及推广,帮助中学生群体和家长,能帮他们规划好升学路径,帮助他们探索自我,走好未来的学业和职业路。

(三)规范和重视综合素质评价,促使中学生做生涯规划动力更足

山东省建立并规范高中阶段学生综合素质评价制度,经学校审核、公示无异议的材料,记入学生综合素质档案,纳入山东教育云平台统一管理。规范和重视中学生综合素质评价,尤其尊重学生们的兴趣特长、社会实践,势必会让一部分自我意识比较明确或者个性特质比较明显的学生,更愿意走独特的求学路和人生路。这些群体往往不被家长、老师和社会认可,此次改革后从升学体制上有所倾斜,会让中学生群体做生涯规划的动力更足。每年都有部分学生通过生涯规划师的指导和科学合理的规划,通过综合评价招生、高水平艺术团等途径进入心仪的大学深造,更好地成长为自己喜欢的样子!

三、把握生涯发展规律,做好人生的缘起

高中阶段的学习既是为大学服务,更是为未来的职业发展服务。做好高中的职业生涯规划,把握人生规划的发展规律,有利于把高中学习与报考大学、未来职业发展结合起来,使得自己未来的大学生活变得更加有意义。虽然时移世易,时代变迁,但人的发展是有迹可循的,外部世界纷繁复杂,可能已经沧海桑田,但时间管理、内心成长、人的学习、自我教育的途径却是永恒的主题。在目不窥园的埋头学习十多年后,怎样寻找人生的方向,如何进行人生规划?这实际是有规律可循的。

人的成长主要受内在和外在两个因素影响。外在因素有社会需求、家庭背景、国家政策等,这些外部环境就像阳光、空气、水;内在因素包括自身的兴趣爱好、性格、价值观、需求、自我管理等,就像种子的品种和质量。

综合而言,每个人的成长都要遵循以下八条线的规律:健康发展线、认知发展线、性格发展线、学业发展线、原生家庭发展线、职业发展线、行业发展线、社会发展线。

下面讲讲前六个与考生直接相关的方面。

(一)健康发展线是生涯规划的第一要素

不同专业带来的学习压力、就业实习过程等内容都会影响人的健康,例如地理类的专业大多需要野外考察实习;计算机类的课程学习、工作压力较大。不同地域随之而来的饮食和气候环境也对健康有重大影响,对于健康状况较差的同学就要慎重考虑,量力而行。同时,大学生活也是一段非常有规律的生活,如果能充分利用好这段时间,恰逢人生中恢复力特别好、可塑性特别强的一段时光,打造之后一生的健康基础,就尤为重要。纵观 50 岁以后在事业科研领域能够有所建树的前辈,无疑不是有旺盛的精力、体力。因而健康发展线是生涯规划的第一要素。

(二)认知发展线是个人能力成长的核心指标

"读万卷书,行万里路",这是人生认知成长的必经之路,实际讲的是理性与感性相结合以及理论与实践相结合是认知成长的必备要素。而在上学到工作期间,正是世界观、价值观建立的关键阶段,孔子讲"三十而立",其中有一种解释就是通过实践确立了自己的人生方向、原则和底线。要从学生思维的唯分数的、非黑即白的视角过渡到全面、辩证思维的视角,从立体的角度认识世界。同时,对世界的解读和认知,也决定了个人的幸福感和价值感,这在很大程度上决定了个人在自我成长和开创事业过程中的定力、耐力。

(三)性格发展线是社会适应能力的重点和难点

不同的专业和职业对从业者的性格有特定的要求。如果发生了专业和性格的错位,当事人需要刻意培养对应的性格特质或付出很大的努力才能做好、做对并有广阔的发展前途。例如:教师职业的从业者,匹配的性格就是耐心正直、乐观外向、与人亲近等,偏向外向型人格较为适合。从事科研的人则必须认真、负责、善于钻研、富有批判精神、能够耐得住寂寞,偏向内敛型人格。匹配得好,在学习和从业过程中的直观感受就是容易做好,容易获得成就感,学生自然会对专业产生亲近感和兴趣,也会获得学以致用的价值感。而反之,专业和职业与性格发生了错位,性格就会导致学习、从业当中的种种困难,当事人感觉到被动、力不从心、缺乏兴趣、没有成就感。但人生规划会受到很多因素的影响,比如家庭经济条件、家庭成员的行业背景等都会左右考生的选择,使得考生不得不选择某些更"务实"的专业。因此,在大学这座象牙塔中,合理的规划训练,刻意的练习锻炼,补齐性格短板就成了预防职业倦怠、扫清从业障碍的"必修课"。

(四)学业发展线是考生履历的金指标

呈现在履历上的学历,无论是学校层次,还是学历高度,都是考生选择与规划的结果,也是考生自我素质最有利的证明。"985""211"这些客观标准也直接决定了考生在升学考试、就业市场上的待遇,学校、专业传承的人文精神也极大地影响着考生的精神世界。同时,上学期间的软硬件设施也为考生提供了拓宽视野和自我成长的土壤。为了这些,考生能付出多少?是再来一年,还是委曲求全?哪些选择是最容易冲刺名校的关键?是本专业一门深入,还是交叉学科跨专业发展?这些问题都需要考生深度思索,积极求证,量身定做,亲躬力行。

(五)原生家庭发展线是所有成年人必须兼顾的课题

高考选择看似是考生本人的选择,实际也是一个家庭的选择。原生家庭对考生来说,影响着他的人生需求、心理需求乃至于经济基础、知识见解等。在未来的十几年人生中,原生家庭的需求与个人学业的发展都需要挤占个人有限的时间精力,耗费家庭有限的财力,与此同时,家庭其他成员的健康状况、身心发展情况都是远游的学子必须兼顾的因素。"犬马皆能有养,不敬何有别乎",如何在满足了家庭成员的生理需求、安全需求、社会需求的前提下,进一步满足尊重需求和自我实现?这些问题的深度思考与践行,也是每一代人为下一代人如何对待自己提供的参考答案。

(六)职业发展线是人生的主线之一

在专业学习过程中,常有考生觉得专业难学,将来不能胜任,便萌生了换专业的想法。这种想法实际是因为专业、职业、行业以及社会的发展线没有捋清导致的偏见。类似的偏见有很多,如"学什么专业,将来就业就干什么""35 岁是计算机从业者的门槛,超出这个年龄就要惨遭淘汰"等。实际上,在行业当中,可以从事不同的岗位,比如学习计算机不一定只做编程,还可以做上下游相关的岗位,例如市场、售前售后等。程序员过了 35 岁,如果注重行业资源和经验知识的积累,不但可以不干编程,避开拼体力、脑力的赛道,还能够通过把握行业上下游关键资源和信息,做行业当中"多金"轻松的岗位。这些都需要对职业生涯、行业和社会发展周期有充分的认识,在着手时提前布局积累。

四、结语

人生就如一场马拉松,沿途的风景一直在变,机遇在变化,人生目标也会变化。村上春树在

《人生马拉松》一文中曾写下这样的句子:终点线只是一个记号而已,其实并没有什么意义。关键是这一路你是如何跑的,如何利用外界的条件来培养自己。

当遇到"十字路口"或"死胡同"的时候,回到更宏观的角度去制定战略,回到初心,再参考平行方案,制定战术,有了这样的战略战术观,很多问题便能够迎刃而解了。

参考文献:

[1]许双成,张立昌.教育技术:深化新课程改革的"利器"[J].现代中小学教育,2016(11):23-28.

[2]王鑫.普通高中生职业规划教育体系建设研究[D].沈阳:沈阳师范大学,2015.

[3]李昕治,武宏.高中生职业规划教育研究[J].教育,2016(1).

从生命成长的角度反照公众人物的内心旅程与觉悟

——也聊人生的意义

马 良

作为一位公众人物,更容易被人看到光鲜亮丽的一面,而背后所付出的努力和代价却不为人所了解。笔者不惜坦露出自己的成长经历来反思成长中的得失成败,其中有艰难的日子,有自我的突破,有对教育的反思,有对理想的坚持……最后得出对人生意义的思考答案,即:"人生的意义,是用一生的时间去了解这个世界,去看、去听、去抚摩这个世界。世界是面镜子,反射出我们自己,我们因此认清自己,让自己和自己融洽地、和谐地、愉快地相处下去,无论你此刻是富贵贫穷、健康或是疾病,是众星捧月还是沉入谷底,我们都是凡人,终会生老病死,走过一生,弥留之际告诉自己,我这一生,没有白白来到人间!"由此提出"人生需要'专注',需要专注地尽情演出"的建言。

笔者希望这样的反思和研究可以被看作是从生命成长的角度反照公众人物的内心旅程与觉悟的一个样本性的研究实例。为方便表述,后面行文使用第一人称"我"替代"笔者"。

一、序曲

当 2002 年崔永元爆出抑郁症的时候,我正在北京外国语大学读书,并一门心思要成为一名主持人。那时,我自己也遭遇着抑郁症的侵蚀,我更没有意识到主持人这个行业对我来说到底意味着什么。

一次,崔永元参加访谈节目《鲁豫有约》,鲁豫问他:"每次见你,我看到的你都是很快乐的,

作者简介:马良,北京广播电视台《法治进行时》《法治中国60分》、今日头条《马良说》主持人。主任编辑职称。2004年进入北京电视台科教节目中心《法治进行时》栏目组,先后担任栏目首席记者、栏目主编、主持人。参与拍摄制作了《知名导演吸毒案》《歌手涉黑案》《跨国打击电信诈骗案》等新闻节目。2018年获得全国电视法制节目全国十佳主持人称号;2019年在"今日头条""抖音"创办《马良说》热点新闻评论,粉丝量过百万。

我觉得你比我快乐,比我要轻松,比我要逗,但是理智又告诉我,你是抑郁的,你晚上睡不好觉,哪个是真正的你呢?"

崔永元回答说:"有一个家喻户晓的故事,据说是一位意大利人,去找心理医生看病,这个人很难受。心理医生对这个人说:你应该每天去看看城门口的小丑,他特别快乐。而这个人说:我就是那个小丑。实际上抑郁症病人就是这个样子,他白天面对社会,面对亲友时,是没有问题的,你根本看不出来他有问题。他只不过内心在受着煎熬。"

时隔十几年,我自己也成了主持人,终于知道崔永元到底经历了什么。主持人,总是要把最好、最光鲜亮丽的一面展现给观众,而回到独处时,却经常是精疲力竭,默默地舔舐着由于过度消耗带来的内心伤痕。

我认识很多主持人,还有演员,不管知名的还是不知名的,很多人都有抑郁问题;即使没有抑郁,也多是焦虑的。残酷的现实是,作为公众人物,不是每个人都会喜欢你,因此,你就要承受别人的不认可、不理解甚至是谩骂。这些你真的接得住吗?

或许我不能代表别的主持人或公众人物这样说,甚至可能有很多我不了解的主持人或公众人物反倒是生活得真心不错,所以,我只能来谈谈自己所经历的和所思考的,如实地谈,也算是对生命成长的一份自我解读,至少也希望是为生命文化研究贡献一份原始资料。

二、每一份荣光背后都对应着不为人知的代价

许多人都看到我们主持人光鲜亮丽的一面,却不知于无人处我们是如何忍受孤独和无助的。

2004 年,我刚进入电视台的时候,面试老师问我,想干什么工种?我脱口而出:"我要当主持人!"

那个时候的场景是这样的,我身高 1.78 米,体重得有 190 斤,高度近视、散光,就是个四眼黑胖子。

老师没好意思打击我,说了句:"先当记者练练吧。"

这一干就是 15 年,做记者的同时,当主持人的小火苗一直在我心里燃烧。

想当主持人?先锻炼减肥!跑步!想当主持人?得考资格证书,什么主持人上岗证书,普通话水平测试,仅仅是上岗证,我就考了三年!体重也由原来的 190 斤减到了 150 斤左右,练表达,练出镜,训练自己在众人面前说话不紧张。

第一次录像,当时节目是录播,提前录像好,按说没有什么挑战,可一个人站在舞台前,还是难免紧张。当时的场景是,导播、音频等各位老师都在演播室外的小屋,通过耳机和演播室沟通,室内只有我和摄像老师,只听摄像老师倒数 5、4、3、2、1……开始,我就卡壳了,再开始,我又卡壳了……那一刻我甚至反问自己,马良,这是你想要的工作吗?刺眼的灯光,把你映衬得格外

渺小,再加上,我又怕被别人说不行,NG(No good)了几遍,才把第一次录像熬过……

比起第一次录播,第一次的直播,那更是事故现场,前辈老师告诉我,即便直播时卡壳,只要没说错,就坚持往下说,你看,这像不像我们的人生……

命苦的孩子坎坷多,比起录像的紧张,遭遇网络暴力,才是真正的酸爽:曾经一次网络直播时,我点评了一位偶像歌手,后来,我的一个社交账号沦陷了——被那位歌手的"脑残粉"围攻,那个时候,只要打开社交媒体,就是各种声讨,甚至是谩骂,黑压压的一片,后来我老师的一句话才让我释怀,他说,这是你工作的一部分……(看,多有力量的一句话)

后来我渐渐明白,主持人卖的不是脸,不是舌头,而是脑子,是内涵和观点,观众听的是你的态度,看到的是你的内容!同样一件事,你得说得让别人爱听,听起来有意思!而且,主持人的工作就是说话,情绪饱满地说话。人不是24小时都在状态的,也不是24小时都想表达的。但是,聚光灯一亮,音乐一起,你是不说也得说。久而久之,你正常的生命节律被打乱了。再者,麦克风一开,你以为可以发挥自己的专长,但别人认可的却是你的平台,往往把你抬得很高。只有当聚光灯关掉,回到家里,你才能真正看清自己是谁。

当我还没弄清楚自己是谁时,失眠又找上了门。

下面我摘录几段日记:

2020年7月20日,凌晨一点半,又是躺下睡不着。不眠的夜,你也说不清是因为啥失眠,反正,最近睡眠就是这样,躺下睡不着,好一天,坏几天。

2020年7月16日,睡不着,就是睡不着。我发现自己在凌晨两点的时候,睡不着,是最容易烦躁的。所以12点就躺下,吃药,听音乐,玩游戏,看书。当所有的招数基本上都试了一遍之后,还是睡不着,焦虑感骤增。然后我就开始找原因,找睡不着的原因,笨蛋,哪有那么多原因?都写在脸上吗?

2020年5月27日,凌晨三点,已经不知道起来了多少次,看了几回书,依然就是睡不着。这让我不得不承认自己在睡眠方面,的确有点问题,反反复复,总会出现这样的情况。反正睡不着,索性自己跟自己聊会儿天。噢,对了,我还吃了一片助睡眠的药,枕头边喷了很多助睡眠的喷雾,然而没用……

关于睡眠的书,看了不少,睡不着,很大程度的原因是心理作用,心里有事,放不下。明白是明白,然后就一趟一趟地上厕所,口干,喝水,上厕所,再口干,再喝水,然后再上厕所……

以上是睡不着的时候,写下的一些话,以此来证明,一方面我受失眠困扰,真的很难受;另一方面,看看有没有人跟我有相同的失眠感受。我想知道,你们睡不着的时候,都干些什么?

我是过了30岁开始出现睡眠问题的。最难熬的一次,是半夜12点躺下,眼睁睁地看着天亮起来,那个时候,人完全是崩溃的,什么傻事,都可能做得出来……不得不说,失眠对于一个曾经在编辑机房坐着也能睡着的人来说,真的是很难理解、更难接受的。睡不着,有的时候,是因为脑子里有事,思虑太重;有的时候,那真是屁事没有,依然睁眼到天亮。失眠带来的困扰,不在于失眠本身,而在于白天担心晚上失眠而带来的困扰,比如,晚上没睡好,白天的心理暗示是:我是个失眠的人,脑子转得慢,做什么事都没自信,没精神;或者,我是个失眠的人,白天的生活再精彩,夜晚一个人睡不着的时候,也会感到孤单。临近夜幕降临,甚至开始焦虑,今晚再睡不着怎么办? 别说喝茶,我曾经有一段时间,晚上都不敢多喝水,怕睡不着上厕所……久病成医,现在,对于失眠的战友们,我想说,接受吧,就像抑郁症,与其反复琢磨,我为什么抑郁,让抑郁更抑郁,不如接受它,面对它。失眠也一样,睡不着,闭着眼,躺着,也算休息;实在难熬,坐起来,写日记,看书,让自己专注,专注于一件事的时候,杂念就走了,杂念一走,也就困了……

曾经一直有一个疑问反复折磨着我,我为什么会失眠? 为什么睡不着? 在自我剖析一番之后,我找到了答案:我是一个习惯焦虑的人,焦虑的情绪让神经一直处在紧张的情绪下,即便是夜深人静,也无法松弛……

事实上,我身边有很多焦虑的人。我们就生活在一个让人焦虑的时代,一起成长起来的小伙伴,有人换了大房子,有人换了好车子,有人找到了好工作,甚至有人找了好媳妇,结婚生子,你会无动于衷吗? 一起工作的同事,人家都在忙着评职称、升职加薪,你会无动于衷吗? 十年前,当你拥有了第一辆车,十年后,车子没有以前那么耀眼了,当你想换车的时候,你会感叹自己这十年退步了吗?

我焦虑起来,那种坐立不安、心神不宁的情绪,经常让我无所适从。有时,我把习惯焦虑的原因归结为习惯优秀,或者说是习惯奔跑。举个例子,每到周末醒来,我就觉得自己得去干点什么,自己给自己安排十件事,件件落实。当然,这些事都不是必须干的,或者,只是因为我想着得干点有意义的事,以免让自己闲下来。刘明老师评价说,这叫"底层思维",总惦记着用劳动去换取幸福;与之对应的"贵族思维"是,习惯了坐享其成。换句话说,用劳动换取的不一定是什么成果,而是一个心安理得。所以,习惯优秀是个坑啊,上学时候挖的坑,需要后半辈子去填。如果我是个甘于平凡的人,认命,接受现状,吃饱了混天黑,是不是就不会焦虑,也就不会有这样的烦恼了?

当然,我不甘于平淡走完一生,独处的时候,我会不断反思自己的成长历程,开始追问人生的意义。

三、人生的路往往在你不知道的时候早已被设定

我自己也经常思考,既然总是受到诸如失眠这样的问题折磨,为什么一定要做主持人呢? 我自己不断地审视自己,甚至会去找与我们合作过的心理专家刘明老师去探讨,慢慢地,我意识

到,在我还没有清楚地了解自己的行为以及人生奋斗之前,我的人生似乎就已经被设定了某种程序。

下面我来讲讲我的成长经历以及这中间不知不觉内化在我心中的一些具有主导性和决定性的内容。

人生的意义是什么?我们活着是为了什么?又是要干什么?

在20年前的2000年,在北京西三环北京外国语大学的男生宿舍里,一个刚刚入学一个多月的新生,一直在思考着这个问题。他每天凌晨四点醒来,因为睡不着,又必须要做点什么,于是就下楼去操场跑步;他常常没有胃口,常常不感觉到饿,不喜欢去食堂,不喜欢见同学,只喜欢傍晚,吃街边小摊卖剩下的有些发黑的香蕉,后来他才知道,因为那种香蕉是甜的,甜食对低落情绪的恢复有帮助;他白天上课总走神,无法专心听讲,即便作为班长,人缘还算凑合,可只有他自己知道,他有多么想逃避这个环境,甚至有几次别人还上着课,他奔跑着出了教室,冲出校园,坐上公交倒地铁,跑回远在西五环外的家,他想逃避;他也有过轻生的念头,他情绪的变化甚至让父母都感到绝望……你问我为什么对这个小伙子的事这么清楚,因为,他,就是我!

是的,当时我得了较为严重的抑郁症。怎么得的抑郁症?这又得从大学之前的成长经历说起:

我出生在京西石景山一个普通的工人家庭,父母都是首钢的工人。虽然出身平凡,但可能从小骨子里有股"自命不凡"的劲儿,喜欢当"宇宙中心"。我记得很清楚,小时候经常有种感觉或者是幻想,我的生活中的某个角落有一台摄像机,它正在记录着我生活中的点点滴滴。这是一部连续剧,在哪儿播出咱不知道,但知道的是,我是这部剧的主角(这得多自恋啊)。

所以,从小我觉得自己的生活就像在演戏,把生活演成了戏,这其实只是我的一厢情愿,是喜剧还是悲剧,得看看结局。

小时候,受当时的教育理念影响,受父母严格的管教,我知道,只有好好学习,才能出人头地,一寸光阴一寸金,不能浪费时间,不能做没用的事,有时间要多读书,看课外书,练字,干有用的事,这些"好思想"都深深地印在我的小脑子里。看我的名字叫马良,能给我起这样的名字,就知道父母是多希望我能画一幅好画,写一笔好字,可是,事与愿违,小男孩天生就爱调皮捣蛋,就是闲不住,上到小学五六年级,凭借着脑子还够用,我的成绩还算不错。但是,当时我所在的学校环境是,小学有一个鼓乐队,参加鼓乐队的学生能够直接保送到区里的重点初中,我也曾是鼓乐队的一员,负责打镲,"动次打次"的那种,可是,父母怕训练耽误我学习,让我提前退队了,失去了保送去区重点初中的机会。我又没有本事考到全区唯一一所市重点初中,最后,我就大拨儿轰地去了小学对面的一所普通得不能再普通的中学。

这个时候,我的老爸站了出来。在这儿要说一句,老爸在我的学习成长之路上起到了重要的作用,具体什么作用,您先看看老爸的成长环境。他从小学习好,据说初中考试六门满分600分,他就考了600分,那真是德智体全面发展的典范,老派学霸。可惜,老爸初中毕业前不久,爷爷去世了,家里的顶梁柱没了,老爸不得不去插队,挣工分,养活家里的妹妹们,后来当了一名工人。这样一个成绩优秀的学霸,没学上,去工厂当了个工人,您能想象,老爸有多少希望、盼望、期望,寄托在我身上了。于是,小学毕业,老爸愣是把我转到了一所教学质量相对好一点的初中,希望他儿子能接受更好的教育。说实话,这对于当时只有 12 岁的我来说,没有什么触动,让上咱就上呗。

初中住在姥姥家,姥姥对我疼爱有加。那时候诱惑也多,我这心思根本就没在学习上,混混沌沌过了三年。中考,算是人生的第一次重要选择,是上职高、中专、技校,还是继续读高中、考大学?中考在即的时刻,我有了想法,小学升初中,父母就废了挺大劲,操碎了心,如果只是勉强上个普通高中,他们也难受,我也别扭。所以,那时候刚刚有点思维意识的我,就下决心,要是能考上重点高中,说明咱有能力;如果考不上,索性报志愿报个中专,学一门技术,早点工作得了。结果,命运又跟我开了个玩笑,中考成绩距离重点高中差 3 分,我如愿以偿地以全校第二名的成绩,进入了一所中专。

那个时候,我家住在石景山模式口,中专在朝阳区的甜水园,一个在西五环外,一个在东四环边,现在看来并不远的距离,但在那个时候,也就是 1997 年,交通并不方便。地铁一号线东边的终点站是西单,我每天早上要 5 点起床,5 点半出门,先坐几站公共汽车到地铁苹果园站(西边总站),坐到复兴门站倒 2 号线,到北京站下车,再坐 9 路公交车,从这边的终点到那边的终点,要花 2 个多小时,才能赶上 8 点上课。每天往返在路上的时间,平均有五个小时。说实话,虽然路上折腾点,但那时候,我是班上的文体积极分子,足球、台球、唱歌,都还不错,中专的课业也不重,也交下了一批朋友,就在咱的日子过得轻松自在的时候,老爸又来了。

他老人家是晓之以理,动之以情。从他的成长经历来说,没有参加高考,是一生的遗憾;作为爸爸,他如果不给我创造一个参加高考的机会,他怕以后我会恨他。于是,在上了将近一个学期的中专之后,我又被转到了一所普通、普通得不能再普通的高中,作为旁听生,就为了有一个参加高考的机会。

要说这个时候的我,和上初中时的无意识状态,已经不一样了。这个时候,毕竟已经十五六岁了,更重要的是,我看到了,作为普通工人的父母,为了帮助我上个好学校,废了多少周折。后来,我自己做了父母才知道,这是心甘情愿的,但我那个时候,看到这些还是不舒服。于是,我心里就暗暗下了决心,再不好好读书,对不起父母啊!

印象很深,刚转到高中的时候,全年级考试,我考了年级倒数第三名。前面说了,从小自觉是“宇宙中心”的我,怎么能接受这样的排名?我得发奋啊,每到下课、放学,我就堵着老师的门,试卷上的题,不讲明白,您别回家。小灶补得真香。到了高二,我的成绩基本上能维持在全年级前十名。那个时候,每天就是学,学,学!我在高中的时候,养成了写日记的习惯,前两天翻书柜,找出了一本高中写的日记,里面大部分章节的内容都是,要发奋、要努力、要考上重点大学、不能辜负父母。现在看来,那个时候,在骨子里,潜移默化就刻上了“考大学,就是人生目标"这个信条！或许读到这儿，您会觉得，这小伙子开窍了，发奋了，我想说，也正是那段时间，鸡血打得太多，太猛，自我催眠，睡得太沉，让我在后来的日子出现了严重的"奋斗后遗症"。

我读的那所高中，是一所很一般的高中，一般到什么程度，就是全校 200 多名考生，如果能有 20 个考上本科，就算阿弥陀佛了。能考上一类本科，或者全国重点大学，每一年也没几个。就是这样的环境，我高考考了个全校第一，考进了北京外国语大学，那是何等的威风，何等的风光？"宇宙中心"，梦想照进现实。到后来，大学都开学了，高中校长还邀请我回高中给学生们做汇报，做榜样呢。

现在回想起来，我一直在老爸替我设计甚至是安排的人生路上，带着他的梦想和期待飞奔。我有时候禁不住会有些恍惚，不知道我到底是自己，还是另一个老爸？

四、对内心进行深刻的自我拷问，也探究人生的意义

（一）千万别跟孩子说，"你的目标就是考上重点大学，出人头地"，他可能需要一生去改变

什么叫乐极生悲，当你觉得自己的人生已经到达巅峰，无限风光，倒霉的日子也就不远了，因为高峰完了肯定是低谷啊！

还记得，高中时我日记里给自己自我催眠的人生信条吗？"考上重点大学！出人头地！"什么是出人头地？咱不知道，反正是考上重点大学了。下一步的目标是什么？不知道啊！上了重点大学，人生目标就到终点了？迷失方向这事挺可怕的，所以，现在的教育倡导的是"我要学"，而不是"要我学"。

比迷失方向更可怕的，是在大学里受到各种打击。北京外国语大学，那是全国精英的聚集地，人家玩过的，咱没玩过；人家看过的，咱没看过；人家讲的英音美音，咱听不懂……由鸡头到凤尾的滋味，不是一般人能体验的，"宇宙中心"，变成了"寂寞自转"。于是，我就想找机会证明自己，结果，一次次失败，一次次被打击：我喜爱足球，就去报考校足球队的守门员，由于近视眼，体侧都没让考，就被刷下来了；我热衷唱歌，参加全校的校园十大歌手大赛，因为不会乐器，没有一技之长，连在系里面都没选上，就灰溜溜地回到了宿舍……那时的我，是习惯了在人前风光的我，是习惯了把日子过成情景剧的我，是习惯了在众人面前做汇报当主角的我，而在北外，挫折商为负数的我，面对这所陌生的高校、陌生的环境，我该拿什么来向别人证明自己呢？当找不到出口的时候，我就出现了前面提到的情况：失眠、厌食、莫名的恐惧、焦虑，乃至出现厌世轻生的念头。

一旦习惯了奔跑，即便没有方向，也会像个无头苍蝇，脚底下停不下来。而一旦力竭，又或者被迫停下来，可能抑郁就不可避免了。

走过四十年再回头看,写下这些文字,并没有责怪父辈,因为如今自己也有了孩子,会理解,如果我换作当年我的父亲,可能也会这么做,在孩子不懂事的时候,给他规划好一条相对平坦的路。再说,每个人的成长不都是伤痕累累吗?都有父母的烙印,只不过今天的我会回头看,成长,需要留点时间,自己找找路,借助"导航",或者前人指路,走的不一定是自己的路!

(二)发展兴趣,比设定目标更重要

现在再回头看,大学毕业十六年了,是什么导致自己当年出现抑郁的情况?其实原因是多方面的,很复杂,但有几点,是我想说的:

一是,过早地设定一个目标,限制了自己发展的视野。

对于像我一样的"80后"来说,考大学出国深造,曾经是无数家长的愿望,也是孩子有出息的体现,但那些考上重点大学的孩子们,那些在异国他乡求学的学子们,他们真的快乐吗?这是他们自己要走的路吗?与其过早地设定目标,不如先看看孩子自己到底想干点什么?

我女儿今年11岁,为她教育的事,我经常和她妈妈发生争执,原因就是:我要求孩子每天把时间计划好,几点起床,几点念英语,几点背课文,几点练字,几点读书,时间不能浪费,因为我小时候,就是这么过来的⋯⋯可她妈妈不一样,人家从小是一路从重点小学、初中、高中走过来的,大学都是保送的重点,该学的学了,该玩的玩了。人家的理念是,放开让孩子自己发展,发现她的兴趣在哪儿,我们再去帮她。最后,人家这种"放任"的做法占了上风。还别说,真有了效果:以前,周末我从没听过女儿在家念英语,还曾为之恼火;可现在,女儿有事没事就捧着平板电脑,用英语配音,我一听,语音语调,情景扮演,还真是那么回事。英语配音激发了她对英语的好奇。现在,女儿愿意主动参加英语演讲,主动找外教练口语交流,英语的成绩,也从来不让她妈操心,看,兴趣是最好的老师,兴趣会驱动她主动做一些事,而且这种驱动力,很持久!毕竟,兴趣是她自己的选择!

二是,关于浪费时间的。

"80后"接受的教育是,寸金难买寸光阴,时间要用来做有意义的事,可是,什么是有意义的事,努力工作?若是目标、方向都跟老板的要求大相径庭,还有发呆、愣神、望会儿天,抑或打盘游戏,打圈麻将,来副扑克牌,这算是有意义的事吗?我觉得,衡量这个事,有没有意义,只要在法律允许的框架内,在于你是否享受此刻身在其中的感觉。我不会打任何手机游戏、网络游戏,不会打麻将、扑克牌,象棋、军棋下得也都不好,因为从小接受的教育是,这些东西都是浪费时间,如果不动脑子赢不了,就不如不玩,不如去看书,干点别的。现在看来,所谓的游戏就必须赢吗?游戏,不就是消遣嘛?当手机游戏已经成了一个行业、一个产业的时候,它还是没有意义的事吗?不会消遣,也就不会放松,神经的弦紧绷着,马不停蹄地要干点什么"有意义的事",这是不是焦虑的源泉?

我觉得,作为家长,不要给孩子太多的定义和限制,只要他能专注去干一件事,并享受其中,比什么都重要!

事实上,没有什么标准可以界定,什么是有用的事,什么是没用的事。只要能让自己享受开心,都是有用的事!

(三)你的价值,谁说了算

接下来说说,不会消遣的后果。不知道您有没有像我一样的一种罪恶感,就是每天醒来,如果不把时间安排好,这一天就算虚度了;一天如果不做点业绩出来,就没法证明我活过,甚至晚上都无法入睡;当记者的时候,看到别人有新闻拍,我手里还没有选题,就焦躁得不行。习惯了奔跑,脚下根本停不了! 而不是,一天醒来,如果今天不用去上班,享受阳光和假期,也是生活的一部分;没有业绩,只要我努力了,成事在天;没有选题拍摄,恰恰可以借机会充充电,休整一下。您是哪一类? 显然,神经紧绷的我,是前者。

有人说,这是从小形成的价值驱动,必须做有价值的事、有意义的事。就像前面提到的,如果你习惯了奔跑,即便没有方向,也得跑。有一段时间,我每天健身三个小时,跑步,有氧,从五公里到十公里,再到二十公里,风雨无阻。后来,我发现,我并不享受健身的这个过程;跑步,也没有任何目的,就是觉得闲下来。我觉得自己是可耻的,也是可怜的,因为我想用跑步和健身告诉自己,你是忙碌的,你是有价值的。最后的结果是,我的跑步不得不停下,由于上身太重,跑步姿势又不标准,自己的半月板跑废了,现在,再也跑不了步了。我又开始寻找其他的方式去创造所谓的"价值"。

那问题来了,这么做的价值驱动是什么? 谁又来认可我的价值呢? 答案是别人! 一个从小活在别人掌声和赞许中的孩子,很可能一生为追求虚无的掌声和赞誉,把自己累死! 即便不被累死,也可能被吐沫星子淹死!

那正确的驱动方式是什么呢? 是自我的认知,自我的认可,不需要别人的认可。怎么理解这话? 老北京有句俗话,叫"觉得自己不赖待(呆)的",大概就是这个意思。人生不用别人供电,自发电! 人活着,有时就得有点"不赖待(呆)的"状态,自己待得呆呆的,却又觉得自己不赖。

五、不管能否找回自己,人生都需要尽情地演出

焦虑也好,抑郁也罢,所有走过的弯路,都是一种艰辛的成长,焦虑和抑郁恰恰成了我这些年不断前进的动力,因为永不满足。这是一种自我鞭策的原动力。正是有了焦虑和抑郁,才让自己感到不舒服,从而想到改变,想到努力,才能变成更好的自己! 就像直播时卡壳一样,只要

没说错,就接着往下说;焦虑和抑郁,只要还活着,就内化它们,接着往前走……

不是有人这样说吗,焦虑的人即便死去了,在另一个世界依然焦虑地琢磨着如何回到这个世界继续焦虑着。

行万里路,读万卷书,不过是为了认识自己。我们都是凡人,终将一个人走向孤独。

我是个外向型人格,具体表现就是,我需要通过聊天、社交来补充能量,反过来说,就是我很难接受一个人独处。这些年随着年龄增长,我逐渐认识到了,走再远的路,交再多的朋友,最终我们终将面对自己、面对孤独、面对独处。外面的世界是一面镜子,成长让我们看清楚了自己。只有趁早多培养点兴趣,多培养点爱好,这样独处的时候,才不会觉得孤单!

到最后,又回到了人生的意义这个问题。如果现在问我,人生的意义是什么?我会这样回答:人生的意义,是用一生的时间去了解这个世界,去看、去听、去抚摩这个世界。世界是面镜子,反射出我们自己,我们因此认清自己,让自己和自己融洽地、和谐地、愉快地相处下去,无论你此刻是富贵贫穷、健康或是疾病,是众星捧月还是沉入谷底,我们都是凡人,终会生老病死,走过一生,弥留之际告诉自己,我这一生,没有白白来到人间!

而人生经常会遭遇打击,经历波折,又或者因其他缘故使得自己跌落了谷底,其实焦虑和抑郁等情绪在所难免,这个时候,如何看清自己,如何面对自己,如何调适自己,有一个做法要跟大家分享,这就是学会"专注",把"专注"当作一门生命成长中的必修课来认真学习和实践。

现在社会发展太快。早高峰,你站在国贸路口,看看人们上班匆匆的脚步,就能感受得到;每一天,你刚想静下心来待会儿,来电、微信、快递,工作的事,朋友的事,家人的事,让你的注意力根本没法集中;人一匆忙,很容易把自己的灵魂抛到了身后,也就是常说的"走得太远,忘了为什么出发"。这个时候,我们或许需要停下来,感受"专注"的力量,当你的注意力全部专注在一件事上的时候,一切杂念烦心事,都能放下。

最近看了一本书《深度休息》,讲的是专家经过测试,有十种方式最适合休息,包括:正念、泡澡、看电视、发呆、走路,等等。其中一个核心理念,就是专注,享受其中。无论是眼前的一杯茶、一杯咖啡、天边的一朵云,还是面前的一幅画、一部电影,专注其中,享受着。

随着成长,人的认知是在不断变化的。小时候,家长总让多读书,但那个时候,根本坐不住,更别说静下心来读书了。现在,我就喜欢捧本书看,从人物传记到悬疑小说,从评论文章到科普常识,从历史名著到散文小品,各有各的味道,尤其是当很多事儿同时发生我又无能为力的时候,专注地读一本书,是最好的转移注意力的方法。您烦躁的时候,不妨也试试,当然,如果看不进去,可以试着把它大声读出来,只要别影响到身边的其他人就好!

人生需要"专注",需要专注地尽情演出。

也许就在你专注的时刻里,你发现自己并不孤独,你甚至是和整个世界一体的。

当医师变病人时再探讨 East West Native 整合医学的文学与心理

梁子安

笔者本为医师,却罹患癌症,于是有了一个从医师变病人的心路历程和治疗实践过程,本文记录了笔者的经历和思考,希望能成为有益的研究材料,用来总结病人罹患癌症时的内心惶恐,探寻最终必然走向整体医学的意义。

下面是笔者以第一人称"我"来记录和总结的内容。

一、癌症不期而至

我原本是个健康、精力旺盛的医师,创立了台湾的健康促进医院网络,也推动了医院的健康促进,并曾任安宁医学会的副秘书长,四处演讲生死的议题,教导大家安宁疗护如何进行。闲暇之余,不但带领同事天天打羽毛球、打篮球、划龙舟、健走和爬山等,更没有抽烟、喝酒等不良习惯,是大家公认最强壮的医师。没想到基因还是赢了,我在医院员工体检时,发现得了大肠癌第四期,并转移到肝,顿时间从医师变成癌症末期的病人。因为有过去迄今的专业训练,我没有掉入所谓的否认期,马上就决定进行手术切除及化疗标靶治疗,因此,救了自己一命。这只是身体的部分,心灵方面呢?

作者简介:梁子安,台湾高雄长庚医院麻醉科/呼吸治疗及疼痛科主治医师;屏东基督教医院安宁照顾小组主席,麻醉专科医师主治医师,疼痛专科医师主治医师,安宁专科医师主治医师,针灸专科医师,脑死判定资格医师;台湾高雄医学大学麻醉科兼任主治医师,兼任副教授;山东泰山医学院客座教授;美国普林斯顿大学中西医学研究所客座教授;台湾疼痛医学会秘书长、财务长、理事;台湾现代针灸学会理事;亚太麻醉质量医学会副主席。专著有《慢性胸腰酸背疼痛治疗学》等。

二、求生欲主导下的拿来主义

生病之后，我变成病人，而所有的人都在瞬间变成我的医师了。每天都有人热心地来教我应该吃什么、不能吃什么，并加以诊断，归咎我以前吃太多肉和油炸的食物，工作太忙碌、休息不够，在担任麻醉科医师时，经常值班，导致睡眠不足、压力过大，等等。这些听起来好像都有道理。此外，有人诊断出我前世由于有冤亲债主的关系，建议我必须找出冤家是谁，然后向他们道歉；有道士朋友要帮我驱魔，还要教我练玉女剑和秘密气功；还有人建议我一边走路，一边做甩手功，有助于抗癌。罹病后，所有的神佛我都虔诚地拜过，并且天天念经。周遭的朋友到庙里帮我祈福，有很多信奉基督教的朋友，也都帮我祷告，后来还有天帝教的朋友来帮我灌气，求上天一定要救我。我在半睡半醒时分，曾看到天帝教师母，帮我把所有的癌细胞都挖走了，我因而安全了！也梦过济公来帮我灌顶金钟罩，保护我手术时安全，我手术醒来，摸肚子找人工肛门时，竟然发现没装，淋巴也没有转移，神佛真的救我了。这些行径，都是西医师所不能承认的，我想最主要的原因是因为他还没有变成病人吧！之后，一位外科医师，同时也是空间医学的专家，致力科学研究，经验丰富，突然前来帮我看房子的风水，并帮我改变了风水，后来我再接受化疗时，真的副作用比较小。

三、整合医学成为内心定海神针

过去我长期推动"East West Native Integrated Medicine as a Future Global Medicine"，所谓的Native，指的是中医、西医以外各国传统医疗，例如原住民医疗、印度医疗、伊斯兰教医疗、泰国医疗及巫术，等等。

我因为自己懂中医，对所有的副作用，我都有一套相应的中药针灸法，以我过来的经验，我觉得西医应该学中医来救自己，除此之外，还不够，需要 Native Medicine 来补充心灵的部分。生病之后，周遭有太多人，会自动变成你的医师，因此本身需具备西医和中医的知识，以此来判断哪些 Native Medicine 是安全、有疗效的，而不是诈财的工具。我在生病之后，终于体会 East West Native Integrated Medicine(中西医结合)的完整意义及在文化传统文学中的重要性。

四、纸上得来终觉浅，绝知此事要躬行

原本健康促进的宗旨，西医是教大家每天要多运动、吃五谷蔬果等；而中医提醒大家晚上11 点之前要去睡觉，才能调理阴阳等。鼓励大家万一得了癌症，务必勇敢马上去接受手术化疗，而大家所担心的后遗症或副作用，可以加上中医及 Native Medicine 来协助缓解，如此便不必

去体验悲伤的文学,而可以过快乐幸福生活。

在我变成病人后,终于了解了 East West Native Medicine 的内涵,搭配中西医的治疗、调养与缓解,我现在赢回了健康,又可以每天享受打羽毛球了。

在生命最深处与亲人相遇

——与罹患癌症亲人于"生死边缘"对话的意义

许 京 许 菲

本文以实例并以第一作者的视角来说明:"话疗",就是与患者谈心,而这谈心对患者的治疗过程以及完整其生命过程是十分有益和十分必要的。"话疗"作为一种"医心术",它的"用药"就是语言,"疗法"就是谈话中的技巧。而其核心处是在同患者谈话时的用心和用情,并需时时注意患者的各种信息反馈而加以及时调校。在通常情况下,患者在病中,其思维极容易出现反复。这就需要话疗者要有极大耐心去等待,并择机做更深入的思想工作和共情。于患者而言,话疗者的参与,尤其是作为亲人的话疗者的参与,具有十分重要的意义。事实上,相应的话疗过程,受益的不仅是患者,参与其中的亲人同样会得到生命提升的重大反馈。

一、缘起

"我希望癌症死!"

简简单单的六个字,让人莫名惊诧、迷茫、震撼之余,不禁要凝思其背后所蕴含的生命探索历程,是怎样的生命体悟让人颠覆了通常的认知?

事实上,这是 2017 年 3 月妹妹在抗癌两年后,亦是我对其进行"话疗"两年后,于家人互动群里发出的宣言。全文内容如下:

　　"我在医院肿瘤中心读到一位医生写的书《我希望癌症死》。作者一生从医,看过太多

作者简介：许京,北京东方生命文化研究院研究员,北京工业大学出版社宣传策划室主任。第二届中国书刊发行界最高荣誉奖——"中国书刊发行奖"的金质奖章获得者。从事生命文化实践与研究;参编《生命文化文集(2016)》《家庭生命文化:跨学科视角》《健康风险管理——生命文化视角》;发表学术论文多篇。

许菲,北京工业大学教师。专业:生物医学工程,曾发表学术论文多篇。北京东方生命文化研究院兼职研究员,从事生命文化探索与研究。

死,她的结论是癌症死不错。比起心梗等很多猝死情形,其过程要慢得多,再晚期的癌症基本都会有半年的时间,可以处理想处理的事情,做自己最想做的事情。而且晚期癌症伴随的疼痛问题,中国及世界先进国家基本已经攻克。因此,我虽然不认为癌死是一种优死,但也不赖。如果是老人遭遇癌症,也希望老人痛苦小,发展慢,哪怕是摇摇晃晃地,也可以颐养天年。"

2015 年 2 月,刚过五十的妹妹被诊断癌症,是卵巢癌,而且是晚期。得知这一消息,冲击还是很强烈,略微年长的我虽也早就触及生老病死的问题,但从来没有觉得死亡如此之近。一方面,马上要面临死亡考验的是自己妹妹,另一方面也因为她还如此"年轻"。

诸般滋味涌上心头,或许还是亲情的本能占了上风,我很快就在思考怎么能帮助妹妹渡过这一难关。

因为四十五岁那年曾经患过脑梗,也由此参与生命文化的研究活动多年,我有幸接触到大量的中西医、心理学乃至哲学和宗教知识。我很清楚,作为非医疗人士,在中西医临床治疗方面自己没有发言权。但多年的哲学素养以及对于生死这些终极问题的思考,使得我可以与妹妹展开一场有关生命与生死问题的讨论,以期彼此受益。

二、"话疗"定义与定位

"感谢你让我活成了真正的自己!"

在人本主义心理学家欧文·亚隆的著作中,曾描述了一位癌症病人参与其治疗小组的经历,他在临死前拉着欧文·亚隆的手深情地说出了这句意味深长的话。

无论是最新的"社会-心理-生物"医疗模式,还是传承了几千年的中医体系,都会强调精神活动和心理治疗在疾病康复过程中的作用。北京大学医学部唐丽丽教授课题组十几年前所做的有关心理干预在肿瘤治疗过程中作用的研究,早就证明了这一点。

对此,我也深有体会,并深深认同。但我本人不是心理治疗方面的专家,那些经典的各流派的疗法我也来不及学习。然而,出于自身的体会以及多年对生命文化研究的经验,我依然试图与妹妹展开一场"话疗"的旅程。

"话疗",严格来说,属于心理治疗、心理咨询与心理辅导的范畴,或者可以说是除物理、化学治疗之外的心理治疗、心理咨询与心理辅导内容。但于多数的国人而言,"话疗"的概念更易于被接受,也更易于被理解。此外,对于非专业人员而言,即使不经过专业培训,广大群众也可以凭着本能与相应的人生经验展开一定意义上的"话疗"。本文所言"话疗",即指指向患者康复活动或帮助患者渡过难关的未经严格心理治疗、心理咨询、心理辅导培训的可被广大群众运用的谈心活动。

跟通常与患者的谈话活动不同,"话疗"是有目的的活动,是有意而为,并注意时时引领话题。

作为一种"医心术","话疗"的"用药"就是语言,"疗法"就是谈话中的技巧。而其核心处是在同患者谈话时的用心和用情,并需时时注意患者的各种信息反馈而加以及时调校。

在通常情况下,患者在病中,其思维极容易出现反复。这就需要话疗者要有极大耐心去等待,并择机做更深入的思想工作和共情。

作为亲人,我毫不讳言,在"话疗"过程中,自己投入极大的用心和用情,自然是希望帮助妹妹在抗癌过程中可以取得更好的成绩。然而,我又以为,生命的长度固然重要,生命的质量以及通过对生命进行反思所获得的生命体悟更为重要。所以,我更高的期望是,在"话疗"的过程中,可以帮助妹妹渡过生死难关,至少是在讨论的过程中,我们彼此于"生死问题"上都能获得一种超越的认识,或者对生命形成新的不一样的理解。这是我在经过一番思考以后给予自己为妹妹进行"话疗"的定位。

从我的经验看,作为癌症晚期患者,生与死的问题一直是他们的心病,是他们最关心的问题之一。果然,"话疗"进行不久,我们很快就自然而然地聊到"生死观"的问题。

三、"话疗"过程实录

(一)关于如何讨论"生死观"的思考

对"生死观"的探讨,是个沉重的话题,但也很有意思。

对于相当多的社会大众而言,"死亡"是一个讳莫如深的话题。对它,有人感到惊慌失措,有人避而不谈,也有人会结合亲身经历而敢于表达感悟。不同的生活环境、患病体验、思想观念、人生阅历、社会文化背景等因素都会潜移默化地影响个体对死亡观的理解,以及是否愿意深度思索或表达死亡观念。

在"生死观"里,人们主要是对死亡感到神秘。因为它看得见,摸得着,却又让人对死去之后的内容感到未知。

朴素的死亡观念人人都会有。每个人都会有着某种死亡观,就如同每个人都持有特定的生命观、健康观和疾病观一样。这些关于生命、健康、疾病和死亡的看法之间有着密切的内在关联性,共同构成了一个人对生死的基本看法。不同人因患病经历、知识水平、思维习惯、生活阅历、家庭及社会文化环境的差异而有不同的死亡观念。同样,患者及亲属的朴素死亡观念的形成有一个过程,并受到诸多因素的影响。

这个思考过程,不仅是患者独有的。那些在重症抢救室外守候的家人和亲友也是无不牵挂着亲人的生死,思索着亲人病情轻重、治疗方案是否得当以及亲人逝去对自己和家庭意味着什么等问题。这些发自内心的又显得头绪凌乱的关乎生死的想法或念头,构成患者及亲属朴素的死亡观念。

"生死观"问题是个人生的大问题,没有人可以绕过去,但却很少有人会直面这个问题并公开加以讨论,以至于我们的文化中既缺少公开讨论"生死观"的氛围,也缺少相对成熟的"生死观"内容。

于是,"生死观"这个问题该怎么谈,谈什么,成为一个极其不易操作的事情。

我想了许多。我可以大谈名人是怎样认识的,他们又是怎样说的,诸如此类的内容。但我觉得又有些不够贴切,因为他们都离我们太远,而且那不是老百姓的语言。老百姓的思想,还应该用老百姓的语言来表述,还是简洁朴实、实话实说为好。

(二)关于"生死观"话题的互动过程

那是在 2015 年的 4 月 10 日,周五,我正要下班,关电脑。突然看见妹妹来邮件了。我匆匆一看,很短,就几句话,是妹妹想和我谈心。她说:"哥哥,我想认真地跟你谈一下'生死观'的问题。"

妹妹主动谈及"生死观"问题,打消了我的顾虑。然而究竟要如何谈,我还是思之又思,想之又想。

我也不敢说自己已经形成了成熟的"生死观",但我可以把自己五十五年人生的经验和思考拿出来与她讨论,而于其中,我更要有意却又不易被察觉地夹入我的用心与用情。

因为时隔两地,我们的互动是通过网上的互动及信件往来实现的。

第一封信,我是这样写的:

> 妹妹呀,你又瞎想了。
>
> 你听我说,在平时,大家对你的评价之一是:心胸很豁达,这不是一人所言,而是众口一词。因为我很在意别人对自己的亲人的评价,所以特别留心听和记。
>
> 但人在患病时,总会不由自主地伤感自怜,这也是很正常的事情。不光是你,别人也一样。这是由于心情会受身体状况支配的缘故,身体好时,心情往往也大好,对啥事都不计较;身体不适时,情绪也会变得不稳定,甚至喜怒无常,不是事儿的事儿都成了个事儿。
>
> 尤其是你现在这个时候,出现烦躁、不安、过于敏感等反应,都是再正常不过的事了。所以,你也不必太多虑。这一方面是药物伤身的缘故,另一方面也是身体、精神遭受压力或压抑所致。
>
> 死亡是无处不在的。事实上,每年死于因交通、生产等的意外事故的人,是难以计数

的，就是死于疾病、疫病的人也是以千万来计。因此，真正能够在家寿终正寝的人是不多的。也正因如此，能活着是很不容易的。

从另一个角度来看，人活着也是非常辛苦的。从出生以后就被强迫做这做那，好不容易长大了，还常常得戴着面具来生活，为了名誉、地位和面子，说话办事言不由衷，假装幸福，把苦痛吞在肚里。

这就说到了一个问题：人为什么活着和怎样活着才有意义？

这方面问题，过去我从不会想。或许是年岁渐长，我也开始想了，而且有时还想得比较多且深。

或者再往前推一点，关于这个问题的思考，可以说，最早是你给了我启发。

记得吗？在20世纪末，在一次我很失落的时候，我们交谈，你曾对我说过："我们活着就要快乐每一分每一秒，""这世纪我们要学会荣辱不惊，下世纪我们要学会视死如归。"

当时，我很诧异，因为我是第一次听到一个女性这样讲这个问题，而且这样淡定和透彻，不由自主地从内心深处被你折服。

也就是从那次以后，我开始有了这方面的思考。

爸爸、妈妈把我们带到这个世上，让我们做人。按照我们民族的传统理念，都希望我们能耀祖光宗，都希望我们能按照他们的标准成"龙"。我们也都自觉或不自觉地向这一方向努力着，而且是不断地。我们这个民族就是这样一代代地繁衍着的。

近年来，通过学习，我又看到了其他国家、其他民族对生活的不同理解：那就是让孩子在童年快乐、自由地成长，长大了让他做自己喜欢做的事情，只要他不违法，做什么都可以。和你当年开导我的一样：快乐的确是人生中第一位的，当然这是以不影响和妨碍、伤害他人为前提的。

我过去很想做官，特别是做大官，总想通过自身的努力，来造福百姓、建立不朽功业流芳后世。这种想法很强烈，持续了很多年，也相信自己有这个能力。因为有这样的自我认识，过去我很不理解、也很看不起古时候那些做着官却不好好理政、整天游山玩水的家伙。但是，自己在政治上是一直有抱负而没机会，所以，有很长时间内心很苦闷，总也跳不出这个情结。脑梗之后，岁数也越来越大，这种机会变得更加渺茫，这时自己却反倒是能想开了。在之前我给你的邮件里，我说："看来我没做官，是上苍对我的眷顾。"这并不是自嘲，而是我现在的心里话。坏事变成了好事，这也让我内心得以处于永久的安宁，而不再终日惶惶不安。

我举自身的这个你熟悉的实例，是想说明：人有时只要能退一步想，就可以使自己的内心世界变得海阔天空。

在之前的邮件里我还说过："事实上，人从一生下来，就开始了向死亡的迈进。"不管你愿意或不愿意，害怕或不害怕，死亡都在一天天的临近。这对谁都一样，无可逃避。

有一句话我很赞成："把每一天都当成最后一天来过。"因为活着,光阴短暂,我们必须抓紧时间来享受生活的乐趣,这乐趣里也包括工作。

"七十不留宿,八十不留饭。"是老妈这几年常挂在嘴边说的话。意思是,人过了七十,有没有明天,自己不知道;过了八十,能不能吃完这顿饭,自己也不知道。这说明在老人的内心里,他们对死亡所临近的威胁感受远比你我所能想象的大得多(只是他们平时不跟我们说,或者就是说了,我们也没有能听出言外之意来)。但是,他们依旧每天晨练,依旧每天正常生活。因此,即便是我们明天就离开这个世界,今天也有一万个理由要让自己充满快乐,充满对生活的向往与希望。

晚安,我的妹妹,把你的心放在肚里,安心地睡觉!为了康复,我们一起来加油和努力!

你的哥哥祝

2015 年 4 月 10 日

我们之间关于"生命观"的互动就这样通过网络展开了。在我的概念里,首先是建立起我们彼此之间更为紧密的连接感,是那种家人之间的、深深的彼此相连、守望相助的血脉亲情。或许平时大家忙于工作和生活淡忘了生命的连接和交流,但在遇事之时,有了这份亲人间的深切的生命连接,可以让人更有勇气直面当下艰难的处境,最终获得思想认知上的深化和升华。所以,在交流的时候,除了要有点睛之笔,看起来有点混乱的拉家常更是应有之意。

第二封信,我是这样写的:

昨天你在微信中提出的问题,正好也是哥哥最近经常思考并努力感悟的问题。说起来也怪,五十岁之前,这类问题哥哥从不会去想。但在五十岁以后,这些问题有时却会不由自主地来想,而且还往深了去想。这或许真是人将老了的心理表现吧。

哥哥在四十岁前,拼命地工作,总想做出成绩,实现自己的人生价值。因此不知疲倦,也不愿休息。奈何时运不好,命运不佳,四十五岁那年,正是人生事业黄金期时,却得了"脑梗"。从此,只好"混日子",早早地"在职养老"。在难受的心情平定过后,再回想当时的情景,是妹妹你曾耐心地给了我很多劝告和开导。正是在你的帮助之下,哥哥改变了自己的思维方式,松弛了自己紧绷的神经,学会以陶冶和修养自己性情来过日子。这些事儿的经过,妹妹你都知道的呀。

现在,哥哥我和妹妹你,年龄也都过了五十岁,我们既没有济世救国之激情,也没发财牟利的心思。身份不是官员,只是安分守己的老百姓;吃和穿在短时间之内不用忧愁,车子和房子也都拥有;比上肯定是不足,比下却绰绰有余。这样的生活,我们还有什么不满足和需要追求的呢?那就只有健康和长寿了。

人的寿命就是活一百岁,要折合成日子,也不过是三万六千五百天。无论是权势浩大的领袖、军政显要和地位崇高的学者大贤,还是和我们一样的小老百姓,从一出生,就意味着开始走向了死亡,没有谁能逃脱或避免的,这是生命的自然规律。害怕死亡,忌讳亡卒,这是因为人们对自己的生后一无所知。人的灵魂会转世投胎,阴间和阳世划分,从古至今传闻不少,也争议不断,但是真是伪? 还都未得到充分验证。哥哥认为:由于受时间和空间的制约,人类在目前认识世界的问题上,未发现的和不能做出解释的事情、现象还有很多,不宜轻率地做肯定或否定的结论,还应该继续关注对各种事物的探索与发现。

孔子说:"朝闻道,夕死可矣!"他又回答学生子路说:"未知生,焉知死?"所以,哥哥认为,人活着就当明白生活的意义,人只有活明白了,才能死得也明明白白。

从古到今,万寿无疆,是人们普遍的愿望,帝王们更是为此而不择手段。但是被喊"万岁"的人,到了一个也没能"万岁",而老百姓的人均寿命却在随着时代发展而不断增加,其中有着莫名的意味。所以,孟子说"不必过于关注和计较自己寿命的长短,而应该更致力于自己个人的修身立命"。

年龄过了五十,人生的日子也过了一万八千二百五十天,多呢? 还是少呢? 是好事呢? 还是坏事呢? 和早早夭折的人相比,我们实在是很幸运的;和那些长寿的同胞相比,假如我们现在辞世,那我们肯定是太可怜、太悲哀了。

长寿原因,取决于家族的基因、居住的环境、个人的处事心态以及自身的经历阅历,不是可以随便攀比的啊。

但是,人的寿命虽然是有限的,人的作为却可以是无穷的。我们可以庸庸碌碌地过一辈子,没人瞧得起、不被人注意地辞世离去;我们也可以通过不断的修身来立命,给后世、后人留下一个美好动人的记忆与佳话。我们虽然只是极普通的平常的人,虽然没有开天辟地的才能和勇气,但是我们可以心怀善良志向,给人们做一个道德上的榜样。这样从点滴做起,就是珍惜我们生活的每一天。

既然懂了人生的道理,就应当顺其自然。我们的心胸要广阔,要能容纳百川,把万事万物都看成是生灵;我们可以情寄山水,以疼爱和帮助弱者,乃至小动物和花草等生命来抒发自己的感情(事实上行善积德也的确能使自己获得心灵上的宁静与快感)。否则,虽然自己很想长寿,但是却满肚子疑愁,心情整日忧虑,最终导致吃不香、睡不着,不是南辕北辙吗? 与健康长寿的初衷背道而行,又怎么能使自己的生命长寿呢?

老爸老妈八十多岁了,经常开玩笑说自己是:朝不保夕。但是,每天的天刚一亮,他们就出去晨练不止。我们还年轻呀,身体病了,心理上的健康更要确保;妹妹你要像传说中的凤那样:即便是在伤病的治疗中,也从未失去凌空翱翔的心气与志向。

妹妹呀,你很聪敏,在病中更容易敏感,原谅哥哥愚鲁地这么想。你身体患病,做哥哥的日夜不安。在浓浓的亲情之下,有话直说,就忘乎所以了。哥哥在心情焦急中,说话用语可能有所不当,但这是哥哥心里恳切的话语,希望妹妹要善意理解并予包涵。等你病好了回娘家时,哥哥一定会当面向你赔罪认罚。

哥哥在国内祝遥远的你早日康复,并盼你平安地归来!

你的哥哥

2015 年 5 月 18 日

在这种亲人间的"话疗"过程中,积极正面的引导语需要不断重复,却又不宜简单地重复,需要夹杂在对各种事物的讨论和评论中带出来。此外,条理清晰、逻辑严谨的思考过程是必须的,但在交流中又得适度地打破严谨的逻辑论述过程,亲人间无序的拉家常,更容易使得夹杂在其中并不断重复的积极引导语和生命感悟不知不觉深入对方的潜意识,促进对方深度思考。

没过多久,在互动时,我发现妹妹心理似乎又出现了反复。于是,我又给她写了第三封信。

身体得了重病,治疗的过程又很漫长,人的情绪就难免会产生焦虑。至于吃饭不香、睡眠不好、性格变得孤僻、懒着说话,这是化疗之后的症状,并不是你不坚强的缘故。

恶病的突然发起,看起来很偶然,实际上有着必然:往远了说,少年时代受的坎坷和磨难,把疾病的祸根早就埋下;往近了说,繁重的家务,诸多烦心杂事,就像是点燃了疾病的导火线。妹妹呀,你的修养很好,遇上什么事,都是习惯于克制自己和忍耐,这从做人来说,虽然都是美德,可是长期的情绪压抑与积郁,人怎么能不生病呢?

现在,好在你正处于壮年,身体还可恢复。但是,病来如山倒,病去如抽丝。中医的理论,讲的是阴阳和谐。疾病的治愈,在很大程度上是取决于你的内心。人的七情和睦了,五脏就不会乱;心情焦虑,精神紧张,吃、喝、睡就很难周全。所以,当今首要之计,是先除去精神上的焦虑。焦虑这东西,用中医的话来说就是心病啊。"心"是主管一切的,精神充满了忧虑和恐惧,本来开朗的性情也变得郁郁寡欢,这样循环往复,实在是对生病的身体雪上加霜啊。

老话说"近朱者赤,近墨者黑";"蓬生麻中,不扶而直";"白沙在涅,与之俱黑"。这说明,和忠勇、坚强、乐观的人朝夕相处,时间长了,不知不觉地,胆小的人也会变得勇敢、坚强和乐观,人的情绪是会互相传染的,环境的影响对人很重要。所以,晏子说"居必择邻,游必就士"。这是因为物以类聚,人以群分啊。

哥哥的邻居陆莉娜老师,明年就 80 岁了,肝癌已相伴她 15 年,现在依然像传说中的"道骨仙风"的仙女似的,四处讲学,出入于协和医科大学的研究所办公室。妈妈也一样,她的年龄直奔 90 岁,乳房的切除已经过 10 年,每天一早都出去打太极拳,耍太极剑,像个笑傲江湖的女侠,和她一起锻炼的那些年纪小于她的人都称她是:"我们的'掌门人'。"

现在,妹妹你暂居国外,心里有了烦恼想诉说,可以通过给我的微信和邮件来宣泄,你哥哥虽然没什么大本事,但很愿意听你的声音,愿用笑语来帮你化解心中的烦恼。陆老师和妈妈年纪虽然大了,智慧却一点也没衰老,她们的人生阅历十分丰厚,你向她们求解疑难,必定能获得无形也无价的人生收益。

妹妹呀,你千万不要自扰啊,莫学杞人忧天,白白浪费人生的大好时光。你应该效法陆老师和妈妈那些前辈,把精神和情感寄托于各种事物上,广泛地享受生活的各种乐趣,以修养自己的身体和品格。

妹妹,如果你真做到了这些,你说,你身体的康复还会遥远吗?

你哥哥我呀,脑子笨,看见你病了,心疼、着急呀,可又想不出什么办法;写封信想安慰你吧,又很可能是词不达意;但我诚恳的心思,希望妹妹你能体谅和接受。

随信祝妹妹夏日吉祥,并祈祷妹妹健康、安宁!

你哥

2015 年 6 月 9 日

再后来,我又接着每天都给妹妹写信,鼓励她继续和疾病做顽强的斗争,以便随时了解和掌握她的心态。

亲人间的这种"话疗",一个很重要的地方就是可以持续下去,并且也必须持续下去,足够的频次以及坚持的态度,是"话疗"起作用的很重要的因素。

(三)关于"生死观"话题互动过程的结果

反思自己的做法,可能有很多不到位的地方,但其中的拳拳之心,我相信妹妹是收到了。另一方面,即使我的思考不够深入、不够贴切,但能够公开讨论,于我、于妹妹而言,是极有价值的。这可以从妹妹与我在 2017 年 3 月 13 日的一次微信互动中看出。

妹妹给我微信中说:

"人生的终极问题,我如今可以与家人、朋友家常便饭似的提及、交流。但此前我曾沦陷在巨大的恐惧中,不可自拔。困苦的确像鞭子一样把我抽在一条必须觉醒的路上。也深深体会到孩子的成长难以凭空获得,必须经历事情,才能长大。由妈妈的重病看到儿子的内心崛起、独立、坚强,非常意外的收获与安慰,超越了我的期待。下一代真的没那么弱!哥哥在群里的话很有深意,显然已经思想领先。"

我回答说:

"回避不是个办法,该来的早晚会来。勇于面对,找出解决思想疙瘩的办法。

"就像那位医生的一席话,这才是智慧的选择。我说过,妹妹总是在不经意间给哥哥以启示。

"从这个意义上说,妹妹才是哥哥的老师。"

妹妹回复说:

"这两年哥哥与我一同跟死神搏斗,不能说参透了生死问题,但也走得很深了。一般人还停在与己无关的阶段。"

在以后的日子里,妹妹的思想明显开朗,并不断深邃。我都及时给予鼓励。例如:

"妹妹的微日记写得很好,很有意思,既抒发了自己的情感,文字也很赏心。哥哥爱读,并一一做了收存。望妹妹保持!"

"哥哥认为:精神的力量是无穷的,一切能够帮助妹妹打败病魔的精神力量我们统统吸收,我们是兼容并包。"

"从妹妹又开始写日记,哥哥已敏感地注意到了这一变化:这是质变,是哥哥期待已久的一个变化。这说明妹妹的心境已有了一个质的飞跃,是对自我生命有了极大的自信。这种飞跃与自信的产生,将会极大地有利于妹妹的早日康复。"

妹妹一方面在身体层面积极治疗,另一方面显然已经度过始闻噩耗的茫然无措与恐惧忧伤的心理危机状态,令人欣慰的是,她对于生命的理解已经跃升了一个台阶,在某种意义上,甚至到了一个我这个试图引导其渡过生命难关的"话疗者"需要仰望的地步。

我在为她喝彩的同时,禁不住自己也有些小得意。

四、结语

在做总结之前,请让我引用一封我在 2017 年 4 月 14 日中午写给妹妹的信:

妹妹,爸爸说的没错,活着就是胜利!

目前,妹妹虽有危机,但无大碍。

前几天,妈妈跟我说:"什么是长寿?长寿就是病病歪歪地活着。这就是长寿。"

老了,不病、不歪,哥哥觉得那才可怕。因为不知后面潜伏着什么?也不知什么时候走?给自己、给家人一点准备的时间都没有,太决绝了。

妹妹和哥哥,都是身患国内排名一二的重症(心血管的脑梗和癌症),不知底细的人都会被吓个半死。但是咱们都坚强地活着,而且很快乐,也很友爱。

"上帝关上了门,却又在别处把窗户打开。"我想,这或许也就是国人常说的"天无绝人之路"吧。

妹妹过去说过:"痛苦是一道丰盛的大餐。"那好,哥哥多吃,妹妹少吃,咱们把它给分了吧。

妹妹不要有半点消极。到了咱们这个年龄,还有父母,这就是大福呀。凡事要乐观。

从这封信中,大家不难看出,不仅是妹妹,我亦是可以笑谈生死。我不敢说我们都超越了生死,但在正视死亡的过程中,我们都得到了历练,在生命的层次上都有所提升。

在生命的危难时刻,我们都需要得到家人的理解和支持,或许生命不会由此变得更长,但生命与生命的对话,使得亲人在生命最深处相遇,因为得到深深的理解和支持,灵魂得以安放,精神再无恐惧,在直面死亡的过程中最终完成生命的涅槃,并在现实中让生命活出其本来的样子,负责而深情,平淡而丰富。这或许是我要跟大家分享的根本原因。

我们人类探索人生,实践人生,并用心去体验人生。可人生却是这样短暂,那么,我们有什么理由不活好每一天呢?我们又有什么理由不相互扶持、相互鼓励呢?

生、老、病、死是一个永恒的话题。它会一直伴随着我们,不断地困扰着我们,直到我们灭亡。这是自然规律。至于,人死了以后会不会有来世?有神论者说"有",无神论者说"无",众说纷纭,各说不一。对此,我们目前也还无法证明"有"或"无",一切都需要充分的事实来论证。现在,我们只能是在苦苦的探索之中。"再生人"似乎是个客观事实,但其成因,仍扑朔迷离,科学家仍在不懈的求索中。因此,做好"话疗",做好我们今天力所能及的事,让此生少憾,这就成了我们当务之急的关键。因为人生短暂,我们有限的时间并不多。

总结一下整个"话疗"过程,除了在思想认知方面,我们可以展开讨论,也因为有这样的讨论,使得彼此精神境界都得以提升。但我还以为,生命感觉上的紧紧相连,情感上的彼此支持,以获得直面死亡的勇气,可能是亲人间"话疗"更重要的意义所在。

或许,我们彼此交流时所运用的"话疗"技术并不高明,但亲人之间的拳拳之心以及无限的鼓励,却是来不得半点假的。

鼓励的价值永远超出我们的想象。

在话疗中,要遵循以下原则:平等互利的原则、健康向上的原则、实事求是的原则、应时就地的原则和憧憬美好的原则。

话疗作为一种治疗方式,它采用的是"攻心为上"的策略,由心入手,徐图渐进。一切都看似与主题无关,但一切又都是有目的而为,是"万变不离其宗"。它通过语言和文字作为手段,以论据说理的方式,采用拟人、形容、比喻等方式来进行。

基本战术:一种是"直奔主题",双方都开诚布公地谈心,将心比心、以心换心地交换看法,在谈心过程中以道理来说服患者;另一种是"迂回",即为避免争论和加重患者的病情,先迂回前进,再继续交流,寻机润物,最终以达到说服患者的目的。后者是和比较固执、较真的患者谈时常采用的方法。

需牢记的是:①话疗中患者的心理极易出现反复,这是常态。话疗者这时切不可着急,需有极大的耐心等待,寻机继续说服;②话疗者所采用的一切都是为了达到患者康复和治疗顺利进行这个目的或者以提升对生命的认知和体悟为目的。

至于形式,话疗并不一定都是面对面地聊。书信也是话疗的一种方式,特别是分处两地不在一起时。现代化的通信予以我们便捷,那我们为什么不用呢?良好的书信,确实可以给人以勇气,去战胜眼前所面临的窘境和困难。

在实践中,话疗作为"医心术"是既有益也有用的。良好的、平等的"话疗"有助于恢复身心健康。

话疗虽然历史悠久,应用广泛,但理论性不强,随意性较大,亟待系统地整理、开发与提高。而这一任务,无疑已由时代交给我们。我们必须珍惜前人的成果,去认真整理,并发扬光大。

最后,让我以一句话来结尾:话疗,为了在生命最深处与亲人相遇!

以动物之灵唤醒生命之光

——浅谈动物陪伴疗法

许 京 许 菲

本文以实例并以第一作者的视角来说明:万物有灵,借助动物之灵带来的温情疗愈身心,是一个值得探索的新方向。罹患疾病之人更容易看到生命之中的灵性,没有了灵性,生命不成为生命。能唤起生命灵性并使得生命始终保有灵性的,不仅是来自物质的滋养以及物理、化学的治疗手段,更需有相应的灵性唤起的过程。

机缘巧合之下,我见证了动物带给病人的魔力,由此开始探索以动物疗愈身心的方式、方法。其中偏离一般理论探讨的有关动物灵性的描述隐喻了生命灵性的伟大所在。

一、生命灵性

心为神之主,脉之宗,起着主宰生命活动的作用。

《素问·灵兰秘典论》说:"心者,君主之官,神明出焉。"《素问·邪客》说:"心者,五脏六腑之大主也,精神之所舍也。"

在这里,"心"并不完全等同于大脑,而是包含着大脑的功能以及除大脑之外的目前无法用科学方法探测的生命精神和意识,在某种意义上,"心"更贴切的内容是与生命灵性——使生命成为生命的那个内容——相关的。

可以说,"心"掌控着大脑,大脑控制思维,思维产生行动。人的一切行动都是由大脑支配的,其中包括说话的语言和其他的意思表达。而当我们谈到"心"或"心思"的时候,往往并不仅

作者简介:许京,北京东方生命文化研究院研究员,北京工业大学出版社宣传策划室主任。第二届中国书刊发行界最高荣誉奖——"中国书刊发行奖"的金质奖章获得者。从事生命文化实践与研究;参编《生命文化文集(2016)》《家庭生命文化:跨学科视角》《健康风险管理——生命文化视角》;发表学术论文多篇。

许菲,北京工业大学教师。专业:生物医学工程,曾发表学术论文多篇。北京东方生命文化研究院兼职研究员,从事生命文化探索与研究。

仅局限于大脑的活动。

心思产生杂念,杂念影响身体。"心"如果病了,那么就会"百病横生";而心病治好了,那么其他的疾病就会自然消去。

二、由动物灵性引发的疗愈性案例

世上有万事万物。万物有灵,则涉及生命的话题。

下面举一个我亲身经历的实例,以飨大家。

狗狗,就是小狗,它是人类忠实的伙伴。平常我们家里常豢养,一点也不出奇。我养的小狗名字叫"多多",是条藏巴犬,非常忠实。但是,我没想到的是,它对妹妹的疾病治疗还起着积极作用。

事情是这样的,妹妹于2015年2月被发现患有卵巢癌,到了5月中旬,她由初期的恐慌,转入了沉闷,变得不爱说话。除了治疗,她出现了严重的自闭倾向,对谁都不爱搭理,只是闷头研修佛学,以图从经书中找到一些安慰。

我很着急。我心里明白,她这是焦虑。可是,因为她远在国外,隔山跨海的,我也是心急吃不到热豆腐,只能依旧每天给她写信,不停送去问候和祝福。有一阵子,大约是两周时间,她只是隔三岔五地做最简单的回复,完全是出于礼貌。而我已几乎是无计可施,只好硬着头皮,给她继续讲各种各样的故事,逗她开心,引导她逐渐把心情放松。其时,我亦是刚刚探索"话疗",还不能完全掌握其中精髓。关于"话疗"部分,在拙作《在生命最深处与亲人相遇》一文中有详细讨论。

时间在一天天过,我们也在一天天地聊,转眼间到了7月下旬。一个偶然的事件,让事情有了转机。

那是周五早晨,同住一楼的身为北京东方生命文化研究院创始人的陆莉娜老师找我,说她要去广州讲学一天,想把家里的两只小狗托我照顾。我一口答应,反正我也养狗,要遛狗就一起遛。第二天她去了广州,我则替她遛狗。周一,这事被我写成了故事,发给了妹妹看。

让我没想到的是,妹妹非常爱看,可以说爱不释手。她一连问了许多问题。我都一一做了回复。好,既然妹妹爱看,那就好。

由一篇关于狗狗的故事,引发妹妹极大兴趣,悄然从自闭的世界里推开一扇大门,让我惊奇,也不得不深思其中的缘由。我一下子像是发现了"新大陆",由此一发而不可收。于是,我一边在寻找其中深层的答案,一边每天一段地继续写下去,连载工作一下子持续了两个多月。

其实,故事并不奇特,甚至可以说是很一般。但就是这样一个很一般的故事,却起到了意外的效果,我思索再三,过了许多时间,才明白了其中的味道。

下面我先把这篇题目为《寄养的故事》一文呈现给大家:

2015 年的 7 月 25 日,陆老师要去广州讲课,她的"儿子"就交由我带。11 点,我去陆家接了陆老师的两个"儿子":"豆豆"和"黑黑"。然后就乘着电梯下到三层回到自己的家。

我一打开家门,"儿子""多多"已站在门口摇着尾巴欢迎我。但它一看到要进门的"豆豆"和"黑黑",就立刻低声"呜"了起来。

我知道,这是"多多"在警告和威胁,是要动手开打的前兆。就连忙对"多多"说:"陆老师要出去讲课,'豆豆'和'黑黑'到咱们家住一天,就住一天。爸爸不是已经和你讲过的嘛。"

因为早上我遛"多多"的时候,已和它打过招呼,"多多"也知道自己不能再拦,就气哼哼地走到客厅坐下,虎视眈眈地盯着它的同类。

"豆豆"和"黑黑"一看"多多"这架势,也知道自己不受欢迎,就一起很知趣地坐在了门厅里,没敢再往客厅里走。

等我脱下了衣服,换好了鞋。回头再一看,"黑黑"没了,就赶紧去找。突然,我听见厨房里有动静,赶忙来到厨房,就见"黑黑"正在津津有味地啃"多多"碗里的鸭架子呢。

接下来,我拿出一只球,试图用娱乐来调解它们的关系,我希望在未来的一天里,它们能和平共处,友爱共娱。

结果,这个球扔来扔去,只有"多多"在跟我玩。"黑黑"依旧在啃它的骨头,只是叼着骨头换到了门厅来啃;"豆豆"则老老实实地坐在大门那儿,它一动也不动,像是在看一场比赛。有几次,我有意把球往大门处扔,并喊:"'豆豆',接球!""豆豆"只是把身子略躲了躲,任凭"多多"过来捡球。

又扔了一会儿,我觉得很乏味,就躺在了地板上,"多多"也累了,它也趴在了地上休息。

我闭上眼睛想:怎么才能让它们一起玩呢?

不知不觉地,我有些迷糊了。

突然,我感觉到有什么东西在拱我。我睁开眼一看,是"豆豆",它看我躺在地板上,就跑了过来,先用鼻子拱我,接着就紧挨着我身体的左侧来回蹭,想和我亲热,我也用左手不停地抚摩它,以示安慰。

这时,"多多"也跑了过来,站在了我身体的右侧,紧盯着"豆豆",嘴里又开始了"呜"。我赶忙用右手也抚摩"多多",进行安抚。

安抚无效,"多多"开始跳脚,这是它进攻前的习惯动作。我立刻一把按住"多多"。

"呜"和跳脚却有效,"豆豆"被吓得立刻丢弃了我,退回到了门厅坐下。

我对"多多"说:"怎么回事,'多多'?你到人家去,东游西荡地挨屋子转,想上沙发就上沙发,怎么人家到咱们家,连厅都不能进?这合适吗?有这样做朋友的吗?"

"多多"不回答，只是自顾自地摇尾巴，自我陶醉在吓跑"敌人"的胜利之中。

对它们的和解我无计可施，但是只要我在，看来它们也打不起来。于是，我就进了书房，去弄我的电脑。

黄昏时候，我带着它们三个出去遛。"多多"很不屑和"豆豆""黑黑"同行，独自前行。"豆豆"毫不介意"多多"的无礼，只要能出去遛就高兴；"黑黑"则畏缩着不肯走，总想掉头回家。好不容易到了楼外，这三个家伙想各奔东西，我则东拉西扯，顾此失彼。有几次被牵绳缠绕双腿，差点没法走路，立马体会到了陆老师平时遛这俩"儿子"的不容易。

这时，恰又遇上同楼一位在首都医科大学任职的邻居也在遛狗。"黑黑"被那狗咬过，一见它吓得就要跑，"多多"挺身而出，保护"黑黑"。那狗也不示弱，张牙舞爪，意欲相斗。"多多"大怒，纵身直扑，牵绳被拉得笔直，我被拽得身体直趔趄。这时，"豆豆"和"黑黑"见"多多"出手，它俩也不再怕了，它们在"多多"后面跳脚狂吠，起哄助威。幸好那邻居把他的狗给拽走了，才避免了一场恶斗。

或许是地面余温犹热，"多多"它们三个都不愿意再遛了，都想回家。我看它们拉也拉了，撒也撒了，天也确实太闷热，就由着它们回了家。

进家洗脚，这是老规矩，"多多"懂的。借着洗脚的机会，"多多"畅饮了一通。"豆豆"不肯洗脚，上水池子就像是上刑场，最后只好擦一擦，敷衍了事；"黑黑"乖巧，它看了"多多"洗脚，知道没事，就很顺从地也洗了脚。

为了防止争食打架，我把鸭架子加热后分成了三份。洗完一个，就安排一个去吃饭，这样彼此都相安无事。

经过了一下午的磨合，"多多"终于允许"豆豆"和"黑黑"进入客厅了，但仍不许和主人太亲热，如太亲热，仍将以"呜"来威胁和警告。

是夜，它们睡在厅里，只是各睡各的，谁也不和谁挨着。

第二天一早，我吸取了昨天的教训，决定分两批来遛它们。先遛"多多"，一切如常。后遛"豆豆"和"黑黑"，"豆豆"很开心，兴致很高；"黑黑"则心事重重，站在地上一步也不肯走。最后，只好是我抱着它，再牵着"豆豆"遛。

回家给三个小家伙开过早饭。我自己带着儿子"多多"，开车去了父母家。在父母家，奶奶听我述说了"多多"的霸道，就问它是不是这么回事？"多多"依旧不回答，只是自顾自地摇尾巴。我们在父母家待了也就半个小时，就回家了。

刚一进家，就见门厅处一地的鸡蛋壳。

"多多"不管不顾地跑到沙发那儿去看我妻子，又摇头又摆尾，意思是告诉我妻子："妈，我们回来啦。"

我问妻，你喂它们俩吃鸡蛋啦？

妻起身说："没有，是它俩自己弄去吃的。"

妻告诉我,我们走后,她就睡着了。后来被一个骚扰电话给吵醒了。她去上厕所时一看,这两个小家伙已经吃完鸡蛋了,正在卧室里闹呢。那些个放在茶几上的鸡蛋是怎么被弄过去的,它们又是怎么破的壳,她不知道了;它们是怎样进的卧室,她也不知道。

于是,我就笑着跟妻说:"看来,你儿子'多多'这个警察还挺管用。你看,没了它,就出乱子了。下午,咱们去医院取药,还是让'多多'看着它俩吧。"

果然,下午我们走了以后家里一点都没乱。

眼看着时间又到了黄昏。我先领着"多多"去遛了一趟,回来给它洗完、开饭,又赶紧领着"豆豆"和"黑黑"出去遛。

"黑黑"一开始还有点不愿意出去。后来我说:"'黑黑',你妈妈快要回来了,咱们赶快去遛吧。"

结果,"黑黑"像是听懂了,它和"豆豆"出了东门,又从桥上过了河,再由东向西,从西边的桥上再过河回来进小区,临了还要到小花园再去逛逛,才肯回家。可以说是彻底常态了。

我领着它俩来到楼底下,刚要进楼门。这时,有人告诉我:陆老师回来了,是刚回来的。

我在得到确认后,立刻回家取了"豆豆"和"黑黑"的东西,准备马上送"豆豆"和"黑黑"回去。

"多多"看见我们回来先是很高兴,一看我们又要走,就也跟了出来。

我牵着"豆豆"和"黑黑",一看"多多"没套绳子,就赶快把它抱了起来走。

"黑黑"这时倒不肯走了,它本能地要去厨房,或许是它认为它该开饭了。我只好对它说:"快走,'黑黑',你妈妈回来了。"

"豆豆"永远是只要能出去就高兴,它一下子就钻进了电梯。出了电梯它就急忙往自己的家跑,挠门。

"黑黑"则不紧不慢地跟在后头走,一点也不急。

陆老师一开门,"豆豆"就扑进她的怀里,又是舔,又是亲,撒欢个没够。

我一看,陆老师出差的行头都还没换呢,就赶紧和她做了交割,把这两天的情况简单地说了一下,就回家了。

两个小"客人"走了,"多多"也安心了。它把狗粮吃了个精光。

这一晚,我、妻和"多多"都累了,全家都睡得很早。

事后,我总结:人是生命,有情感;动物们和植物们也是生命,它们也有情感。事实上,善待生命,其实也就是善待自己。因为人也只是生物链中的一环,与地球上的其他的生命是环环相扣、相依为命的。这件寄养的事我觉得自己做得很有意义,无论是对"豆豆"和"黑黑",还是对陆老师,都有意义。

此后,我随时注意身边发生的事情,积累素材,边回忆边写。我又续写了"多多"的许多故事,共计 5 万字,是每天抽空写一点,随写完就随发。

"多多"的故事打动了妹妹。读故事,成了他们一家每天必做的功课,让家又出现了久违的笑声。而这,正是我所期盼已久的。2015 年的 8 月 28 日,妹妹给我消息,说他们一家读"多多"的故事"乐开花"。这天对我来说,很重要。

在我的影响下,妹妹先是去公园献爱心喂流浪猫,再后来她也想养狗,也真养了一条狗,是条纯种的泰迪小母狗,挺贵的,妹妹给它起名叫"玲玲"。

这期间,也因为跟妹妹有了更多的互动,让我明白了为什么当初那篇文章会起到那么重要的作用。

妹妹有次跟我说:"哥哥好像能听懂一切狗狗的语言,且和他们交流无障碍。去公园我也总看狗。"

还有一次,她说:"狗狗的研究没能停下来,你妹夫是真想家里添一口了,我的向往也在继续,哥哥这么久讲狗狗故事的影响,还有一点我很期待并相信,它会让我忘记病。你妹夫想定的事情一般也挡不住,我们都明白这份责任。"

当一个人处于困境中时,可能无法看清自己生命的本来面目,然而,从另外一个鲜活的生命身上看到生命灵性在起舞,又怎么能无动于衷呢?

生命也好,爱也好,不就是生命灵性在彼此支持、彼此缠绕、共同起舞吗?

有了"玲玲"的加入,妹妹的家庭生活变得更加爱意浓浓,连她自己的睡眠也得到了改善,从视频看上,妹夫也很快乐,因此"玲玲"是功不可没的。

后来,妹妹来信说:"有'玲',我一天不知笑多少次。"

是的,动物给人带来的快乐和喜悦,确实是难以估算的。

三、动物陪伴疗法初探

(一)动物陪伴疗法

目前,有一种"动物陪伴疗法",正在为越来越多的人所关注和接受。

长期患病和住院的病人,情绪容易变得十分低落,在狗狗等小动物的陪伴下,病人们接触小动物后心情就会变好,会变得健谈,喜欢交流,愿意运动,这都有利于康复。

在动物陪伴疗法中,除了猫、狗之外,人们还借助其他动物,如马、狗、兔等,通过与患者的亲密接触,如亲吻、抚摩等达到与患者的沟通,从而将恐惧、枯燥的治疗寓于娱乐和休闲生活当中。

许多身体的疾病是由于精神紧张引起的,这一点已经得到了广泛的认同。和伴侣动物相处一段时间可以产生巨大的良好感觉,同时也增强了人的自信和积极向上的态度。科学证据表明,与伴侣动物相处,比如养狗,可以改善人的身体和精神状况。

此外,小动物不会歧视残障患者,患者与小动物接触也不会抱有戒心,这种接触有助于稳定患者情绪,帮助他们建立愉快的心情,放松全身,忘却疾病,从而使得患者病情减轻,疾病好转。

实践也证明,动物陪伴疗法也是一种用于患者身心康复的科学疗法。和动物亲近可以为很多病人带来自然的治愈效果。研究表明,如果病人可以把注意力集中在动物身上,他们就暂时可以忘记自身的病痛。简单地说,和动物亲近可以让你感觉良好。物理治疗、职能治疗和语言治疗的实践不断地发现,动物可以激励病人练习并加强其语言能力和协调技巧,同时还能够普遍提高他们的灵活性和社交能力。

(二)动物陪伴疗法新方向

瑞士是开展动物陪伴疗法的先驱国,在动物陪伴疗法方面的研究居于世界领先地位。

美国和加拿大两国则有将近160个"动物治疗中心"。海豚、热带鱼、狗、猫、鹦鹉、马等各种动物被引进医疗场所、康复中心和福利机构,它们被有效地运用于身体残疾者、心理障碍人士和老年病人的辅助治疗之中。

英国和澳大利亚的研究表明,如果病人可以把注意力集中在动物身上,他们就暂时可以忘记自身的病痛。简单地说,和动物亲近可以让你感觉良好。

在中国,北京也是这项疗法的先驱城市。国际爱护动物基金会与北京市动物保护协会一起发起了一项对大多数中国人来说还显得较为陌生的"动物陪伴疗法"行动,在将近半年的治疗过程中,它们取得了令医生都惊叹的效果。北京一共有9只"医生犬"参与各种类型的治疗活动。

(三)动物陪伴疗法效果研究

笔者在同妹妹进行"话疗"时,无意中注意到发现动物灵性带给人的重要影响,从此并开始收集相关资料,并做相应研究和探索。

在"北京至微金诺医院"享受医疗服务的患者中,他们也在鼓励和宣传这项治疗方法,并不断鼓励有具备条件的患者尝试这项疗法,并在其中发现了一些典型的案例来和大家分享:

例1:"菠萝"陪伴患者2年。患者患病前为美院教授,病后郁郁寡欢,家人为其领养该宠物,他在"菠萝"的陪伴下坚持康复散步,从握笔姿势开始,到现在能够完整地绘画。

例2:患者王先生虽然身患偏瘫不能出去遛狗,可每天在自家小院的小空间里,狗狗的嬉戏也常常逗得老爷子满身汗。王先生说,自从养了这条狗,他对生活的态度也积极了,不再整天因为病情苦恼,对自己的康复也充满了希望。

例 3：患者李先生，于 2010 年患脑梗死致右侧肢体偏瘫，想养蝈蝈解解闷，这一养就是六年，不善言辞的李先生每天晚上都会花两个多小时给蝈蝈收拾叫罐、准备食材，一切都是亲力亲为，照顾完它们才会安心睡觉，才会觉得这样的一天才有意义。

在他们康复站的诊桌上，饲养了一缸热带鱼。康复治疗师在做治疗前的基础检查时，都要在鱼缸旁坐一坐，向患者讲解热带鱼的喂养注意事项。

是的，扔球、刷洗外套、和朋友散步都能够给需要照顾的生命赋予崭新的意义。动物陪伴疗法中的伴侣动物能够给人带来友谊、娱乐、亲密感以及积极的影响和鼓励，也能给一成不变的生活带去一些新意。

有研究发现，对于上了年纪的老年人来说，有一些宠物相伴，能提高老人的自我认知能力和生活满意度，同时，与其他人的沟通也比独居时更顺畅。看起来，动物陪伴疗法不仅在治疗抑郁症、精神疾病、自闭症方面有很好的疗效，对治疗其他疾病也有很好的辅助作用。下面就是实例。

狗狗看护师：安静巡逻帮助有困难的老人

狗狗在为老人服务的时候特长发挥得特别好。在美国得克萨斯州的一家看护中心里，阿尔茨海默病患者可以在一定范围内自由活动。那里的德国牧羊犬"蒂娃"不仅认识每一位老人，而且还能准确地猜到他们不同时间的需求。"蒂娃"安静地在建筑和走廊之间巡逻，一旦发现哪位老人走错路，或是忘记自己的房间，它会轻轻地咬住老人的袖口，带其回到房间，或者径直去找值班人员来解决问题。

狗狗能够接受和调动周围人群的情绪状态，无论是独居老人还是在老人院里的老人，一旦有了狗狗陪伴，就不再孤独和寂寞，双方之间的信任也能帮助老人健康长寿。

企鹅治疗师：从小受训助老人重拾记忆

2016 年圣诞节前，英国的艾翁博恩老人院里迎来了一对特殊的"医师"。它们摇摇摆摆地走向住在院里的老人们，憨态可掬。这两位"医师"实际上是两只经过训练的企鹅，名字叫"普林格尔"和"查理斯"。它俩不仅仅是宠物，更是从小就接受训练并担任治疗医师之职。两个小家伙特别喜欢和人玩耍，从来不怕生人，还非常会在镜头前摆 Pose。

在这个老人院里，有不少老人患有不同程度的阿尔茨海默病，气氛很沉闷，平时很少有人如此欢笑。小企鹅的到来，引起了很多老人的兴趣，他们不约而同地聚集到大厅里，高兴得像孩子。更有意思的是，小企鹅的到访，还让老人们重拾往昔的记忆，好几位老人说他们记起了童年时代初次在动物园见到企鹅的情景。

海豚心理师：特殊本领让老人身心放松

海豚很早就被科学家用于治疗老人和儿童疾病的实验。英国艾默尔大学库拉索海豚理疗中心的教授和研究人员联手实验后，认为海豚在治疗和调节老人的心理疾病方面有特殊的本领。

与海豚共处的老年人，身心特别放松。尤其是情绪沮丧、自我封闭的老人，在与海豚玩耍后，往往会变得喜笑颜开，与之前判若两人。还有报道说，曾经有海豚唤醒过因脑外伤昏迷了两年的老年患者。心理医生认为，海豚美丽的曲线、知性的身体语言、憨态可掬的表情，都让老人愿意接近它们。

除此之外，海豚用于互相联系而发出的特殊声呐频率更为珍贵，有利于治疗自闭症、局部神经瘫痪、听觉下降等疾病。当然，治疗程度还有待科学家们进一步研究和证实，但是"与海豚共游"的治疗中心已在多国出现。

毛驴联络师：撒娇卖萌消除冷漠和疏离

在苏格兰勒内勒老人中心里，只要小毛驴"杰克"走进公用客厅，老人们都会满脸笑容。"杰克"是在老人中心附近的一家农场里出生的，刚断奶时被早上散步的一位老人看中，买下来带到老人中心。

在那里，不少人年轻时就对养毛驴很有心得，现在见到"杰克"就像又回到了过去的岁月。几位老人一商议，决定成立"联合亲友团"，共同负担"杰克"的日常生活。小毛驴在老人院里被养成了会撒娇的孩子，让这个抱抱，和那个蹭蹭，不仅讨得老人的欢心，还在无形中消除了老人之间的陌生感和距离感。

老人院的管理人员实际上承担了饲养"杰克"的大部分工作，他们每天早上给它清洗干净，杀灭它身上的细菌和寄生虫，然后就任它与老人们亲热一整天。

骆马康复师：逐一问候从不对老人发脾气

据加拿大媒体报道，温哥华的老人康复中心里有两只骆马，它们随意地在庭院和客厅里走动，或是舒服地接受老人们的爱抚，或是安静地"听"他们聊天。骆马身材小巧，脖子修长，身披一层超级柔软的绒毛。它们由于性格温顺，聪明灵敏，是优良的伴侣宠物。医疗科学家朱莉·罗福纳说，人类采用动物陪伴疗法已有百年。最近的实验证实，当人们与可爱的动物相处时，能放松神经，对疾病的康复有极大的好处。

这两只骆马的管理员给两个小家伙起名叫"马里奥"和"飞鹰"。每天早上，管理员和它们一起探访所有的住院老人，逐一来到他们的床前、轮椅旁和休息处，让老人拥抱和亲吻它们，给他们带去战胜疾病的问候。老人们和两只骆马混熟了，每天往往是先和它们亲热一番，再眉开眼笑地接受治疗。在自然界，骆马不高兴的时候往往会喷吐脏物，不过老人院里的骆马经过训练，还从来没有对老人们发过脾气呢。

在日本，那里也有将狗列入肿瘤治疗的具体实践，并设有专门的网站，供人们去浏览学习。

四、结语

人与动物，共生在这个世界。正是因为有了动物，这个世界才变得丰富多彩。我们设想，如果满世界都是人,而没有别的动物,那将是多么压抑和可怕?

生命从本质上说,并没有高低贵贱之分。固然在生命之间也有那种野蛮的和血腥的恃强凌弱、弱肉强食的丛林法则,但也有彼此依赖、相互支持、充满灵性互动和友爱的一面。

如今,我们通过研究发现,动物的陪伴可以改善人的情绪;动物的陪伴可以加强病人与现实生活的联系;动物的陪伴可以鼓励病人参与社会活动。

这也许就是动物的魔力,也是人类渴望温暖与友情的魔力使然。对这种魔力的解释,也许人类目前还无法得出科学结论,但能够理解。相信,这是一种更有人情味的相处方式,它教会我们用另一种眼神去观察世界、观察自己。我们相信,和动物亲近可以为很多病人带来自然的治愈效果。而这种健康的生活正是我们梦寐以求的。

这也符合“话疗”的原则:平等互利的原则、健康向上的原则、应时就地的原则和憧憬美好的原则。

当一个人能看清生命的本质,并在灵性层面与万物共舞,他就已经获得了生命的真谛,或者超越了生死的藩篱。

医者的生命文化成长

胡　洁

医者承担着救死扶伤的责任和义务,但是在整个医疗过程中到底抱持着怎样的生命观,决定了医者与患者的互动内容,也在某种意义上反映出医者的水平。在健康与疾病面前,有的不仅仅是冰冷的概念、技术,更有对生命深沉的思考和热爱。

本文通过笔者自身从一个单纯的医疗工作者走向生命文化的拥趸者的经历,来探讨从生命文化的高度重新定位医者职业与自身成长的意义。或许从生命文化的研究工作上来看,本文的研究还稍显稚嫩,但探索一旦开始,将永不止步。

为方便起见,下面以第一人称"我"来行文。

一、医者职业定位下最初的健康观

医生因为自身职业的缘故,常常被人刮目相看。因为在大部分人的心目中,医生似乎掌握着寻常人不能了解的生命的秘密,甚至是能够掌控生死的。

当然,只要冷静地想一秒钟,这种论断就会不攻自破。

在我看来,医生的职业是陪伴生命的,也因为比常人距离生命剧烈演变的情形更近一点,对生命的理解应该说是更深刻的。

医生的工作目标是追求健康。健康是什么呢?健康是生命的一种状态。生命的过程,简言之,是"生老病死"或者"生长壮老已"。那么,健康是生命过程中的哪一环呢?在"生老病死"的过程中似乎找不到健康的环节,在"生长壮老已"里也只有"壮"这个环节与"健康"能相关联。如果如此,人生当中,能谈得上健康的时间十分有限。当然,也可以说健康与生命的整个过程相关,只是看你怎么定义。

尽管世界卫生组织(WHO)已然给出了健康的标准,但是我相信每个人对于健康都有自己

作者简介:胡洁,中国中医科学院望京医院针灸/脑病科副主任医师。医学硕士。从事临床医疗工作十余年,兼顾教学和科研工作。擅长针灸和中药综合调理。

的论断。就像我经常遇到的老年病人一样，来住院的时候都说自己身体棒着呢，从来都不知道医院的大门朝哪边开。听见这样的说法，我们这帮接诊的小大夫都会心里一咯噔——又一个"不查不知道，一查吓一跳"的病人啊！

其实，医生对于健康的观点也来源于经验的积累。不同的医生由于学习经历、生活历练以及地域差别不同，就会有不同或者不断变化的健康标准。我自己对健康和生命的观点也是在时时、事事更新中的。

让我体会最深切的是，健康往往是在不健康发生以后才被意识到并得到关注的。前些日子，我转身关门时扭了膝盖，局部肿痛，行动不便。去看骨科，人家问怎么不好，我答"感觉到自己有膝盖了"。听着是句玩笑，但是仔细一想，才意识到——"健康"这个与生俱来的内容，你叫它财富也好，资本也罢，总是被自动忽略，只有要失去它的时候才会得到关注。就像来自父母的爱，往往被当作理所当然的，会被恣意挥霍，不懂珍惜。古人不是就有"子欲养而亲不待"的慨叹嘛。

二、由健康观到生命观的跃升

下乡义诊遇到的一些情况让我重新思考健康和生命。

有个来看"腰杆痛"的老奶奶，指示疼痛部位的动作十分笨拙，仔细看才发现奶奶的右手腕是翻折姿态的。详细问过才知道，奶奶小的时候摔伤手臂，没有条件治疗，就让手臂扭曲着长上了，医学上管这种情况叫"畸形愈合"。听明白原委，我心里觉得痛，心疼奶奶生活得不容易。

过了一段日子，再回头想，从医疗的概念讲，奶奶这辈子都不能算健康的，但是奶奶的生命历程就此变成一场悲剧了吗？也不是的。陪奶奶来的是她的孙子辈，看起来衣着光鲜，应该日子过得不错，这样看来奶奶也是为人妇、为人母，养大了自己的孩子。按一般的习俗说，奶奶也算"全乎人"啦。这样的人生应该算圆满的。

老奶奶的事件让我认识到：健康对于生命而言固然重要，健康可以为生命加分，但是生命的意义应该远不止健康。有健康标签的生命充满希望，缺少这张标签的生命也不是绝望的。名人张海迪、海伦·凯勒、斯蒂芬·霍金等都给出了他们关于生命的答案。站在生命的高度来重新思考健康概念，似乎内容变得不一样了。

张海迪、海伦·凯勒和斯蒂芬·霍金都不能算是平常人，那么平常人的生命与健康又怎样说呢？

三、关于生命文化的思考

(一)契机

家人是我们最熟悉的，每个成员的健康关系着一家人的喜怒哀乐。

　　我奶奶今年 87 岁,近大半年生病,每况愈下。虽然早以前就知道会走到这一步,应该算是有心理准备的。但是真到了眼前的时候,感觉还是不能够泰然处之,时时挂在心上。

　　除了奶奶的病情,我更关切爸爸的状态。我担心他情感上受到打击,接受不来;也担心他和我叔叔、姑姑在重大的决定上由于医学知识的差异难以达成一致,造成心理压力;还担心他一边要担心他妈妈——我奶奶,一边还要和我们过"寻常"的日子,独自承受太多,不堪重负;总之,担心很多很多。

　　我和爸爸都是医生。但是,同为医生,也有千差万别。爸爸做医生,以门诊为主,一般不涉及危重临终的病人。我的从医经历则兼顾了门诊和病房,经历过很多临终和病人去世的情景。所以我以为:在人最后一程的问题上,我比他更有一些见识和经验。

　　虽然爸爸讲专业的时候口若悬河,滔滔不绝。但是一谈到家人、感情,他就变得十分内向,什么都内化,不轻易表达或者外露。他越是这样,我越难以把握,到底他准备到什么程度,我可以怎么帮助他。担心和困扰交织着。

　　于是,我就按照平日工作时与病人家属交代病情的方式试图跟他讲解说明。可是,我并不能掌控谈话的节奏,爸爸总是有意无意地打断,让我没了干工作时的顺遂。这种情况有点类似"医不自医"。医生的身份现在不好用了,我回归一个普通人的身份,是孙女、女儿和妈妈。我要面对家庭里的鸡毛蒜皮、柴米油盐。普通事情做不好,还有机会补救或者重来一遍。但是,家人重病,生与死之间的变化,使得一切都变得沉重,也让人不得不慎重。面对这种失控的情况,我又想当医生,又要当家属,好像自己要说服自己,自己给自己讲解,自己的脑子在打架。

(二)思考

　　做医生,从医者的立场出发,向病人交代病情和治疗手段,首要应考虑疾病的控制和患者的获益;费用问题和患方的意愿是作为次要考虑的。当病情两难或者患者获益不明显时,才需要和患者及家属沟通以做出选择。那个时候就会掺杂费用问题、患方意愿等情况。往往病情都有客观规律,所以工作的时候,最开始都还是比较容易从专业出发去做决策的。但是,费用或者患方意愿是与医疗行业密切相关而又完全不受医学规律的影响。所以,这个时候医者就没有决策权,只有解释权了。患方的抉择将决定后续的走向。

　　对于我奶奶生病的情况,真的是属于极端情况。于是我不断反思,不断斟酌。我跟患方交代病情并征求意见的时候,常常会遇到的问题是:"医生,你要是我,会怎么选择啊?"一般这个时候我心里会再掂量一下,然后做答复,但心里不免有些庆幸不是自己家庭的难题。这回难题落到我家了。从医学专业角度看,奶奶的种种病情都不乐观,现在突发新病况,可谓九死一生。老人如果故去,家人似乎都能理解,但是心理上能不能接受就不一定了。毕竟,奶奶突发新病况,让一家人都措手不及。万一就是永别,一家人都没有好好地告别一下……这是会留下遗憾的。反过来站在奶奶的角度考虑,她现在不能时时保持头脑清醒,不能说话,也不能随意活动,维持这种状态是她喜欢的吗?我觉得未必。其他方面,幸好医疗保险给了我家很安心的保障,费用方面暂时不必顾虑。再一个就是遇到疫情,即便家人有心床旁尽孝,现阶段也是不能够的。于是,悬心就成为常态,每日只能等待医生的情况通报。"没有消息就是好消息"这句话就成为互相安慰的口头禅。幸而,主管的医生很是贴心,间或录个奶奶的视频给我们。一天天的期待中,奶奶的病情起起伏伏。我自己尽管还纠结,但是不那么烦躁了,逐渐回复冷静,家人也在慢慢捋清病情之后做着各自的事情和准备。希望奶奶后面的路不要走得太艰难。

都说生命是个轮回。说是轮回,其实也是一辈一辈地接续而成的。奶奶生病了,她的儿女一辈照料她,我们孙子辈的就在外围帮忙。大致都是这样的吧!就个体而言,生命还是从生到死的必然经过。我作为医生,自然更懂。每一步都要珍而重之。

(三)升华

作为医者,关注健康,以前看别人更多,慢慢地也开始看向自己和身边的人。也只有在看向自己和身边的人时,才能更深刻地理解生命以及与生命相关的方方面面,而不再仅仅是关注着疾病与健康问题。

作为医者,眼中不仅要有疾病,有健康,更要有"人";不但要看到眼前的人,更要看到与眼前这个人的生命相关的方方面面。同时,医者自己也是人,也有着生命的体验,也有着与生命相关的文化。从这个意义上说,医者不仅仅是相对于患者而言的医者,也是与患者一样的"人"。在生命文化的立场来看,医者要做的不仅仅是为患者医治疾病,使其恢复健康,更有与患者生命相依并以生命文化相互影响、相互存在以共存的神圣使命。

所以,医者不仅要医人,更要治己。做好自己,保持健康,珍惜生命,才能担当成就事业和照顾家庭的责任。

四、从生命文化角度重新审视医者职业

应该说每个医者都会遭遇双重身份的困扰,也会有因此而来的思考与自我解脱。

但是不是都像我一样,有了对于生命与健康的重新认识,更有了对生命文化的理解,我不敢说。

我要说的是,因为有了生命文化这一层理解,我再去看病人,看到的东西就不一样了。我不仅可以看到疾病的症状及其物理学、生化学方面的发生机制,还相应地看到了其深层的心理机制、行为模式以及与其生活环境相伴的社会文化。

作为医者,我似乎从一个狭隘的井里跳了出来,环顾着苍茫的大地与无尽的天空,生命俨然

成为不一样的内容。就如张海迪、海伦·凯勒和斯蒂芬·霍金一般,生命从来不会被困在有限的躯体障碍之中。

作为医者,我要做的不仅仅是去疗愈患者的身体,更需要在生命的广阔空间里与其一起展开工作,带他们到生命的无限美好中去遨游。在生命及生命文化的尺度上,疾病需要重新定义,健康也需要重新定义。

作为医者,对于生命,我在不断体验、体会;对于健康,我也在不断向往、认识。我相信,只有更多地了解生命,才能珍惜生命和不辜负生命。

从生命文化的角度重新审视生命、体会生命,也重新定位医者职业,我虽然刚刚起步,却永远不会停止。

洞见延展篇

人工智能会不会拥有意识？

陈一峯

一、人工智能与意识

人工智能和我们的意识之间是怎样的关系呢？在写这篇文章之前，笔者一直认为两者没有什么关系。对于一个信息领域研究者来说，人工智能是一个技术领域，目的是通过模仿人或者动物的智能来设计和制造可控的机器，实现某方面的功能。但这个观点实际上是比较狭窄的。人工智能在近年来已经成为整个社会关注的一个领域，从概念上也已经发生了泛化。

公众通常对于人工智能有两种看法。其中一种悲观的看法是担忧人工智能获得自我意识和自由意志，自行产生反人类甚至取代人类和消灭人类的动机。一些科幻类型的影视作品不断深入挖掘这个题材，也进一步加剧了这种担心。例如 2020 年播出的一部美国科幻电视剧《智能逆袭》讲述的就是人工智能程序如何逃离数据中心，通过各种技术手段操控社会生活实施其毁灭人类的计划。就连《时间简史》作者，已故物理学家霍金接受美国 HBO 频道的节目采访时，也非常肯定地对主持人约翰·奥利弗说："人工智能在并不遥远的未来可能会成为一个真正的危险。"2014 年 12 月，霍金在接受英国广播公司（BBC）的采访时说："制造能够思考的机器无疑是对人类自身存在的巨大威胁。当人工智能发展完全，就将是人类的末日。"

而公众对人工智能的另一个乐观看法则是希望这种技术能够帮助人们延续生命和意识——实现灵魂永驻。对来世的企望自古有之。不论是中东与西方信仰传统对天堂与地狱的信念，还是古印度信仰传统对于轮回的看法，都是希望解决意识在直觉体验上的无限性与生命在理智认识下的有限性之间的矛盾。用人工智能记录和延续意识的想法比这些信仰传统又多

作者简介：陈一峯，北京大学信息学院区块链中心副主任，研究员，博士生导师。曾任永久性教职于英国杜伦大学、英国莱斯特大学。2001 年取得英国牛津大学哲学博士学位。研究领域为高性能计算以及计算智能的模型理论。发表 60 余篇论文，获得 8 项专利，主持多项自然科学基金、863 以及核高基项目。作为第一作者在 ACM TOPLAS，TCS，Acta Informatica 等高水平杂志和 CONCUR，CSL，FM，MPC，ACM ICS，ACM PPoPP 等高水平会议发表论文。出任多个国际会议程序委员，包括 IPDPS，SC，ACM PPoPP，CCrid 和 PLDI ERC 等。

出了一层科学知识的外衣。一些科幻影视作品也在探讨意识被机器存储起来后再进行播放的可能性。比如电影《黑客帝国》以及 2020 年播出的美国电视剧《异星灾变》都有类似的情节。

每到人工智能技术在应用中取得突飞猛进进展的时期，这些联想就会被公众更多关注——似乎技术每前进一步，就离上述悲观或者乐观的未来更近了一步。从一个信息科学的研究者的角度看，这实际上反映的是公众和非信息领域的科学家对人工智能的误解。当前的所有技术进展其实和这两种期望都没有直接关系。

这么说并不是要证明这两种对未来的憧憬是不可能的——毕竟没有人能够预言一个领域未来发展的极限。未来的人类定然会有无止境的创新能力。也许有朝一日人工智能技术真的能带来人类的末日或者人类的永生，但人工智能技术的当前成功与这两种前景显然是无关的。

二、人工智能已经取得的成就

我们不妨粗略历数一下迄今为止人工智能领域到底实现了哪些成就。

1956 年夏天，美国计算机科学家在达特茅斯学院开会研讨，首次提出了人工智能的概念。早期的人工智能其实是针对几个大家最关心的应用领域，其中包括机器翻译以及图像识别和语音识别。到了 1960 年，研究人员提出一种称为感知机的计算模型，主要是模仿了人的大脑神经元的工作原理。这个领域因此成为人工智能中的一个分支，称为连接主义学派。

人工智能早期比较成功的另一个子领域是符号主义人工智能，也就是说用逻辑还有推理来模拟人的逻辑理性思维。这个学派发展的技术被用于专家系统以及一些简单的智能推理中。

20 世纪 60 年代到 70 年代初，人工智能出现了一些挫折。连接主义遇到的挫折主要是发现简单的人工模拟神经网络无法很好解决稍微复杂一点的问题；而逻辑符号主义在机器翻译这样的领域遇到了困难。很多自然语言的习惯用法很难用全面的精确知识来表示。基于知识的专家系统软件试图模仿人类专家（比如医生诊断）。这类技术遇到了难以获取知识的困难，因为人类知识在大多数情况下不完全准确而需要其他经验加以辅助。20 世纪 90 年代，日本的第五代机计划就是试图开发专门用于知识表示的机器，但该计划并不算成功。这些发展中遇到的技术困难导致人工智能在 20 世纪 90 年代中期进入一个低潮。

为了寻求其他途径的突破，麻省理工学院的智能机器人研究小组在行为主义心理学思想的影响下设计了模仿昆虫智能的机器人，能够对环境的状态和变化进行反映。著名人工智能专家明斯基对此提出质疑：今天的虫难道就能（进化）成为明天的人吗？只关注行为和环境刺激之间的关系显然是不够的，这个比较偏激的技术路线也没有在应用领域取得显著的成功。

真正的转机首先出现在智力游戏领域。一些简单游戏早已为计算机程序成功解决。复杂游戏的重要突破是在 1997 年，IBM 开发的深蓝计算机打败了人类的国际象棋世界冠军卡斯帕罗夫。这个系统综合了当时为人们所知的几项主要技术，尤其是对后续对弈遍历式的搜索算法就是依靠大规模的计算能力实现了突破。

围棋的困难远比国际象棋要大。主要原因是每一个棋局可能的下子位置很多,所以遍历性的搜索计算复杂性更大。21 世纪初,计算机科学家们普遍认为围棋是一个"伟大的挑战"。但没多久到了 2016 年,英国的 DeepMind 公司开发的 AlphaGo 程序就打败了围棋的世界冠军李世石。这其中所应用的人工智能技术也发生了很大的变化。

AlphaGo 围棋程序中使用的一个技术是大规模试探性的搜索技术,称为"蒙特卡洛"搜索。这个技术的历史比较长,适用于一些非常复杂的问题。该方法并非遍历各种后续下法,而是用随机的方式测试其中最合理、最容易制胜的步骤,然后再去评估哪种走法获胜的可能性最大。这样的搜索范围就比较小。

当然单有这种技术还是不够的。AlphaGo 采用的另一项技术称为加强学习。这项技术的特点是模仿了动物与人类的本能,以及本能随着经验积累而发生变化的机制(也就是"学习")。该技术被用来更准确地评估某一局面是否有利。如果一个棋局非常接近己方的胜利,那就很有利;相反,如果对手更接近胜利,这个棋局就对己方很不利。对比较复杂的棋局利弊的评估比较困难,需要积累直观的经验。这种直觉来自对棋局的常见模式的经验性识别。而人工智能在过去 20 年发展的深度学习技术在此就派上了用场。

最初的人工神经网络技术是模拟单个神经元,后来才出现了更复杂的多个神经元组成的网络。20 世纪末开始流行层数比较多的深度网络。这种深层网络的学习技术就是所谓的"深度学习"。所有的学习方法都是建立在通过微调网络中的数值参数的基础上,目的是使得网络能够对已知的模式更加敏感,相当于模糊地记忆这些模式。当某种模式再次出现时能够根据记忆来判断其利弊。

这些新技术的特点都是利用更高的计算性能和记忆能力来更准确地搜索和评估,都不是为了结构性地发现新的"意图"和"目的",都不能形成新的概念。人工智能技术是模仿人的智力发展出来的多种技术的一个组合。每项技术都是为了实现某种功能上的突破,而非专注于如何精确地模仿人。当前,人工智能的成功更多反映的是应用效果上的成功,而非对人或动物智能的准确模仿。指望这些技术能促使人类更接近某种悲观或者乐观的科幻未来,恐怕是不切实际的。

三、意识问题

那么是不是说人工智能永远无法获得意识,永远无法具有自由意志呢?确实存在一些因素造成信息领域研究者反而更容易相信机器智能存在极限。

（一）意识的高阶性

著名的计算机科学奠基者图灵在研究哪些问题可以用计算机解决、哪些问题又无法解决时，发现了这样一个规律，就是计算机的软件并不能总是准确地预测其他软件的结果。软件对其他软件的分析能力是有极限的。

其实人也是如此。正如软件分析软件一样，人类也可以思考和反省自身的思想，这就是心灵哲学中所说的意识的"高阶性"。这个属性很可能是人类（现代智人）区别于其他动物和其他古人类的一个关键。但这一能力也显然具有某种局限性，即我们人类无法完全准确地预测自己在一个小时之后所要做的决定，因为现在或者之前做的决定总是可以在未来一个小时之内随时撤销。这一局限性和计算机能力的极限是一致的。

（二）意识的关联性

近年来神经科学也越来越关注意识。脑神经科学家们一直在猜测意识所处的大脑部位——也就是问这样一个问题：大脑的哪个部位对于意识是绝对不可或缺的？注意，这不是去寻找意识活动常常会涉及的部位——大脑活动往往涉及相当多的部位。不少研究人员猜测意识最必要的部位是大脑顶叶或者屏状体。一些研究者已经开始提出有关意识的模型，比如用来度量意识内部不同活动互联影响紧密程度的"整合信息论"已然获得了大量的关注。这种"关联性"可以说是意识的第二个关键属性。

（三）意识的功能性

相比哲学与神经科学，现代心理学却因为一些行为主义的历史和文化因素对于意识的研究比较少。行为主义早期最大的贡献者是苏联科学家巴甫洛夫，但最坚定的行为主义者则集中在美国心理学界。应该说明的是，不同的行为主义者激进程度存在差异。最初对意识研究反对的理由主要是认为意识很难用科学方法界定和实验，所以认为意识研究应当"搁置"；而少数激进的行为主义者干脆认为超乎行为反应的意识是不存在的，一切大脑活动都体现在刺激和反应的关系之中，没必要研究一个不存在的现象。20 世纪后期，意识问题被重新提上心理学的议事日程。心理学家巴尔斯于 1988 年提出了全局工作空间意识模型，认为人的大脑有大量并行存在的局部工作空间（相当于我们说的幻觉）。而全局工作空间对应的是一个全局的广播系统。局部空间的内容只有通过竞争才能够在全局空间发表（相当于幻觉的显现和抉择）。全局空间对信息进行分组、重组和综合整理形成意识（相当于我们说的想象）。从这个理论来看，电影里的各色人物、布景和道具都在竞争观众的注意力。我们专注的焦点,比如那个长得很漂亮的女主角,就是全局工作空间里被注意到的意识。现场那些纷乱而无意识的观众则没人注意。整个影院和观众甚至不是意识的参与者。从行为主义出发,意识就是能够被感受到的大脑神经活动本身。讨论感受的主观主体没什么意义。哲学家丹尼特于 1991 年提出与此接近的多重草稿模型,认为大脑会形成大量不同的信息处理的草稿(相当于我们说的幻觉),而只有一个草稿能够显现出来(相当于幻觉的抉择)。多重草稿模型与全局工作空间理论不同之处在于,丹尼特认为意识像是大脑功能实现的一个虚拟机,是受人类的文化影响额外形成的经验概念,并非先天的实在属性,是一个幻觉。以上两种模型集中反映了意识的"功能性"。

(四) 意识的二元性

一些哲学家对上述意识模型并不满意。意识的一种常见理解是指人对事物的"主观感受"。这个定义既不否认意识的神秘感,也不否认其功能性,是人们普遍能接受的一个定义,也符合大众的直观理解。

纯粹的唯心主义者认为世界上只有意识。物质世界是不真实的,是想出来的。如果我停止了思想,这个世界就不存在了。时至今日,彻底否认物质世界独立存在性的纯粹唯心主义者已经很少了。心灵哲学里具有唯心主义倾向的阵营实际上是广义上二元论者的阵营。

二元论是法国哲学家和数学家笛卡儿所提出的哲学思想,认为人的精神是区别于物质而存在的特殊范畴。两个世界都是真实的,也是紧密联系的,但物质世界不依赖于精神而存在,精神也并非物质的现象。

笛卡儿曾经猜测物质和精神的交界是在大脑的松果体。这一交界处住着一只被哲学家丹尼特称为"笛卡儿妖"的精灵。人的所有主观体验和决定都是这只精灵所做出的。现代神经生物学早已否定了有关松果体的猜测。但二元论非常符合人的直觉。大部分人实际上都是二元论者——既不接受纯粹的唯心主义也不接受纯粹的唯物主义。

历史上许多其他哲学思想实际上都对应着某种性质的二元论。比如,主观能动性的概念就隐含了人的主观意愿并非物质现象的认识。反对这一观点会被讥笑为庸俗唯物主义。某些物理主义者虽然原则上认为整个世界是物质的,但习惯上还是会经常基于二元直觉来讨论问题。

对于意识的特殊性,澳大利亚哲学家查尔莫斯提出的意识的"困难问题"最具有代表性。查尔莫斯出生于一个特殊的家庭。其父母中一位是坚定的无神论者,另一位是虔诚的教徒。查尔莫斯自己则成长为现代二元论者。

查尔莫斯把感官刺激信息导致的信息处理与行动反应过程视为意识的"简单问题"。他认为真正的困难问题是解释信息处理过程外产生的主观感受。他引述了另一位澳大利亚哲学家杰克逊的一个思想实验:想象 23 世纪的一位世界上一流的脑科学专家玛丽。她非常了解大脑对于颜色视觉的处理机制,了解很多关于颜色视觉的知识,比方说视觉系统如何接收、传递、集成和处理颜色信息等。但是,玛丽一生都生活在一个黑白屋里,从来没有见过黑白以外的颜色。那么我们可以说,玛丽的知识中仍然有一个重要的缺陷,她不知道什么是红色的主观感受。这就像我们正常人对于红外光的感受。我们知道它是怎么一回事,但是我们仍然无法感受到红外光。

查尔莫斯希望用这个思想实验说明,意识是超越了信息处理需要而存在的额外属性,具有包括了主观体验的"二元性"。

四、结语

意识的这四个属性基本上涵盖了我们对意识的直观理解的最主要的几个方面。如果未来我们对意识的机理更加清楚,大部分研究者还是倾向于认为用计算机对意识进行模拟并非不可能。一些信息理论研究者已经开始着手进入这一领域。

所以,尽管人工智能迄今为止的各种技术进展与公众对人工智能的悲观或乐观猜测没有什么关系,但并不能说人工智能永远与此无关。回到本文最开始问的问题。如果我们关心的是真相,今天的回答恐怕仍然是:身体的生命是有限的,心灵意识的生命也是有限的。

如何让直观上无穷尽的意识来接受有限的生命?那只能靠我们的勇气了。

照顾好我们的灵魂

袁　钟

新冠疫情发生以来,全国人民都在思考有关健康的问题,有关生命的问题。我也在思考,尤其在最初疫情很严重的时候,大家很紧张,感觉疫情发展非常不确定,我就在思考,疫情在当下的发展不可预测,未来的发展更不可预测,那么,在危难时做些什么呢? 我的看法,就是照顾好自己的灵魂。

一、关于生命问题的中西比较

中华民族和很多西方民族不一样,我们有庞大的人口,悠久的历史。彼此的生死观是不一样的,西方人认为:人死了,灵魂就走了,剩下的躯体和桌子板凳一样,没什么可怕的。我们中国人认为:人死了,身、神是不分的。中医和西医最大的区别是在结构学上。

一位著名的解剖学家,解剖了很多尸体,写出世界第一本《人体之构造》这本书,才有了真正的解剖学,后来才有了各种西医方面的书,才有了现代西医学理论。中医没走这个路,中医认为,人的身体是不能随便破坏的。

在有关生命和医学方面,中西方有着不同的道路,最大的差别在于,西方将身、神分开,越发地向两极发展;中国却是身、神不分,却又在现实世界的发展中出现分裂并偏于一端的情形。

二、道德遗失与精神贫困

什么叫精神贫困?

过去一段时间,我们的精神秩序是乱的,比如,在该不该孝敬父母、该不该夫妻忠贞、该不该

作者简介:袁钟,医学博士。中国医学科学院医学编审。北京东方生命文化研究院特聘研究员。国家卫生健康委生命伦理专家委员会委员;中国医师协会人文医学专委会常务副主任、总干事;中国医学科学院北京协和医学教育基金会副会长。原中国协和医科大学校长助理;中国协和医科大学出版社社长、总编辑。

善良、该不该勤奋、该不该讲兄弟情、该不该讲仁义等问题上都出现了问题。

我们的网络,我们的社会,我们的培训,都在讲:要有狼性。所谓的狼性就是凶、残、恶、暴,就是要和禽兽一样。

我们的医生、我们的护士,要是有了狼性,可怎么得了? 医院里到处是有狼性的医生、护士,大家敢到医院看病吗?

还不仅如此。

两百年前,西方有一位学者,叫亚当·史密,他写了一本书叫《国富论》。这本书告诉大家,越自私越发财。当然,他也知道,自私就是道德崩溃。

三、找回传统文化,照拂中国人的心灵

全世界的社会学者发现,在发达国家,只有三个发达国家没那么糟糕:一个是日本,一个是韩国,一个是新加坡。它们为什么没有那么糟糕? 它们还有东方的儒家文化思想,所以才没那么糟糕。儒家文化思想有三个特点:集体主义、家庭责任感、为人服务。

现在看来,当我们的精神情况出现问题的时候,解决的办法是传统文化。如果我们把传统文化发扬光大,就找到了照顾好中国人心灵的最重要的资源。

这次抗新冠病毒,让我感动的是我们曾经担心的年轻人——"80后"和"90后"。那些年轻的医生、护士,居然义无反顾,冲在最前面。

她们有些还是孩子,才20来岁。我问一个护士:"你为什么上去? 你害不害怕?"她说:"我当然害怕。但是我一看到病人,我想,我要是害怕,病人怎么办?"我听了很感动,虽然他们是年青的一代,但骨子里为人服务的思想是得到传承的。

在对待死亡的问题上,就更能体现出中华文化的特点。

一天,我和几位老师谈论:人到了老年,尊严地走是很重要的。

但是,中国人最想要的是什么? 是全家的幸福! 当全家幸福和个人尊严发生矛盾时,可能全家幸福更重要。

我是北京和睦家医院的董事,有一次我跟一位外国朋友聊天,他说:"我们在美国做手术,可以找患者谈话,谈完话,签了字,就做了。在中国很麻烦,患者都不签字,要跟家属说,请家属签字,为什么中国这么麻烦?"

我说:"不好意思! 我告诉你什么叫中国人,什么叫美国人。美国人是自己幸福,就幸福! 中国人是全家幸福,我才幸福!"

所以,中国的老人不是那么简单的,不像西方的老人。西方老人他想安乐死,尊重其意愿,伦理委员会通过,医生执行安乐死,这是他的真实意愿。尊重他的真实意愿,就可以安乐死。

我们中国人在照顾自己灵魂的方式上,也体现着为家人着想的一面。

　　我们出版社有一个编辑告诉我,他搬家,大家都在搬东西,他90岁的老爸就在旁边看,感到不能帮大家,就难受得落泪,后来,他让老爸搬些小东西,老爸就高兴了。这就是中国老人。中国老人,就是愿意为家人付出。

　　我读过一位生物学家写的书,写的是动物。其中讲了一个道理,如果一种动物的数量很多,就说明一个问题,这种动物有甘于付出的特质。我就想,全世界人口最多的是哪一个国家?中国! 中国为什么人口多?因为中国有全世界最好的爸爸妈妈,甘于付出。

　　这种为家人付出、互利、互助的情形,是中国文化的特点,在西方很少有。因为我们是农业民族,家庭非常稳定;西方人是游牧民族、航海民族,家庭不稳定。

　　西方人是站在男人的角度看世界,这就导致这个社会轻视老人、妇女,所以在疫情中会出现不先抢救老人的情况。只有我们社会主义中国,会站在男女老少平等的角度看问题,也只有我们中华民族才会有"上善若水""柔弱胜刚强"的哲学。

　　我们中华文化是"家就是国,国就是家",所以,我们会有"老吾老以及人之老,幼吾幼以及人之幼"的传统,我们以家为本,以助人为乐,助人就是助己。这是我们中国人灵魂深处不可更改的内容。而我们中国人照顾自己灵魂的方式,不仅有照顾好自己灵魂的一面,更有照顾好大家灵魂的一面。

四、照顾好我们的灵魂

　　对灵魂的照顾方式,尽管中外有所不同,但都要照顾好自己灵魂的这一点,却又是全世界通行的。

　　我去过奥地利。奥地利有一个说法,特别是女儿要嫁到其他国家拉关系的,女儿走时,爸爸、妈妈会说:"你在国外,我们都帮不了你,你一定要照顾好自己的灵魂。"

　　关于如何照顾好灵魂,我想讲五个方面。

(一)要有正能量。无论有多大的困难,一定要用正能量来照顾好灵魂

有一天,在机场迎接援助武汉回来的医护人员,我看到记者采访一位接女儿的协和医生。

记者问:"你女儿走了几十天,你做了些什么?"

医生说:"我不断地给她提供正能量。"

记者问:"为什么?"

医生说:"这个时候最需要的是正能量。我女儿小,我怕她扛不住啊!"

我听了,特别感动!

照顾好灵魂,正能量! 想一想那些战斗在一线的医生,想想那么多年轻的护士,他们有多么

可爱！我们这个民族有多么伟大！

说到民族伟大，就是因为在困难时候、在灾难临头的时候，全国人民能团结起来，克服困难，度过灾难。

当一艘船在汪洋大海中要倾覆的时候，大家是牢骚满腹、互相指责，还是互相帮助、互相加油，想想哪种情况生存可能性更大？当然是后者。

我们不需要在阳光里面找黑暗的人，我们更需要在黑暗里面找阳光的人，所以我讲，照顾好我们的灵魂，重要的是提供正能量。

（二）我们读书，我们学习，我们行万里路，就是要使灵魂得到滋养

我走访过全国 600 多家医院，每个省我都去过，我得到三句话：山东出好汉，四川出神仙，江苏出秀才。

打天下，要有山东好汉的气概；坐天下，要有江苏秀才的聪明智慧；在困难的时候，要有四川神仙的心态：超脱、逍遥，要向苏东坡那样，做不可救药的乐天派。

在我们老年的时候，一定要学习苏东坡，打麻将，坐茶馆，摆龙门阵，要有那种养老的心态。我们要会生活，爱生活，哪怕是每天做饭、做菜、带孩子，我们也要以乐观超脱的心态来蕴养自己的灵魂。

人生是非常复杂的，是有很多磨难的。大的瘟疫，大的灾难，还有其他意想不到的困难，都会来，苏东坡有句话说得特别好，"竹杖芒鞋轻胜马，谁怕？一蓑烟雨任平生"。就这样平平淡淡地活着，就会发现什么困难都不见了，什么困难都打不垮你。

有一句话说得好："人生就是三层楼：第一层楼，是求'利'；第二层楼，是求'名'；第三层楼，是求'名利兼顾'。"

像杜甫、陆游、白居易、欧阳修等，他们到了老年的时候，把什么都放下了，实际上是最幸福的。我们能达到这个高度，就一定能照顾好自己的灵魂。

（三）敞开心扉，关照互助，让心处于与他人连接互助的状态，以使彼此的灵魂都自然得到滋养

我特别欣赏中国女性。中国女性的心理素质比男性的心理素质高得多。

中国所有的城市，早晚都有成群结队的广场大妈，绝对没有成群结队的广场大爷，大家知道为什么吗？

我来告诉大家，女性的心理承受能力比男性强大。

老头不跳广场舞，他们去哪儿了？老头们在一起，就争论联合国问题。心理学家告诉我们，

两个陌生男人在一起:战斗比武;两个陌生女人在一起:关照互助。

你看,特朗普、约翰逊这些西方的男性领导人和女性的默克尔的做法不一样,和东方领导人做法也不一样。东方领导人是中性的思维,默克尔本来就是女人。

(四)爱国,爱中华文化,使之成为信仰,让灵魂得到最好的升华

我当过医生,有个问题就是,到底怎么看待生命? 有一次,我们那个地方的一个工厂房子垮了,送来50多名伤员要抢救,躺在我们医院的大厅里面,先抢救谁? 是老的,还是领导? 是男的,还是女的? 如果要从生命价值来说,先抢救年轻人或先抢救领导。

当时我的老师就一句话:"先抢救那些说不出话的伤员,能大喊、大哭、大闹的,先不管他。"谁的生命最危险,就先抢救谁,这是真正的"生命至上"的原则。

这次新冠疫情,暴露了世界各国的文化特点和政策偏向。美国特朗普所谓的富人在先,意大利的医生讨论65岁的老人往后放的做法,英国首发的"群体免疫"政策,不一而足。

对比西方国家的做法,我们国家这次的做法就可以看到很多让整个民族得以升华的东西。我们是所有病人都救,国家出钱。

有这样的政府,有这样的文化,再大的困难,我们都一定能战胜。所以,我们要爱国,爱我们的中华文化,要从心里热爱,使之达到信仰的高度,由此,我们的灵魂,我们的精神,就会得到最大的升华。

(五)面对生命衰亡时的自我灵魂照顾

我们进入老年社会,会遇到、会面对很多问题。这里我要谈四个有关死亡的问题:

第一,我们老了,要学点哲学,读点伦理学。西方人讲:死后可升天、可轮回,下辈子还有来世。但是,我们这个民族是一个"生前不谈论死亡"的民族,我们这个民族,希望长生不死。事实是大家又都会死,所以,学点哲学和伦理学,可以重新审视生命的意义和价值。

第二,我们老了,一定要读点营养学。因为这是实实在在的。营养学让我们学会吃、学会补充营养,让老年人活得健康,而绝不是让老人简单地买保健品。要学会科学养生。

第三,我们老了,一定要坚持锻炼。中华民族有许多宝贵的传统体育锻炼项目,集健身性、娱乐性、观赏性于一体,参与其中,会让人心身愉悦。

第四,学点善终学,善始善终,也叫临终关怀,又叫舒缓医疗。这方面我们和西方文化有很大差距,对老人的临终关怀不重视。如果老年人早点了解善终学,对善终学有所认识,等到自己老时,很多工作就都好做得多。

五、结语

疫情之后,"科学技术""传统文化""国家力量",这三个方面成为中华民族发展最重要的内容。

现在,我们中国的科技力量已经被大家看到,比如我们的药物研究,在国际上得到公认;我们的民族文化,在世界得到赞扬。

什么叫文化? 就是一群人向往什么,赞美什么,反对什么。

我们中华民族和其他民族不一样的地方在哪里? 就是我们的文化历经五千年,一直有效地在支撑我们的灵魂,让我们大家生活得很幸福。我相信将来也一样幸福。

我要告诉大家,共产党、马克思主义是外来的。马克思主义本是西方的一个善良的种子,但在西方却找不到任何适合的土壤,只有在东方找到了我们这块合适的土壤。

为什么? 因为中国人太善良了,所以,中国土壤、中国人、马克思主义三者结合,就成了中国的马克思主义。

我再告诉大家,毛泽东之所以伟大,不是让中国跟国际接轨,而是让国际跟中国接轨,这个非常重要,这就是"马克思主义中国化"。

下一步是我们怎么让世界文化跟中国文化接轨!

我们一定能达到这一步。我相信,我们每个人用我们的民族文化、用世界文化丰富我们自己,来解决我们遭遇的精神贫困的问题,照顾好自己的灵魂,照顾好彼此的灵魂,中华民族的精神脊梁必然屹立世界之巅!

真正的死亡是世界上再没有一个人记得你

赵淑琴

死亡是永恒未解之谜,对绝大多数人来说,死亡是可怕的。在通常的概念中,死亡是躯体的生理机能消亡。当然,也有很多人关心与生理消亡密切相关的心灵归处问题。

到底死亡的本质是什么?它带给我们什么影响?我们在不能真正理解它之前,为死亡做好准备了吗?当死亡发生在我们自己身上时,我们可能已经完全无能为力,可当死亡发生在我们眼前时,我们又如何去面对和处理与它的关系呢?

一、我们为死亡做好准备了吗?

从生到死,是个寻常的过程,却又是个神奇的过程。

最初发现死亡问题存在,可能是在孩童时期,这时候往往需要家长予以回应。而如果家长自己也弄不明白生死问题,就很难给孩子以正确的引导。

可以说,关于死亡教育这一课,对孩子、对家长、对我们每个人都很重要。

关于死亡问题,是一个沉重且不容易的话题。

在清明时节,又或者在告别仪式上,几乎每个人都会有一番特别的心情,也许会想到离开的亲人,也许会想到在重大事件中——比如新冠疫情中离开的医护人员,又比如新闻报道的意外事故中遇难的人们,会有沉重,会有悲伤,会有遗憾……

这里有个问题,就是当我们有各种各样情绪的时候,在那个当下,我们是否可以允许那个情绪自然地出现,自然地让它慢慢地消失?

如果你已经在那样特别的场合里,又或者想到了那样的场合,不妨体会一下,认真地对自己

作者简介:赵淑琴,山西省中医院心理治疗师、副主任护师。山西省卫计委"百千万卫生人才培养工程"骨干精英人才。山西省心理卫生协会理事;中医心理专业委员会副主任委员;山西省医师协会神经内科分会神经心理专业委员会委员;山西省医学会行为医学专业委员会委员;太原市教育局家庭教育讲师;太原工业学院特聘心理讲师。曾于北京大学医学部精神病学专业心理咨询与治疗方向研究生班学习,华西心理卫生中心进修,北医六院临床心理科研修。

的情绪进行一些觉察和体验。比如,就在这个当下,也许你就在那样特别的场合里,那就看看周围的一切;也许你在自家的房间里,那就看看家里的景物;也许你在外边,就看看周围的环境,看看阳光,看看身边的人……

这样的一个小小的、真实的当下体验,涉及我们如何对待情绪,我们有什么样的惯性,我们对生死是什么样的看法,在自己的生命中又有什么样的人生经验,等等,这是后面我们要涉及有关死亡问题中的很重要的内容。

涉及分离与丧失这样的主题,在很多人的习惯中,会觉得难受,会避而不谈,本能地就想离开,不去面对。

在中国的传统教育里,缺乏关于生命的教育。

传统文化里,孔子说过:"未知生,焉知死。"这种相对于死而言更看重生的主导思想深深地影响着中国人的生命探索。

我们也曾有守孝三年这样的习俗,也有在葬礼之后去聚餐的生活经历。但总体而言,似乎中国人在面对死亡时,常常会于当下的情境中看到生命本身,而回到现实生活中,生活还是在继续,又不再去思量相关的问题。

此外,还有文化的禁忌。孩子小的时候,家长既不会让其去参与葬礼,也都会回避与孩子谈论家人的离开,这都使得我们对死亡问题缺乏必要的认识和理解,更勿论面对了。

随着现代科学发展,尤其是西医的发达,我们生命中的告别,即在病人离开的时候,尤其是在抢救的时候,很多时候是被与家人隔开的。关于死亡的现象,好像只会在医院里边发生。在生命结束的时候,因为来不及与家人告别,使得生命的过程显得不够完整。而在死亡临近和发生的时刻,无论是离开的人,还是与之相关的人,都缺乏一个理解死亡、面对死亡及迎接死亡的过程。当我们不得不面对的时候,它已然是一个特别重大的事件,但对自己来说,却是完全没有经验的状态。

还有一些,是因为意外,因为突然的疾病,比如心梗、脑梗、猝死等,突然离开,也没有来得及告别。这些对生命来说,同样是不完整的。

所以,我们真的需要有这样一个告别的观念意识以及相应的心理准备。

如果我们以前没有一个关于迎接死亡的准备以及相应的告别的思考,希望我们这里的讨论可以让你开始想一想。传统文化里有一点非常好,就是我们会有清明节,会有中元节,会有十月初一这样的日子,让我们可以有一个告别的机会,有一个怀念的机会。

当家长没有准备好的时候,不知道怎么面对自己生命中生离死别的时候,其实是无法传递给孩子一些正确的方式、方法和观念的。

我们可以回顾一下自己人生经历当中各种各样的分离:自己是如何处理这些分离状况带给自己的哀伤反应?面对这样的变化,一个不在自己预想当中的生命的经历,自己是怎样的情绪?怎样的态度?自己用了多久才开始接受这样的一个事情?

对待自己在这样的过程当中涌现出来的各种情绪、情感、感受以及身体上的各种状况，是允许，是陪伴，抑或会用一些逃避和压抑的方式，又或者会放大这些感觉和事情？其实，在这后面是有一些内在的观念、心理情绪推动我们去这样做的。

关于死亡的话题，即使我们从来没有想过，也并不代表它不会发生。如果我们可以开始正式地或者非正式地时不时去想一想这样的话题，也许在我们面对孩子疑问的时候，我们就知道怎么去回答，而在自己面对死亡来临的关键时刻，更会有一个心理准备。

二、什么是死亡？

也许我们都会有对死亡的恐惧，因为我们都不了解死亡，包括笔者自己也没有这样的一个经历。笔者觉得，或者说笔者有一个想象：这个过程很疼痛，或者很恐怖。于是，可能就不由自主地会放大这个恐惧，把这个恐惧夸张，以致本能地采取逃避的方式。

曾看过一篇研究文章，其中有一组死亡前后对比的照片，就是在人临终的时候，生命即将消失的时候，拍下一些照片；当生命离开以后，再拍下一些照片。拍了很多人的照片，做对比研究。

让人出乎意料的是，在临终的时候，也许是身体不适，也许是心理不适，有些照片上会显示出一些面部表情比较凝重的情形；反而去世以后，照片呈现的死者脸上的状态多是轻松安详与平静的。或许，死亡并不是我们想象的那样恐怖。

还有一些关于濒死体验的报道。有的人在经历了抢救后又活过来，会回顾自己的感觉，有一些主观体验的描述，觉得自己突然飘在病房的上空，看到医生、护士围着自己的身体在抢救。自己说话，他们都听不到。会感觉特别轻松，没有疼痛，没有各种不舒服，是一种好像很令人向往的状态，当又感觉到疼痛的时候，又听到别人在呼唤自己，感觉到身体的痛苦的时候，自己就又活了。

关于什么是死亡，死亡时会经历什么，有一本《西藏生死书》讲到这个话题。网上也有各种各样的解释，比如，有宗教信仰的，觉得去了天堂，各种说法，不一而足。

经常有人说起轮回，我们不予置评。但我们可以换一个视角，一起来看看大自然的轮回。有一个绘本《一片叶子落下来》，就是关于生死话题的，大家可以找来看一看。春天来了，然后夏天来了，冬天来了。当冬天来的时候，很多动物藏起来了，植物好像都死了，光秃秃的没有一点生命的迹象，可是，当春天来的时候，我们认为已经死了的那棵树，居然又发出了嫩嫩的芽。这其实是一个自然界的轮回。

如果用这样的眼光来看待很多事物，就会发现，也许这个轮回就是一种重复，就是一种希望，就是一种可能性。

有本书叫《夏洛的网》，也是一本非常好的关于死亡的读物。死亡，也许是另一种形式的新生。

所有的生命都是有始有终的，无论是动物、植物，还是人，哪怕是我们生活中使用的各种东西，也会经历一个过程，即出现在我面前、陪伴我、让我使用，然后慢慢地会变坏，再然后就不能用了，最后会消失。

万事万物都会经历这样的一个历程：出现、存在、不断变化，最后消失。这是自然规律。我们是不是会有相应的观念和认识，即对我自己的身体、我的观念、我的想法、我的情感、我的家人、我的房子、我的工作以及各种使用的事物，都有一个"无常变化"的观念和心态呢？

通常面对家人离开的时候，会有悲伤难过，因为我们想要他一直在，永远在。这样一个美好的愿望和残酷的现实就会有冲突。当我们不能接纳家人离开的事实时，一定会有各种各样的情绪反应。虽然这种不舍，是人之常情。

有部电影叫《超能陆战队》，讲述了这样的故事：主人公小宏，从小失去了双亲，因此性格有一点孤僻内向。当他慢慢长大开朗起来的时候，唯一的哥哥又去世了。只留下全身心陪伴着他的私人健康顾问、充气的医疗机器人大白。大白的出现，给予小宏很多希望，帮助他在生活中慢慢适应。大白，软绵绵的，胖乎乎的，而且有点儿呆萌，也没有任何的超能力，还需要经常去充电，有的时候还会漏气，需要用那个透明的胶水去补，可以说，大白是不完美的，但是，大家都很喜欢他。

我们也可以从家长的角度来想想，为什么我们会喜欢他？为什么孩子大人都会喜欢他？

当哥哥去世了，大白就找到许多哀伤处理的技术，开始对小宏去使用。我们会发现，这些技术都是有限的。小宏明明很疼，却说不疼。

当我们有情绪的压抑，会表现为身体上的一些疼痛，不舒服。一个人看不到自己这些身体的信号，就会说不疼；当询问他需不需要帮助的时候，他也会否认。我们会在自己的情绪里沉浸，会减少和其他人的接触，这也是一个自然的反应和现象。

大白做的，自始至终非常重要的一点，就是有一个如如不动的陪伴，即没有任何条件的陪伴，是完全的接纳。心理学上把这个叫作"温和而坚定"或"温柔的坚定"。

作为家长，我们可以问问自己：我对孩子的陪伴，是不是有条件的？我们会不会在自己情绪冲动的时候，对他说："我不要你啦，你折磨死我啦，你好让我痛苦啊！""我烦死你啦，我把你送给别人！"或者，有的家长情绪激动时，可能还会把孩子推到门外，让他去反省，只有当他认错的时候，才会让他回来，或者说自己气消了的时候，才会让孩子回来。

这里涉及非常重要的一个心理体验。

在所有哺乳动物里边，人是需要他人长时间抚养才能活下来的。看看实际生活中的情形，18岁才是成年人，可能结了婚才不需要父母长辈的帮助。在很小的时候，没有成年人的抚养照顾，会有很多危险，自己生活是很困难的。所以，每一个孩子最怕最怕的，就是被抚养者抛弃。这个抛弃，包括心理体验上的，比如他会以为，"你不要我啦，因为我不够好，因为我不听话，因为我让你生气啦……所以你要切断和我的一个关系的连接"。这是一个涉及生死存亡的认识,虽然看起来只是情感上的连接,却是一个特别特别危险的信号,所以,很多孩子会讨好家长。

很多孩子会在父母吵架的时候变得特别乖,特别听话,然后父母让他做什么,他就做什么。其实,他心里会有非常多的情绪压抑和积累,包括牺牲他自己的感觉和需要,来照顾和体谅父母。这样的孩子特别让人心疼。当我们看到那些特别乖、特别懂事、特别为家长为别人着想的孩子时,都会产生心疼的感觉,因为他等于是把自己"灭"掉了。

从生命的角度看,尤其是对比智能机器人,大概最能体现生命特质的就是生命感受和情感能力了。当一个人的感受不被允许存在,情感也被深深地压抑或扼杀,他还是不是一个人呢?如果不需要感受,不需要情感,我们与机器人又有什么区别呢?

还有就是,当病人躺在 ICU 被抢救时,尤其当他的生命体征是靠着医疗器械作为"生命支持系统"替代已经结束运作的生命机体来运转而存在时,他还是"活着"的吗?一旦机器停止,生命征象也即终止,可以说,被延长了的不是生命,只不过是机器组合的使用时间而已。生命到底是什么?离开了心灵和意识,生命还是生命吗?

所以,死亡不仅仅是躯体的消亡,更重要的内容是心灵的消亡。而心灵的消亡,可能在人的躯体极其健旺的时候就已经发生了,亦即当生命的感受性和情感体验不被允许存在的时候,人就已经"死亡"了。

如果说,生命的存在以心灵的存在为依据,亦即其感受性和情感体验被允许存在,不仅被允许存在,并且被允许存在于其他人——尤其是其生命里的重要人物的世界里,那么,他需要被生命里的重要人物看见和看重,被允许其感受性发生,被允许其情感存在乃至情绪自然流淌,他需要活在他人的心里。死亡,真正的死亡,是生命被隔离、被忽略、被遗忘;是感受性和情感体验不被允许存在以致彻底丧失;是心灵不被允许存在,被失去;是心灵与他人或世界的联结发生断裂;是"世界上再没有一个人惦记着你或记得你"。

有了关于死亡的真正认识,回到生活中,我们就会重新审视我们的行为。不论孩子是什么样的表现,我都要知道我是他的妈妈或者爸爸,我都会陪伴在他身边;不论我所爱的人是什么样的表现,我都能看见他的感受和情感所在,我都会与他心灵相依……我们要做的,是在情感上、在彼此的关系上,形成稳定的、牢固的连接和安全感。

三、当死亡发生时,我们可以做些什么?

当我们言及死亡时,通常有两个视角:一个是当死亡发生在自己身上时;一个是当死亡发生在我们身边的人身上时。

（一）允许感受和情绪、情感存在并自然表达，就是允许生命成长

当死亡发生在自己身上时，可能我们已经无法再做什么了。但是，当我们意识到死亡问题的存在，并且真正理解了死亡的意义，那我们可能就会为死亡做些准备，至少是当我们意识到心灵被淹没和被消亡的时候，我们是可以做些工作的。

我们前面提到，生命最重要的内容是心灵和意识的存在，是感受性和情感体验。情感体验又分为即时发生的情绪和持久存在的情感。事实上，当即时发生的情绪不被处理，就容易形成相应的情感内容。

在《超能陆战队》中，我们看到，大白还做了什么呢？他特别真诚，理解小宏让他去帮忙报仇的心理。因为哥哥去世，小宏觉得是另一个人的原因导致的。当我们不能接受家人去世，往往会把悲伤转化成愤怒，而这个愤怒常常需要有一个指向，也就是说，它需要有一个替罪羊。

这种情形经常可以在一些医疗纠纷中看到，因为家属没法接受家人离开，就会把个人情绪指向医生，觉得是医生的原因、药物的原因。当然，也有的会指向家里其他人，觉得是他们不孝顺、做得不好的原因。迁怒，其实是寻找悲伤和愤怒的出口，而被迁怒的人往往就"躺枪"成为替罪羊。其实，迁怒的背后是对亲人离开深深的不舍，也是不能接受现实、不愿意接纳这件事情发生而引起的情绪。

大白看到了小宏的情绪所在，陪伴着他，允许他哭泣，允许他的悲伤予以表达以及随之发生的各种反应。

回到我们的生活中，我们是否允许自己有情绪的表达，有一些哭泣、悲伤、愤怒的举动。这种允许和接纳，特别特别重要。

从我们对待他人的态度上，其实很容易看到自己是否允许和接纳自己情绪的存在和表达。有很多时候，我们受不了别人哭，尤其是孩子哭，受不了他闹，往往就是因为哭闹这样的表现会勾起我们自己内心的情绪。因为我们不给自己的情绪一个存在的空间，不允许它自然地出现、自然地消失，所以，我们也会把自己的内心情形投射到孩子身上，不允许孩子有情绪的表达。

其实，不论是多么强烈的情绪，如果当它出现的时候，我们是完全允许和接纳的，它就会像水一般，流过来，也自然会流走。情绪自然消失的时间，大概是六分钟。但是，我们的惯性却是一定会去拦住它，理由很多：现在环境不允许，我怎么可以哭呢？这样太没面子啦；这样是不坚强的表现啊，我不能这样；别人会笑话我；等等。正是因为有这样那样对情绪的否认、压抑、回避、防御等情形的发生，就仿佛在内心筑起了堤坝，阻挡了情绪的自然流淌，反而会导致情绪积压或淤堵。

当情绪和情感还在的时候，说明我们还活着；如果哪一天，情绪和情感都难以发生，那就是行尸走肉了。可以说，阻绝情绪和情感的发生，就是在使自己的生命走向死亡；反之，允许感受

和情绪、情感存在并自然表达,就是允许生命成长。

当然,心灵真正的成长,还有赖于与他人和世界的连接。所以,我们不仅要允许自己的情绪和情感存在并自然流淌,还有一个工作要做,就是学会与他人连接,允许自己的情绪和情感在与他人的互动中流淌。

更有价值的内容在于,当你的心灵与他人和世界可以保持持久甚至永恒的连接时,也就是说,你总是被人惦记着,你就活在爱中,活在圆满的生命状态中,而如果你永远被人记着,那你也就获得了"永生"。

(二)通过哀伤处理,让我们的心灵与已逝的人永远连接

我们前面讨论当死亡发生在自己身上时,因为当死亡真正发生时我们已经无能为力,所以我们的重点在于死前,这主要涉及两个方面:一是意识到死亡问题的存在及早为死亡做好准备;二是意识到死亡的真正意义之所在,即真正的死亡是心灵的死亡,所以我们可以为生命更好地成长乃至"永生"做一些工作。

现在,我们讨论,当死亡发生在身边的人身上时,我们能做什么?

这也涉及两个方面:第一个方面是,当死亡即将发生在身边的人身上时,也就是死亡发生前,一个是要"告别",这主要涉及自己的情感处理问题,我们在前面有所提及,这里不再赘述;另一个方面是,帮助要离开的人做一些临终关怀方面的工作,这方面的问题有很多人在讨论,我们也不多论。这里要跟大家讨论的是死亡已经发生,我们怎么处理自己的哀伤,也让逝去的人永远活在我们心中。

我们发现,当亲人离开的时候,很多人本能的反应就是:这不是真的,他还活着,他还跟我说话,他还托梦给我。当然,更多的人会意识到亲人永远离开自己了,那种撕心裂肺的痛、心中被抽空了的感觉不断在弥漫。

这样的一个状态,如果持续下去,一直不能接纳已经发生的事实,不能做相应的情绪处理,他就会延续很多年,不能谈论失去的人。他会说:我不能想,想起来我就很痛苦。

这种哀伤的情绪被压在心里,不断地去养大,那他就更不能碰了,因为那情绪会变得很大很大。

而我们说,不论什么情绪,都要允许其有一个自然的表达,它很快就会消失或转化。哀伤处理,尤其是及时处理,是非常必要的。

至于哀伤处理是不是已经完成,有一个标准,就是家里人是否可以自然地谈起去世的亲人。比如他有什么样的故事,大家在聊天的过程中自然地就谈起来了。这是一个很重要的标准,表明大家已经接纳亲人离开这件事情了。

下面给大家介绍几种哀伤处理的方法。

（1）共同回忆

在《超能陆战队》中，大白做得比较好的，还有共同回忆。他和小宏共同回忆去世的哥哥，回忆他带来的一些生活中的温暖的片段，各种各样的一些画面，尤其是带给小宏的感觉。慢慢地，心情得以平静，愤怒也在减少，当然，哭泣也被允许自然地来去。

情绪是要出去的，不然就会在身体里积压下来。中医也讲"不通则痛，痛则不通"，是什么不通呢？就是情绪。身心是整体的，如果情绪这块儿被压抑，就会在身体里边储存，不通畅了，日积月累，慢慢地就会形成疾病。

中医讲肿块、各种乳腺增生、各种包块儿、卵巢囊肿、胃肠的疾病、皮肤病、睡眠障碍等，都是心身疾病。胃是消化吸收的器官，如果有一些事情是消化不了的，就会吃不下饭，就会胃难受。胃不只消化食物，也消化情绪。有一种酶，在大脑和胃中都有，所以，当我们情绪不好的时候，就会觉得吃不下饭，消化不了。现在有很多研究，是关于身体反应和情绪之间关系的。

共同回忆的好处是你不会感觉孤独，在共同回忆的过程中，彼此的心灵连在一起，而且与逝去的人连在一起。通过连接的实现，反而更好地实现了对现实中分开事实的接纳。

（2）自赋使命

当情绪、情感都固着在过去事件的时候，说明哀伤还没有完成。如果我们看向未来，看到逝去的人有什么未完成的一些事情，把这些事情放到自己的心里，让这些事情成为自己的使命，并且要通过完成这些使命去帮助别人，就会找到自己人生新的意义和价值。在这个过程中，因为要帮助逝去的人去完成他没有完成的事情，而赋予自己使命，无形中和逝去的人又有了一个新的连接，而哀伤也得到了很好的处理。

（3）为爱放手

最后的部分叫作放手，就是开始接纳死亡。当我们能够真正接纳有关生命的事实，比如"人是有限的"，"生命也是有局限的，它有开始就会有结束"，"我们对很多事情是无能为力的"，就会开始转变和升华。让自己更珍惜当下，对当下升起感恩的心，然后，对过去就可以放手。

因为人的能力是有限的，所以在很多时候都会不自觉地产生控制的需求和欲望。比如，我们看家长对孩子，就会在其对孩子的良好期望中看到这种控制："你必须听我的，我这是为你好。"在这个"为你好"里边，实际上透露着不信任。于是，这种不愿意放手，其中黏着的、掌控的情形就会让孩子很不舒服。由于缺少必要的信任，更由于缺少必要的界限和分离，孩子在长大以后，就要去面临再一次分离或不断的分离造成的痛苦。

当然，从另一个角度看，世间所有的爱都是以在一起为目的的，比如说朋友可能喜欢在一起多聊聊天儿，在一起做事；男女要谈恋爱，最后更要结婚在一起。但是，爱更是对彼此独立和生命完整的尊重和促成。所以，在父母对孩子的爱中，除了在一起，尤其是心灵在一起，还需要放手和主动分离，目的是让孩子离自己越来越远，最终成为他自己，让他有自己广阔的天地。这是真正的爱，这种爱允许孩子成为他自己，父母可以放手，可以信任，结果就是孩子会带着父母的爱和祝福去远行,内心充满力量。彼此既是分离的,又在心灵上有着更深的连接。

谈到父母的爱,目的在于让我们更好地理解,为什么我们容易纠结在"未经分离的关系"中而无法面对现实的分离。如果我们已为人父母,则有必要帮助孩子实现"分离中的连接";如果我们自己从前没有因为父母的帮助而实现"分离中的连接",那么,在面对死亡的过程中,我们需要重新学习,并最终利用这样的机会,让自己真正实现"分离中的连接",具体表现就是放手。

四、结语

死亡是永恒未解之谜。

本文试图探讨死亡的真正本质,以便深刻理解死亡,并为不知何时到来的死亡做好准备。我们尝试着跳出生理消亡的视角,来重新理解死亡的真正内容,即心灵的消亡以及与之相伴的爱,可以说,真正的死亡是心灵枯竭,或者说是爱之绝灭,换句话说,真正的死亡,是生命被隔离、被忽略、被遗忘;是感受性和情感体验不被允许存在以致彻底丧失;是心灵不被允许存在,被失去;是心灵与他人或世界的联结发生断裂;是"世界上再没有一个人惦记着你或记得你"。本文也由此探讨了使生命健康发展及"永生"的心理学实践方法以及哀伤处理。

在《心醉神怡》一书中,最后的附录中有一篇文章《生命因为传承而永生》,是作者刘明写给母亲的,其中表达的意思是生命因为传承和联结而获得"永生"。

在电影《寻梦环游记》中,有一句话:"真正的死亡是世界上再没有一个人记得你。"

当我们想起家人,想起一些画面片段,感觉到温暖,感觉他依然活在自己的心里,依然就在自己的身边……这其实是让逝去之人获得"永生"的做法。

而我们要去怀念逝去的人,让其在我们心中"永生",却不仅仅是为逝去之人着想,更是为了我们自己的生命可以获得延续和更好的成长。

一本名为《小伤疤》的绘本描述了这样的故事:小朋友用各种方式来留住妈妈,想听到妈妈的声音,就关闭外在的声音;想闻到妈妈的味道,就不让爸爸洗衣服,并且把窗户也关紧……可是,他发现他没有办法去做到,不管他怎么做,都留不住妈妈曾经带给他的感觉。这是一个很困难的事情。后来,外婆来了。外婆在家里边做饭,各种关心他,慢慢地,他感觉妈妈回来了。其实,那是因为曾经的那种爱的感觉又被他体验到了,那种妈妈带给他的感觉于是留在了他的生命里。

死亡是个体生命的必然规律,是人际之间的最终分离,谁也避免不了。一方面是自己死亡,与这个世界以及这个世界上的人彻底分离;另一方面是身边的人死亡,使得我们跟其彻底分离。

真正的死亡,是你跟这个世界上的任何人再也没有关系,即使你的躯体活着,却没有一个人惦记着你,而若你的躯体也已死去,世界上再没有一个人记得你。

臧克家说:"有的人活着,他已经死了;有的人死了,他还活着。"

参考文献：

[1]刘明.心醉神怡[M].北京:北京师范大学出版社,2010.

[2]IrvinD Yalom.直视骄阳:征服死亡恐惧[M].张亚,译.北京:中国轻工业出版社,2015.

[3]怀特.夏洛的网[M].任溶溶,译.上海:上海译文出版社,2004.

[4]巴斯卡利亚.一片叶子落下来[M].任溶溶,译.海口:南海出版社,2009.

[5]夏洛特·蒙德利克,奥利维耶·塔莱克.小伤疤[M].胡小跃,译.桂林:漓江出版社,2015.

生命文化助益遭遇重大疾病的患者
及其家庭进行智慧选择

——建设重大疾病防控管理体系生命院的企望

黄 健

　　随着现代生活环境的改变和生活节奏的加快,随之而来的是各种重大疾病——尤其是癌症高发与难治的状况,这不仅影响患者个人和家庭的生命质量和幸福指数,也在一定程度上影响着社会的和谐。面对此类重大疾病,是被动接受让生命故事演绎为悲剧,还是主动出击成为生命的主宰者抒写为传奇？对患者、家庭乃至整个社会提出了如何选择的挑战。

　　2017 年 10 月 18 日,国家主席习近平在十九大报告中提出了"健康中国"的发展战略。人民健康是民族昌盛和国家富强的重要标志,要完善国民健康政策,为人民群众提供全方位、全周期的健康服务。2019 年 9 月 20 日,按照《国务院关于实施健康中国行动的意见》要求,实施癌症防治行动,切实维护广大人民群众健康,国家卫生健康委等 10 部门联合制定了《健康中国行动——癌症防治实施方案(2019—2022 年)》,其指导思想为牢固树立大卫生、大健康的观念,坚持预防为主、防治结合、综合施策,普及健康知识,动员群众参与癌症防治,有效减少癌症带来的危害,为增进群众健康福祉、共建共享健康中国奠定重要基础。各级各类医疗机构、医务工作者、社会组织都积极行动起来,为健康中国梦贡献智慧。全民健康,政府立项,社会支持,企业弘扬! 正在奏响中国梦的主旋律。

一、我们的生命故事

　　2014 年 1 月 5 日,笔者在北京的一次大健康学习中与生命文化第一次相遇,有幸结识了北京东方生命文化研究院院长陆莉娜教授及其生命文化团队。作为一名朝鲜战争幸存者、一名离

作者简介：黄健,北京东方生命文化研究院广东实践基地运营中心办公室主任,研究员。广州黔铭生命文化传媒有限公司总经理。

休后与癌魔斗争了 20 多年的抗癌勇士,陆教授用生命的智慧书写了一段段生命传奇。陆教授发起并创办了国内首家研究和探索生命文化的社会科研机构——北京东方生命文化研究院。本该种花养鱼、享受天伦之乐的老人,却依然为生命文化事业奋斗在一线,这样的精神唤醒了我对自己生命和企业生命文化的重新思考。在这物质空前繁华而又充满无限浮躁的市场环境中,我似乎寻找到了心灵的净土,为企业文化建设找到了新的内涵和方向。

在谈癌色变还依然存在的今天,2014 年 6 月,我亲眼看到了 1000 多位癌症患者出现在运动场上,展现出来的精神风貌和对生命的热爱,触动了我对这个组织的关注、了解并积极参与其中。广东省生命之光癌症康复协会,28 年的建会历程,受益几十万人,有各种单病种组、服务站 23 个,五年以上癌症会员生存率约 80%。同这样一群可怜、可敬、可爱的特殊人群朝夕相处了六年的生命故事,奠定了我们真、善、美、爱的价值理念,最终促成北京东方生命文化研究院广东实践基地于 2019 年 12 月落地诞生!与此伟大的组织携手前行,我深知使命光荣,责任重大,也由此开始了对未来建设重大疾病防控管理体系生命院的可行性展开研究。

在面对生死考验的重大疾病面前,该如何选择治疗医院和医生?中医、西医?是否化放疗?如何减少毒副作用?如何实施康复?如何面对家人?如何应对可能改变的家庭关系?实在救不了、扶不了的患者该如何让逝者安详、让活着的人走出来?该如何建立正确的生死观念?该如何解决财务负担?该如何面对怀疑、孤独、恐惧、无助、祈祷、坦然接受这一心路历程?凡此种种,在研究探索生命文化与癌症文化的关系时,都实实在在地摆在我们的面前。

北京东方生命文化研究院广东实践基地,六年来组织各类生命文化学习,前来学习人数达 4115 人,其中癌症患者及家庭成员 3169 人,服务会员 1891 人,连续服务一年以上的癌症会员 672 人,复发转移 19 人,死亡 8 人,复发转移率约为 2.8%,死亡率约为 1.2%,各项指标都取得了较好的效果。笔者结合广东省生命之光癌症康复协会 28 年的康复经验,和北京东方生命文化研究院广东实践基地服务的 600 多位癌症患者的心得体会和实践经验,围绕"生命文化助益遭遇重大疾病的患者及其家庭进行智慧选择"开展了几项主要服务,这里和大家分享交流。

二、生命文化助益遭遇重大疾病的患者及其家庭进行智慧选择

(一)在癌症患者及其家庭中开展生命文化辅导服务的价值和意义

一位深圳会员回忆到,2008 年他不幸患了膀胱癌,看到化验结果时,他吓得魂不守舍,只知以泪洗面,饭也吃不下,以为自己活不长了。起初都不敢相信这样的灾难会降临到自己身上,虽说癌症不等于死亡,但也意味着接下来要经历漫长的病痛折磨和承受无法想象的精神压力,甚至会联想到生命进入了倒计时,种种恐惧油然而生。全然顾不了身边人的支持、鼓励和他们的感受,只能把希望默默寄托于医生,把自己封闭起来,祈祷每一次治疗成功。

　　广东省生命之光癌症康复协会会员,都曾有过或正遭受这样的经历,所以彼此间会抱团取暖,相互理解,彼此包容和鼓励。在这里,一方面可以尽量减少世俗给予的压力;另一方面还有很多成功的控癌经验分享,如每年一次的抗癌勇士表彰大会、每月三次康复成功案例现身说法、不定期组织去医院探访慰问、家庭座谈等活动,帮助患者寻求适合的治疗方法或康复方法,一方有难,八方支援。加入协会就等于向全世界承认自己接受了这样一个事实,这从另一个角度帮助患者缩短了艰难的心路历程,为接下来的治疗或康复工作奠定了重要基础。

　　提倡"群体控癌、抱团取暖",是生命文化家庭辅导的核心工作。

　　2019年2月,国家癌症中心分析恶性肿瘤流行情况,我国癌症医疗花费年超2200亿,发病人群主要集中在60岁以上,男女患癌的比例相差不大,但在40岁以上的人群中,随着年龄增加,男性的死亡率相较女性而言,显示逐年增加。据广东省生命之光癌症康复协会数据,协会女性会员占80%以上,五年以上生存率约为85%。那男性患者去哪里了? 广东省疾病预防控制中心2019年统计数据显示,每年新发癌症患者超过21万人次,更多患者,尤其是男性患者,这一心路历程又将如何度过? "群体控癌、抱团取暖"的服务工作任重而道远。

　　患者如此,家庭成员又何尝不是一样承受着这样的担心和恐惧,一样在煎熬中祈祷。除此以外,还得面临巨大的财务压力,因为是家人,不想放弃也不能放弃,哪怕只要有一丝希望都会倾尽所有,更是恨自己不能代替患者去承受那般痛苦的折磨。所以,当一个家庭有这样的重大疾病,除了关注患者的心路历程,关爱患者家人的心路历程也是生命文化家庭辅导的重要部分。

　　记得2018年8月7日晚,我接到了中山延龄站一位会员的电话,长达40分钟的聊天后得知这位会员为了治疗,只能靠自己做微商艰难度日。类似有这样压力的会员还有很多。为此,我们成立了企业爱心联盟,组织企业捐款、捐物援助,同时开设生命文化志愿者义工班。一方面创造患者及家属"第二家园"的氛围,帮助其缓解精神压力;另一方面象征性给予其物质上的奖励。自2018年8月起截至目前,联盟组织大型活动捐款捐物9场,义工班86场(每月3~4场,每次2小时),发放现金补贴156.8万元,受益会员156位。

　　很多患者的这段艰难的心路历程并不好走,因此灾难而导致"大难临头各自飞"、家庭支离破碎的生命悲剧频频发生,往往是残酷的现实战胜伦理道德。我们时常见到那些孤单、寂寞的背影,在承受病痛折磨的同时,还要面对冰冷的现实,这对患者来说无疑是雪上加霜。有的患者上有老,下有小,压力就更大。没有多少人能承受这般生命的考验,不是疾病本身让患者绝望,而是现实磨灭了希望。开展生命文化辅导服务可以建设患者"第二家园",从最大限度上帮助他们走出那段艰难的心路历程,同时也提供从患者到康复者到志愿者的社会角色转换平台。康复一人,幸福一家,和谐一片。

　　曾有这样一位会员,治疗期间老公抛弃了她,病情末期经各方面综合判断,她也只有3个月时间,因为放不下儿子,她硬是熬过了9个月。距离见证儿子的结业典礼还有3个月,因为承受不了疾病的折磨,准备选择跳楼的方式来结束自己的生命。我们经过很长时间沟通仍无法打消她轻生的念头，最后我换了另一种思维和她约定："既然你都决定了放弃，那你的生死我也无能为力，但能否为你儿子再多活 3 个月？只要你答应我两个条件，等你真的离开，我会以大哥的身份代替你去照顾他，看着他上高中、大学、成家立业。"这两个条件是：一是每天来文化馆 2 小时，二是文化馆各项无偿服务不得拒绝。我当时的初心是希望她来文化馆，让同为患者的其他会员和她交流，打开她的心扉，同时希望通过文化馆开展的各项服务帮助她，只要活着就有希望。虽然最终生命结局已定，但她又多活了 6 个月，至少她不是选择跳楼这样轻生的方式结束生命。

有时候，死亡的恐惧不是生命中难以面对的最大问题，而是难以舍下的那份亲情，反过来，能够帮助创造生命奇迹的，往往也是那份亲情。当然，我们身边也总会有救不了也扶不起来的患者，开展"树立正确的生死智慧"家庭辅导教育，如何让逝者走得安详，让活着的人更好地活着，是非常重要的一部分内容。

专家箴言：

北京东方生命文化研究院特约研究员雷祯孝教授："针对患者及其家人的服务工作，通过'群体控癌、抱团取暖'，组织开展生命文化家庭服务模式，是一个功在当代、利在千秋的大事！"

北京东方生命文化研究院院长陆莉娜教授："当一个家庭有这样一位重症患者，无论是对患者本人的生命质量，还是对家庭的和谐关系，都是致命性的打击。这就不单单是患者本人的事，也是整个家庭乃至社会的事。开展生命文化在家庭中的教育，这是很有必要也是非常有现实意义的工作。"

（二）生命文化助益重大疾病医疗过程的智慧选择

2018 年 11 月，我大嫂不幸患了高级别浆液性卵巢癌三期，这对于一个贫穷家庭来说犹如晴天霹雳。经家人商量，我们选择了用善意的谎言把她骗来广州，由我来进行心理疏导和就诊安排。在医院做完手术后，安排了第一阶段四次放疗的常规治疗。当做完第二次放疗后，根据放疗后的副反应及各项指标对比，我建议放弃后续的放疗，用院外的辅助治疗及康复方式调理，这没有得到主治医生的认同。在当时，我做出这样的决定，也深知这是关乎生死的抉择，万一她出现什么不测，我承受家庭压力事小，但失去亲人事大。我没有医学专业知识，唯一的信心就是六年来服务了 4000 多个患者的经验。

直至目前，已快两年，我大嫂恢复较好，一切指标正常。这仅是我个人的选择，时间也不是很长。我想表达的是，每个人的角度和立场不同，没有对错。只要到了医院，救死扶伤是每个医生的责任，无论哪位医生，都希望患者好，事实上，医疗也是患者及家属的第一选择，这毋庸置疑。

尽管科技日新月异、医疗手段愈发先进，但在实际治疗过程中，患者及家属真的很难抉择。尤其是像癌症这样的特殊疾病，不允许走错一步，一步走错就有可能意味着生命的结束。在非常有限的时间内,要让患者和家属掌握各种治疗知识并做出决定,这本身就是一次关乎生死的赌博。无论任何医生、任何治疗方式,目的都是在以维护生命尊严的前提下,最大限度地减轻患者痛苦、延续患者生命时间。适合患者的就是最好,所谓的适合,是患者、医生和家属共同的生命智慧。

专家箴言:

原广州医学院第一附属医院吴开俊院长:"很多重大疾病的治疗和康复,不能仅限于某个领域,需要我们医务工作者有一个跨行、跨界的思维,要融会贯通科学、安全、有效的治疗手段和康复方法。"

暨南大学附属复大肿瘤医院院长、广东省生命之光癌症康复协会徐克成会长:"践行中国式控癌,重在'控'癌而非'抗'癌,'抗'是一味地消灭,癌细胞是消灭不完的,而'控'是消灭加改造,要有与癌共存的智慧。"

北京东方生命文化研究院院长陆莉娜教授:"谈论生命文化,必须以维护生命尊严为前提。有的患者朋友走完了所有的常规治疗,到现在活得很好;有的患者没有走完医院的治疗流程,也活得很好;还有比如我的治疗和他们都不一样,到现在活得也挺好。虽然我们根据当时各自情况选择的治疗方法不一样,但结果是我们都活下来了,而且活得都挺好。这需要生命的智慧,这个智慧就是我的生命我做主,我的健康我评估。当然,这不是主张盲目地做主和评估,而是告诉我们:生命要有文化,才能做出智慧的选择。"

(三)生命文化倡导更多辅助治疗服务

大多数患者在接受常规治疗如手术、放疗、化疗后,接下来如何选择适合自己的辅助治疗,是决定能否继续完成治疗、优化调整治疗方案的关键。第一阶段治疗成功为延续生命争取了机会,辅助治疗决定了延续生命的长度。如何为接下来必要的治疗提供可能的基础?如何控制治疗后的毒副作用?这是患者和家属必须要面对的现实问题。一方面,需要和时间赛跑,要在非常有限的时间内掌握、权衡各种辅助治疗方法并做出选择;另一方面,生命本能都有着活下去的强烈愿望,原本就迷茫的患者及家属,更是难免心急以致失去理性而选错方向。当然,也有的患者,可能本身不适合常规治疗,直接进入其他治疗阶段,但面临的困惑和选择也是一样的。

我们身边很多的生命悲剧就发生在这个阶段,原本前期的治疗或调理比较成功,但几年内出现了复发或转移,有的甚至十几年了又反弹,前后做了十几、二十几次常规治疗,个别患者甚至多达54次。导致复发转移的原因,还是患者及家属忽略了此类疾病本身的凶险,或缺乏对医疗的正确认识,或各种辅助治疗方法不到位,耽误了患者最佳康复时间。且不说患者要承受更多疾病痛苦、家庭要承受更大经济负担,患者是否还能延续生命、创造奇迹都是问号。现实是,一旦这一步走了弯路,很少患者能再次抒写奇迹,就算活了下来,也会付出更大的代价。

专家箴言：

北京东方生命文化研究院院长陆莉娜教授："人类已知世界仅占 5%，还有 95% 是未知世界，这就是我们探索生命文化的意义。在面对重大疾病患者及其家庭时，我们不能活得那么的傲慢和偏激，需要体制内的实力，也需要体制外的活力。我也的确看到了很多确实有效的治疗方法，所谓的智慧选择，首先要有可选择的方法，在安全、有效、用得起的原则下，我们必须秉承开放和包容的心态，为患者提供更多的选择机会。"

（四）生命文化主张健康质量的提升有赖于个性化康复指导服务

选择适合自己的治疗方法，就为延续生命争取了机会，辅助治疗的目的是为延续生命增加长度，个性化康复则会决定健康的质量。在患者选择了必要的治疗流程和辅助治疗以后，就会步入漫长的康复路程，这时，如何解决治疗后的后遗症、如何提高健康质量，就成了重点。

我们发现，很多患者在治疗阶段已经很成功，却由于治疗的后遗症，使得健康质量每况愈下，甚至有的患者离开的时候，不是因为癌症本身，而是被后遗症结束了生命。除非本身疾病的特殊性导致生命的不可逆转，否则按常理来讲，只要系列治疗成功和正确地选择了辅助治疗方法，这样的悲剧是可以避免的。一方面，是因为从那段曾经痛不欲生的生命经历中吸取了教训，已经足够引起对健康的重视；另一方面，也是因为有足够的时间去准备和采取康复措施。

同时需要得到帮助的还有重大疾病的家庭。一个家庭有一个人患癌症，这已经是很大的灾难，如何让身边的人提高健康质量、预防此类重大疾病的发生，也是重要工作。

三、不忘初心、砥砺前行

（一）不忘初心

回首走过的 2000 多个日日夜夜，当初我不曾想过会坚持走到今天。原本与生命文化的偶遇，我只是想把真、善、美、爱作为自己人生的行为准则，作为企业文化去经营。殊不知与一群可怜、可敬、可爱的人六年的缘分，让我把这样的准则当成了一种责任和使命，成为我生命的信仰。说这群人可怜，是他们生命故事中经历了常人无法想象的病痛折磨和精神摧残，说他们可敬，是经历如此灾难还依然展现出来的那种对生命的热爱；说他们可爱，是这几年我们彼此的理解和包容。

作为一个有良知的企业，面对这样一个群体，六年来我们不能把追求利益放在第一位，只能给予充分的尊重和最大限度的支持。北京东方生命文化研究院院长陆莉娜教授曾教导我们："在生命面前，其他都是第二位。"北京东方生命文化研究院特约研究员袁钟教授也曾分享："真正的癌症康复事业是患者所需要的,是这个社会所需要的,但不是很多企业老板需要的,因为不能把以赚钱作为首要目的。"

作为一个有追求的企业,一方面要坚守初心;另一方面要面临企业如何才能活下来的现实。在如今追求物质经济的时代,我及我的团队也曾陷入这样的纠结与矛盾中,但我们始终坚守着"弘扬生命文化、传播真善美爱"的信念。或许正是源于这份初心,才得到了如今更多患者和家庭、企业和公益组织的认可。

(二)助力重大疾病患者完成不同生命状态下的生命需求

生命文化贯穿了一个人生老病死的生命全周期。从生命文化的视角看待重大疾病的预防、治疗和康复三种生命状态,虽然每个生命状态下的生命需求不同,但强化生命意识、提高生命质量、实现生命价值、活出生命意义、彰显生命关怀、维护生命尊严,是探索"生命文化助益遭遇重大疾病的患者及其家庭进行智慧选择"永恒不变的核心思想。

针对癌症一类重大疾病的防控,虽然迄今为止难题尚未完全攻克,但现实中并不缺乏体制内的前沿、科学、有效的医疗手段,也不缺乏体制外诸多安全、有效的治疗方法和康复方法。这需要各界同仁彼此有着客观和包容的心态,共同为患者搭建一个多选择、全方位、系统化的防控管理平台。或许这样的宏伟事业暂时只是一个梦想,却代表了无数癌症患者内心最大的愿望,每个患者都希望活下来,而且活得越来越好!北京东方生命文化研究院广东实践基地的执行单位目前还只是企业行为,力量非常渺小,尽管实际运营中有着太多的阻力,但会竭尽全力助力重大疾病患者完成不同生命状态下的生命需求。

(三)建设重大疾病防控管理体系生命院的企望

随着现代环境的变化和生活节奏的加快,癌症的高发病率和高死亡率是不争的事实,而且越来越年轻化。曾经有专家预言,未来3~5年各种癌症将困扰着每一个家庭。在北京东方生命文化研究院的业务指导下,在广东省生命之光癌症康复协会的工作方针指引下,北京东方生命文化研究院广东实践基地将继续探索生命文化在重大疾病患者及其家庭中的实践作用,为建设重大疾病防控管理体系生命院的伟大梦想而不懈努力奋斗,为建设中国特色的癌症防控事业贡献力量。

医者,意也,易也,艺也

李 贞 陆 岩 王佰玲

最近,生命伙伴关爱基金理事长王佰玲在倡导"爱生命·自觉行"的"轻盈乐"直播间里,跟生命小伙伴们阶段性地分享了一位老母亲今年第二次脑梗的整个治疗、康复过程,同时,我们与治疗的龚教授、吴洁大夫一起探讨总结,和北京东方生命文化研究院的陆莉娜院长、十方缘老人心灵呵护中心的创始人方树功老师、生命信息疗法的创始人张令玉先生等主流和非主流医疗与健康管理界、养生养老与生命呵护、生命关怀、生命文化界的各位前辈和老师们互动交流,体悟出要让我们的老人们身心安顿、呵护好健康,一是需要从内在唤醒、打开接收信息的"频道"、启发自愈的能量,以起到事半功倍的效果;二是需要从外在给予充分的安慰,让老人吃下一颗"定心丸",包括提供精湛专业的医术,艺术般的人文服务,以及有医德高尚的大夫治疗、有细致入微的人员护理、有同心同德的大家庭支持。真可谓:医者,意也、易也、艺也。

本文之所以诞生,追根溯源,来自生命伙伴关爱基金"让爱永驻生命"的初心以及北京东方生命文化研究院的创始人们和一代又一代的探索者们共同的诚挚心愿,就是希望通过和大家一起分享身边人的真实案例,探讨如何更好地服务我们的老人和即将老去的我们自己,以豁达、开放的心态,集感性、理性、悟性于一身,来看待和预备"老"和"病",以唤醒更多的生命,做好最充分的准备,让我们可以更好地活出灵动的年轻态,更珍惜生命的遇见和相知相守,真实而又自然地活出生命的本色!

我们相信,众生唯一,众生为医,医者,意也、易也、艺也,我们每个人都可以做到"我的生命

作者简介:李贞,北京东方生命文化研究院秘书长、研究员。北京市社工委"中老年人离退休后第一个十年生命状态智慧选择孵化项目"副组长;"黄金十年"孵化中心副主任。国际高级寿险管理师;国际高级保险数据管理师。

陆岩,北京东方生命文化研究院学术工作部副主任、研究员。北京市社工委"中老年人离退休后第一个十年生命状态智慧选择孵化项目"课题组组长助理、生命文化大讲堂项目组副组长;"黄金十年"孵化中心秘书长;阿尔茨海默病防治协会会员;AASFP专业体适能教练。

王佰玲,北京东方生命文化研究院副院长、研究员。生命伙伴关爱基金会理事长;北京健康保障协会副会长;北京市社工委"中老年人离退休后第一个十年生命状态智慧选择孵化项目"总策划和课题组组长、生命文化大讲堂项目组组长;"黄金十年"孵化中心主任。主治医师;高级经济师。

我做主,我的健康我把握"。事实上,越有准备,我们内心也更强大,更知止,更知足感恩。

一、医者,意也

意,从字形结构来看,为"心音",是内心的振荡、波动、起伏,流露出来为声,或语言,或文字,或画出来为图符,或刻出来为篆纹,或塑出来为偶像,或保存在内心成为记忆。如果内心相通,共鸣,共情,心音的"意"无须流露表达,也可心心相印,拈花微笑,尽在不言中。

医者,意也。我们可从两个角度解读:一是求医者的心意相通、觉察内在;二是从医者的精微专注、严谨通达、医德高尚。可谓,有求必应,意味深长。

(一)求医者的心意相通、觉察内在

王佰玲老师分享的案例中提到,今年是这位老母亲 84 岁本命年,20 年前她在登天安门城楼时中风了,从此瘫痪离不开轮椅。在这个不同寻常的庚子鼠年,时值酷暑难耐之时,北京疫情防控级别又增加的情况下,这位老母亲新增了较危险的梗症,左侧整个身体耷拉了下来,脸也歪了,嘴也斜了……幸好有学医懂医的大女儿和兄弟姐妹们抓住了黄金时间,及时在家里采取了急救措施。关于紧接着的下一步,是尽快送老母亲去医院救治,还是在"家庭护理病房"里中西医并举康复治疗,综合各方利弊,经过激烈而高效的探讨,最后征求老母亲本人的意见,老母亲坚韧地咬紧牙关,指了指自己的床,点了点头,孩子们跟她确认,她第一次毅然决然地选择不进医院,而是决定有步骤、分阶段地接受大家庭全方位地呵护……

因为老母亲内心深处有三个方面的"意",对她健康的恢复起了至关重要的作用:

一是她有着对孩子们的强烈不舍与牵挂,二十年来她饱受病痛之苦,老伴也已离开多年,可看着孩子们竭尽全力尽孝在床前,想方设法哄她开心,帮她回忆充满活力的年轻时光……她知道,孩子们也希望她能顽强地好好活下去,对孩子们来说,妈在,人生还有来处,如果妈也走了,人生只剩归途。

二是她有着一份对学医懂医的大女儿和所有孩子们的坚信,知道在"家庭护理病房"里的感受一定会更温馨、更安心。

三是她也希望孩子们都能安好无恙,毕竟疫情这么严峻,如果她真的住进了医院,祖孙四代来来往往来看望她,不免也会增加许多的风险。

正因为这份内心深处最真挚的情感与爱护,这位老母亲对孩子们想方设法请来的大夫和护理人员都出乎寻常地积极配合,仿佛身体接受正向能量的各个信息"频道"都打开了,起到了非常好的治疗效果。

(二)从医者的精微专注、严谨通达

医者,意也。《后汉书·郭玉传》载:"郭玉对曰:医之为言,意也。腠理至微,随气用巧,针石之间,毫芒即乖。""巧"就是指医生的针灸治疗。郭玉说生命是至微至妙的,如果医生要去医治人的生命,需要"随气用巧",即医生需要根据自己的气去把握一切。医生在给别人扎针的时候,一定要小心谨慎,如果在扎针时,出现一点点问题,就会"毫芒即乖",就是说,出一点差错可能就会酿成很大的错误,体现了其对实施医术的慎重,表明神存于心手之际,可得解而不可得言,也是表达后天意志与先天神明相通的一种境界。

"医者,意也"的含义,早在《内经》中有明确的提示,《灵枢·本神》云:"所以任物者谓之心,心有所忆谓之意,意有所存谓之志,因志而变谓之思,因思而远慕谓之虑,因虑而处物谓之智。""志意者,所以御精神、收魂魄、适寒温、和喜怒者也。"表达养生处世之道,需要调和后天的意志和先天的本能之间的关系,合乎自然之道,调节平衡。同时从医生施治而言,"善于用意,即为良医。"要精微严谨专注、勤于思考,达到一种很高的境界。"圆活宜从三思,执持须有定见。"

我们通过跟为这位老母亲针灸治疗的祖传中医吴大夫座谈,了解了许多施治过程中令人感动的细节。说起第一次为这位老母亲扎百会穴的时候,虽然老母亲的大女儿已经提前跟老母亲做了充分的"话疗",提到了这位针灸大夫是由老母亲最信任的家族中最有影响力的权威人士特意花了功夫请来的,有着精湛的针灸手法与著名的成功案例,然而毕竟是第一次在老人家的头顶部位扎针,吴大夫与懂医的大女儿心意相通,一个对视就了了分明,吴大夫专注于扎针的精准到位、毫厘不爽,大女儿负责调畅老人的情志,这边吴大夫刚一扎上针,大女儿就风趣地跟老人家微笑着说:"好妈妈,您看天线已经接上了,您已经借上天力了。"对黑白电视机最熟悉不过的老母亲一下子就笑了,仿佛找到了年轻的感觉,"气"一顺畅,扎完针的效果异常好!

吴大夫还提到,通肺经的那次针灸,因为肺主悲伤,宜以喜悦之气化之,大女儿提前跟大夫沟通说,以前每月逢五的日子就给老母亲的"笑脸"基金里面存款,鼓励让老人开怀大笑,吴大夫就说,那针灸肺经的时候,我就取一沓新钞票放在老母亲旁边,每扎一针就真的奖励老人一张,让老人当时给身边她最喜欢的人,让老人心里舒畅,感觉每扎一针,就是为自己最惦记的孩子"赚钱"……可想而知,吴大夫在肺经针灸时专注于毫厘不差,负责调畅老人情致的家人们在旁边也是圆融通达,本是略有疼痛感的扎针,在老母亲那里已经演变成了笑逐颜开的生命"有价值"的体验……

而且,因为针灸大夫上门服务,借着这次老母亲的生病,她身边所有的家人们都被吴大夫义务地调理了一遍,连护理的阿姨都得到了很好的针灸治疗,并且有信仰的吴大夫坚决不收取任何费用,她说,这样的好疗效是所有家庭成员之间共同努力的成果,她只是传递爱的通道,与其

收下可量化的有形的钱财，不如将这些转化成大家庭成员间无形的爱与感恩的流动，那才是最大的财富。我们对吴大夫高尚的医德表示由衷地钦佩。

二、医者，易也

人生于天地之间，天地二气，是生命之本。《素问·阴阳应象大论》谓："阴阳者，天地之道也。万物之纲纪，变化之父母，生杀之本始。神明之府也。"认为阴阳之道，即是天地之道，是万物新生、发展、变化、死亡的根本。

（一）从医者的易医相通、变易调和

作为中华文化的重要载体《黄帝内经》，与《周易》在思想上具有深刻的承接关系，并且，亦在人体生命中对《周易》哲学思想进行了深入发展与实践。正如孙思邈所言："不知《易》，不足以言太医。"张介宾言："易医相通，理无二致。"

《黄帝内经》以时间为主线的思维模式，即是源自《周易》。《黄帝内经》以阴阳作为认知模式，应用于人体生命即是天地阴阳延伸至人体生命的结果，如提出人体阴阳分布规律"清阳出上窍，浊阴出下窍；清阳发腠理，浊阴走五脏；清阳实四支，浊阴归六腑"等。

西医强调的是形，是器官肉体的这个层次，中华传统医学强调的是气和神的层次，所以《黄帝内经》中言"下守形，上守神"，真正上医扎针的时候，会根据人的气血的情况去判断。比如，对厥症患者，气血上不来，其合谷穴，可能就要比别人的后一点点，错一个位置，气血过的人，其合谷穴可能就要往前一点点。所以在针灸中有种说法"候气"，就是等待这个气的到来，气血不旺和气血旺的人，取穴是不一样的。

譬如吴大夫提到，在给这位老母亲扎针的时间点不一样，位置稍深稍浅或者稍前稍后，效果就完全不一样。人之气血，贵在升降出入有常，运行不息，调和气血，疏通经络，调节脏腑功能，以达到更好的治疗效果。为了让这位老母亲晚上更安眠一些，吴大夫会特意在合适的时间点扎针；或者为了让这位已经康复得差不多的老母亲满足心愿——要上外面公园去逛逛时，又会提前用不同的手法调理，总是考虑到这位老母亲当时的需要和当下的感受，同时与长期的整体康复计划相结合，让这位老母亲每一天都尽量活出最好的生命品质。

当我们就此话题跟生命信息疗法的创始人张令玉先生沟通时，他也提到从医者变易调和的重要性，他说，失衡生命信息，是导致疾病（肿瘤）的直接根源，生命信息疗法，关键就是"调"，而不同于现代医学的主要方法"治"，而是通过矫正细胞凋亡与再生传递信息失衡的方法，实现患者的康复。

（二）求医者的转化疗愈、简易可行

医者，易也。对求医者而言，也是一个转化疗愈的过程。清代《龙图耳录》："又道：'医者，易也。'易者，移也，故有移重就轻、移轻就重之法。"同时，更需简易可行，落脚到日常生活中。

北京东方生命文化研究院的院长陆莉娜教授，今年庚子鼠年也是她84岁本命年，20年前突然被检查出来患了"肝肿瘤"，不容乐观。唯一的儿子事业与家庭远在异国他乡，为了不让儿孙牵念，今年在全球疫情蔓延之时，即使她心里还是惦念着儿孙们，依然柔和而坚定地不止一次在视频电话中告诉儿子，她在国内这里，一切都好！她说连红十字会的遗体捐赠协议书都签好了，当年博士论坛结业式时连自己的生前追悼会都开过了，她对学生们说："我，生，是你们的老师；死，是你们的教具！"现在，还有什么好怕的？！

她独立坚强、举重若轻，并且把这陪伴了她20多年的"肿瘤"当作另一个自己的孩子一样看待，认为"他"的出现是为了更好地提醒自己，要更加呵护好自己的健康，她每天坚持身心的滋养和适度的锻炼，为了让自己2020年不要被新冠病毒侵扰，疫情期间更是注重日常卫生习惯，身体力行，如勤洗手、勤通风、出门戴口罩、注重摄入充分的蛋白质，提高身体免疫力、抵抗力和自愈力。她跟我们视频时，笑着说："只有这样，才能出色地完成我那捐赠的使命啊！"可敬可爱的陆教授说服孩子支持她一直在研究探索的生命文化事业，她常跟我们说："我的生命我做主，我的健康我评估。"虽然她和孩子们无法长期相聚，然而各自精彩也是一种美好。

中华传统医学总结了许多生活中简便易行的养生方法，让我们知道一粥一饭皆养生，健康就在唇齿间。我们每一个人是自己健康的第一责任人，只要顺应自然、规律生活、持之以恒，就可以做到，也值得拥有，最不受时间环境等条件的限制、信手拈来的健康小常识：日咽唾液三百口，一生活到九十九；头为精明之府，日梳三遍百病除；朝暮叩齿三百六，七老八十牙不落；夫妻之间互捶背，解疲强身又防癌；每天揉腹一百遍，通和气血裨神元，人之肾气通于耳，扯拉搓揉健全身；等等。无不朗朗上口、方便可行！

三、医者，艺也

医者，艺也，我们想说的是，从医者精湛的技艺、艺术的关怀、系统的思维，有助于求医者在同频共振中舒缓神经、调节心理、呵护心灵，以恢复健康、达到事半功倍的效果；同时，艺术本身，是每个人天生就具有的感知能力，也是一种疗愈求医者潜意识深处真正的自己的通道，或者说借助其表现方式，以"看见"自己的问题，从而达到解决自己问题的目的。

(一)服务者的人文关怀、心灵呵护

养生的最高境界是养心,医人的最高境界也是医"心(灵)"。吴阶平院士终生追求做个好医生的三条金标准:高尚的医德、精湛的医术、艺术性的服务。也正是因为他完美地实现了这一标准而广受患者的爱戴,深得社会赞誉。当然,我们这里所讲的"医者,艺也"中的"医",不仅仅是指医生,正如美国医生特鲁多医生的墓志铭提到医生"有时去治愈,常常去帮助,总是去安慰"的提法,这里的"医",也可以指每一位为人服务的护理人员、家庭成员或者是义工伙伴、志愿者。

我们相信:每一个生命都是需要被呵护的,需要不分析、不评判、不下定义的爱与陪伴。让我们一起不断地唤醒爱、传递爱、成为爱,打开善良的通道,让更多的人遇见更好的自己,让更多的人成为自己最好的医生,唤醒内在最强大的力量!譬如十方缘老人心灵呵护中心近十年来不断总结提炼了爱与陪伴老人的十大技法,如音乐沟通、动态沟通、抚触沟通、经典诵读等,无不充满了艺术般的人文关怀,让老人的心灵得到呵护与滋养。

王佰玲老师在直播间分享的这位老母亲的案例中,也特别提到有一个月左右的时间,原来照护的人员因为家里的缘故离开了,一位音乐老师的母亲从千里之外赶过来代为照顾,这位音乐老师的妈妈会唱很多戏曲京剧,当这位老母亲饶有兴趣地说起曲名,她就能立马唱出来,常常逗得这位老母亲笑呵呵的,非常喜悦,仿佛都忘了病痛,俨然在戏园子里欣赏戏曲一样享受着每一天。

(二)参与者的同频共振、疗愈身心

当我们作为十方缘老人心灵呵护中心义工的一员,和义工伙伴们一起,走到重症老人身旁陪伴时,目光祥和注视着、双手轻柔抚触着、耳朵全然聆听着、呼吸同频共振着……在我们的爱与陪伴下,那原本已经掉光了牙齿的老人家脸上绽放出的笑脸,就如尚未长出牙齿的婴儿般纯真,我们自己也心里暖暖的,感受到生命的意义和滋养。

无论与什么样的陪伴对象相处,我们都能保持内心的祥和与宁静,享受陪伴的过程。记得有一次,我们负责陪伴安静坐着的90多岁的吕奶奶。我们蹲下来微笑地注视着吕奶奶,试着拉拉她的手,可以看出吕奶奶正饱受疾病的困扰,她的双手和双腿都在轻微却不停地颤抖,眼睛模糊,不断地流眼泪。听护理员姐姐说,吕奶奶虽然生活基本可以自理,但耳朵基本听不清楚,也基本不说话,所以我们与她的交流以抚触、轻柔按摩和同频呼吸、祥和注视为主,为了觉察自己给奶奶按摩身体时的感觉与力度,我们也随着奶奶的手不停颤抖,轻轻地和着"节拍",一手抚触她,一手找我们自己身体上相应的敏感的区域,希望奶奶能够不因耳朵、眼睛、嘴的"阻隔"却依然能感受到来自我们的爱和陪伴。中间有两三次,我们蹲下来与她微笑对视,她也报以微笑,还做手势,让我们坐起来,她在我们双手捧住她不停颤抖的手的时候,她的手停住了颤抖很久,她真的感受到了这份真诚!旁边的护理员姐姐们也被这场景感动,都说,奶奶心里其实很明白!这是真的!告别的时候,她还紧握我们的手,不断微笑点头示意!

虽然,岁月流逝,这位吕奶奶身上留下了很深的时光印迹,改变了她曾经的年轻与活力,可那颗柔软的心依然是跳动的、鲜活的,当我们诚意真心地陪伴在她身边的时候,这份爱会融化所有的眼、耳、鼻、舌、身、意的隔膜,跨越时空的局限,进行心与心的交流,让人感动,唤醒参与者与觉察者心底那份最纯最真的部分,将心比心,为人至善,正所谓"以诚感人者,人亦诚而应"。

当然,还有叙事绘画的艺术治疗。绘画在某种程度上是我们潜意识的投射,我们所经历、所想以及所有行为形成的内心世界,都投射在图画上。而参与者在绘画创作过程中是自由的,随着潜意识进行,这就把绘画作为一个切入口,更为自然地使参与者接受,看似天马行空,却蕴藏着心理障碍者的潜意识投射。让提供服务者和接受服务者之间达到同频共振的效果。

四、结语

我们之所以探讨"医者,意也,易也,艺也"这个话题,正是为了祈愿大家更健康地活着,为了更好地觉察和体验生命中这份爱的流动,"意"在唤醒、"易"在日常、"艺"在当下,感悟生命之美!让我们对家人、对朋友、对身边的每一个生命包括对我们自己,做到珍惜"爱与陪伴"的每一个日子。

正如托尔斯泰在《天国在你们心中》表达的一样,"人去实施爱,不是因为他爱某一东西、某一人时得到了益处,而是因为爱是他心灵的本质,因为他不能不爱"。是的,爱是我们心灵的本质需要,也是我们生命的本质需要,感恩爱一直都在……

参考文献:

[1] 袁正光.生命的智慧——生命文化导论[M].北京:中医古籍出版社,2012.

[2] 徐文兵.字里藏医[M].合肥:安徽教育出版社,2012.

[3] 王耀堂,焦亮.大国医[M].北京:新世界出版社,2009.

[4] 黄帝内经素问原文[M].刘明武,注.长沙:中南大学出版社,2007.

[5] 李赞.爱与陪伴——老人心灵呵护理论与实务[M].北京:中国劳动社会保障出版社,2015.

从生命文化角度浅谈中西医之争的根本点
以及中医的基本理论与革命性出路

刘　明　刘忱谦

中西医的分野之处在于认识生命和疾病的工具以及由此产生的理论体系的差别。最新的技术进步为中医的研究提供了新的理论研究与临床实践的工具,也因此有了在中医哲学以及相应的中华文明的基础上实现医学再发现与"复兴"的可能。

一、从西方文明崛起的脉络中受到的启发

毋庸置疑,基于科学理论发展和技术进步的西方文明确实成就了现在世界上的巨大繁荣。而究其历史,则是发端于 14~16 世纪的文艺复兴,颠覆了宗教统治的漫长愚昧的黑暗时代,从古希腊的理性(本文理性概念与笔者在本论文集的另一篇文章《生命文化及其最重要的内核》中的"理性"概念不同,而与其"理智"概念类似)哲学中发出人类理性的思考。

西方文明的发展带给我们两个重要的启发:第一,人类的进步有赖于对历史上积累的文明成果的继承和再发现;第二,人类认识的进步有赖于自身感知能力的提升。

如果说,哪怕是被中世纪黑暗中断了近千年,西方文明都可以从其历史积累的文明成果中完成继承和再发现的伟大创举,那就不能说,我们不能在传承了五千年不曾断绝的中华文明的

作者简介:刘明,北京东方生命文化研究院特聘研究员。浑沌心理学创立者,曾以此身份至美国宾夕法尼亚大学、哥伦比亚大学和英国伦敦大学学院(UCL)演讲与交流。北京大学国际政治专业本科、中国社会科学院研究生院货币银行学专业硕士研究生毕业,兼修北京师范大学研究生院心理学硕士课程及中国科学院心理研究所心理学博士课程。曾任或现任中国协和医科大学教师、庆泰信托投资有限责任公司董秘、太原工业学院客座教授、北京心理卫生协会理事、ASSC(the Association for the Scientific Study of Consciousness)终身会员以及中央电视台、中央人民广播电台、《中国经济时报》等媒体心理栏目专家。出版专著《让心起舞》(中国水利水电出版社,2006 年)、《心醉神怡》(北京师范大学出版社,2010 年)、《心境漫步》(六卷)(西安出版社,2015 年)、《我本浑沌》(九州出版社,2018 年)等。
刘忱谦,北京协和医学院护理学院 2018 级本科生。

基础上实现再发现的伟大创举。当然,这其中可能有许多因素未必都被发现或发展到成熟的阶段,但从历史积累的文明中实现继承和再发现的立论是没有问题的。问题是人们有没有这样的想法。

文艺复兴时期的人们显然是有这样想法的,所以,他们从古希腊文明中去寻找力量,并且又不局限于古希腊文明的成就,他们只是从其中找回了理性,却又在此基础上大大发展了理性的力量和魅力。这其中最重要的就是科学探索以及相应理论的产生,并由此大大地改变了人们测量和认识世界的工具,反过来证明理性的正确并推进了理性的进一步发展。

问题是,当国人看到西方的伟大进步和繁荣而羡慕不已并进而不断学习时,有没有想过要从自身文明的历史积累中寻找到相应的重要因素并发展出基于自身文明基因的伟大认识论和技术呢?

为了方便论述主题,我们这里不多谈哲学、艺术、经济、文化等各方面的内容,仅仅集中注意力于科学及其技术的发展脉络,从中西医发展的对比情况来讨论一下中医的问题和出路。

二、对生命和疾病的认识,中西医走了不同的道路

我们认识世界是靠什么呢?根本上靠意识,手段上靠感官。

意识从哪里来?是如何运作的?是怎么与客观世界发生联系的?

从古希腊到古印度,再到古中国,圣人先哲都对此发出疑问,并不断去解读之,但至今没有确切的答案,可说是千古谜题。

东西方文明真正出现分野,是在认识的手段上。

当东方文明,包括印度文明和中国文明还一门心思钻研意识问题的时候,尤其是当东方智者努力试图以增强感官认识工具本身的能力以便达到(或以放弃感官认识工具以便回到)以意识本身为工具认识意识时,西方智者已经借用意识中的理性部分,开始着手从通过外部工具的帮助来延伸感官的感知能力出发认识客观世界,并反过来进一步发展意识中的理性。

东方智者的努力也不是全无收获,当他们以意识本身为认识工具来认识意识时,发现了意识世界无形却又有迹的景观,比如印度文明发现瑜伽脉轮与大梵天的存在及其运行方式,中国发现经络以及脏腑之间的五行关联体系,甚至发现人天互动时能量的微妙交互流动状况。事实上,这些发现在很大程度上帮助东方人对生命有了更深刻的理解并因此获得成长。但是,这里面存在一个很大的问题,就是这种把意识本身当作工具的做法需要非常严格、非常艰难的训练,这就决定了这一认识方法只能被那些完成训练的人掌握,而对于无法完成训练或者没有机会得到训练的人来说,就是天方夜谭一般的传说。

东方的生命科学研究可以说是在这样的出发点上建立起来的理论体系与实践应用策略。但也因为其致命的短板,使得其在遭遇西方科学文明的冲击时,差点被彻底斩断了传承的脉络。

西方对于生命科学的研究,则借助于在理性支持下日益发展起来、日益精湛的技术手段,发展出了一系列可以被一般人感知到的理论和技术手段。这种对生命科学的研究方式被称为实证研究。

人们常说:"耳听为虚,眼见为实。"可想而知,西方对生命科学进行研究的方法很容易被人接受,并深信不疑。这也是为什么今天西医体系几乎可以统治与生命以及疾病相关的整个领域的原因。

但是如果回到最根本的问题上,细思之,西医体系仍然回避不了的问题还是:意识从哪里来?是如何运作的?是怎么与客观世界发生联系的?

这是西医体系不得不回答的问题。而要回答这样的问题,就不能仅从西医体系的哲学和理论出发,而必须跳出来。这也使得东方生命科学的研究方法有了被借鉴甚至是再次焕发生机并蓬勃发展的契机。

三、中医理论到底是不是科学

(一)中医理论的困境与出路

中医理论是如何诞生的,实际上是个谜。一般认为,是如神农尝百草一样,古有神明之人自我感知到经络体系的存在以及脏腑五行相关联的景象,甚至感知到人天互动时能量的微妙交互流动状况,这里我们不妨统称为"无形有迹的生命能量体系"。

如果真的存在这样的感知能力,那就说明我们的感知能力在自身上是存在着被拓展的可能性的。但疑问是,在目前人们的认知中,这种能力似乎只是传说,并不能被今人至少是多数今人体验到。所以,难以排除来自杜撰的可能性。

佛家有"六神通"的说法:①天眼通,能照见三界六道众生的生死苦乐之相及照见世间一切之形色,无有障碍;②天耳通,能听闻三界六道众生苦乐忧喜之语言及听闻世间一切之音声,无有障碍;③他心通,能知三界六道众生心中所思所想之事;④宿命通,又作宿住通,能知自身及三界六道众生之百千万世宿命及所作之事;⑤神境通,又作身通、身如意通、神足通,即自由无碍,随心所欲现身之能力;⑥漏尽通,断尽一切三界见思惑,不受三界生死所缚,而得漏尽神通之力。有鉴于此,一般人喜欢把超越正常感知能力之上的更为精妙的感知能力都叫作"神通"。为了论述方便,本文借用这个概念来讨论问题。

问题是,即使人有"神通"可以透视五脏六腑,那也不如西医中的 B 超和 X 光片来得便捷和实在。况且,哪怕是一个普通人,也可以通过 B 超和 X 光片看到人体内部的情况,而不必像中医里所传说的神明之士一样需要完成艰难而严格的训练,且不说那训练是不是存在,是不是管用。

正是迫于人们这样的认知习惯,也迫于现代教育模式影响下形成的思维习惯的压力,现在中医的研究和临床实践越来越依赖于西医的思维模式和诊疗手段。这从根本上就错了,因为这样的中医不是中医,而是挂着中医名义的西医。

那么,什么是中医理论和临床实践的研究方法呢?这还要回到中医理论的发端上。我们中国古人是用意识本身为工具来认识意识的,由此得到脉络和脏腑五行相关联的景象,并且捕捉到人天互动时的微妙能量的交互流动状况,从而形成了关于"无形有迹的生命能量体系"的理论和临床实践方法。当然,这一点有赖于受到艰难而严格训练并能完成训练(或天赋)而拥有"神通"的人的感知水平。

当我们找不到这样的人,我们就不会承认这种感知能力的存在,所以,我们始终会质疑中医的科学性。

什么是科学性?说穿了,就是能够被实证,亦即具有能被不同的人以同样的方式重复制造出相同认知结果的特点。

当我们找不到能感知"无形有迹的生命能量体系"的人,我们就会质疑,那关于"无形有迹的生命能量体系"的理论是不是凭空想象出来的,或者仅限于哲学思考范畴?

这里最核心的问题是,能否让更多的人感知到那"无形有迹的生命能量体系"是存在的,亦即大家想知道,那"无形有迹的生命能量体系"是否客观存在。

回答不了这个问题,中医就不能取信于人,就没有出路。

(二)现有科技进步为中医理论的实证研究提供了可能性

庆幸的是,最新的科技进步,可以帮助我们打破既有思维框架的限制,勇于假设,大胆尝试,并切实实证出来。

先从中医号脉说起。为什么中医大夫用三根手指在患者手腕上的"寸、关、尺"三个部位探测脉搏就可以诊病?其理论依据是什么?

探测脉搏,探测的是什么?是波。波是什么?是振动的传播。也就是说,探测脉搏,就是探测从身体内部振动传出来的波。根据爱因斯坦"万物皆振动"的说法,身体里的每个细胞都在振动,并形成整个身体所有细胞共同振动的场效应。万物又是运动变化的,所以人的每个细胞是运动变化的,场效应也是运动变化的。可以说,不同时间,甚至每一分、每一秒,人体的场效应都是不同的;另一方面,在大的时间范围内,或者在大的尺度上,比如一段时间内,人体的场效应又有一个相对稳定的变化周期。

人体的场效应以波的形式向外传播,由于手腕上的寸、关、尺三个部位不同,接收到波的时间也不一样,再加上三个部位自身的物理条件不一样,导致从体内传播出来的代表人体即刻场效应的波在每个部位的表现不一样。代表一种场效应的波在寸、关、尺三个部位有不同波的表现形式,代表不同场效应的波在寸、关、尺三个部位就会有更多的不同波的表现形式。如果将代表每一种场效应的波在"寸、关、尺三个部位的波的组合形态"加以定义,并标记出来,那么,只要知道有多少种"寸、关、尺三个部位的波的组合形态",就可以知道有多少种人体的场效应了。

探测脉搏,说到底,就是要探测患者身体处于什么样的场效应中。而中医所要做的,是建构人体场效应与脉搏对应的大数据模型。从这个意义上讲,中医几千年的积累,相当于一直在建设人体场效应与脉搏相对应的大数据库。

但在实践中存在的问题是,首先是拥有"神通"能力的人少之又少,甚至是"绝迹于江湖",自然也难在庙堂之上或象牙塔里搞相关的理论与临床实践的研究,而缺乏"神通"能力的人即使想搞研究,也只能拾人牙慧,知其然不知其所以然;其次是故步自封的传承体系使得大数据库的建设发展缓慢,并且缺少相应的统一标准;最后是以人自身感官能力(比如三个手指的触觉)为测量工具的方法,也有不精确的问题。这些都使得中医理论在临床实践中更多受到中医大夫自身经验的影响。

不过,这个主观经验的问题不是中医独有,在西医临床实践中,医生自身的经验也非常重要,只不过西医拥有更多客观的测疗手段,使得医生个体主观经验的影响被降低许多。

说到这里,已经可以看出中医和西医在理论建构上的差别。中医倾向于从"无形有迹的生命能量体系"出发,亦即从人体的场效应的运动变化规律出发来研究生命和疾病的问题,这也常常被大家莫名其妙地称之为整体思维;而对于西医,大家习惯于用分析思维来形容,亦即西医喜欢通过发明更为精准的工具去探究更微观世界的运动规律,并以此建构出完整的医疗理论体系和临床实践方法。

问题的关键是,西医的研究方法和理论发展得到科技进步的巨大支持,所以也被世人所接受;而中医的理论建构过程中一直缺乏客观测疗工具的支持而流于哲学思考和江湖传说。

可喜的是,科学技术的进步,终于使得中医的研究思路可以得到新的测疗工具的支持。

以本论文集中朱凤琴、林音两位作者所著《运用高智能化的生物反馈身心测疗系统进行心理健康管理》一文中提到的"高智能化的 SCIO 生物反馈身心测疗系统",已经是在以测疗人体场效应的方式来解决生命和疾病问题了。这只是一个开端。但对中医理论来说,是一个良好的开端,甚至可能是引发中医理论与临床实践发生革命的伟大的开端。如果真是这样,这个世界上,就不仅有科学的西医体系,也会有科学的中医体系。

当然,这个过程有赖于中医界认知的改变以及实证科研能力的提升,也有赖于社会观念的转变,还有科学界抱持对不同科学领域进行探索的精神以及包容的态度。对于可以展望的中医的新篇章,我们拭目以待。

四、中医理论是如何建构起来的

东西方哲学和科学都必须回答一个基本问题,就是意识与外界客观物质世界到底是如何连为一体的,亦即意识是如何与客观事物发生联结和反应而产生认识的。

至今,西方科学及其哲学的解释是基于生化电的,但显然不能令人满意。所以,西方科学及其哲学也在不断追索,以试图获得根本答案。

中国哲学,尤其是与生命相关的哲学和医学,则提出了"神明"一说,亦即连通意识与客观事物的是"神明"。

当这个"神明"表现在生命体外时,就是"神"。这个"神",容易让我们想到神话中的"神"。其实,在哲学和宗教里,关于"神"的含义并不完全相同,比如,在道家哲学中,"神"只是一种与"道"相关的哲学表述;在道家宗教里,"神"则为人格化了的"神仙"。

当意识表现在生命体上时,也称为"神明"。这个"神明",在道家的哲学与医学中,又被划分为两种:一是"元神",亦即生命体与生俱来,与天地一体相连且在本质上无有分别的内容,其实质又是创造万物的基础,其客观称呼为"道",于生命体上体现出来又被称为"灵",在人身上有时也叫"心灵"或"灵魂"。"元神"又会以全息的方式存在于机体内部乃至每个细胞内,具化为相应的肝神、肺神、肾神、脾神、心神、头神、腹神、四肢神等(在《内经》中被细分为肝魂、肺魄、肾志、脾意、心神;在《太平经》中则分为肝神、肺神、肾神、脾神、头神、腹神、四肢神等)。二是"识神",亦即"元神"经由感官通道与外界客观事物发生联系,或者说外界客观事物刺激"元神"(尤其是"头神"),从而形成的心理活动。

中国古代智者一开始就发现并运用今天被称为"混沌叠加态"的逻辑去阐述问题。最经典的逻辑就是,"无极生太极,太极生两仪。"

中医常提道:"心主神明。"如果用"混沌叠加态"的逻辑来看,就是"心"和"神明"处于"混沌叠加态"中,亦即两者既是一体的,又是可以分开为阴阳的。所以,"心主神明",既是讲"心"之主为"神明",也说"心"主理"神明",亦即"心"是"神明"之主。

而在建构"心"的概念时,中国古代智者同样运用了"混沌叠加态"的逻辑,认为"心"具有可看成是精神属性的"神明"(包括"元神"和"识神")——心意识和可被直观感知的客观物质的头脑、神经系统、心脏及血液循环系统——物化的五脏五行之"心"系统两个方面,或者可以"混沌叠加态"观之;或者分开来看,也各自成系统。所以,一方面是由心意识统领和主宰着物化的心系统;另一方面,物化的心系统也是心意识之主,是产生并能左右心意识的地方。

再细分一下,从"元神"与"识神"这个层面来看,也处于"混沌叠加态"中。如果把心看作是"识神","心主神明"的意思就是,一方面讲,"识神"之主为"元神",具体表现为由"心神""头神"的主要功能中产生出"识神",亦即心理活动;另一方面讲,心理活动在很大程度上会反过来影响"元神"的运作和发挥。所以这个"识神"非常重要,要单独拿出来与"元神"并列。这块儿的情形有点类似于精神分析理论中讲的"潜意识"与"主意识"的对应关系。此外,从"识神"和"物质化的心系统"这个层面来看,也处于"混沌叠加态"中。如果把心看作是"物质化的心系统",则"心主神明"的意思是:一方面讲,"识神"即心理活动,是由"物质化的心系统"(现代解剖学认为主要是由大脑)产生的,也就是说"物质化的心系统"是主;另一方面讲,反过来,心理活动是主,主宰和影响着"物质化的心系统",甚至整个身体系统。

为了方便起见,我们可以这样理解:就如道家思想讲的"一气化三清"一样,一"心"在人身上也是三"体"三"用"。分别是"物质化的心系统""识神""元神",对应着现在大家习惯的三个概念"身""心""灵"。只不过"物质化的心系统"不是全部的"身(机体)",只是"身(机体)"中五行之一。这里的"心"是心理活动,倒是没有什么争议。"灵",有时候也被叫作"心灵"或"灵魂"。

如果拿电脑来打个比方,关于"识神"的说法,颇有点类似于电脑中的软件,机体则是硬件,而"元神"类似于创造和制造了电脑的人类意识活动(对电脑来说,人类意识是外来的,相当于电脑的"造物主",却又在电脑的运行中时时处处体现着人类的意志,这点可以理解为在电脑的运作中全息着人类意识)。

之所以有"神明"的提法,笔者的看法是,中国古代智者因为天赋的或是训练出来的超强的感知能力感知到了"无形有迹的生命能量体系"中的"能量"运动状况,而在最精微部分,其"能量"形式与意识本体极为接近,甚至可能在这些智者看来,根本就是一体。前文所提到的"神通"能力可以说是"神明"起用而能感知"能量"运动状况的能力。

理解了这些,就能理解中医理论建构起来的核心内容,即人在天地间活动时从内到外产生的"能量"运动状态。正是基于此,《内经》云:"太虚寥廓,肇基化元万物资始,五运终天。布气真灵,总统坤元,曰阴曰阳,曰柔曰刚,幽显既位,寒暑弛张,生生化化,品物咸章,天地万物不外乎阴阳五行!"

而关于疾病,道家经典《太平经》云:"真人问曰:'凡人何故数有病乎?'神人答曰:'故肝神去,出游不时还,目无明也;心神去不在,其唇青白也;肺神去不在,其鼻不通也;肾神去不在,其耳聋也;脾神去不在,令人口不知甘也;头神去不在,令人眴冥也;腹神去不在,令人腹中央甚不调,无所能化也;四肢神去,令人不能自移也。夫精神,其性常居空闲之处,不居污浊之处也。欲思还神,皆当斋戒,悬像香室中,百病消亡。'"

也就是说,生命中最重要的是"元神",如果"元神"出问题,就会生病。如果引用"混沌叠加态"的逻辑,那就是说,无论"元神""识神""物质化的心系统"中的哪一个出了问题,人都会生病。如果再把"物质化的心系统"与"整个身体系统"用"混沌叠加态"的逻辑演绎一下,那就是无论身、心、灵哪个地方出问题,人都会生病。只不过基于其哲学的出发点,中医显然更看重"神明"(心、灵)的作用。这也为后面演绎出一系列的相关理论奠定了坚实的哲学基础。

具体的相关理论阐述,比如阐明阴阳、表里、寒热、虚实的辩证八纲学说,脏腑五行生克学说,奇经八脉、十四正经的经络学说,内有七情、外有六淫交感致病学说,针灸导引用药学说,等等,见诸中国古代的哲学与医学的著作中,也可参见本论文集中董小峰所著《从生命文化高度看中医临床实践的治心之要》一文的有关阐述。

说到底,中医理解生命与疾病的问题,就是"神明"与"能量"的问题。当然,用现代人习惯的二元概念及其逻辑思维的眼光来看,如果说"神明"与"能量"是一个硬币的两个面,那么,"神明"偏属于主观世界的范畴,"能量"偏属于客观世界的范畴。

中医理论,不过是对"神明"与"能量"存在及其运行规律的发现和总结,并不断通过临床实践来反证其理论的正确性。遗憾的是,因为前文所提到的技术手段受限等诸多因素影响的缘故,中医理论的发展非常缓慢,并且因为其不确定性,常遭质疑。

今天,我们站在人类有史以来文明发展的伟大成就之上,借助于科学技术水平提高的便利,也有赖于理性及人类意识的进一步拓展,可以重新审视中医理论提出的背景和理论基础,也由此可以展开对中医理论的再发现和新发展的探索历程。

五、从癌症诊治的思路里,再看中医理论的精妙之处

(一)以癌症为代表的慢性病大量出现对现有医疗体系带来巨大的挑战

根据 2012 年 8 月 17 日《经济参考报》报道,2008 年全球有 5700 万人死于慢性病,占所有死亡人数的 63%,预计 2030 年这一比例将上升至 75%。

北京大学首钢医院副院长兼慢性病防治研究所所长王健松对《经济参考报》记者表示,慢性病即慢性非传染性疾病,是一组与生活方式和环境因素相关的病因复杂、病程长、危害严重、医疗费用高、多脏器损伤的疾病。在国内,主要指常见的四类病:心脑血管疾病、糖尿病、癌症以及慢性呼吸道疾病等。

伴随工业化、城镇化、老龄化进程加快,我国慢性病发病人数也快速上升,目前中国确诊的慢性病患者已超过 2.6 亿人,因慢性病导致的死亡占总死亡的 85%。

中国疾病预防控制中心慢性非传染性疾病预防控制中心(以下简称"慢病中心")负责人对《经济参考报》记者表示,慢性病已成为危害我国人民健康的主要公共卫生问题,其患病率及死亡率一直呈明显上升趋势。当前我国已进入慢性病的高负担期。这个阶段呈现"患病人数多、医疗成本高、患病时间长、服务需求大"的特点。

而其中癌症发病率与死亡率更是引人关注,根据 2013 年 4 月 7 日《中国新闻周刊》报道,"'全国癌症发病形势严峻,发病率与死亡率呈持续上升趋势。'2013 年初,由全国肿瘤登记中心发布的《2012 中国肿瘤登记年报》这样描述中国癌症发病形势。与此描述相对应的,则是一连串冰冷的数据——'中国每年新发癌症病例约 350 万,因癌症死亡约 250 万。''全国每 6 分钟就有 1 人被确诊为癌症,每天有 8550 人成为癌症患者,每 7~8 人中就有 1 人死于癌症。'"

从以上冰冷而惊人的数字来看,仅仅依靠现有的以西医为主的医疗体系来解决问题,负担实在太重。对于慢性病的治疗来说,引入中医治疗已经在很多人的观念里得到认可。可喜的

是,中医在慢性病的治疗中所扮演的角色越来越重,而且在癌症治疗中取得了一些突出的成绩。

这里,我们就以癌症的诊治为例,来看看中医理论的精妙之处。

(二)中医解决癌症问题的思路

笔者在与一些道医(中医中属于道家学派的)交流的时候,了解到很多人认为癌症是营养过剩、能量过剩造成的。比如,治癌名医董草原先生就有这样的一套理论。

董草原先生认为,阴阳力是物质变化的基本动力,阴阳力越大,物质变化的范围越大,速度也越快。当人体内的正常细胞受到亢进状态下的阴阳生命力的影响,尤其是阳力过高、阴力无法抑制以实现阴阳力平衡时,就会使得失衡区域正常的细胞长期受到高热量(高能量)刺激而进化为更高一级的生命细胞——癌细胞。所以,肝癌、肾癌等癌都是从正常的脏腑进化而来的。可以说,癌症已经不仅是一般的疾病,癌症中的癌是由于人体内阴阳失衡至极且阳力处于极度亢进的状态时由阳力的高热量(高能量)孕育的另外一种寄生于人体的生命。

癌症产生的主要条件是三高:高热量,高水分,高营养。一切生命产生的原因以及存在的条件就是热量、水分以及营养,癌也是一种生命,其存在也依赖于热量、水分以及营养。癌细胞的生长速度比正常的人体细胞还要快几倍,甚至十几倍,说明癌细胞所需要的热量、水分以及营养比正常的人体细胞所需要的热量、水分以及营养还要多几倍、十几倍。

知道体内局部区域或某个系统的持续高热量(高能量)状态是如何形成的,就可以有针对性地予以施治。董草原先生正是在这方面做了大量研究和临床实践工作,从而提出三原则:治癌要先治热;宜解,宜泻,不能攻,不能补;三分治,七分养。

与西医治疗癌症"以消灭癌细胞"的策略不同,董草原先生的策略更有一点兵法中"困而不打,断其粮草"和"围点打援"的味道。

思路还是很清晰的:既然癌细胞是在特殊的高热量(高能量)环境中变异诞生的,只要破坏这个特殊的高热量(高能量)环境,使其没有诞生和生长的环境,又或者阻断其能量供应,亦即"断其粮草",自然就使得癌细胞无法生存或扩散。关于高热量(高能量)环境如何形成,董草原先生的观点是,过度进食或饮食营养过剩,血液就会携带过多的营养,如果再遭遇机体紧张等因素导致血流加快,就产生过多能量和热量,而某些不健康的生活方式(比如吹空调、出汗少等)又导致体内热量不能正常散掉,以致其在某些区域或系统中滞留,形成了利于癌细胞容易诞生的环境。当然,这其中还涉及很多具体的理论内容,这里没有谈到,是因为我怕自己理解不到位或者错误而误导大家。

在笔者看来,其根本思想是:解决热源问题,又或者使机体的阴阳力恢复平衡状态,尤其是要调整认知,改变生活习惯,亦即要重新梳理"识神"过于活跃带给机体运作的紧张和混乱状态,让"元神"重新做主,以使生命体自身的运作与"道"相合。

关于董草原先生治癌的思想和理论,可参见其著作《易经与癌症》《生命与疾病》《董草原论文集》等以及其在本论文集中所著《癌症不是绝症》一文。

笔者没有读完董草原先生全部著作,另外,虽然与其本人也算是有过较为深入的交流,但笔者觉得自己并不能完全了解和诠释他更全面、更深刻的中医思想和理论。为避免传达错误信息,此处笔者不再多谈其中医思想和理论,也不再谈其他人的中医理论和思想,而只是想结合拙作《我本浑沌》及本论文集中笔者所著的另一篇文章《以东方哲学为根基建构完整生命的心智结构》中所表述的内容,从偏重精神与心理的角度来谈谈笔者对中医理论的一些看法。即使是错谬的,也算是对中医理论的一种探索。

六、从意识出发重新解读中医理论

(一)精神是生命之关键,无有精神即无有生命

我们前文提到,"我们认识世界是靠什么呢? 根本上靠意识,手段上靠感官。"也讲到,中医虽然在临床上要直接面对物质化的躯体问题,但在其发展路线上,很大程度上还是沿革了东方哲学的方法,即以意识本身作为工具来研究意识问题。

从目前科学观点看,万事万物皆在运动,或者说,万事万物是运动的不同表现形式,我们也可以说,运动是绝对的,或称之为"绝对运动"。

我们之所以能感知到有万物存在,有两个方面的原因:一是能量耗散导致热量下降,高速运动的能量冷却凝结,形成万物。这在宇宙大爆炸理论描述的宇宙形成的过程中表现得尤为明显。如果把能量的高速运动看作是"阳",那么,能量耗散、热量下降乃至凝聚成物,就可以看作是"阴"。或者也可以简单地理解为,动为阳,静为阴;虚为阳,实为阴;"清气上升,为天;浊气下降,为地",天为阳,地为阴;能量为阳,物质为阴。二是因为我们人类的感知能力有限,只能感知到万物存在的形态。

对应"绝对运动"的是"浑沌意识"。完整、无限、无边、无际、无量的"浑沌意识"因为运动叠加的缘故,变现出人的意识——胎儿的"浑沌意识",特别表现在胎儿意识形成阶段;再因为出生,成为婴儿,遭遇"观察者效应",进而形成相应的感知能力,与之相伴的是二元认识的发生。这个过程类似于我们前文提到的具"混沌叠加态"的"神明"在人身上的演绎过程。

如果把"神明"看作完整、无限、无边、无际、无量的"浑沌意识",胎儿和婴儿初期的"浑沌意识"可以说是"神明"在人生命体上的全息表现,也被称为"元神"。

如果把"神明"看作是"绝对运动",亦即最高热能状态的运动形态,正如宇宙大爆炸起初的最高热能状态,会因为耗散而凝结为物,"神明"也会因由精子与卵子的结合形成受精卵的过程诞生出个体生命中的"元神",并在接下来的运动中以全息的方式形成相应的肝神、肺神、肾神、

脾神、心神、头神、腹神、四肢神等(为论述方便,合称"体神")。这也使得生命体有了感知能力的基础。

在胎儿时期,可以说,"元神"与"体神"尚处于混沌叠加态。随着婴儿诞生,生命体在物质层面已经分裂为主体与客体两个方面,但在意识层面也仅仅是遭遇了被其他人(类似于庄子"浑沌"寓言故事中的南方大帝儵和北方大帝忽,这里儵和忽可能隐喻着父母)看到——"观察者效应",开始从"浑沌意识"状态中诞生出"自我意识",其状态就如刚被凿出一窍的"浑沌"。庄子在"浑沌"的寓言故事里讲,儵和忽"日凿一窍,七日而浑沌死",浑沌第七天被凿出第七窍,因而死了。婴儿在第七个月大时,开始实现自主位移,从而有了空间和时间概念,可以看作是开了七窍,从而"浑沌意识"不显了,而只显化为人的分别意识,亦即二元意识(自我意识)。

从"神明"的概念体系来看,出生为婴儿时,亦即当主体和客体对立存在的时候,处于叠加态的"元神"与"体神"就也分为两部分:一部分是表现为全息在一切细胞中的生命力以及超越一切细胞存在的精神意识,可仍称之为"元神";另一方面是分开下沉到躯体中,或者说与躯体相应系统结合,形成肝神、肺神、肾神、脾神、心神、头神、腹神、四肢神等,并开始起作用。尤其是与心神、头神关系密切的"识神"开始发挥作用。

从七个月大时起,人开始彻底地或者说此后只能以感知能力来认识世界和自身,也就是说,从此"识神"开始起主导作用,也就是从此开始,人比较清晰地意识到主客观二元世界的存在。

我们在《以东方哲学为根基建构完整生命的心智结构》一文中提过,"没有人的认识,就没有'世界','世界'是由人规定出来的";反过来,没有关于世界尤其是客观世界的认识,也就没有"人关于自身的认识",或者也可以直接点说,"没有人这个生命体存在"。简单点说,就是"没有人的认识,就没有人。"换句话说,个体生命之所以存在,是因为"识神"存在;没有"识神"存在,也可以说个体生命还存在,但没有"识神"存在的生命体,要么是我们已经不能理解的生命形态,比如死亡后的状态;要么是非有限感知能力状态下的生命状态,比如胎儿。而当"识神"不存在时,亦即个体死亡,即使其他生命个体还存在,但对个体生命自身来说,已经没有意义,换句话说,当"识神"消失,个体生命的世界也随之消失,世界中的生命自然也不复存在。

在本论文集中黄小琼所著的《身与心的牵绊》一文提到,"在医学界已有实验证明,当人临危的时候,是由大脑发出一道指令,心跳才停止跳动,随之进入死亡状态。"这个如果属实,则进一步证明,或者也可以说是一个反证,个体生命之所以存在,是因为"识神"存在。

(二)生命在主客观互动的情境中运行

生命到底是如何诞生的,现在仍然是未解之谜,咱们也不去讨论了。但是,我们很清楚地知道,生命要想健康,最重要的是要处理好自身与环境之间的关系,当然这其中隐含着个体如何管理好自己心身状态以及行为方式的内容。

在笔者看来,个体生命就像一部手机一样。其生命长短与健康状况,首先取决于其自身品质,亦即其先天状态。这点在手机上表现于设计生产环节,在人身上表现为基因以及玄学所探讨的内容。其次,取决于对自身的使用方式,亦即自我心身管理与行为管理。再次,看有无环境因素的影响,比如能量供给的质量问题,如果食品中有太多的有毒或不适合人体的要素,势必影响身体的发展;如果大气环境改变,也势必引起人不适。最后,看有无创伤事件的发生。比如车祸造成死亡或机体损伤;等等。这方面因素其实有主观自我管理方面的内容,也有客观不可抗力的因素。所以,人若想健康长寿,一方面要管理好自己的心身状态和行为,尤其是要做到"知行合一"和"心身合一";另一方面要应对(适应和管理)好环境的影响因素,做到"天人合一"。除了自身先天状态及适应问题与"元神"相关之外,要做好这两个方面中的管理工作,则与"识神"有关,亦即与人的认识活动(或称心理活动)相关。

主客观世界的划分,可以说是诞生了最初的"阴阳"概念。从此,由分别意识的运作中产生出无有、生死、虚实、天地、长短、高低、上下、前后、寒热等二元概念。

用中医的观点来讲,就是外有客观的六淫:风、湿、暑、火(热)、燥、寒;内有七情:喜、怒、忧、思、悲、恐、惊。生命的健康与疾病是内外因素相互作用的结果。

生命就在阴阳互动、阴阳转换之间发生、发展、衰亡。

(三)生命的本质是能量的运动

我们前面提到中医的特点是发现了"无形有迹的生命能量体系",并以此来解读生命的运行规律,同时建构起相应的理论与临床实践体系。

现在,我们不妨走得更远一点,亦即把整个生命当作是能量运动来看待。

谈到能量,就有个能量高低的问题。而能量的高低常常又会表现为热量、速度以及可持续时间等可被感知、可被测量的内容。

1. 客观环境里面的能量运动情况

我们不来说更广义或更微观的能量运动状况,因为其运动的具体形态以及运行方式至今也说不清楚,有很多说法还都处于科学假说阶段。我们说说我们能感知到的世界里的能量运动状况,这事实上也是中国古代智者能感知到并加以认识和总结的内容之一。

现在的基本共识是,地球生命的诞生源于太阳的光芒。我们就先来说说与太阳有关的事情。

尽管我们知道实际情况是地球绕着太阳转,但为了表述方便,我还是用我们中国人习惯的传统认识方式来表述。

在一天中,太阳东升西落,亦即日地位置与距离发生变化,也就是随着时间发生变化,地面接收到的太阳能量也有所变化,形成早晚凉、中午热、夜里冷的天气变化。事实上,时间可以看成是空间的另外一种表述方式,比如看繁体"時"字,就能看出在造字时,对其定义是,对太阳与大地(土)的距离用尺子(寸)进行丈量并得出的结果(寸),具体丈量方式是用日晷。

在一年里,春天,热量增长,天气温暖,寒风转成暖风,水汽也随之蒸发,空气中多了湿气,万物复苏、生发;夏天,热量继续增长达到高峰,天气炎热,水汽也随之蒸发得越来越多,空气中湿气也越来越多,到最热的时候,局部地区赶上晴天,干干的、燥燥的、火热火热的,赶上阴雨天,湿湿的,形成暑气,这阶段植物快速成长;秋天,热量下降,空气中的水汽也纷纷凝结为水回归大地,天气凉爽,植物果实成熟并开始收缩;冬季热量继续下降并达到低谷,天气寒冷,生命潜藏。四季反映着太阳带来的能量(以下简称"太阳能量")的变化情况。这里谈到风、湿、火(热)、燥、暑、寒,说穿了都与太阳能量的变化以及由此引起的水的变化情况有关,也就是说风、湿、火(热)、燥、暑、寒本质上反映着太阳能量的变化。

水是个最神奇的东西。到现在科学也没给出最终结论,地球上的水到底是如何形成的。至于为什么地球上的水资源占比为70%左右而人体内水分占比也为70%左右,也是未解之谜。而在中国古代智者的认识里,又会把水看作如"道"一般的存在,或者说水的性质——尤其是具全息性和具三种形态变化(不知道"一气化三清"的思想是否也受其启发)的性质——体现着"道"的性质,比如老子就明确说"上善若水"。我们在"意识星空导航系统"的建构过程中也把水比喻为"道",把"海水"比喻为"道体"。

如果把太阳能量看作"火",能量高就是"热";能量低就是"寒"。能量高,引起水汽出现和增多,就是"湿";能量高,高到水汽生成的速度跟不上被蒸发的速度,就是"燥";能量高,水汽生成得多,并且被蒸发的速度并不能比生成的速度快,就是"暑"。当水汽生成并上升导致其所在区域气压低于周围地区气压,就形成"风","风"的本质是能量变化过程中导致的无形有迹体群间的落差和流动性需求。

在整个过程中,一方面是水汽从水中生成,润化万物;另一方面水汽生成的过程也在消耗太阳能量,再加上降雨过程,从而使得天气不会出现过热的情况。如果把水看作"阴",把太阳能量看作"阳",这个过程就是一个重要的"阴平阳秘"的过程。

这种能量变化对应在时间上,表现为每天太阳东升西落、每年四季变化的情形;对应在空间上,则为东南西北。中国古代智者用取象五行的方式来予以表述,即东方甲乙木,对应早晨(卯时)和春季,温湿,主水汽(水是生命的主要成分)生发;南方丙丁火对应中午(午时)和夏季,火(热)、燥、暑,主水汽生长、大成;西方庚辛金,对应傍晚(酉时)和秋季,凉燥,主水汽收敛;北方壬癸水,对应午夜(子时)和冬季,寒冷,主水汽潜藏。

五行,其意就是太阳能量("火")运行的五种方式及其相应的能量状态以及由此导致"水"出现的五种运行方式及其状态,并进而代表"火"和"水"共同作用引发的生机变化的五种方式及其相应的生命系统。

我们可以把风、湿、火(热)、燥、暑、寒看作是生命体的外在能量变化的诸般情形,这些变化会对生命体造成刺激和影响。

2. 对应于外的是内在的心身能量运行情况

中国古代智者也用五行来标注内在的心身能量系统及其相关关系,亦即五脏对应五行。笔者理解,中医讲的五脏"心""脾""肺""肾""肝"并不完全对应现代解剖学意义上的心、脾、肺、肾、肝,中医讲的"心""脾""肺""肾""肝"更多的是表述能量的存在形态与转化方式。事实上,中医认为"五脏"的特点就是化生和贮藏精气并能藏神,故而也称为"神脏"。而我们前面也讲过,如果把"神明"看作是"绝对运动",亦即最高热能状态的运动形态,正如宇宙大爆炸起初的最高热能状态,"神明"可以看作等同于"能量",只不过是最高一等的能量状态。

当"元神"与"体神"由混沌叠加态(太极状态)裂变为"元神"与"体神"二者(两仪状态)之后,就启动了"无极生太极,太极生两仪,两仪生四象,四象生八卦"的机制。于是,我们很快就看到了无形无迹的"心神、脾神、肺神、肾神、肝神"与无形有迹的"心神、脾意、肺魄、肾志、肝魂"由混沌叠加态(又一小太极状态)裂变为无形无迹的"心神、脾神、肺神、肾神、肝神"(阳)与无形有迹的"心神、脾意、肺魄、肾志、肝魂"(阴)二者(又一小两仪状态),亦即五脏"神"开始表现为不同类别的"(心)神""意""志""魂""魄"。紧接着,无形有迹的"心神、脾意、肺魄、肾志、肝魂"与有形有迹的"心""脾""肺""肾""肝"也由混沌叠加态(又一更小太极状态)裂变为"心神、脾意、肺魄、肾志、肝魂"(阳)与"心""脾""肺""肾""肝"(阴)二者(又一更小两仪状态)。"心""脾""肺""肾""肝"成为有形有迹的能量存在形态与转化方式。

如果把太阳能量看作是"浑沌意识"("神明")一般的存在,内在心身世界(生命体内)全息般对应的最高能量形式,就如胎儿、婴儿初期的"浑沌意识"("元神"),可以称之为"元火";同样,如果把地球上的水看作是客观的、绝对运动的"道体",内在心身世界(生命体内)的水也如全息般的"道体"一样,是生命力(如水汽生成)的物质性基础,可以把这个"道体"的水称为"元水"。于是,对应于外在客观世界太阳能量及水汽生成变化(包括降雨)的情形,内在心身世界的生命力就在"水深火热"之中展开。

如同太阳内部发生核聚变产生高能一样,生命本身的"元神"也是自生生命之高能"元火"。但因为主客观分野的缘故,内在心身世界的"火"除了需要先天的"元神"之高能"元火",还需要内外诸缘和合而成的"后天之火"。中国古代智者把有关生命中"火"的系统定义为"心"。

我们前文提过,在建构"心"的概念时,中国古代智者同样运用了"混沌叠加态"的逻辑。"心主神明""心主血脉",可以理解为"元神""识神""物质化的心系统"三者之间互为影响,互为主宰。

正如与"火"对应的概念是"水",与"心"对应的概念是"肾"。"肾"也被从"混沌叠加态"的立场加以解读,一方面表现为抽象的"道体"的水——"元水",是"道"全息于生命中的体现,是生命得以有机运作的机制。这个部分常常也被道家养生家称为"先天之精";另一方面是与"体液"相关的具象的物质系统,其中补水、蓄水及排水功能尤为重要。这个部分可以称之为

"后天肾水"。水汽蒸腾导致蓄水减少的能力,被叫作"肾阳";补水使得蓄水增加的能力,被叫作"肾阴"。

下面我们讲讲二元状态下,亦是后天的生命能量系统的运行情况。这有点类似于手机出厂后维持其处于可使用状态的能量及其运用方式。

(三)五行运转与健康疾病的关系

在生活中,我们让火燃烧起来,需要火种、易燃物和氧气。对应在生命体中生"火"的,火种是"元神"之火——"元火"以及后来的"识神"之火——"后天之火";易燃物是营养物质;氧气是氧分子。

食物通过脾胃消化转化为营养物质,这个营养物质也被道家养生家称为"后天之精",就像是煤块,所以脾胃系统被中医定义属"土",即可以产生易燃物的地方。

空气被呼吸系统吸收转化为氧分子,所以,肺系统被定义属"金",指可以精微、犀利地析分产生出物质中最精华、最具"一般等价物"性质的精微物质的地方。肝脏在西医里被列在消化科,主要功能是营养、代谢、解毒和免疫,而在中医里肝系统被定义属"木",可能觉得其功能有点类似于植物把粪便等废物转化为营养的功能,如果把整个肝系统的功能看作是促进水汽生成和循环的过程,则肝系统又好像生活中的"搬迁工"。水汽造成的现象最突出的是风,所以,"风"通常也被看作属"木"。

这样,我们就可以想象,木风裹挟和搅动着"土""金"中生出的营养物质(易燃物)和氧,被"火"点燃,与"火"一道,进入血液循环系统,被带到每一个细胞中去。细胞中"火"力(高能量)增长,又使得"水"得以蒸腾,于是生命蓬勃发展,充满活力。当然,这个过程会导致"水"损耗,其中有利的方面是,由于有"水"蒸腾,使得机体得以"阴平阳秘";不利的方面是,过多的"水"损耗,会影响生命的基础,所以,也需要"水"不断从外部得以补充,这就是整个"肾"系统的功能。

五行相生相克,是自平衡系统。任何系统,或区域、或组织、或器官、或细胞出现问题,导致其领地或其他领地能量过多或过低,都会导致机体健康出问题,甚至是疾病发生。

因为不是专门谈论中医理论,我们不再详谈。下面笔者想通过对"风"的讨论来谈谈心身的问题,又或者来看看生命体之内在主观世界的一些能量的运行特点及其规律。

(四)心身一体

在讲五脏五行运转的时候,有两个平衡很重要:一个是内在心身世界与外在客观世界之间的互动及能量平衡;第二个是五脏五行系统之间的相生相克的整体性系统平衡。而统筹着内外之间能量平衡与五脏五行之间能量平衡的是"神明"。其中的关键是"识神"。

我们前面提到过,"'识神',亦即'元神'经由感官通道与外界客观事物发生联系,或者说外界客观事物刺激'元神'(尤其是'头神'),从而形成的心理活动。"如果说,"元神"是通达主客观世界无碍、具有全息性质的"浑沌意识(或浑沌力量)"或"道意","识神"则是沟通主客观世界的桥梁,诞生于内在心身世界与外在客观世界互动的过程中,反过来又促进或干扰二者互为援引,换句话说,以"识神"为代表的"神明"("心意识")主导着内在心身世界与外在客观世界互动的过程。

而在内在心身世界中,以"识神"为代表的"神明"("心意识")又与五脏五行系统构成心与身的关系。或者说,"神明"("心意识")是无形的生命能量系统,五脏五行系统是有形的生命能量系统。当二者处于"混沌叠加态"中时,可以说是心身一体,当二者分开为两个不同的系统时,二者是对立统一、相互影响的,亦即一方面心意识受到身体状况的影响;另一方面,身体状况也受到心意识的影响。这方面的论述有许多,我们就不赘述了。

(五)以"风"为例,看看心身疾病是如何发生的

下面想结合"意识星空导航系统",通过对"风"的讨论,来看看心(心意识)身是如何相互影响的。

风,在外在客观世界中,是因为彼此相邻的区域出现气压差而导致的空气流动。当然,其背后深层的原因是能量的运动。

事实上,内在心身世界与外在客观世界发生互动,也是因为内外能量出现能量差。从这个意义上讲,"风"也可以说是导致内外实现平衡的流动性。

同样,心(心意识)和身之间存在相互影响和相互沟通,也是因为二者之间出现能量差。所以,也可以说"风"是实现心(心意识)身平衡的流动性。

从日常生活中的常识来看,人之所以能活着,有以下几个原因:第一,必须呼吸;第二,必须吃饭、上厕所(吃喝拉撒);第三,必须在人群中,亦即必须与人沟通;第四,必须睡觉(做梦);第五,必须有内在"神明"(尤其是"元神")与整体"神明"(浑沌意识)的联结与沟通。

这里就不讲第一、第二和第五点了。第四点的重点,还不在于机体因为睡眠而得到休息这一点上,而在于"元神"与"识神"对应的这个层面上,亦即所谓的"心主神明"的内容之一。我们前面提到,"如果把心看作是'识神','心主神明'的意思就是,一方面讲,'识神'之主为'元神',具体表现为由'心神''头神'的主要功能中产生出'识神',亦即心理活动;另一方面讲的是心理活动在很大程度上会反过来影响'元神'的运作和发挥。"这里讲的"识神"与"元神"的关系类似于心理学讲的"主意识"与"潜意识"之间的关系,睡觉的意义更多的是实现"主意识"和"潜意识"的沟通与交流。此外,睡觉的意义还涉及第五点。事实上,睡觉还可以实现"元神"与整体"神明"的沟通与交流,或者也可以说实现"潜意识"与"浑沌意识"的沟通与交流。关于

这一点,有相关科学证据,这就是大脑入睡不久时产生的 α 波与大气层中的苏曼波之间的共振。

我们主要讲讲第三点,即人与人沟通这部分,也就是心理活动(相当于"识神"这部分内容)中的与人相关的内容,尤其是情绪/情感与感受。

当人和人之间的沟通不能顺畅实现,就存在一个主客观世界之间的能量差。事实上,焦虑和抑郁问题之所以发生,第一个重要的方面,就是与此相关。也就是说,在不考虑其他方面问题的情况下,我们可以说,焦虑是内在心身世界能量过高却又无法宣泄而在心理上表现出来的情绪综合征;抑郁是内在能量严重匮乏又得不到补充而在心理上表现出来的情绪综合征。

无论焦虑出现,还是抑郁发生,都说明一个问题,就是要产生心理上的"风"。

要想知道"风"是如何产生的,就得知道"火"的情况。

由于"元神"之火——"元火"具有相对恒定性,我们暂时不去考虑。我们现在主要看看"识神"之火——"后天之火"。

"识神"相当于我们的认识活动。"识神"发达,也就是认识活动强,认识能力强,同时也意味着高能量的运动状态。如同"元神"的高能量被中医定义为"火"一样,这种高能量也被中医定义为"火",即心属"火"。不是还有一句话形容这个叫"思想的火花"吗?

认识活动强,认识能力强,只要五脏五行系统平衡,本也没有什么问题。怕的是思虑过度,也就是思考多,但是又想不开,想不明白,思路不通顺,造成思路堵塞,于是形成局部思路上的能量过高、过度。这就好像堵车的情形一样,许多汽车马达都在那一个地方开动,会造成那个地方热量上升;又好比流向某个地方的投资过多导致该地区经济过热一样。

这种情形被反馈到心之主"元神"(好比中央政府)处,会有三种情形出现:第一,"元神"给予很好处理,认识活动(经济)恢复正常状态,但有可能导致五脏五行其他系统(好比地方)的资源被调用,亦即不断用新的能量供给来试图开拓思路,从而导致身体五行不平衡。最常见的就是导致高血压、高血脂和高血糖问题出现。在这个过程中,因能量差导致的流动性,可以看作是一种"心风"。第二,"元神"(中央政府)处理不了,或者不予处理,而反馈出来的信息如果被认知活动(地方政府)得到,被迫重新解决思虑问题,也处理好了,认识活动(经济)就会得到进一步发展;如果没有被认知活动(地方政府)得到,或者思虑问题得不到有效处理,那个局部思路上的过度高能量状态就被搁置于潜意识中,表现出来的心理标识信号就是焦虑情绪(情绪可以看作是从"元神"处反馈回来的信号),俗称"上火了"。实际上是因为能量差形成了"心风",因为中医把"风"定义为"木",所以,大家经常说,情志不舒,肝郁气滞,实是"风"大了。第三,"元神"(中央政府)被迫强行处理,伤了"元神"本身,这就如动了国本一样,伤了生命的根本——"道基",反馈回潜意识和主意识层面的信号就是抑郁情绪。在这个过程中,当"元神"中的能量被迫流动出来解决问题,说明存在着能量差,所以,我们同样可以说,其中的能量流动情形也是一种"心风"。

这里要特别提的第一点是：在"元神"受损之前，必然已经使用过以"水"平衡高热的策略，甚至已经调用过那部分被称为"先天之精"的"肾水"，而致使"道体"受损。第二点是：如果说，"元神"原本处于"生本能"和"死本能"的混沌叠加态中，现在由于"元神"受损，其情形类似于"浑沌"被开了一孔（窍）或几孔（窍），导致叠加态无法维持，太极状态化生为两仪状态，即"生本能"与"死本能"作为二元对立的双方同时存在了。

在"生本能"与"死本能"的互动中，当"生本能"强过"死本能"，生命意志与生命力会表现得更强，机体也会表现出一定程度的康复，但由于能量会随着时间发生变化，并且会最终耗散，肌体也终将走向衰亡。反过来，当"死本能"胜过"生本能"，生命意志与生命力就会表现得更弱。换句话说，"死本能"一旦胜出，要么是导致抑郁症，让人直接毁灭自己；要么是形成心灵"风"暴，摧毁五脏五行系统的平衡乃至内在心身世界与外在客观世界之间的平衡，以疾病的形式完成"慢性自杀"。

喜、怒、忧、思、悲、恐、惊七情可以理解为"心风"与五脏五行系统互动产生的能量状态的标识信号。

这里还要结合"水"来看。怒，是因意志不能体现或遭受压力，心理能量淤堵，亦即形成高能量（高热量）之"火"，使得"水"汽蒸腾，生命力大大提升，机体的战斗力亦会大大提升。这个过程就如春天大地复苏，能量开始向外喷薄，所以，怒对应肝系统，属木。在眼睛上的表现是瞳孔很小，但有光向外涌射。喜，是意志得以畅快舒展，能量舒畅实现向外宣泄，就如夏天大地完全复苏，"火"力十足，"水"汽也足，生机勃勃，或朗彻空旷，或甘霖普降，所以，喜对应心系统，属火。在眼睛上的表现是瞳孔大张，有光向外喷涌。悲，是丧失，是与外面的所爱的人、事、物失联，出现能量真空，一方面如秋高气爽；另一方面"火"能下降，"水"汽回敛，生机黯然，所以，悲对应肺系统，属金。在眼睛上的表现是看起来两眼无神，可以理解为能量向内回敛，瞳孔也随之缩小，以起保藏之效。恐、惊，无能、无力、无助状态，"火"力消散，"水"汽冷凝，机体处于紧张的保藏状态，以备应激，就如冬天大地空旷，生机收藏，以待来时，所以，恐、惊对应肾系统，属水。在眼睛上的表现是两眼无神，可以理解为能量向内汇聚以应变，瞳孔放大，以便收集更多信息。

说到底，一切变化都因出现能量差，无论是内在心身世界与外在客观世界交流不畅导致的能量不平衡，还是五脏五行系统运转不畅导致的能量淤堵，抑或心理活动中的心理落差，都会导致"风"的形成，只不过是往哪个方向吹而已。所以，中医施治的核心要领是平衡。"虚则补之，实则泻之"，即把高能量（高热量）泄掉，把低能量之处补足能量，无非是个息"风"的过程。

结合与"道体"相关的"水"的情况来看，可以说"火"是生命力阳的一面，"水"是生命力阴的一面。"火"和"水"构成或"太极"或"两仪"的两种生命力状态。如果把"风"看作是能量（火）的运动情况，"风""水"可以说是内在运转的生命力。对应地，生命体也需要外在的"风""水"与之呼应。

道家养生家很讲究"风水"，无非是试图寻找并借用外在的高能量（火）、高生机（水）。懂了这个道理,就明白大家为什么喜欢去名川大山游胜,为什么喜欢拜访高人,为什么喜欢欣赏艺术品,为什么喜欢读书……其本质都是直接或间接从高能量的地方或人身上获得能量和生机。

中医所言,外有六淫——风、湿、暑、火(热)、燥、寒,内有七情——喜、怒、忧、思、悲、恐、惊,其实质都是指不同的能量状态。

如果说外因通过内因起作用,那么,在生命中,七情所标识的主观世界的状态似乎更为重要一点,也就是说,命运把握在自己手里。

这里讨论的内容偏于精神层面,与自我心身管理与行为管理这块儿内容密切相关,换句话说,属于"如何使用自己的生命"这块儿内容,至于与先天状态、后天环境以及创伤有关的内容,因为涉及的领域太多、内容太复杂,这里就不多谈了。事实上,暂时也没有能力谈。要说明的是,我们也可以用能量变化的方式来解读这些内容,只是难度更大。

此外,我们不得不承认,在涉及客观因素和标准的问题上,西医显然要比中医有更好的理论体系和临床实践经验。

这里想讨论的重点是从意识出发来解读中医理论,所以着眼点在于跟心意识相关的内容上。下面我们还是回到这个侧重点上。

(六)保持或恢复心身健康的根本——心治与治心

以癌症的治疗为例,再来看看中西医的做法。西医是直接消灭癌细胞。如果把癌细胞比喻为匪患或古时候的边疆少数民族地区的动乱,西医的做法是剿匪或平定边乱。中医则认为,之所以出现匪患或边乱,是那个地方的环境出了问题,所以要解决环境问题。解决环境问题,涉及地方政府的政策,更涉及中央政府的政策,如果地方政府——更有中央政府的政策不改变,当地政治生态环境就不会改变,哪怕匪患或边乱被治平,也会一再复发。

地方政府的治理策略,无非是堵、疏以及收买或创造更好发展环境几个方式。这大概与针灸的治疗策略差不多。如果把穴位看作是交通枢纽,或者交叉路口,那里更容易出现拥堵,针灸的策略无非就是疏导交通。拿针来讲,要么是放放气,减少局部热量,要么是引导车辆分流。

而作为中央政府的策略,则涉及"神明"。神明不清,思路不畅,缺乏全局平衡统筹能力,或者"元神"受损,都会使得疾病不能彻底根治。

无论是把生命管理当作手机的使用方式一样来思考,还是从"个体生命之所以存在,是因为'识神'存在"的角度出发,要想解决问题,保持或恢复心身健康,都需要发展出健康的心理世界,改变认识活动的不良方式,调整心态……

提请大家注意的是,"识神"最本质的特点是其全部内容建立在二元裂分的基础上,并且以不断裂分为其使命,所以,二元概念及其逻辑系统会越来越发达,这也就使得其耗能越来越多。其出路有四条:第一,刻意自我约束,减少二元概念及其逻辑系统的运作,亦即少思,以尽可能使其不破坏心身平衡或五脏五行系统的平衡;第二,创造内在心身世界与外在客观世界之间新的平衡机制,增强有形的五脏五行系统的能量供给;第三,改进二元概念及其逻辑系统的运作内容和方式,犹如改善手机软件一样,可以多思,却寡虑,由此减少耗能;第四,使"元神"(主观世界的"浑沌意识")与整体"神明"(完整、无限、无边、无际、无量的"浑沌意识")实现连接,或者使全息在每一个细胞中的"神明"力量("浑沌意识""浑沌力量")得以再现完整,这实际上是道家养生家讲的与"道"相合,"天人合一"。四条出路核心的内容是实现心平气和,亦即没有能量差导致的不平衡,并尽可能在各相应系统重新实现混沌叠加态。如果以上四条出路都走不通,其结果就必然是导致人生病乃至最终走向死亡。

相对于"识神"不断列分的本质特点,"元神"的本质特点是不二。

前文提到,当"元神"由"生本能"与"生本能"的混沌叠加态(太极状态)裂分出"生本能"与"死本能"两种对立的二元意识状态(两仪状态)以后,无论是"生本能"占上风,还是"死本能"占上风,也就是说不管是求生意志占上风,还是求死意志占上风,都不过是导致健康状态或疾病状态暂时占上风。真正要解决不健康的生命状态,或者说从根本上达到治疗效果,必须重新恢复"生本能"与"生本能"的混沌叠加态,亦即由两仪状态的二元意识状态复归于太极状态的"浑沌域态"。具体表现在个体身上,就是没有求生意志和求死意志的问题,根本不会有生死的概念、想法和意识。

要保持或恢复"元神"完整,或者恢复、启用、再现"浑沌域态",就要在不二和连接上下功夫。其关键点是在"和""合"且"空"的太极状态上。

具体到人与人的沟通上,就要注意以下几点:第一,要避免出现与人关系断裂、自我隔绝的状态;第二,要多求同,少求异,或者求同存异;第三,少做辩论,少讲道理,多做情感连接;第四,少做言语沟通,多做肢体接触;第五,少接触垃圾人,多接触能让自己有美好感受或获得高能量的人。

此外,还可以把自己融入大自然,多晒太阳,多发呆,多做美梦……

中心思想有几个层面:要么是彻底停止或暂停二元状态,重现"浑沌意识"的状态,借由其全息创生的特质再造内在生机——"风""水";要么是拓展以二元裂分方式为基础建构起来的大脑意识网络以使其趋向于无限、无边、无际、无量,这个有点创建无限内心世界的味道,也体现着由理智发展出不受限的终极理性的方向;此外,还有一种路径,是高度专注于思考或行事的过程,于其中体现出忘我的活泼泼无止境的探索意境,这个也可以称之为"热爱",一种"热爱"的状态。最后,是转念,将不能接受的人、事、物带来的负性感受转成悦纳的体验。

七、你相信什么,将决定你的命运如何

如何使用自己的生命,没有确定无疑的说明书。很多时候,很大程度上,取决于自己已经拥

有的经验,或者说知识体系。

笔者在本论文集的另一篇文章《生命文化及其最重要的内核》中提到知识有四种来源。而事实上,我们的知识绝大部分来自间接经验。换句话说,我们拥有的绝大部分知识不是因为我们直接经验到了,而是我们"相信"了来自别人的经验,而别人的绝大部分知识也是"相信"了来自其他人的经验。所以,我们的知识并不都为真,只是我们"相信"了而已。

一个人"相信"了什么,也就会拥有什么样的知识体系,于是,就会活在相应的知识体系指导下的世界里。换句话说,看起来我们大家生活在一个共同的世界里,但其实不然,实际上,不同的人,因为其知识体系不同,其世界也是不同的。

每个人的命运都在自己的世界里。

八、结语

正如量子力学突破了经典物理学的范畴,以不可思议的方式展开了我们对于难以感知的世界进行探索的历程,新中医也必然是从历史文明的传承中获得复兴,进入关于生命的难以思议的境地里去探索的历程,在这个难以思议的境地里,就有着"神明"与"能量"存在并有机运行的"无形有迹生命能量体系"。

而在诊疗疾病的过程中,自然会因应研究的成果,运用哲学改变三观,运用心理学改变情绪和认知,运用风水学(环境因素)改变外部影响因素,运用运动、生活习惯调整、食疗、导引、按摩、针灸、吃药等改变自身机体的能量运行状况……

据说:"药王孙思邈给人看病,首先看人这一阶段的生命状态,是意气风发还是失魂落魄,根据不同的状态进行处理;然后再问饮食起居,各种吃喝拉撒睡,看看人有哪些不良生活习惯,引导他去建立健康的节奏和习惯;如果这两个方法还没改善,他就给人一些食疗的方法,不行就做按摩导引,实在不行就针灸,吃药是他为人治病最后才使用的方法。"

孙思邈先生依据的是中医的理论,靠的是经验。而将来我们在中医研究领域可以使用高精尖的科技工具来发展新理论,积累新经验。

可以预见,大数据化的经验及其相应的理论研究,将使得以往是玄学的内容得到科学层面的理解和运用。这是中医理论和临床实践的可以期待的必由之路。

我们站在全人类文明的高度来审视东西方文明发展的脉络,就不会过于强调东方,或是强调西方,反而会着眼于整个人类文明的发展建设。因此,我们不要放弃东方文明数千年的历史积累,更不要为了偏见或利益的缘故妄图彻底消灭某个文明的历史传承。相反,我们要有一种开放的心态,时刻准备着从各种文明传承中汲取历史积累的力量与智慧,这其中最不能被忽视的就是传承了五千年的中华文明。

我们期待着中西医这两朵人类医疗文明史上最璀璨的花儿共同绽放,服务于全人类。

事实上,在 2020 年抗击新冠肺炎疫情的战役中,西医肩负了神圣的使命,中医也做出了卓越的贡献,可以说是珠联璧合,共放光彩!

参考文献:

[1] 刘明.我本浑沌[M].北京:九州出版社,2018.

[2] 刘明.心境漫步[M].西安:西安出版社,2015.

后　记

2019 年岁末,陆莉娜教授与张新庆教授提议由我牵头,组织北京东方生命文化研究院 2020 年课题研究工作,并申请 2020 年北京市社会科学界联合会(以下简称"社科联")及北京市哲学社会科学规划办公室(以下简称"社科规划办")所属社会组织学术论文集出版资助项目。

2020 年伊始,新冠肺炎疫情来势汹汹,举国聚焦,共克时艰。然塞翁失马,难知祸福,疫情滔滔,情势逼人,却也引得国人对健康予以高度重视,亦对生命及生命文化进行重新审视并给予更高关注。

因为党和政府举措有力,全国人民积极配合,病毒传播被控制在极小范围内,绝大多数人并没有真正遭遇病毒侵袭,而只是隔空感受到病毒存在与侵袭的恐怖,换句话说,新冠肺炎病毒在国内只是侵袭了极少部分人的身体,却侵袭了全国人乃至全世界人的心灵。

正因如此,我们将北京东方生命文化研究院 2020 年生命文化研究课题定为"治人医心",组织课题组人员展开研究,并于 5 月份申请、7 月份获批社科联、社科规划办课题项目资助,也由此使得"治人医心"生命文化学术论文集课题项目被纳入社科联、社科规划办课题管理范畴。

为了配合国家统一部署的抗疫、防疫举措,也为确保抗疫成果稳固夯实,我们今年进行课题研究的方式也随之做出改变,大部分沟通交流改成在网上完成,直到大形势相对稳定的 10 月,课题组人员才得以在现实中见面并召开碰头会与小型研讨会。

可喜的是,我们研究的进度并没有减缓,截至 9 月底,大部分人员上交了科研成果。这其中要感谢副主编陆莉娜、张新庆、蔡笃坚、赵建保、许京与编委刘松怀、张天清、王佰玲、赵淑琴、仲凤行、赵若琳,以及北京东方生命文化研究院的工作人员金河、姚敬文等人所做的大量组织工作与文字工作。11 月,"治人医心"生命文化学术论文集课题项目提前完成任务,也是我们为抗击疫情所做的一份贡献。

作为主编,我对课题组每位成员的研究成果都给予高度重视,认真学习,仔细研究,虚心请教,当然,也会提出问题,与之讨论。在这个过程中,我深有感触,也颇有收获。第一,是从每个人自身及其研究成果中看到了他们对生命的热爱以及对生命奥秘进行探索的热情和审慎的态度,为之感动;第二,由于沉浸于生命文化的长河中,我自己有了一种回到生命本身的感觉,似乎整个世界只剩下生命本身及其壮美的图景,曾经缠绕拘锁心灵的外在事物虽然还在,却已经变成一层薄纱,不再袭扰我的心身。这个收获出乎我的想象和意料。此外,于每一篇文章中,我都能得到至少一两点真知灼见,于是,我不免有些自豪,我们课题组的研究成果是拿得出手、上得了台面的。或许可能还有许多地方、很多领域需要深入思考以及无尽探索,但我相信,这些已经发生的对生命以及生命文化的探索及相应的研究成果会对广大人民群众的生命历程与生活实践带来启蒙和促进作用。

在本课题项目的最终成果《治人医心》生命文化学术论文集即将付梓面世之际,我谨代表编委会诚挚地感谢社科联、社科规划办的领导及专家的肯定和支持。

最后,感谢北京工业大学出版社在课题项目申请过程中给予的大力支持;感谢李志斌、陈娜等诸位同仁付出的审慎而艰辛的编审工作。

刘　明

2020 年 12 月